Wachtel/Hilgarth

Ernährung und Diätetik in Pädiatrie und Jugendmedizin

Band II: Diätetik

Ursula Wachtel und Rosemarie Hilgarth

Ernährung und Diätetik in Pädiatrie und Jugendmedizin

in 2 Bänden

Ursula Wachtel / Rosemarie Hilgarth

Georg Thieme Verlag Stuttgart · New York

Band II

Diätetik

Ursula Wachtel und Rosemarie Hilgarth

unter Mitarbeit von

Agnes van Teeffelen-Heithoff
Frauke Hinrichs
Edith Müller
Ursula Kefferpütz-Spiering

Arbeitskreis „Pädiatrische Diätetik“

29 Abbildungen, 77 Tabellen

1995
Georg Thieme Verlag Stuttgart · New York

Die Deutsche Bibliothek – CIP-Einheitsaufnahme

Ernährung und Diätetik in Pädiatrie und Jugendmedizin: in 2 Bänden / Ursula Wachtel ; Rosemarie Hilgarth. – Stuttgart ; New York : Thieme.

Literaturangaben

NE: Wachtel, Ursula; Hilgarth, Rosemarie

Bd. 2. Diätetik : 77 Tabellen / Ursula Wachtel ... – 1995

Wichtiger Hinweis:

Wie jede Wissenschaft ist die Medizin ständigen Entwicklungen unterworfen. Forschung und klinische Erfahrung erweitern unsere Erkenntnisse, insbesondere was Behandlung und medikamentöse Therapie anbelangt. Soweit in diesem Werk eine Dosierung oder eine Applikation erwähnt wird, darf der Leser zwar darauf vertrauen, daß Autoren, Herausgeber und Verlag große Sorgfalt darauf verwandt haben, daß diese Angabe dem Wissenstand bei Fertigstellung des Werkes entspricht.

Für Angaben über Dosierungsanweisungen und Applikationsformen kann vom Verlag jedoch keine Gewähr übernommen werden. Jeder Benutzer ist angehalten, durch sorgfältige Prüfung der Beipackzettel der verwendeten Präparate und gegebenenfalls nach Konsultation eines Spezialisten, festzustellen, ob die dort gegebene Empfehlung für Dosierungen oder die Beachtung von Kontraindikationen gegenüber der Angabe in diesem Buch abweicht. Eine solche Prüfung ist besonders wichtig bei selten verwendeten Präparaten oder solchen, die neu auf den Markt gebracht worden sind. Jede Dosierung oder Applikation erfolgt auf eigene Gefahr des Benutzers. Autoren und Verlag appellieren an jeden Benutzer, ihm etwa auffallende Ungenauigkeiten dem Verlag mitzuteilen.

Printed in Germany
Satz: Mitterweger Werksatz GmbH, Plankstadt,
gesetzt auf: QuarkXPress
Druck: Druckhaus Götz GmbH, Ludwigsburg

ISBN 3-13-119301-8 1 2 3 4 5 6

Geleitwort

Seit mehr als hundert Jahren befaßt sich die Deutsche Gesellschaft für Kinderheilkunde mit Fragen der Ernährung und Diätetik und den zugrundeliegenden Stoffwechselprozessen. Gelegentlich erinnern noch Stationsnamen in unseren Kliniken an jene Pädiater, die für ihre wissenschaftlichen Arbeiten auf diesen Gebieten internationale Anerkennung erhielten, wie Czerny, Finkelstein, Heubner und Schloßmann, um nur einige von ihnen zu nennen.

Zeitbedingt lag bis in unser Jahrhundert der Schwerpunkt diätetischer Maßnahmen bei der Behandlung von Ernährungsstörungen, insbesondere akuter Durchfallerkrankungen bei Säuglingen und Kleinkindern. Auch andere Infektionskrankheiten, z. B. Tuberkulose, stellten seinerzeit die Kinderärzte vor immer neue Herausforderungen im Hinblick auf Ernährungsmaßnahmen.

Erst in den fünfziger Jahren setzte ein grundlegender Wandel ein: Innerhalb kurzer Zeit entwickelte sich aus der Erkennung und Behandlung von zunächst nur wenigen hereditären Stoffwechselstörungen ein eigenständiges Teilgebiet der Kinderheilkunde. Basierend auf molekulargenetischen, biochemischen und pathophysiologischen Erkenntnissen sah sich die Pädiatrie vor die Aufgabe gestellt, diätetische Maßnahmen einzuführen, für die es bis dahin keine Vorbilder gab. Bis heute stellen zahlreiche dieser Diäten eine wesentliche oder sogar die einzige Behandlungsmöglichkeit von Stoffwechselstörungen dar.

Auch auf anderen Teilgebieten der Kinderheilkunde unterlag die Diätetik einem vollkommenen Wandel, nicht zuletzt mitbedingt durch neue Fragen und Lösungen, die durch die Fortschritte der Kinderchirurgie und der Immunologie möglich geworden sind.

Dem Bestreben nach internationaler Verständigung folgend, erscheint die Mehrzahl der Publikationen, die über diätetische Behandlungsmaßnahmen auf den einzelnen Teilgebieten berichten, in englischer Sprache. Doch ist die Vielzahl der Bücher und Fachzeitschriften nicht für alle interessierten Kreise uneingeschränkt zugänglich. Auch ist das Interesse an Hintergrundinformationen bei den einzelnen Berufsgruppen, die diätetische Maßnahmen anordnen oder ausführen, durchaus unterschiedlich gelagert: Während einerseits pathophysiologische und klinische Fragen im Mittelpunkt stehen, müssen andererseits ernährungswissenschaftliche Grundlagen in Kostformen umgesetzt werden, die von einer normalen Ernährung teilweise erheblich abweichen und das Stoffwechselgeschehen gezielt beeinflussen sollen. Dabei ergibt sich häufig genug die Beobachtung, daß theoretischer Anspruch und praktische Durchführung erheblich voneinander abweichen können.

Es ist daher begrüßenswert, daß der deutschen Kinderheilkunde ein Sachbuch vorgelegt wird, dessen Autorinnen sich um eine breit gefächerte und kritische Darstellung der in der heutigen Kinderheilkunde gesicherten diätetischen Maßnahmen bemüht haben. Dabei wendet sich der Inhalt des Buches an mehrere Berufsgruppen gleichzeitig: An die medizinische Seite, die mit den theoretischen Hintergrundinformationen die diätetischen Maßnahmen anordnet, und an die ernährungswissenschaftlich-diätetische Seite, die sie ausführt mit der Darstellung der Praxis.

Es ist zu wünschen, daß diese im deutschen Sprachraum bisher einmalige Zusammenfassung von Theorie und Praxis das Verständnis für die Durchführung diätetischer Maßnahmen bei allen beteiligten Berufsgruppen fördert. In diesem Sinne ist dem Buch eine weite Verbreitung in der Fachwelt zu wünschen.

Prof. Dr. med. E. Schmidt
Präsident
Deutsche Gesellschaft für Kinderheilkunde
Januar 1995

Vorwort

Während sich der 1. Band des Buches „Ernährung und Diätetik in Pädiatrie und Jugendmedizin“ mit der normalen Ernährung vom Säugling bis zum jungen Erwachsenen befaßt, beinhaltet der 2. Band eine breit gefächerte Darstellung von Ernährungsmaßnahmen, die einen wesentlichen Teil der Behandlung von Erkrankungen im Säuglings-, Kindes- und Jugendalter darstellen oder sogar die einzige Behandlungsmöglichkeit überhaupt sind.

Auch auf diesem Fachgebiet liegt fast ausschließlich weit gestreute englischsprachige Literatur vor. Doch überwiegen in den meisten Veröffentlichungen die pathophysiologischen, diagnostischen und klinischen Gesichtspunkte, während die praktische Durchführung von Ernährungsmaßnahmen in den Hintergrund tritt.

Es war daher das Bestreben der Autorinnen, auf der Basis der normalen Stoffwechselabläufe und den sich bei den einzelnen Erkrankungen ergebenden pathophysiologischen Veränderungen die Ernährungsmaßnahmen nicht nur theoretisch zu begründen, sondern auch ihre praktische Durchführung darzustellen. Damit soll auch der Tatsache Rechnung getragen werden, daß eine diätetische Maßnahme die Kenntnis von Theorie **und** Praxis erfordert, sowohl bei der medizinischen Seite, die sie anordnet, als auch bei der ernährungswissenschaftlich-diätetischen Seite, die sie ausführt. Daher wendet sich dieser Band an **alle** Berufsgruppen, die für diätetische Maßnahmen im Bereich der Pädiatrie und Jugendmedizin verantwortlich sind.

Alle Phasen der Erarbeitung dieses Buchmanuskriptes wurden von mehreren Seiten mit hilfreichen Anregungen und kritischen Anmerkungen begleitet. Der Dank gilt besonders weiteren Mitgliedern des Arbeitskreises „Pädiatrische Diätetik“, die ihre langjährigen Berufserfahrungen beisteuerten:

Adelheid Stolla	Dr. von Hauner'sches Kinderspital Universitäts-Kinderklinik München
Monika Kriechbaum-Hubacsek	Universitäts-Kinderklinik Ulm
Christa Chahda	Forschungsinstitut für Kinderernährung Dortmund
Gudrun Heide	Rudolf Virchow Kinderklinik und Poliklinik Berlin

Die Autorinnen danken herzlich einigen Damen und Herren aus dem Klinikbereich, die die Manuskriptteile ihres jeweiligen Fachgebietes kritisch durchgesehen und mit ihrem Wissen und ihren Erfahrungen bereichert haben:

PD Dr. N. Blau	Universitäts-Kinderklinik Zürich
Frau Prof. Dr. M. Bulla	Universitäts-Kinderklinik Münster
Prof. Dr. E. Heinze	Universitäts-Kinderklinik Ulm
PD Dr. H.-G. Posselt	Universitäts-Kinderklinik Frankfurt am Main
Frau Prof. Dr. H. Przyrembel	Bundesinstitut für gesundheitlichen Verbraucherschutz, Fachgruppe Ernährungsmedizin, Berlin

Dem Thieme Verlag Stuttgart gebührt der Dank für die drucktechnische Umsetzung des Manuskriptes, die den einzelnen Berufsgruppen eine schnelle Orientierung über den sie interessierenden Inhalt erlaubt und ein rasches Auffinden der praktisch-diätetischen Maßnahmen ermöglicht.

Bad Homburg und Düsseldorf
im Januar 1995

Ursula Wachtel
Rosemarie Hilgarth

Anschriften

Autoren:
Dr. rer. nat. Ursula Wachtel
Kaiser-Friedrich-Promenade 140a
61352 Bad Homburg

Rosemarie Hilgarth
Aderräuscherweg 164
40221 Düsseldorf

Mitarbeit:
Agnes van Teeffelen-Heithoff
Medizinische Einrichtungen der Universität
Kinderklinik und Poliklinik
Albert-Schweitzer-Straße 33
48149 Münster

Frauke Hinrichs
Medizinische Einrichtungen der
Heinrich-Heine-Universität
Kinderklinik
Moorenstraße 5
40225 Düsseldorf

Edith Müller
Ruprecht-Karls-Universität
Klinikum / Kinderklinik
Im Neuenheimer Feld 150
69120 Heidelberg

Ursula Kefferpütz-Spiering
Medizinische Einrichtungen der Universität
Kinderklinik
Joseph-Stelzmann-Straße 9
50931 Köln

Inhaltsübersicht von Band I

Ernährung

von Ursula Wachtel

Inhaltsverzeichnis

Hinweis

Alle weiteren Einzelheiten zum Inhalt dieses Buches ergeben sich aus dem umfassenden Sachverzeichnis, das auf S. 369 beginnt.

1 Von der empirischen zur wissenschaftlichen Diätetik – Einführung

„Tempora mutantur et nos mutamur in illis“

Definitionen des Diätbegriffes

Diät (special diet)

Von griechisch „diaita“ = medizinisch vorgeschriebene Lebensweise. Unter diesem Begriff wird heute ganz allgemein eine auf ernährungswissenschaftlichen, biochemischen und physiologischen Grundlagen beruhende Kostform verstanden, die von einer normalen altersentsprechenden Ernährungsweise deutlich abweicht. Diese spezielle Kostform soll das Stoffwechselgeschehen gezielt beeinflussen und dadurch prophylaktisch oder therapeutisch wirksam sein.

Die große Bandbreite dieser Kostformen läßt sich vereinfachend unterteilen in:

- Unspezifische Diäten, z.B. Modifikationen der Nahrung durch Zerkleinern oder Andicken.
- Spezifische Diäten, z.B.bei hereditären Stoffwechselstörungen mit genauer Bilanzierung einzelner Nährstoffe.

Der englische Fachausdruck „diet“ ist mit dem deutschen Begriff „Diät“ nicht deckungsgleich, sondern bedeutet ganz einfach „Kost“ oder „Nahrung“. Dem Begriff „Diät“ entspricht „special diet“, gelegentlich auch „strict diet“.

Diätetik (special dietetics)

Diätlehre; Lehre von den verschiedenen Diätformen.

Diättherapie (dietotherapy)

Behandlung einer Erkrankung vorwiegend oder ausschließlich mit Diät; siehe auch Ernährungstherapie.

Ernährungstherapie

Behandlung einer Erkrankung mit Ernährungsmaßnahmen, also mit speziellen Diäten.

Ernährungszustand (nutritional state)

Ernährungsbedingter Körperzustand als Teilbefund des klinischen Status.

Therapie (therapy)

Von griechisch „therapeuein" = heilen. Lehre von der Behandlung der Krankheiten oder die Behandlung selbst.

Compliance (von der englischen in die deutsche Sprache übernommener Fachausdruck)

Einhalten, Befolgen einer Diättherapie durch den Patienten; auch „ständiger Anpassungsprozeß" an lebensbegleitende Diäten.

Von der empirischen zur wissenschaftlichen Diätetik

Ernährungslehre und Diätetik stellen von jeher ein getreues Abbild des wissenschaftlichen Kenntnisstandes und der klinischen Probleme der Kinderheilkunde in einem umschriebenen Zeitabschnitt dar. So lassen sich beispielsweise Bestrebungen, die Ernährung von Säuglingen zu optimieren, schon fast ein Jahrhundert zurückverfolgen: Die seinerzeit erst 14 Jahre alte Deutsche Gesellschaft für Kinderheilkunde bildete bereits 1897 eine Kommission aus ihren namhaftesten Vertretern, „um möglichst die Gründung einer Anstalt für Erforschung der besten Art der künstlichen Säuglingsernährung zu erreichen". Doch war es offensichtlich auch damals schwierig, „die Mittel zu berappen", um solche ehrgeizigen Projekte in die Tat umsetzen zu können. Aber das Bemühen, nicht nur die Forschung zu fördern und deren Erkenntnisse nutzbar zu machen, sondern auch Beiträge zu praktisch wichtigen Fragen zu leisten, führte bis zur heutigen Zeit immer wieder zur Bildung von Ernährungskommissionen, die Stellungnahmen zu aktuellen Ernährungsfragen abgeben.

Der Entdeckung und Strukturaufklärung von Vitamin C knapp drei Jahrzehnte vorauseilend, wurde dann bereits um die Jahrhundertwende eine weitere Kommission mit der „Sammelforschung über die Barlow'sche Krankheit" beauftragt.

International bekannte Mitglieder der Deutschen Gesellschaft für Kinderheilkunde, die ihr Lebenswerk der Pädiatrie widmeten, befaßten sich ständig mit Fragen der Ernährung und Diätetik sowie den ihnen zugrundeliegenden Stoffwechselprozessen, u.a. Escherich,

Henoch, Schloßmann und nicht zuletzt Heubner. Dennoch mußte im Jahre 1910 der ehrgeizige Plan, „eine einheitliche Nomenklatur für die Ernährungsstörungen der Säuglinge zu schaffen, als vorläufig aussichtslos“ aufgegeben werden.

Tatsächlich bildete jahrzehntelang die Behandlung der Ernährungsstörungen, insbesondere der akuten Durchfälle im Säuglings-und Kleinkindalter, verbunden mit den Bemühungen um die Infektionsverhütung in den Kinderhospitälern, einen Schwerpunkt der Pädiatrie. Bis heute haben sich einige der damals in die Kinderheilkunde eingeführten Ernährungsregime zum Kostaufbau nach Durchfallerkrankungen erhalten. Auch Ernährungsfragen bei den an Tuberkulose erkrankten Kindern nahmen seinerzeit einen breiten Raum ein.

Basierend auf der Vorstellung, daß es möglich sein müßte, Erkrankungen des Verdauungsapparates überhaupt mit besonderen Kostformen zu heilen, fand dann die sog. „Schonkost“ Eingang in die Diätetik. Derartige, wissenschaftlich nicht gesicherte Diäten werden noch immer verordnet, obwohl sie nach heutigen Erkenntnissen eine Mangelernährung darstellen und durch eine ernährungswissenschaftlich begründete „leichte Vollkost“ abgelöst wurden.

Doch gerade in der Gegenwart ergeben sich in der Diätetik bei Erkrankungen des Verdauungstraktes ganz neue Herausforderungen: Die außerordentlichen Fortschritte in der Chirurgie und Intensivmedizin einschließlich der Organtransplantationen ermöglichen zahlreiche Eingriffe, bei deren prä- und postoperativer Behandlung „maßgeschneiderte“ Diäten einen breiten Raum einnehmen.

Darüberhinaus stellt der Darm ein komplexes Immunorgan dar, in dem Störungen der Gleichgewichte, z.B. durch Allergene aus der Nahrung, entsprechend komplexe immunologische Reaktionen auslösen. Auch daraus haben sich Diäten entwickelt, die teilweise lebensbegleitend beibehalten werden müssen, z.B. bei der Zöliakie.

Erst in den fünfziger Jahren wurde die pädiatrische Diätetik um einen völlig neuen Aspekt erweitert: Es zeigte sich, daß eine hereditäre Störung im Abbau eines einzelnen Nahrungsbestandteils, nämlich der essentiellen Aminosäure Phenylalanin, unbehandelt zu irreversiblem Schwachsinn führt. Innerhalb von wenigen Jahrzehnten entwickelte sich daraus, basierend auf der bestuntersuchten Störung „Phenylketonurie“, ein neues Gebiet der Kinderheilkunde: Erkennung und Behandlung von hereditären Störungen des Stoffwechsels. Dabei wurden die grundlegenden Behandlungsprinzipien der Störungen des Aminosäurenstoffwechsels auch auf die im Metabolismus von Kohlenhydraten, Lipiden und anderen Nährstoffen zu übertragen versucht.

Heute wird von mehr als 5 000 Krankheiten ausgegangen, die auf genetisch bedingten Störungen beruhen und die in ihrer Gesamtheit schätzungsweise 1% aller Neugeborenen betreffen. Wenn sich die großen Erwartungen der sechziger Jahre, eine Vielzahl von hereditären Störungen des Stoffwechsels nach dem Vorbild der Phenylketonurie behandeln zu können, auch nicht erfüllt haben, so bleibt doch noch immer eine beträchtliche Zahl übrig, bei der diätetische Maßnahmen eine wesentliche oder sogar die einzige Behandlungsmöglichkeit darstellen.

Gegenwärtig laufen zahlreiche Versuche, genetisch bedingte Stoffwechselstörungen mit somatischer Gentherapie zu behandeln. Dabei soll durch Übertragung von Erbmaterial (Gentransfer) eine fehlende oder defekte Genfunktion kompensiert werden. Es wird eine Vielzahl von Strategien verfolgt, die sich jedoch noch in unterschiedlichen Erprobungsstadien befinden. Dazu gehören z.B. erste klinische Studien zur Korrektur des Defektes im Chloridtransport bei cystischer Fibrose. Eng verbunden mit den Grundlagenforschungen und der klinischen Anwendung ihrer Ergebnisse ist die Diskussion der ethischen Implikationen dieser Therapiekonzepte.

Für die absehbare Zukunft ist jedoch nicht damit zu rechnen, daß diese Forschungen dazu führen, die diätetische Behandlung hereditärer Stoffwechselstörungen überflüssig werden zu lassen.

Es hat viele Jahrzehnte gedauert, Ernährungslehre und Diätetik von ihren empirischen Grundlagen zu befreien und sie auf eine wissenschaftlich begründete Basis zu stellen. Im ausgehenden 20.Jahrhundert handelt es sich dabei um zwei ureigene Fachgebiete der Pädiatrie und Jugendmedizin, die sich mit fortschreitenden Erkenntnissen ständig neuen Herausforderungen in Prophylaxe und Therapie stellen müssen.

Hinweis

Bei zahlreichen der nachfolgend dargestellten Erkrankungen müssen diätetische Maßnahmen jahrelang oder sogar lebensbegleitend beibehalten werden. Dies stellt eine schwere psychosoziale Belastung dar, nicht nur für den Betroffenen selbst, sondern auch für seine Familie einschließlich gesunder Geschwister. Als Folge von gestörten Wechselbeziehungen mit der Umwelt, z.B. durch Unverständnis, soziale Isolation und Deprivation, zeigen sich bei chronisch kranken Kindern häufiger als bei gesunden Verhaltensstörungen. Daher wird heute vielfach versucht, durch Schulungsprogramme der Patienten unter Einbeziehung der Familie die Bewältigung der Krankheit zu verbessern. Derartige Bemühungen sind jedoch nicht Gegenstand dieses Buches.

2 Grundlagen von diätetischen Maßnahmen

Biochemische Grundlagen

Es wurde in Band 1 bereits erwähnt, daß erst diejenigen Nährstoffe, die aus der Nahrung freigesetzt und durch die Mukosa des Verdauungstraktes in die Körperflüssigkeiten und -zellen aufgenommen werden, als Bestandteile des Organismus gelten. Im Anschluß an die Resorption unterliegen sie einer Vielzahl von Ab,- Um- und Aufbauvorgängen, die als Stoffwechsel zusammengefaßt werden. Diese Vorgänge sind sämtlich mit energieliefernden bzw. energieverbrauchenden Prozessen verbunden und müssen normalerweise mit einem quantitativ und qualitativ wechselnden Angebot an Nährstoffen bewältigt werden. Daraus ergeben sich, beginnend bei dem an biochemischen Membranen ablaufenden Stoffwechsel über anabole und katabole Prozesse und endend bei der Ausscheidung der Metabolite, fundamentale Zusammenhänge zwischen Ernährungswissenschaft und Biochemie.

Auch zur Medizin und insbesondere zur Kinderheilkunde bestehen enge Beziehungen: Eine ständig wachsende Zahl von Krankheiten läßt sich auf biochemischer Basis erklären, so daß derartige Störungen ihrerseits zu einem vertieften Verständnis des Stoffwechsels der einzelnen Nährstoffe beitragen.
In der ersten Hälfte der fünfziger Jahre, als die Grundlagen der biochemisch begründeten Diätetik gelegt wurden, bahnte sich auch die Entwicklung der Molekulargenetik an, die einen bis heute nicht endenden Aufschwung nahm und ihrerseits die Grundlage zum Verständnis der erblich bedingten (hereditären) Stoffwechselstörungen liefert (S. 124 ff).

Soweit es der heutige Kenntnisstand erlaubt, orientiert sich in diesem Buch die Darstellung des Stoffwechsels und seiner hereditären Störungen am Ablauf der Umsetzungen der Nährstoffe im Organismus, beginnend bei membrangebundenen Prozessen über katabole und anabole Reaktionen bis zur Ausscheidung der Stoffwechselendprodukte. Dabei werden Aminosäuren, Kohlenhydrate, Lipide, Vitamine, Mineralstoffe und Spurenelemente erfaßt.

Da nur die Kenntnis der wichtigsten biochemischen und physiologischen Zusammenhänge die bei einer bestimmten Erkrankung zu treffenden diätetischen Maßnahmen verständlich macht, beginnen die einzelnen Abschnitte jeweils mit einer kurzgefaßten Einführung in den normalen Stoffwechsel. Daraus lassen sich dann Pathophysiologie und Klinik umschriebener Krankheitsbilder sowie Grundlagen von Ernährungsmaßnahmen ableiten, gefolgt von den für die praktische Durchführung notwendigen Erläuterungen.

Der raschen Orientierung über elementare Zusammenhänge im Zellstoffwechsel dienen die Abb. 2.**1** mit ihren Erläuterungen und die Tab. 2.**1**. Die Einzelheiten einschließlich der genetischen Grundlagen müssen der weiterführenden Literatur entnommen werden. Zahlreiche Erkrankungen weisen eine multifaktorielle Genese auf und verursachen komplexe Organstörungen, insbesondere im Verdauungstrakt. Die diesbezüglichen diätetischen Maßnahmen werden einleitend nach dem Organbefall dargestellt.

Tabelle 2.**1** Beispiele für Kompartimentierung und Organlokalisation

Stoffwechselweg	**Intrazelluläre Lokalisation (Kompartimente)[1)]**	**Organlokalisation**
Proteinbiosynthese	Polyribosomen	Alle Körperzellen
Harnstoffcyclus	– Cytosol – Mitochondrien	Leber
Glycolyse	Cytosol	Alle Körperzellen
Gluconeogenese	– Cytosol – Mitochondrien	Leber, Niere
β-Oxidation von Fettsäuren	Mitochondrien	Alle Körperzellen außer Gehirn
Fettsäuresynthese	Cytosol	Leber, Fettgewebe
Cholesterol-Biosynthese	– Cytosol – Endoplasmatisches Reticulum	Leber, Darmschleimhaut, Nebennieren, Gonaden
Lynen-Cyclus (Bildung von Acetoacetat)	Mitochondrien	Leber
Citratcyclus	Mitochondrien	Alle Körperzellen
Atmungskette	Mitochondrien	Alle Körperzellen

[1)] Siehe Abb. 2.**1** mit Erläuterungen

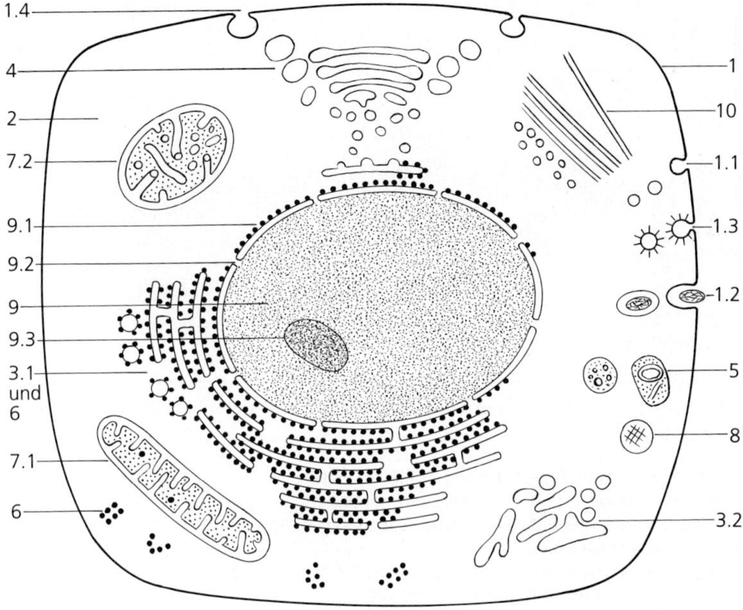

Abb. 2.**1** Schematische Darstellung des submikroskopischen Aufbaus einer Zelle mit den wichtigsten Strukturen und Organellen (keine spezifische Zelle)

1	Zellmembran (Plasmamembran)
1.1	Pinocytotisches Bläschen
1.2	Phagocytotisches Bläschen
1.3	„Stachelsaum-Vesikel" (coated vesicle)
1.4	Exocytotisches Bläschen
2	Cytoplasma (biochemisch Cytosol)
3.1	Rauhes (granuläres) endoplasmatisches Reticulum (rough ER) mit aufsitzenden Ribosomen
3.2	Glattes (agranuläres) endoplasmatisches Reticulum (smooth ER)
4	Golgi-Feld, Dictyosom; Gesamtheit der Dictyosomen einer Zelle = Golgi-Apparat
5	Lysosom
6	Ribosom (Polysom, Polyribosom)
7.1	Mitochondrium mit flächigen Cristae
7.2	Mitochondrium mit tubulären Cristae
8	Peroxisom (microbody)
9	Zellkern (Nucleus) mit Chromatingerüst
9.1	Kernhülle (innere und äußere Kernmembran, dazwischen perinucleäre Zisterne)
9.2	Kernpore
9.3	Nucleolus
10	Mikrotubuli (längs- und quergeschnitten dargestellt)

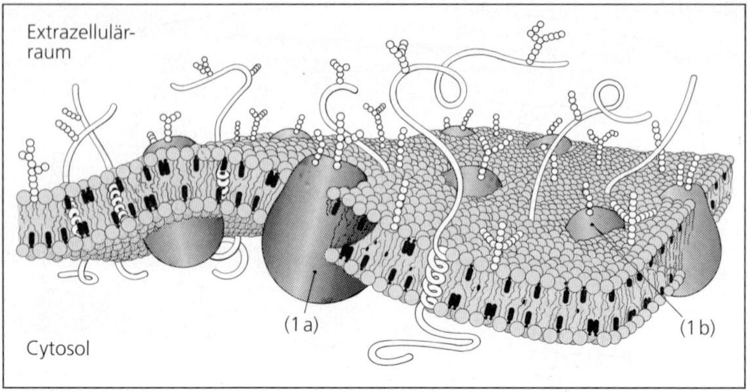

Abb. 2.**1** Erläuterungen zur schematischen Darstellung des submikroskopischen Aufbaus einer Zelle

1 Zellmembran (äußere Membran = Plasmalenn)
- Fluider, bimolekularer Film aus Lipidmolekülen
- Hydrophile Moleküle (Glycolipide, Oligosaccharidseitenketten, Phospholipide nach außen gerichtet)
- Hydrophobe Moleküle (Kohlenwasserstoffketten der Fettsäuren, Sterollipide, z.B. Cholesterol, dem Zellinnern zugewandt)
- Durchsetzt mit Membranproteinen
  + Integrale Membranproteine können die Membran durchqueren (1a)
  + Membranprotein, nur von einer Seite hydrophob in der Membran verankert (1b)

Funktionen:
- Abgrenzung des Zellinern (Cytosol mit den darin eingebetteten subzellulären Strukturen mit eigenen Membranen) gegen benachbarte Zellen und extrazelluläre Flüssigkeit
- Stoffaufnahme und Stoffabgabe
- Elektrischer Isolator
- Glycolipide und Glycoproteine mitbestimmend für die serologische Spezifität der Membranoberfläche

1.1 bis 1.3 Stoffaufnahme in die Zelle durch Endocytose

1.1 Pinocytotisches Bläschen: Unspezifische Aufnahme von Extrazellulärflüssigkeit mit den darin gelösten Partikeln

1.2 Phagocytotisches Bläschen: Aufnahme von körpereigenen Zelltrümmern, z.B. gealterte Erythrocyten und Erreger (vergl. Band 1, Abb. 30) (formal gleichartige Vorgänge, die sich in der Größe der aufgenommenen Partikel unterscheiden)

1.3 „Coated vesicles“: Spezifische, Rezeptor-vermittelte Endocytose, bei der die Rezeptoren nur ganz bestimmte Stoffe erkennen und aufnehmen. Diese Prozesse laufen unter Vermittlung von Organellen, als „coated vesicles“ bezeichnet (vergl. 5 unter Lysosomen)

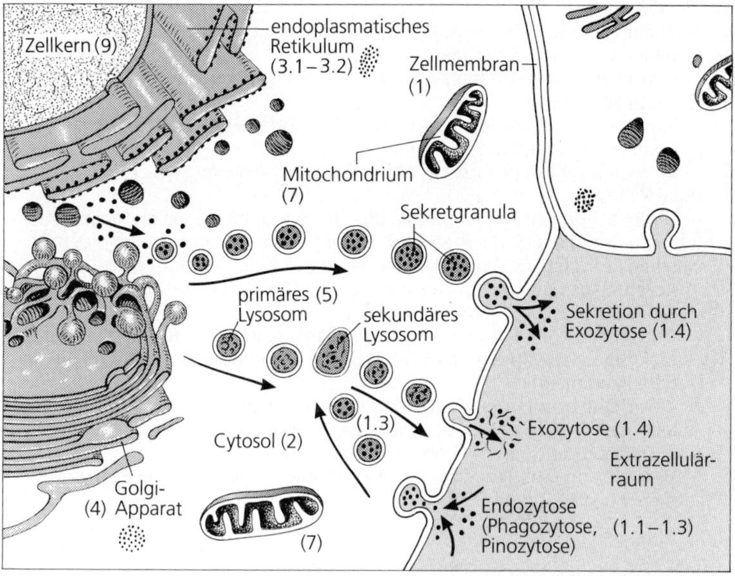

Abb. 2.**1**

2 Cytosol
Aus Proteinen aufgebautes Grundskelett der Zelle mit Einlagerungen der Zellorganellen einschließlich der Erhaltung der Zellform durch Mikrotubuli **(10)**
Funktionen: Energieliefernde Prozesse und Biosynthesen (Teile des Harnstoffcyclus)

3.1 Rauhes endoplasmatisches Retikulum[1)]
- Flache Bläschen, die eine Art Kanalsystem bilden
- Vom Cytosol durch eine Membran getrennt
- Mit Ribosomen **(6)**, die der dem Cytosol zugewandten Seite aufsitzen

3.2 Glattes endoplasmatisches Reticulum
Verschlungenes Netzwerk von Tubuli
Funktionen:
- Transport der an den Ribosomen synthetisierten Proteine auf „freie" Ribosome im Cytoplasma **(6)**
- Synthese von Lipiden, Kohlenhydratstoffwechsel
- Synthese von Steroiden (in Geschlechtshormon-bildenden Zellen stark entwickelt)

4 Golgi-Apparat
Stapel von scheiben- bis schüsselförmigen Zisternen, die an ihrem Rand kleine Bläschen abschnüren können

---

[1)] Beim Homogenisieren von Zellen wird das endoplasmatische Retikulum in kleine Vesikel zerrissen, die als Fraktion gewonnen werden können, sog. „Mikrosomen"

Funktionen:
- Bildung von Sekreten bzw. deren Vorbereitung zur Exocytose **(1.4)**
- Bildung von Polysacchariden
- Entstehende Sekretgranula wandern zur Zellmembran zwecks Exocytose **(1.4)**

5 Lysosomen
- Subzelluläre Organellen, je nach Funktionszustand unterteilt in primäre, sekundäre und tertiäre Lysosomen
- Enthalten zahlreiche Enzyme, überwiegend Hydrolasen

Funktionen
- Synthese von Vorläufer-Peptiden (Ribosomen **(6)** im rauhen endoplasmatischen Reticulum **(3.1)** mit nachfolgender Reifung im glatten endoplasmatischen Reticulum **(3.2)** und Wanderung in den Golgi-Apparat **(4)**
- Rezeptor-gebundene Konzentrierung in „coated vesicles" und Ablösung vom Golgi-Apparat („primäre Lysosomen")
- Durch Fusion mit den „Zubringern" von zellulären und/oder extrazellulären Makromolekülen **(vergl. 1.1 bis 1.3)** deren Abbau nach Stoffklassen („sekundäre Lysosomen"):
  + Proteine bis zu freien Aminosäuren oder Dipeptiden
  + Kohlenhydrate zu Monosacchariden, Aminozuckern und Uronsäuren
  + Lipide zu Fettsäuren, Cholesterol und Glycerol
- Verbleib von funktionell inaktiven Restkörpern („tertiäre oder Postlysosomen") und Exocytose **(1.4)**

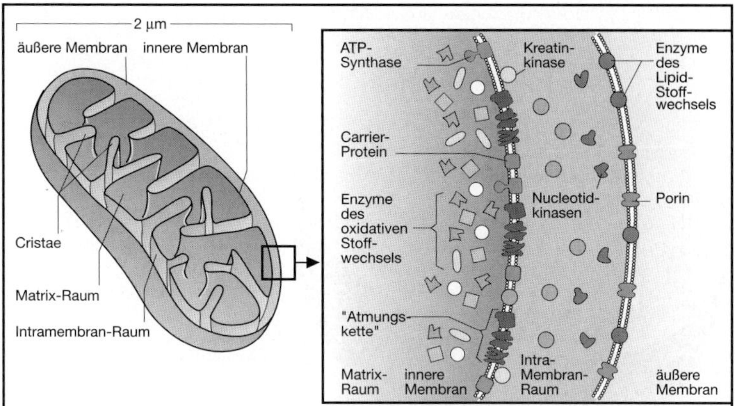

Aufbau der Mitochondrien

Abb. 2.**1**

6 Ribosom
Erläuterungen unter **3.1** und **5** (Organell der Proteinbiosynthese)

7 Mitochondrien (aus Koolmann, J., K.-H. Röhm: Taschenatlas der Biochemie. Thieme, Stuttgart 1994 [S. 195, Abb. A])
- In Gestalt und Größe variable Organellen, meist in Vielzahl in einer Zelle
- Umgeben von glatter äußerer Membran
- Nichtplasmatischer intermembranöser Raum
- Innere Membran zur Oberflächenvergrößerung tief gefaltet (sog. „cristae", **7.1** und **7.2**)
- Matrix als gallertiger Körper
- Eigene DNA sowie eigenes System der RNA- und Proteinbiosynthese[2)]

Funktionen
- Innere Membran: Durchlässig nur für Stoffe, für die aktive Transportmechanismen existieren; einige Enzyme des Citratcyclus; Atmungskette; oxidative Phosphorylierung; Elektronentransport; ATP-Bildung
- Matrix: Einige Enzyme des Citratcyclus; β-Oxidation von Fettsäuren; Aminosäurenabbau (Teil des Harnstoffcyclus); außerdem DNA und Ribosomen

8 Peroxisomen (microbodies)
Membranumgebene Organellen; räumliche Abtrennung bestimmter Stoffwechselabläufe; Unterscheidung nach der Art der enthaltenen Enzyme.

Funktionen
- Verbindung zu katabolen Prozessen in der Zelle, u.a. Bildung von Wasserstoffperoxid mit dessen nachfolgender Oxidation durch Katalase
- Mögliche Verbindungen zum Stoffwechsel von Lipiden, Gallensalzen und Purinen; β-Oxidation von sehr langkettigen Fettsäuren

[2)] Das Genom der Mitochondrien des Menschen ist schon gut bekannt. Es enthält Gene für die Mitochondrien-eigenen kleinen Ribosomen, für RNAs sowie für einige Proteine des in den Mitochondrien ablaufenden Stoffwechsels, u.a. für Cytochrome. Bei der Teilung von Mitochondrien gelangt die genetische Information in beide Spaltlinge

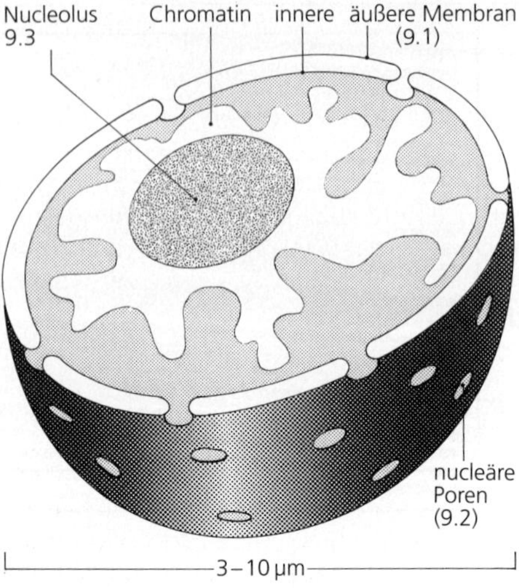

Abb. 2.1

9 Zellkern
- Gestalt und Größe variabel; umgeben von Kernhülle **(9.1)** mit Kernporen **(9.2.)**
- Enthält Chromatingerüst, Kernkörperchen (Nucleolus, **(9.3)**) und Kernsaft

Funktionen

Steuerungszentrum der Zelle und Träger der Hauptmenge der genetischen Information; im Kernkörperchen Bildung, Umbau und Speicherung von RNA-Vorstufen

10 Mikrotubuli

Erläuterung bei (2); außerdem Bildung der Spindel bei der Kernteilung

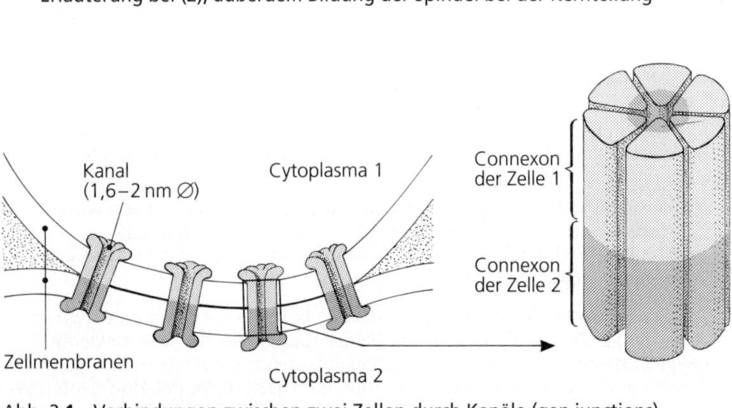

Abb. 2.1 Verbindungen zwischen zwei Zellen durch Kanäle (gap junctions)

Grundlagen der Energie- und Nährstoffzufuhr

In Band 1 (S.190-223) wurde schon darauf eingegangen, daß sich der sog. „Bedarf" an Nahrungsenergie und Nährstoffen nicht in allgemeingültigen Zahlen ausdrücken läßt, sondern erheblichen Schwankungen unterliegt und von einer Vielzahl von Faktoren beeinflußt wird. Die Definitionen, die im Zusammenhang mit dem Energie-und Nährstoffbedarf benutzt werden, leiten sich aus unterschiedlichen ernährungswissenschaftlichen und statistischen Voraussetzungen ab:

Empfehlungen für die Nährstoffzufuhr

Diese beziehen sich auf Protein, essentielle Fettsäuren, fett-und wasserlösliche Vitamine mit Ausnahme von Pantothensäure und Biotin, sowie auf Calcium, Magnesium, Eisen, Jod und Zink. Dabei wird der „Durchschnittsbedarf" um einen „Sicherheitszuschlag" erhöht und angenommen, daß die daraus resultierenden Empfehlungen nahezu alle Personen der jeweils angegebenen Gruppe vor ernährungsbedingten Gesundheitsschäden schützen und die Voraussetzung für volle Leistungsfähigkeit bilden.

Auf die speziell mit den Empfehlungen für die Eiweißzufuhr zusammenhängenden Fragen wird bei den hereditären Störungen des Aminosäurenstoffwechsels noch ausführlich eingegangen.

Richtwerte

Richtwerte stellen nur Orientierungshilfen dar:

- Mengenbegrenzungen, die nicht überschritten werden sollen,
- Mengenbegrenzungen, die nicht unterschritten werden sollen.

Richtwerte werden genannt für Energie, Saccharose, Ballaststoffe, Fette, Cholesterol, Wasser, β-Carotin und Fluorid.

Schätzwerte

Für eine Reihe von Nährstoffen ist der Bedarf bisher nicht ausreichend bekannt oder experimentell nicht gesichert. Daher werden Schätzwerte angegeben für: Essentielle Aminosäuren, Pantothensäure, Biotin, Kupfer, Mangan, Selen, Chrom und Molybdän.

Tabellen für den Energie-und Nährstoffbedarf

Die Tabellen über den Energie-und Nährstoffbedarf wurden bereits in Band 1, S.193-223 veröffentlicht und ausführlich kommentiert.

Tabelle 2.2 Gleichungen für die Vorhersage des Ruhe-Nüchtern-Umsatzes (Grundumsatz) aus dem Körpergewicht[1)]

Altersgruppen in Jahren	Gleichungen zur Berechnung des Grundumsatzes in kcal/Tag Männlich		Weiblich	
0 – 3	(60,9 x Gewicht)[2)]	– 54	(61,0 x Gewicht)	– 51
3 – 10	(22,7 x Gewicht)	+ 495	(22,5 x Gewicht)	+ 499
10 – 18	(17,5 x Gewicht)	+ 651	(12,2 x Gewicht)	+ 746
18 – 30	(15,3 x Gewicht)[2)]	+ 679	(14,7 x Gewicht)	+ 496

1) – Original in: Report of a Joint FAO/WHO/UNU Expert Consultation: Energy and Protein Requirements. Technical Report Series 724, WHO, Genf, 1985, S. 71 (mit Erläuterungen S. 36-38)

– Nachdruck in: National Research Council: Recommended Dietary Allowances, 10th Edition. National Academy Press, Washington, D. C., 1989, S. 26

– In diesen Publikationen werden "resting energy expenditure" und "basal metabolic rate" gleichsinnig benutzt (Erläuterung in Band1., S. 193)

2) Gewicht in Kilogramm
Hinweis: Berechnungsbeispiel in Tab. 6.**6**

Vorhersage des Grundumsatzes aus dem Körpergewicht

Der Energieumsatz bei völliger Körperruhe zur Aufrechterhaltung aller Körperfunktionen (Band 1, S.193) stellt den größten Teil des Energieverbrauchs dar. Er kann aus dem Körpergewicht unter Berücksichtigung von Lebensalter und Geschlecht berechnet werden (Tab 2.**2**).

Dieser Ruhe-Nüchtern-Umsatz (Grundumsatz) wird vom aktuellen Körpergewicht beeinflußt, dagegen kaum von Körperlänge/Höhe. Daher kann der für den Grundumsatz berechnete Energiebedarf nur als Leitfaden dienen, an dem sich Ernährungsmaßnahmen orientieren (Beispiel S. 147).

Hinweise

Aus den dargestellten Zusammenhängen ergeben sich folgende Schlußfolgerungen:

- Alle Angaben über den Bedarf an Energie und Nährstoffen beziehen sich auf gesunde Personen und unterliegen bereits normalerweise einer erheblichen intra-und interindividuellen Variabilität.
- Bei der Berechnung der Energie- und Nährstoffzufuhr im Rahmen diätetischer Maßnahmen, besonders bei chronischen Erkrankun-

gen, stellen sie Orientierungshilfen dar. Die diesbezüglich weit verbreitete „Zahlengläubigkeit“ muß einer kritischen Interpretation der Daten weichen.
- Die Wirksamkeit der diätetischen Maßnahmen muß genau kontrolliert werden, u.a. mit anthropometrischen Methoden und den jeweils relevanten Stoffwechselparametern (s.u.).

Es kommt hinzu, daß Berechnungen von Diätplänen mit Hilfe von Nährwert-Tabellen beträchtliche methodische Mängel beinhalten, denn chemisch genau analysierte Nährstoffgehalte weichen von den berechneten häufig erheblich ab.

Aus den genannten Gründen wird nachfolgend weitgehend darauf verzichtet, berechnete „Modellpläne“ anzuführen, denn diese verleiten erfahrungsgemäß nur dazu, unkritisch auf den Einzelfall übertragen zu werden.

Grundlagen der Erfassung des Ernährungszustandes

Jede Störung der normalerweise im Stoffwechsel herrschenden Gleichgewichte kann bereits innerhalb von Stunden oder Tagen zu metabolischen und funktionellen Veränderungen führen. Während jedoch bei vielen Erkrankungen diätetische Maßnahmen auf ein akutes Stadium begrenzt sind und danach wieder abgesetzt werden können, erfordert die ständig steigende Zahl von Patienten, die jahrelang oder sogar lebensbegleitend diätetische Maßnahmen befolgen sollen, eine zunehmende Aufmerksamkeit im Hinblick auf die Entwicklung von Mangelerscheinungen. Auch kommt es erfahrungsgemäß häufig zu extremen Ernährungsgewohnheiten mit einseitigem Verzehr von wenigen sog.“erlaubten“ Lebensmitteln. Doch ist bei einzelnen Erkrankungen, z.B. bei der cystischen Fibrose, die Bedeutung eines guten Ernährungsstatus für die Langzeitüberlebensrate heute gut dokumentiert. Demnach bedarf der Ernährungsstatus besonders bei jahrelanger oder sogar lebensbegleitender Diät einer regelmäßigen Kontrolle, um einen Mangel an einem oder möglicherweise mehreren essentiellen Nährstoffen rechtzeitig erkennen und behandeln zu können.

Verlaufskontrolle von Wachstumsparametern

Eine sorgfältig dokumentierte Verlaufskontrolle von Wachstumsparametern von der Geburt bis zum Ende des Jugendalters stellt die einfachste Methode dar, den Ernährungsstatus zu verfolgen. Die anthropometrischen Verfahren beruhen auf der Messung von Verlust oder Zuwachs an Körpermasse. Auf die Messung der einzelnen Parameter und deren Bewertung wurde bereits in Band 1, S.224-239 eingegangen.

Referenzmaße von Körpergewicht und Körperlänge/Höhe bis 18 Jahre sowie vom Kopfumfang bis 3 Jahre

Es wird zurückverwiesen auf Band 1, S.231-239 und die dortigen Erläuterungen zur Herkunft der Daten.

Längensollgewicht

Bei der Ermittlung des Längensollgewichtes (Tab. 2.**3**) wird das aktuelle Körpergewicht zum „Idealgewicht" in Beziehung gesetzt. Letzteres ist definiert als das Gewicht auf der gleichen Perzentile wie Länge/Höhe unter Berücksichtigung von Alter und Geschlecht. Aus der Berechnung ergibt sich eine einfache Beurteilung des Ernährungsstatus, die zur Verlaufskontrolle der cystischen Fibrose empfohlen wird, wegen ihrer einfachen Handhabung aber auch über diesen Rahmen hinaus Anwendung finden kann.

Körpermasse-Index

In Ergänzung zu den in Band 1, Tab. 70 als Orientierungshilfe angeführten 50. Perzentilen des Körpermasse-Index beider Geschlechter bis zum Alter von 20 Jahren beinhaltet die Tab. 2.**4** die 5. bis 95. Perzentile von 5- bis 18jährigen Kindern und Jugendlichen. Diese Studie wurde in Österreich durchgeführt unter Berücksichtigung gleichzeitig gemessener Daten der Körperzusammensetzung (bioelektrische Impedanzanalyse, s.u.) und der Lipidprofile. Die 50.Perzentile der beiden Studien aus USA und Österreich zeigt größenordnungsmäßig eine gute Übereinstimmung. Der Körpermasse-Index kann erste Hinweise auf eine Fehlernährung mit konsekutivem Unter-oder Übergewicht liefern.

Bioelektrische Impedanzanalyse

Diese Methode hat sich als leicht anwendbar und kostengünstig zur Bestimmung der Körperzusammensetzung erwiesen: Einem niedrigen Wechselstrom wird von den verschiedenen Körpergeweben ein unterschiedlicher Widerstand entgegengesetzt. Unter Einbeziehung des Körpergewichtes lassen sich konkrete Aussagen über die prozentualen Anteile an fettfreier Körpermasse, Körperfett und Gesamtkörperwasser und dadurch über den Ernährungsstatus machen.

Tabelle 2.3 Ermittlung, Berechnung und Bewertung des Längensollgewichts[1)]

Ermittlung:

1. Schritt	– Länge/Höhe anhand von Perzentilen nach Alter und Geschlecht (Band 1, Tab. 71) ermitteln – falls < 3. Perzentile, diese benutzen
2. Schritt	– Gewicht anhand von Perzentilen nach Alter und Geschlecht (Band 1, Tab. 71) ermitteln
3. Schritt	Ermittelte Werte vergleichen: Beispiel: Alter 6 Jahre, weiblich, Höhe 25. Perzentile (111,3 cm); Idealgewicht entsprechend der Höhe der 25. Perzentile (17,86 kg)

Berechnung:

Formel: $\frac{\text{Aktuelles Gewicht}}{\text{Idealgewicht für Länge/Höhe}} \times 100 = \%$ des Längensollgewichts

Beispiel:

a) wie oben $\frac{17{,}86\ \text{kg}}{17{,}86\ \text{kg}} \times 100 = 100\%$ Längensollgewicht

b) Gewicht 15,9 kg $\frac{15{,}9\ \text{kg}}{17{,}86\ \text{kg}} \times 100 = 89\%$ Längensollgewicht

Bewertung:

– Normaler Ernährungsstatus	90 – 110% des Längensollgewichts
– Untergewicht (möglicherweise Indikator einer Malnutrition)	85 – 89% des Längensollgewichts
– Leichte Malnutrition	80 – 84% des Längensollgewichts
– Mäßige Malnutrition	75 – 79% des Längensollgewichts
– Schwere Malnutrition	< 75% des Längensollgewichts

Maßnahmen:

- Bei Untergewicht eingehende Ernährungsanamnese und Intervention
- Bei Absinken des Längensollgewichts <85% energische ernährungstherapeutische Maßnahmen

[1)] Ramsey, B. W., P. M. Farrell, P. Pencharz, and the Consensus Committee: Nutritional assessment and management in cystic fibrosis: a consensus report. Am J Clin Nutr 55 (1992): 108–116
Weitere Erläuterungen s. Text

Tabelle 2.4 Körpermasse-Index bei 5–18jährigen Kindern und Jugendlichen[1)]

männlich

n = **2465**	20	66	93	128	129	212	321	321	256	290	250	174	123	82
Alter (Jahre)	**5**	**6**	**7**	**8**	**9**	**10**	**11**	**12**	**13**	**14**	**15**	**16**	**17**	**18**
5.	14,1	13,0	13,2	13,9	13,2	14,0	14,4	15,2	15,6	16,6	16,6	17,1	18,2	18,1
25.	14,9	14,4	15,1	15,0	14,9	15,5	16,2	16,7	17,3	18,2	18,7	19,5	20,0	20,3
50.	15,5	15,5	15,7	15,9	16,2	17,0	17,5	18,3	18,9	19,6	20,1	20,9	21,2	21,4
75.	16,4	16,6	16,8	17,2	18,0	19,1	19,3	20,5	20,7	21,4	21,8	22,6	23,2	23,6
95.	18,8	18,8	19,5	20,9	21,3	22,3	23,4	24,6	25,1	26,1	26,5	26,6	26,9	27,9
Perzentile														

weiblich

n = **2927**	19	84	84	119	147	299	354	347	288	330	297	293	164	102
Alter (Jahre)	**5**	**6**	**7**	**8**	**9**	**10**	**11**	**12**	**13**	**14**	**15**	**16**	**17**	**18**
5.	13,9	13,0	12,9	13,4	13,7	14,2	14,3	15,1	15,6	16,4	16,4	17,5	17,6	17,7
25.	14,4	14,4	14,3	14,9	15,4	15,8	15,8	16,9	17,5	18,2	18,5	19,2	19,3	19,4
50.	15,5	15,5	15,7	16,3	16,9	17,1	17,3	18,2	19,0	19,6	19,7	20,2	20,6	20,8
75.	16,8	16,7	16,8	17,9	18,7	19,2	19,1	20,0	20,7	21,3	21,9	22,1	22,1	22,4
95.	17,9	19,0	18,5	20,9	23,5	22,9	22,0	24,0	24,3	26,0	25,3	25,5	25,2	25,5
Perzentile														

[1)] Godina-Zarfl, B., I. Elmadfa: Body Mass Index (BMI) bei 5–18jährigen Kindern und Jugendlichen in Österreich. Ernährungs-Umschau 41 (1994) 112
Weitere Erläuterungen s. Text

Die Aussagefähigkeit dieses Verfahrens ist z.B. in der Intensivmedizin und bei einigen chronischen Krankheiten mit positivem Ergebnis überprüft worden. Die Ergebnisse der Messungen werden jedoch dann kontrovers diskutiert, wenn eine Zunahme der extrazellulären Flüssigkeit, z.B. bei Ödemen, vorliegt.

Referenzwerte für die Beurteilung von ernährungsabhängigen biochemischen Parametern

Diese Referenzwerte sind in Tab. 2.5 zusammengestellt. Einen Anhaltspunkt für eine Protein-Energie-Malnutrition liefert die Bestimmung der viszeralen Serumproteine. Weitere Hinweise ergeben sich aus der Messung des Serumcalciums, der Triglyceride (Triacylglycerole) und des Cholesterols sowie der Harnsäure.

Mangelernährung ist auch Ursache einer sekundären Immundefizienz. Die Auswirkungen einer Mangelversorgung an definierten Nährstoffen, u.a. an essentiellen Fettsäuren, den Vitaminen A, E, B6 und Folsäure sowie an Zink, auf das Immunsystem sind tierexperimentell mit Selektivdiäten gut untersucht, aber auch aus klinischen Beobachtungen bekannt. Die Mangelversorgung kann sich sowohl bei zellvermittelten Immunreaktionen als auch am humoralen Immunsystem auswirken.

Die Immunfunktion kann relativ einfach über die totale Lymphocytenzahl ermittelt werden:

Totale Lymphocytenzahl	Grad der Immuninkompetenz
$> 2\,000$ mm^3	keine
$1\,200$-$2\,000$ mm^3	leicht
800-$1\,200$ mm^3	mittel
< 800 mm^3	schwer.

Tabelle 2.5 Referenzwerte für die Beurteilung von ernährungsabhängigen biochemischen Parametern

Parameter	Bestimmt in	Konventionelle Einheiten	Einheiten nach Empfehlung der International Federation of Clinical Chemistry	Quelle
Teil 1 Serumproteine, Aminosäuren und Metabolite				
Serumproteine				
Gesamtprotein	Serum			
N:		4,6 – 6,8 g/dl	46 – 68 g/l	Witt u. Trendelenburg 1982
S:		4,8 – 7,6 g/dl	48 – 76 g/l	
K:		6,0 – 8,0 g/dl	60 – 80 g/l	

Tabelle 2.5 Referenzwerte für die Beurteilung von ernährungsabhängigen biochemischen Parametern (Fortsetzung)

Parameter	Bestimmt in	Konventionelle Einheiten	Einheiten nach Empfehlung der International Federation of Clinical Chemistry	Quelle
Serumeiweiß-elektrophorese	Serum			
Albumin				
N:		56 – 72%		Tympner (1984)
S:		59 – 72%		
K:		54 – 68%		
α_1-Globulin				
N:		2,1 – 4,5%		
S:		1,9 – 5,7%		
K:		2,1 – 4,9%		
α_2-Globulin				
N:		5,6 – 12,4%		
S:		8,0 – 13,6%		
K:		7,0 – 13,8%		
β-Globulin				
N:		7,4 – 13,0%		
S:		8,7 – 14,7%		
K:		8,1 – 13,3%		
γ-Globulin				
N:		6,5 – 24,5%		
S:		4,5 – 14,5%		
K:		9,4 – 19,4%		

	Maximale Konzentration in mmol/g Kreatinin Geburt – 3 Monate	3 Monate – 2 Jahre	2 Jahre – 14 Jahre
Aminosäuren im Harn (Clayton et al. 1980)			
Taurin	0,48	0,94	1,43
Asparaginsäure	0,41	0,32	0,27
Threonin	0,40	0,41	0,22
Serin	0,84	0,86	0,45
Asparagin	0,22	0,13	0,05
Glutaminsäure	0,12	0,03	0,03
Glutamin	1,04	1,06	0,79
α-Aminoadipinsäure	0,11	0,08	0,07
Prolin	0,97	–	–
Glycin	8,40	5,46	4,80
Alanin	1,12	0,69	0,63
Citrullin	0,14	0,07	0,06

Tabelle 2.5 Referenzwerte für die Beurteilung von ernährungsabhängigen biochemischen Parametern (Fortsetzung)

	Maximale Konzentration in mmol/g Kreatinin		
	Geburt – 3 Monate	3 Monate – 2 Jahre	2 Jahre – 14 Jahre
α-Aminobuttersäure	0,18	0,07	0,07
Valin	0,11	0,06	0,06
Cystin	0,32	0,21	0,13
Methionin	0,27	0,11	0,08
Isoleucin	0,34	0,08	0,05
Leucin	0,16	0,08	0,10
Tyrosin	0,27	0,14	0,13
Phenylalanin	0,17	0,13	0,15
β-Aminoisobuttersäure	0,53	0,42	0,44
Ethanolamin	0,71	0,18	0,22
Histidin	1,38	2,64	2,90
Tryptophan	0,13	0,04	0,07
Ornithin	0,11	0,09	0,07
Lysin	0,16	0,27	0,26
Arginin	014	0,09	0,10

	Geburt – 3 Monate Max. Konzentration		3 Monate – 14 Jahre	
	mg/dl	μmol/l	mg/dl	μmol/l
Aminosäuren im Serum (Clayton et al. 1980)				
Taurin	3,20	256	0,44 – 1,04	35 – 83
Asparaginsäure	1,33	100	0,09 – 0,57	7 – 43
Threonin	4,00	336	0,90 – 2,38	76 – 200
Serin	3,40	324	0,64 – 1,44	61 – 137
Asparagin	0,69	52	0,34 – 1,14	26 – 86
Glutaminsäure	2,09	142	0,06 – 0,94	4 – 64
Glutamin	14,0	960	7,65 –11,0	524 – 756
Prolin	5,00	435	1,21 – 3,0	105 – 261
Glycin	3,86	515	1,10 – 2,42	146 – 322
Alanin	6,00	675	1,58 – 4,11	178 – 462
Citrullin	1,10	63	0,33 – 0,89	19 – 51
α–Aminobuttersäure	0,41	40	0,08 – 0,33	8 – 32
Valin	4,33	370	1,70 – 3,57	145 – 305
Cystin	2,21	92	0,75 – 1,61	31 – 67
Methionin	1,43	96	0,19 – 0,43	13 – 29
Isoleucin	1,38	105	0,47 – 1,10	36 – 84
Leucin	3,01	230	0,90 – 2,11	69 – 161
Tyrosin	3,55	196	0,58 – 1,38	32 – 76
Phenylalanin	3,00	182	0,56 – 1,02	34 – 62
Histidin	3,02	195	0,87 – 1,86	56 – 120
Tryptophan	1,43	70	0,39 – 0,88	19 – 43
Ornithin	2,82	214	0,40 – 1,14	30 – 86
Lysin	3,12	316	1,66 – 3,77	114 – 258
Arginin	2,70	155	0.84 – 2,02	48 – 116

Tabelle 2.5 Referenzwerte für die Beurteilung von ernährungsabhängigen biochemischen Parametern (Fortsetzung)

Parameter	Bestimmt in	Konventionelle Einheiten	Einheiten nach Empfehlung der International Federation of Clinical Chemistry	Quelle
Metabolite				
Ammoniak	Plasma			
1. Tag:		51 – 245 μg/dl	30 – 144 μmol/l	Colombo et al. (1984)
5./6. Tag:		53 – 177 μg/dl	31 – 104 μmol/l	
S, K:		40 – 80 μg/dl	24 – 47 μmol/l	
Harnsäure	Serum			
N:		0,6 – 5,5 mg/dl	36 – 327 μmol/l	Witt u. Trendelenburg (1982)
S:		1,5 – 5,5 mg/dl	65 – 327 μmol/l	
K:		2,0 – 6,0 mg/dl	119 – 357 μmol/l	
Harnstoff	Serum			
N, S, K:		12 – 45 mg/dl	2,0 – 7,5 mmol/l	Witt u. Trendelenburg (1982)
Kreatinin	Serum			
Neugeb. – 7. Tag:		bis 1,2 mg/dl	bis 88 μmol/l	Rudd et al. (1983)
7. Tag – 1 Monat:		bis 0,6 mg/dl	bis 55 μmol/l	Rudd et al. (1983)
S:		bis 0,7 mg/dl	bis 62 μmol/l	Schwartz et al. (1976)
K:		bis 1,0 mg/dl	bis 88 μmol/l	Witt u. Trendelenburg (1982)
	Harn	15,4 + 0,46 x Alter (Jahre) ±3,4 mg/kg KG/Tag	136 + 4 x Alter (Jahre) ±30 μmol/kg KG/Tag	Ghazali u. Barratt (1974)

Teil 2: Monosaccharide und Metabolite

Glucose	Vollblut			
6 Stunden:		6 – 60 mg/dl	0,33 – 3,33 mmol/l	Bürgi et al. (1967)
5 Tage:		13 – 75 mg/dl	0,72 – 4,2 mmol/l	
S:		30 – 110 mg/dl	1,7 – 6,1 mmol/l	
K:		70 – 110 mg/dl	3,9 – 6,1 mmol/l	

Tabelle 2.**5** Referenzwerte für die Beurteilung von ernährungsabhängigen biochemischen Parametern (Fortsetzung)

Parameter	**Bestimmt in**	**Konventionelle Einheiten**	**Einheiten nach Empfehlung der International Federation of Clinical Chemistry**	**Quelle**
Lactat	Vollblut			
1 Stunde:		8 – 24 mg/dl	0,9 – 2,7 mmol/l	Clayton et al. (1980)
5 Stunden:		8 – 18 mg/dl	0,9 – 2,0 mmol/l	
1. Tag:		7 – 11 mg/dl	0,8 – 1,2 mmol/l	
7. Tag:		4,5 – 12,5 mg/dl	0,5 – 1,4 mmol/l	
S, K:		8 – 16 mg/dl	0,9 – 1,8 mmol/l	
Pyruvat	Vollblut			
K:		0,4 – 0,8 mg/dl	45 – 91 µmol/l	Clayton et al. (1980)
Fructose	Vollblut	< 10 mg/dl (nüchtern)	< 0,6 mmol/l	Kocak u. Ozsoylu (1979)
	Urin			
N:		bis 70 mg/dl	3,9 mmol/l	Müting et al. (1986)
S:		bis 20 mg/dl	1,1 mmol/l	
K:		bis 10 mg/24 Std.	0,6 mmol/24 Std.	
Galaktose				
N, S:	Vollblut	bis 4,5 mg/dl	bis 250 µmol/l	Witt

Teil 3: Lipide

Carnitin (frei)	Plasma			
1. Tag:		185 – 580 µg/dl	11,5 – 36,0 µmol/l	Schmidt-Sommerfeld et al. (1988)
2. - 7. Tag:		161 – 339 µg/dl	10,0 – 21,0 µmol/l	
8. – 28. Tag:		193 – 742 µg/dl	12,0 – 46,0 µmol/l	
S:		435 – 790 µg/dl	27,0 – 49,0 µmol/l	
K:		355 – 1060 µg/dl	22,0 – 66,0 µmol/l	
Carnitin (gesamt)	Plasma			
1. Tag:		371 – 1096 µg/dl	23 – 68 µmol/l	Schmidt-Sommerfeld et al. (1988)
2. - 7. Tag:		274 – 661 µg/dl	17 – 41 µmol/l	
8. – 28. Tag:		290 – 951 µg/dl	18 – 59 µmol/l	
S:		613 – 1096 µg/dl	38 – 68 µmol/l	
K:		435 – 1354 µg/dl	27 – 84 µmol/l	

Tabelle 2.**5** Referenzwerte für die Beurteilung von ernährungsabhängigen biochemischen Parametern (Fortsetzung)

Parameter	Bestimmt in	Konventionelle Einheiten	Einheiten nach Empfehlung der International Federation of Clinical Chemistry	Quelle
Cholesterol	Serum			
N:		bis 170 mg/dl	bis 4,4 mmol/l	Witt u. Trendelenburg (1982)
S:		bis 190 mg/dl	bis 4,9 mmol/l	
K:		bis 210 mg/dl	bis 5,4 mmol/l	
HDL-Cholesterol elektrophoretisch	Serum			
N:		13 – 53 mg/dl	0,34 – 1,37 mmol/l	Liappis et al. (1981)
S, K:		22 – 89 mg/dl	0,57 – 2,30 mmol/l	Dörner u. Gaethke (1982)
Präzipitation				
K:		34 – 71 mg/dl	0,88 – 1,84 mmol/l	The Lipid Research Clinics Population Studies Data Book (1980)
LDL-Cholesterol elektrophoretisch	Serum			
N:		45 – 117 mg/dl	1,16 – 3,03 mmol/l	Liappis et al. (1981)
S, K:		59 – 217 mg/dl	1,53 – 5,61 mmol/l	Dörner u. Gaethke (1982)
Präzipitation				
K:		68 – 123 mg/dl	1,76 – 3,19 mmol/l	The Lipid Research Clinics Population Studies Data Book (1980)
Triglyceride	Serum			
N:		11 – 230 mg/dl	0,12 – 2,60 mmol/l	Dörner et al. (1979)
S:		44 – 205 mg/dl	0,5 – 2,32 mmol/l	
K:		30 – 160 mg/dl	0,34 – 1,8 mmol/l	
Fettsäuren (freie)	Plasma			
N:			435 – 1375 µmol/l	Johnston (1984), Mowat (1987)
S:			500 – 900 µmol/l bzw.	
K:			730 – 1200 mmol/l (14 bzw. 19 Std. nüchtern)	

Tabelle 2.5 Referenzwerte für die Beurteilung von ernährungsabhängigen biochemischen Parametern (Fortsetzung)

Parameter	**Bestimmt in**	**Konventionelle Einheiten**	**Einheiten nach Empfehlung der International Federation of Clinical Chemistry**	**Quelle**
Teil 4: Vitamine				
Vitamin A	Serum	200 – 850 ng/ml	0,70 – 2,97 µmol/l	Bioscientia (1984)
Vitamin D (1,25-Dihydroxy-cholecalciferol)	Serum			
S (6 – 12 Monate):		31 – 85 pg/ml	75 – 204 pmol/l	Markestad et al. (1984)
K (bis 18 Monate):		31 – 85 pg/ml	75 – 204 pmol/l	Markestad et al. (1984)
K:		20 – 76 pg/ml	48 – 182 pmol/l	Bioscientia (1984)
Vitamin E	Serum			
N (3–13 Tage):		7,0 (2,0–24,8) µg/ml	16,3 (4,6–57,6) µmol/l	Bioscientia (1984) Simon et al. (1980)
N (16–25 Tage):		9,1 (2,2–23,9) µg/ml	22,1 (5,1–55,4) µmol/l	Simon et al. (1980)
K:		3 – 14 µg/ml	7,0 – 32,5 µg/ml	
Vitamin B_1	Vollblut	1,6 – 4 µg/dl	53,2 – 133 nmol/l	Bioscientia (1984)
Vitamin B_2	Vollblut	Aktivierungs-koeffizient	0,9 – 1,31	Bioscientia (1984)
Vitamin B_6	EDTA-Plasma	3,6 – 18 ng/ml	14,6 – 72,8 nmol/l	Bioscientia (1984)
Vitamin B_{12}	Serum			
S:		220 – 770 pg/ml	162 – 568 pmol/l	Dormandy et al. (1963)
K:		150 – 1180 pg/ml	111 – 871 pmol/l	
Vitamin C	Serum	0,2 – 2,0mg/dl	11,8 – 113 µmol/l	Bioscientia (1984)

Tabelle 2.5 Referenzwerte für die Beurteilung von ernährungsabhängigen biochemischen Parametern (Fortsetzung)

Parameter	Bestimmt in	Konventionelle Einheiten	Einheiten nach Empfehlung der International Federation of Clinical Chemistry	Quelle
Teil 5: Elektrolyte, Spurenelemente und Säure-Basen-Haushalt				
Elektrolyte und Spurenelemente im Serum				
Natrium	Serum			
N, S, K:			130 – 145 mmol/l	Witt u. Trendelenburg (1982)
Kalium	Serum			
N:			3,6 – 6,0 mmol/l	Witt u. Trendelenburg (1982)
S:			3,7 – 5,7 mmol/l	
K:			3,2 – 5,4 mmol/l	
Chlorid	Serum			
N, S, K:			95 – 112 mmol/l	Witt u. Trendelenburg (1982)
Calcium	Serum			
N:			1,75 – 2,70 mmol/l	Witt u. Trendelenburg (1982)
S, K:			2,05 – 2,70 mmol/l	
Phosphor	Serum			
N:		4,8 – 9,5 mg/dl	1,6 – 3,1 mmol/l	Witt u. Trendelenburg (1982)
S:		4,9 – 7,9 mg/dl	1,6 – 2,6 mmol/l	
K:		3,4 – 6,2 mg/dl	1,1 – 2,0 mmol/l	
Magnesium	Serum			
N:		1,6 – 4,1 mg/dl	0,65 – 1,70 mmol/l	Arbeitsgruppe Pädiatrische Klinische Chemie (1980)
S, K:		2,1 – 3,3 mg/dl	0,85 – 1,35 mmol/l	
Osmolalität	Serum, Plasma			
N:		265 – 275 mosmol/kg		Keller (1986)
S, K:		275 – 295 mosmol/kg		
Eisen	Serum			
N, S, K:		40 – 160 mg/dl	7,2 – 29 µmol/l	Witt u. Trendelenburg (1982)
Kupfer[1)]	Serum			
N:		40 – 80 µg/dl	6,5 – 12,5 µmol/l	Dörner (1980)
K:		70 – 140 µg/dl	11 – 22 µmol/l	Makino u. Takahara (1981)
Zink	Serum			
N:		50 – 100 µg/dl	7,6 – 15,0 µmol/l	Dörner (1980)
K:		64 – 110 µg/dl	9,8 – 16,5 µmol/l	Makino und Takahara (1981)

[1)] Siehe Kupfer und Caeruloplasmin im Serum Tab. 6.8

Tabelle 2.5 Referenzwerte für die Beurteilung von ernährungsabhängigen biochemischen Parametern (Fortsetzung)

Parameter	**Konventionelle Einheiten**	**Einheiten nach Empfehlung der International Federation of Clinical Chemistry**	**Quelle**
Elektrolyte im Harn			
Natrium	4,9 – 0,5 mval/kg KG/Tag	4,7 – 0,5 mmol/kg KG/Tag	Paunier et al. (1970)
Kalium	4,2 – 1,0 mval/kg KG/Tag	4,2 – 1,0 mmol/kg KG/Tag	Paunier et al.(1970)
Chlorid	7,2 – 3,0 mval/kg KG/Tag	7,2 – 3,0 mmol/kg KG/Tag	Paunier et al. (1970)
Calcium	7,4 – 1,1 mg/kg KG/Tag	180 – 28 µmol/kg KG/Tag	Paunier et al. (1970)
Phosphor anorganisch	31,7 – 11,5 mg/kg KG/Tag	1,0 – 0,37 mmol/kg KG/Tag	Paunier et al. (1970)
Magnesium	5,2 – 0,9 mg/kg KG/Tag	214 – 37 µmol/kg KG/Tag	Paunier et al. (1970)

Tabelle 2.5 Referenzwerte für die Beurteilung von ernährungsabhängigen biochemischen Parametern (Fortsetzung)

Parameter	Bestimmt in	Konventionelle Einheiten	Einheiten nach Empfehlung der International Federation of Clinical Chemistry	Quelle
Säure-Basen-Haushalt				
pH	Vollblut, arteriell			
1. Tag:		7,20 – 7,41		Bartels u. Wenner (1965)
10.– 90 Tag:		7,34 – 7,45		
S, K:		7,37 – 7,45		Müller-Plathe (1982)
pCO_2	Vollblut, arteriell			
1. Tag:		29 – 61 mm HG	4,0 – 8,0 kPa	Bartels u. Wenner (1965)
10.– 90. Tag:		27 – 43 mm HG	3,5 – 5,7 kPa	
4.– 12. Monat:		27 – 40 mm Hg	3,5 – 5,3 kPa	
K:		35 – 35 mm Hg	4,6 – 6,0 kPa	Müller-Plathe (1982)
pO_2	Vollblut, arteriell			
1. Monat:		58 – 88 mm Hg	7,7 – 11,7 kPa	Müller-Plathe (1982)
2.– 3. Monat:		57 – 82 mm Hg	7,6 – 10,9 kPa	
4.– 12. Monat:		62 – 85 mm Hg	8,3 – 12,7 kPa	
K:		65 – 95 mm Hg	8,7 – 12,7 kPa	

Tabelle 2.5 Referenzwerte für die Beurteilung von ernährungsabhängigen biochemischen Parametern (Fortsetzung)

Parameter	Bestimmt in	Konventionelle Einheiten	Einheiten nach Empfehlung der International Federation of Clinical Chemistry	Quelle
Standardbicarbonat	Vollblut, arteriell			
1. Tag:			18,6 – 22,6 mmol/l	Bartels u. Wenner (1965)
10.– 90. Tag:			18,5 – 24,5 mmol/l	
4.– 12. Monat:			19,8 – 24,2 mmol/l	
K:			21 – 26 mmol/l	Müller-Plathe (1982)
Basenabweichung	Vollblut, arteriell			
10.– 90. Tag:			– 6 – 0 mmol/l	Müller-Plathe (1982)
4.– 12. Monat:			– 4,5 – 0 mmol/l	
K:			– 2,5 – + 2,5 mmol/l	

Abkürzungen:
KG Körpergewicht
N Neugeborene (1.Tag bis 4 Wochen)
S Säuglinge (2. bis 12. Monat)
K Kinder (nach dem 12. Monat)

Mit Genehmigung des Verlages auszugsweise entnommen aus:
Dörner, K.: Ausgewählte allgemeine Referenzwerte. In: Bachmann, K.-D., H. Ewerbeck, E. Kleihauer, E. Rossi, G. Stalder (Herausgeber): Pädiatrie in Praxis und Klinik, G. Fischer und G. Thieme Verlag, Stuttgart, New York, 2. Aufl. 1990 jeweils als Anhang in allen vier Bänden
Witt, I., H. H. Seydewitz: Referenzwerte. In: Betke, K., W. Künzer, J. Schaub (Herausgeber): Keller-Wiskott, Lehrbuch der Kinderheilkunde. G. Thieme Verlag Stuttgart, 6. Aufl. 1991, S. 1211–1222
Erläuterungen, Literatur und Methodenhinweise s. Originalpublikationen

Tabelle 2.6 Diätplan – Angaben zur Person und zur Diät

Familienname	
Vorname(n)	
Geburtsdatum	Alter in Jahren (gerundet)
Geschlecht männlich	weiblich
Körperlänge (Körperhöhe) cm	
Körpergewicht kg	Sollgewicht kg
Diagnose	
Definition der Diät	
Besondere Hinweise	
Datum der Erstellung des Diätplanes	

Beispiel:

Geburtsdatum 27.Juni 1987		Alter in Jahren (gerundet) 7	
Geschlecht	männlich x	weiblich	
Körperlänge (Körperhöhe) cm:		116,1	
Körpergewicht kg	19,7	Sollgewicht kg	20,7
Diagnose Klassische Phenylketonurie			

Definition der Diät:	Phenylalaninarme Diät; Phenylalanintoleranz 300mg/Tag
Besondere Hinweise:	Leicht untergewichtig (25.Perzentile) bei normaler Körperhöhe (50.Perzentile); starke Schwankungen des Phenylalaninspiegels wegen gehäufter Infekte
Datum der Erstellung des Diätplanes:	15. Juli 1994

Besonderheiten (falls erforderlich)

- Anzahl der Mahlzeiten pro Tag
- Nahrungsmenge pro Mahlzeit
- Prozentuale Verteilung der Nährstoffe
- Osmolalität der Nahrung mosmol/kg

Diätplan, Ernährungsprotokoll und Diätberatung

Beispielhaft sind in Tab. 2.6 Daten für die Erstellung eines Diätplanes für ein Kind mit einer chronisch ernährungsabhängigen Erkrankung sowie in Band 1 die wichtigsten Werte für die Berechnung der Nährstoffzufuhr dargestellt. Sie bilden zusammen die Grundlage für einen auf den individuellen Bedarf abgestimmten Diätplan.

Bei chronischen Erkrankungen, insbesondere bei Verdacht auf eine Mangelernährung (Gewichtsabnahme, Wachstumsstillstand), empfiehlt sich die Erstellung von Ernährungsprotokollen. Wegen der erheblichen täglichen Schwankungen bei der Energie-und Nährstoffaufnahme sollen die Protokolle über einen ausreichenden Zeitraum – mindestens 3, besser 5–7 Tage – geführt werden. Die Erfahrungen

Tabelle 2.7 Anleitungen zum Erstellen eines Ernährungsprotokolls

- Zeitraum der Protokollführung:
  Mindestens 3 Tage; besser 5-7 Tage; ein Wochenende einbeziehen

- Meßprotokoll:
  Haushaltsübliche Maße, z.B. Tassen- und Löffelmaße, sowie Portionsgrößen, z.B. Brotscheiben und einzelne Stücke Obst, festlegen

- Wiegeprotokoll:
  Voraussetzung: Vorhandensein einer Diätwaage; vor dem Essen jede Komponente einer Mahlzeit wiegen und danach Reste zurückwiegen; auch Mahlzeiten außer Haus müssen gewogen werden

- Protokollierung der verzehrten Lebensmittel:
  + Grundsätzlich sämtliche Lebensmittel eines Tages, also auch Getränke, aufschreiben
  + Erläuterungen notieren:
    * Verzehr eines rohen Lebensmittels, z.B. Obst, Salat
    * Verzehr von zubereiteten Lebensmitteln, z.B. Suppen, Soßen, Süßspeisen; Rezeptangabe mit genauen Mengen
    * Verzehr von industriell vorgefertigten Lebensmitteln: Hersteller benennen und Kennzeichnungen (Verpackungen, Etiketten) aufbewahren
    * Verzehr von industriell hergestellten Lebensmitteln mit Zusätzen im Haushalt, z.B. Fett, Sahne: Art und Menge notieren
  + Bei Milch und Milchprodukten Fettgehalt (gfls. in der Trockenmasse, z.B. bei Käse) aufschreiben
  + Bei Fleisch ergänzen, ob mager, mittelfett oder fett

Beispiel 1:

Menge	Lebensmittel	Erläuterungen	Sonstiges
200ml	Orangensaft	Produkt X ohne Zuckerzusatz	1 Kaugummi
usw.			

Beispiel 2:

Lebensmittel	ml	Scheiben	Stück usw. (weitere Portionsgrößen)
Toastbrot		2	
Trinkmilch, 3,5% Fett	250		
Apfel, groß			1
usw.			

zeigen jedoch, daß die Betroffenen den damit verbundenen Zeit-und Arbeitsaufwand aus ganz unterschiedlichen Gründen häufig als belastend empfinden. Es ist daher unerläßlich, ein klärendes Gespräch über den Zweck eines Ernährungsprotokolls zu führen. Im allgemeinen reichen für die Auswertung haushaltsübliche Mengenangaben, so daß nur in Ausnahmefällen aufwendige Wiegeprotokolle notwendig sind. Anleitungen zum Erstellen eines Ernährungsprotokolls finden sich in Tab. 2.7.

Die Lebensqualität von chronisch kranken Kindern und Jugendlichen kann durch Malnutrition erheblich beeinträchtigt werden, u.a. durch herabgesetzte Aktivität, Wachstumsrückstand oder -stillstand, Muskelabbau, gestörte Lungenfunktion, kardiale und renale Dysfunktionen sowie verzögerte Heilungsprozesse. Daher stellt die regelmäßige und ausführliche Diätberatung durch eine Fachkraft, die über ausreichende Kenntnisse und Erfahrungen mit den speziellen Diäten in Pädiatrie und Jugendmedizin verfügt, eine besonders wichtige Maßnahme im Rahmen der Gesamtbetreuung dar.

Lebensmittel für eine besondere Ernährung

Bei zahlreichen der nachfolgend beschriebenen Diäten kann der Bedarf an Energie und essentiellen Nährstoffen mit herkömmlichen Lebensmitteln nicht gedeckt werden. In diesen Fällen sind besondere Lebensmittel erforderlich, deren Zusammensetzung sich an der jeweils zu behandelnden Erkrankung, d.h. an einem „besonderen Ernährungszweck“, orientiert. Aus der Vielzahl von Erkrankungen, bei denen diätetische Maßnahmen eine der „Säulen“ bilden oder die einzige Behandlungsmöglichkeit überhaupt darstellen, ergibt sich, daß es sich dabei um eine große Gruppe von Erzeugnissen handelt. Die Rechtsgrundlagen sowie einzelne Warengruppen werden im Anhang gesondert erläutert.

3 Unspezifische diätetische Maßnahmen

Verätzungen und Vergiftungen im Kindesalter – erste Maßnahmen

1. Ruhe bewahren!
2. Tee, Wasser oder Saft zu trinken geben, keine Milch, kein Salzwasser!
3. Kein Erbrechen auslösen!
4. Nächstgelegene Gitftnotrufzentrale anrufen; Telefonnummer stets bereit halten!

Die Giftnotrufzentrale benötigt unbedingt folgende Angaben:

- Was wurde eingenommen?
- Wieviel kann das Kind höchstens genommen haben?
- Wie alt ist das Kind?
- Wann und wo war die Einnahme?
- Wie geht es dem Kind?
- Was wurde bereits unternommen?

Sicherheit geht stets vor Geschwindigkeit! Unbedingt zu beachten:

- Eingenommene Substanzen, z.B. Chemikalien, Tabletten, Pilze, Pflanzen oder Pflanzenteile, zur Klinik oder zum Arzt mitbringen, auch Putzreste oder Erbrochenes.
- Bei Pflanzen, Pflanzenteilen und Pilzen zur genauen Bestimmung ausreichende Reste sichern.
- Pflanzen, bei denen nach Einnahme größerer Mengen Magen- und/oder Darmsymptome (Erbrechen, Bauchschmerzen, Durchfall) zu erwarten sind: Eberesche/Vogelbeerbaum, Edelwicke, Eicheln, Geißblatt-Arten, Heckenkirsche, Liguster, Roßkastanie, Schneeball-Arten, Schneebeere, Staudenwicke, Stechpalme, Traubenholunder, Zwergmispel.
- Wichtigste giftige Pflanzen bzw.deren Teile: Aronstab, Efeu, Eibe, Fingerhut, Gartenbohnen roh, Goldregen, Lebensbaum, Nachtschattengewächse, Rhododendron-Arten, Sadebaum, Wolfsmilch-Arten.
- Sehr giftige Pflanzen, vorwiegend in Gärten: Eisenhut-Arten, Engelstrompete, Herbstzeitlose, Seidelbast-Arten, Wunderbaum.
- Sehr giftige Pflanzen, vorwiegend in freier Natur: Bilsenkraut, gefleckter Schierling, Stechapfel, Tollkirsche, Wasserschierling.

Gering toxische bzw. atoxische Substanzen:

- Bei Tensiden (Geschirrspülmittel u.a.) Gabe eines Entschäumers; evtl. gastrointestinale Symptome möglich.
- Fluoride zur Kariesprophylaxe: Bei weniger als 100mg Fluoridanteil ausnahmsweise (!) nur Gabe von Milch.

Die vorstehenden Angaben wurden auszugsweise zitiert nach: Beratungsstelle für Vergiftungserscheinungen und Embryonaltoxikologie, Pulsstraße 3-7, D-14059 Berlin, sowie nach der Deutschen Gesellschaft für Kinderheilkunde, Kommission „Unfälle im Kindesalter“ .

Flüssige Kost

Indikationen

Kau-und Schluckstörungen der Mundhöhle sowie Schluckstörungen in Pharynx und Ösophagus aus verschiedenen Ursachen, z.B.: Verätzungen der Schleimhäute durch Verschlucken von Säuren, Laugen, Reinigungsmitteln und anderen chemischen Substanzen; Infektionen, z.B. Candida-Mykose und Herpes simplex; Zungenmißbildungen; Tumoren.

Hinweise: Schluckstörungen können mit dem Eindringen von Nahrung in den Nasen-Rachen-Raum einhergehen und zu einem Reflux in die Mundhöhle führen; es kann zu rezidivierender Otitis kommen; Koordinationsstörungen verlangsamen den Transport des Ösophagusinhaltes mit gelegentlicher Nahrungsaspiration; noch einige Monate nach einer Verätzung können Schluckbeschwerden auftreten, die mit Eßproblemen und Abmagerung einhergehen und die sich im allgemeinen auf eine Schädigung des Ösophagus beziehen.

Zusammensetzungsmerkmale

Die flüssige Kost stellt eine altersentsprechende Normalkost dar, die getrunken wird, auch mit Hilfe von Sauger oder Strohhalm. Sie darf weder chemisch noch mechanisch noch thermisch Mundhöhle, Pharynx und Ösophagus reizen.

Energie und Flüssigkeit: Die benötigte Energie muß in einem angemessenen Volumen – je nach Alter 150-300ml/Mahlzeit – verabreicht werden. Wenigstens ein Drittel der täglichen Flüssigkeitszufuhr sollte in Form von Mineralwasser oder ungesüßten Teegetränken angeboten werden, u.a. zum Nachtrinken nach Mahlzeiten und zur Einnahme von Medikamenten.

Eiweiß: Die empfohlene Zufuhr an Protein ist im allgemeinen problemlos zu decken. Es muß darauf geachtet werden, daß sie durch die Verwendung von größeren Mengen Milch und Milchprodukten nicht wesentlich überschritten wird.

Kohlenhydrate: Die Richtwerte zur Zufuhr an Kohlenhydraten sind aus mehreren Gründen nur schwer einzuhalten:

- Die Osmolalität flüssiger Kost wird durch Mono-und Disaccharide erhöht. Dies kann zu osmotisch bedingten Durchfällen führen. Auch Lactose kann bei Verwendung größerer Mengen von Milch und Milchprodukten Durchfall verursachen. Aus ernährungsphysiologischen Gründen ist eine Saccharosezufuhr von nicht mehr als 10% der Energiezufuhr empfehlenswert.
- Der Zusatz von Polysacchariden in Form von Stärken, Mehlen oder Grieß erhöht die Viskosität der flüssigen Kost (Konzentrationen: Stärke 2-3%, Mehl 3-4%, Grieß 3-4(maximal)%.
- Eine Anreicherung mit Maltodextrinen in Mengen bis zu 7g/100g flüssige Kost ist möglich. Darüberhinausgehende Zusätze beeinträchtigen den Geschmack und erhöhen die Viskosität. Auch kann es gelegentlich zu osmotisch bedingten Durchfällen kommen.

Fett: Die Richtwerte für die Zufuhr von Fett lassen sich durch den Gehalt in Milch und Milchprodukten sowie durch Zusatz von Butter und Pflanzenölen decken. Letztere tragen auch zur Versorgung mit essentiellen Fettsäuren bei.

Als Richtwert für Kinder jenseits des 2.Lebensjahres gelten <300mg Cholesterol/Tag. Da ein Hühnerei bereits etwa 270mg Cholesterol enthält, sollte auf den Zusatz von Eiern zur flüssigen Kost verzichtet werden.

Vitamine: Wegen der erheblichen Verluste bei der Zubereitung (Band 1, Tab.15) und Aufbewahrung sowie beim Wiedererwärmen muß davon ausgegangen werden, daß nur noch erheblich verminderte Vitamingehalte vorliegen, wenn die flüssige Kost zum Verzehr gelangt. Daher ist eine Substitution in Form eines Multivitaminpräparates empfehlenswert bzw. dann erforderlich, wenn sie über längere Zeit verabreicht wird.

Mineralstoffe: Empfehlungen zur Calciumzufuhr lassen sich bei Verwendung von Milch und Milchprodukten im allgemeinen größenordnungsmäßig decken (500ml Vollmilch = 625mg Calcium). Bei längerfristiger Verabreichung der flüssigen Kost ist der Calciumgehalt zu berechnen, insbesondere dann, wenn wenig oder keine Milch Verwendung findet.

Spurenelemente: Wegen der begrenzten Verwendung von Fleisch auf ausreichende Zufuhr von Eisen besonders achten.

Vermeidung von chemischen, mechanischen und thermischen Reizen:

- Fruchtsäuren aus Obst und Obstsäften vermeiden bzw.Obstpüree mit Milch-Getreide-Brei „verlängern“ und Obstsäfte verdünnen.
- Keine scharfen Gewürze verwenden; Röstprodukte, Fleischextrakt, Zucker, Honig, Schokolade und Teegetränke mit hohem Gehalt an ätherischen Ölen, z.B. Pfefferminze, vermeiden.
- Unbedingt zu meiden sind zu grob zerkleinerte Lebensmittel, z.B. von Fleisch, Fisch und Obst; Reis nur in vollkommen ausgequollener Form verwenden, nicht „al dente“ gegart.
- Trinktemperatur der flüssigen Kost soll Körpertemperatur entsprechen.

Anzahl der Mahlzeiten: 6 bis 8 kleine Mahlzeiten über den Tag verteilt.

Küchentechnik: Zubereitung mit Pürierstab oder Mixgerät; evtl.noch durch ein feines Haarsieb passieren. Geruch und Geschmack der einzelnen Mahlzeiten müssen ansprechend sein; eine gewisse Abwechslung ist anzustreben.

Aufbewahrung: Bei normaler Kühlschranktemperatur (+4-+6°C) maximal 12 Stunden.

Transport: Abgefüllt in Portionsgrößen in fest aschen oder anderen, hygienisch einwandfreien Behältern, aus denen der Inhalt nicht mehr umgefüllt werden muß und die Mikrowellen-geeignet sind. Kühlkette einhalten und Behälter erst unmittelbar vor der Mahlzeit erwärmen. Bei Verwendung von Vollei oder Eigelb wegen Ausflockung keine Erwärmung mehr möglich, auch nicht durch Mikrowelle!

Leichte Vollkost

Indikationen

Kostaufbau nach operativen Eingriffen am Verdauungstrakt; Dumping-Syndrom (mit Modifikationen, S. 47); akute Gastroenteritis; Ulcus-Krankheit; akute und chronische Hepatitiden; chronisch-entzündliche Darmerkrankungen (S. 117).

Zusammensetzungsmerkmale

Die leichte Vollkost unterscheidet sich von der Normalkost durch das Weglassen von Lebensmitteln, die erfahrungsgemäß häufig Unverträglichkeiten auslösen, u.a. Sodbrennen, Magendruck, Blähungen

Tabelle 3.1 Allgemein als „unverträglich" eingestufte Lebensmittel bzw. deren Zubereitungen

Fritierte Speisen (Pommes frites)	Kohlsorten
Fette Speisen jeder Art	Hülsenfrüchte
Süße und fette frische Backwaren	Diverse Salate, z.B. aus bzw. mit Gurken, Kartoffeln
Süßigkeiten	Rohes Stein-und Kernobst
Stark gewürzte Speisen	Eier, hartgekocht
Räucherwaren und scharf gebratenes Fleisch	Mayonnaise
Zu heiße bzw. zu kalte Speisen	
Zu heiße bzw. zu kalte Getränke	
Kohlensäurehaltige Getränke	
Bohnenkaffee	
Alkoholische Getränke	

Hinweis: Die Verträglichkeit von Lebensmitteln, Speisen und Getränken ist individuell sehr unterschiedlich und muß häufig von den Betroffenen selbst ausprobiert werden.

und Völlegefühl. Als „unverträglich" werden bei Befragungen im allgemeinen die in der Tab. 3.**1** aufgelisteten Lebensmittel bzw. deren Zubereitungen eingestuft.

Besonders bei der Ulcus-Krankheit wurden diätetische Maßnahmen jahrzehntelang von der Vorstellung beherrscht, den Magen durch spezielle Kostformen motorisch und sekretorisch „ruhigstellen" und dadurch den Heilungsprozeß beschleunigen zu können. Aus heutiger Sicht handelte es sich bei derartigen Diäten eher um eine Mangelernährung. Nachdem Mitte der fünfziger Jahre durch vergleichende Untersuchungen gezeigt wurde, daß diese Diäten keinen Beitrag zu den therapeutischen Maßnahmen leisten, wurden sie durch die „leichte Vollkost" abgelöst.

Die Energie-und Nährstoffzufuhr entspricht der von gesunden Kindern des gleichen Lebensalters.
Hinweise zu einzelnen Lebens-und Genußmitteln:

Milch: Diese stellte einen wesentlichen Bestandteil der früher üblichen sog.“Ulcus-Diäten“ dar. Milchverzehr führt zu einem vorübergehenden Anstieg des pH-Wertes im Magen, jedoch schon nach etwa 20 Minuten gefolgt von einer vermehrten Säuresekretion. Daraus ergibt sich der negative Effekt auf das Ausheilen von Ulcera.

Eine ballaststoffreiche Kost mit Erzeugnissen aus Getreidevollkorn kann möglicherweise die Ulcushäufigkeit bzw. die Rezidivrate reduzieren.

Mehrfach ungesättigte Fettsäuren erhöhen möglicherweise die Synthese der zytoprotektiv wirkenden Eicosanoide Prostaglandin E1 und E2 aus Linol-und Arachidonsäure (Band 1, Abb. 15a u. b) in der Magen- und Duodenalmukosa. Dies führt zumindest im Tierexperiment zu einer geringeren Schädigung der Magenschleimhaut durch verschiedene Noxen.

Auf scharf gewürzte Speisen ist bei erosiven Schleimhautläsionen und bei Ulcera zu verzichten (Steigerung der Säuresekretion z.B. durch Merrettich, Paprika und scharfen Senf).

Alkoholische Getränke (Bier und Wein) sowie Kaffee stimulieren ebenfalls die Magensekretion, so daß deren Verzehr stark einzuschränken oder zu meiden ist.

Anzahl der Mahlzeiten: 5 bis 6 kleinere Mahlzeiten über den Tag verteilt. Zu hastiges und zu schnelles Essen vermeiden!

Küchentechnik: Ausschließlich schonende Zubereitung durch

- Garen im Drucktopf, Römertopf, Bratschlauch, Aluminiumfolie oder Mikrowelle.
- Dünsten in wenig Fett oder Flüssigkeit.
- Grillen mit nur geringer Entwicklung von Röstprodukten.

Fritieren sowie Braten oder Gratinieren von Speisen vermeiden!

4 Spezifische diätetische Maßnahmen bei komplexen Störungen von Organfunktionen des Verdauungsapparates

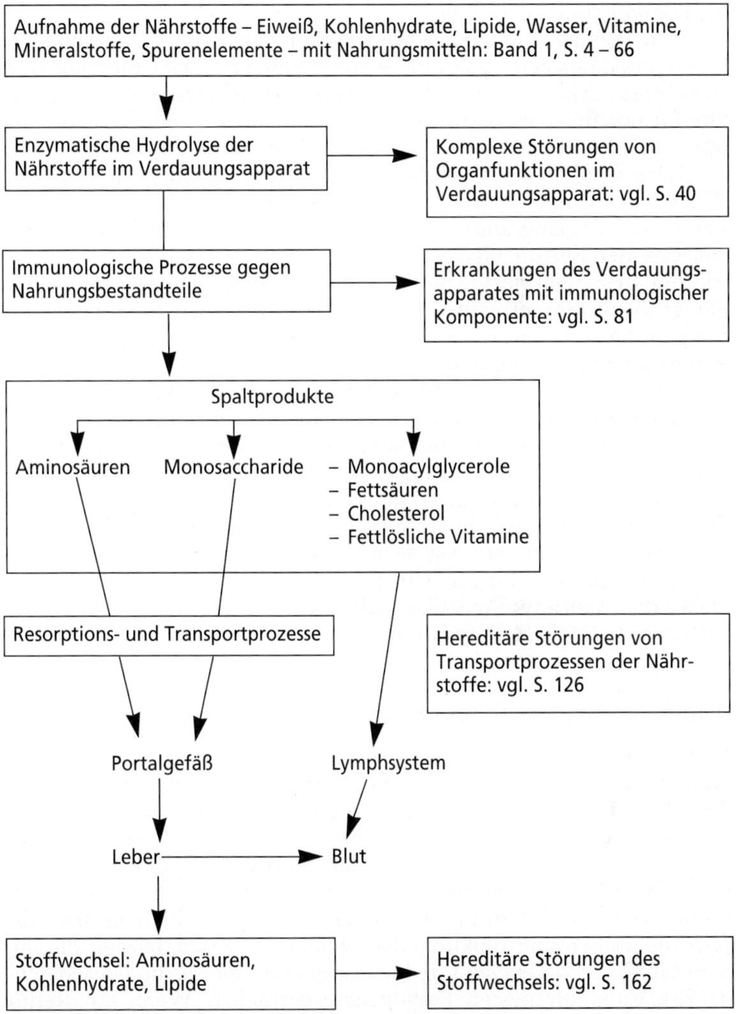

Gastroösophagealer Reflux

Beeinflussung der Magenentleerung durch Nahrungsfaktoren

Die Verzögerung bzw. Beschleunigung der Entleerung des Magens wird durch Nahrungsfaktoren, die in Tab. **4.1** als Übersicht zusammengestellt sind, beeinflußt.

Die mengenmäßig bedeutsamste Resorption von Wasser und den meisten Nährstoffen erfolgt im oberen Dünndarm. Der Pförtner wird von dem im Mageninneren herrschenden Druckgradienten reguliert: Die Osmolalität bestimmt den Rhythmus, in dem der Mageninhalt durch peristaltische Bewegungen in den Darm entleert wird.

Der Einfluß der Osmolalität zeigt sich besonders deutlich am Beispiel der Kohlenhydrate: Hyperosmolale (z.B.10%ige) Glucoselösungen werden langsamer entleert als isoosmolale (etwa 5%ige), denn die Rate der Flüssigkeitsabgabe an den Darm ist bei höher konzentrierten Lösungen geringer. Eine etwa 25%ige Maltodextrinlösung, die größenordnungsmäßig die gleiche Osmolalität wie eine etwa 5%ige Glucoselösung aufweist, führt dem Darm jedoch die fünffache Menge an Kohlenhydraten zu.

Das Duodenum seinerseits steuert durch Signale von Rezeptoren über neurale und hormonelle Regulationsmechanismen die Magenentleerung. Diese komplexen Rückkoppelungen und Interaktionen, die weit über den Magen selbst hinausgehen, gewährleisten, daß trotz diskontinuierlicher Nahrungsaufnahme ein relativ konstant fließender Strom von Nährstoffen über den Darm in das Blut gelangt.

Die Magenentleerungsrate stellt darüberhinaus einen wichtigen Mechanismus der Hunger-Sättigungs-Regulation dar. Die Energiedichte der Nahrung, ihr Ballaststoffgehalt und die Zubereitungsform wirken sich auf diese Regulation aus.

Ätiologie, Diagnostik und Klinik

Der gastroösophageale Reflux (=GÖR) wird heute definiert als „Rücktransport“ von Mageninhalt in den Ösophagus. Die Herkunft des Mageninhalts variiert: es kann sich um Speichel, Magensekrete, Lebensmittel und Getränke handeln, aber auch um Galle und Pankreassekrete, die ihrerseits in den Magen zurückgeflossen sind.

Unter Berücksichtigung des anatomischen Aspektes wurde der GÖR auch als „Hiatushernie“ bezeichnet. Dabei bleiben aber die physiologischen und funktionellen Defekte unberücksichtigt, die mit dem GÖR verbunden sind. Jedoch ist noch immer keine befriedigende Erklärung für dessen Pathogenese verfügbar. Wenn ein Reflux

Tabelle 4.1 Beeinflussung der Magenentleerung (g, ml oder kJ/Minute) durch Nahrungsfaktoren

Nahrungsfaktoren	Erläuterungen
Neutral	
Temperatur	Sog. „Körpertemperatur" der Nahrung, z.B. Getränke, möglicherweise ohne Einfluß
Beschleunigung	
Volumen der Mahlzeit	Mit zunehmendem Volumen (650 bis 750 ml als Bolus)
Zubereitungsform	Mit zunehmender Zerkleinerung, z.B. homogenisierte oder flüssige Kost, gekochtes und passiertes Obst und Gemüse, Getränke, Suppen
Osmolalität	Glucoselösungen (5%) (Erläuterungen s. Text)
Verzögerung	
Energie (Nährstoff)-Dichte	Mit zunehmender Energiedichte, d.h.im allgemeinen bei fett-und zuckerreichen Kostformen Nahrungen mit gleicher Energiedichte, z.B.0,5 kcal/ml, verlassen den Magen mit gleicher Geschwindigkeit, unabhängig vom Verhältnis der Nährstoffe
Zubereitungsform	Unverarbeitete Lebensmittel, z.B. Obst und Gemüse in roher Form
Osmolalität	Hyperosmolale Glucoselösungen (10%) (Erläuterungen s.Text)
Partikelgröße	Partikel mit Durchmesser > 2mm, auch Ballaststoffe (Band 1, Tab. 9) und Hydrokolloide (Band 1, S.Tab.10)
Viskosität	s.Hydrokolloide (Band 1, S. 22 u. Tab. 10)
Geschlecht	Entleerung verläuft beim weiblichen Geschlecht langsamer als beim männlichem

Normale Entleerungsrate des mit Nahrung gefüllten Magens bis 10 ml/Min; bei Flüssigkeiten, z.B. isoosmolale Kochsalzlösung, bis 80 ml/Min.

auftritt, handelt es sich um ein Ungleichgewicht zwischen denjenigen Mechanismen, die ihn verhindern (spitzwinklige Einmündung des Ösophagus in den Magen, Ösophagussphinkter, Zwerchfellzwinge) und denjenigen Faktoren, die ihn begünstigen und die als „agressiv" bezeichnet werden (Störungen der Ösophagusperistaltik, verminderter Druck des Ösophagussphinkters, verzögerte Magenentleerung). Die Ätiologie der letzteren ist nicht bekannt und betrifft etwa die

Hälfte der Patienten. In schweren Fällen wird auch eine erhöhte Salzsäureproduktion im Magen beobachtet.

Von den „physiologischen" Refluxepisoden, die bis etwa 4. Lebensmonat ansteigen und bis etwa 15. Lebensmonat nur sehr langsam wieder abfallen (Tab. 4.2), ist der „pathologische" Reflux abzugrenzen. Für letzteren sind Häufigkeit und Intensität sowie das Auftreten von Komplikationen von Bedeutung, denn gesunde Säuglinge und Kinder einerseits und erkrankte andererseits unterscheiden sich nicht durch Gegenwart oder Abwesenheit eines Refluxes. Dieser tritt im Schlaf häufiger auf als während des Wachseins.

Die Ösophagusschleimhaut selbst ist nicht säurefest, so daß der Reflux des sauren Mageninhalts zu Refluxösophagitis und Ulzerationen sowie zu Blutungen mit nachfolgender Anämie führen kann. Die Reizung der Würgreflexe verursacht ständiges Erbrechen, das sich als „Herauslaufenlassen von Mageninhalt" äußert. Bei ständiger Nahrungsverweigerung kommt es zu Dystrophie. Außerdem treten respiratorische Symptome auf, u.a.rezidivierende Bronchitiden oder Pneumonien. Es gibt Hinweise, daß bei cystischer Fibrose der GÖR häufiger vorkommt als in der Allgemeinbevölkerung.

Die Angaben zur Häufigkeit des GÖR schwanken in weiten Grenzen von 1:300 bis 1:3 000.Dies hängt u.a.damit zusammen, daß es bisher keine einheitlichen diagnostischen Kriterien gibt.

Als „Goldstandard" für die Diagnose des GÖR wird die kontinuierliche 24-Stunden-pH-Metrie angesehen, bei der im Ösophagus die sauren Refluxe gemessen werden. Für diese Methode sowie für die Interpretation der Daten hat eine Arbeitsgruppe der „European Society of Pediatric Gastroenterology and Nutrition" (=ESPGAN) (Tab. 4.2, Fußnote) ein standardisiertes Protokoll vorgeschlagen, um über die Möglichkeit eines internationalen Datenvergleichs zu einem vertieften Verständnis der Pathomechanismen zu gelangen. Zur Diagnostik werden außerdem Röntgenuntersuchung, Endoskopie und Sonographie herangezogen.

Es besteht die allgemeine Auffassung, daß ein pH <4,00 bei >5% der Gesamtmeßzeit mit pH-Metrie als pathologisch einzustufen ist. Zur Diagnose werden außerdem herangezogen die Anzahl der Refluxe mit pH < 4,00 pro Stunde oder in 24 Stunden, die Anzahl der Episoden mit pH < 4,00, die länger als 5 Minuten andauern, sowie die Dauer der längsten Episoden mit pH < 4,00 in Sekunden oder Minuten. Es muß differentialdiagnostisch abgeklärt werden, ob ein pathologischer Reflux vorliegt.

Tabelle 4.2 Normalwerte des GÖR im Alter von 0 bis 15 Monaten[1)]

Alter	n	Reflux-Index	Refluxepisoden Dauer der längsten in Sek.	Refluxepisoden Anzahl in 24 Std.	Refluxepisoden Anzahl > 5 Min. Dauer
Teil a Untersuchungen an n = 285 Säuglingen und Kleinkindern (1987)					
5–15 Tage	92	1,20 (0,91)	230 (115)	7,73 (6,51)	0,64 (0,51)
24–37 Tage	28	1,71 (1,39)	404 (327)	8,24 (7,78)	0,88 (1,44)
7–8 Wochen	44	2,52 (2,25)	369 (225)	13,5 (12,7)	1,57 (2,23)
3,5–4,5 Monate	52	4,18 (2,60)	706 (467)	20,0 (16,1)	3,24 (2,41)
5,5–6,5 Monate	30	3,27 (3,00)	540 (416)	20,0 (12,6)	2,14 (2,32)
7,5–8,5 Monate	24	3,93 (3,72)	610 (511)	17,9 (10,5)	3,08 (2,25)
14–16 Monate	15	2,65 (1,90)	520 (428)	19,4 (14,7)	2,21 (1,22)

Mittelwert (Standardabweichung)

Alter	Studie 1987 (n = 285) Mittelwert (Standard-abweichung)	Studie 1990 (n = 509) Mittelwert (Standard-abweichung)	50. Zentile	95. Zentile	Alter (Monate)
Teil b Vergleich der altersabhängigen Entwicklung des Reflux-Index in je einer Studie 1987 und 1990 (N = 509 Säuglinge und Kleinkinder)					
5–15 Tage	1,20 (0,91)	5,88 (3,71)	4,00	13,00	<1
24–37 Tage	1,71 (1,39)	5,42 (4,10)	5,00	11,50	1–2
7–8 Wochen	2,52 (2,25)	4,58 (3,04)	4,00	10,50	2–3
		5,00 (3,63)	5,00	11,00	3–4
3,5–4,5 Monate	4,18 (2,60)	4,56 (3,05)	4,00	10,00	4–5
		5,03 (3,30)	5,50	10,00	5–6
5,5–6,5 Monate	3,27 (3,00)	3,80 (2,39)	4,00	8,50	6–7
		3,00 (3,12)	2,50	9,50	7–8
7,5–8,5 Monate	3,93 (3,72)	4,80 (3,96)	3,00	10,00	8–9
		5,45 (3,53)	6,00	11,00	9–10
		4,85 (2,19)	6,00	9,00	10–11
		4,00 (3,16)	4,50	8,00	11–12
14–16 Monate	2,65 (1,90)				

1) Entnommen aus: Vandenplas, Y.: Oesophageal pH Monitoring for Gastro-oesophageal Reflux in Infants and Children. John Wiley & Sons Ltd, Chichester/England, 1992, S. 104 und 111. Weitere Erläuterungen im Original.
Zur Standardisierung der Methode und zur Interpretation der Daten außerdem: Working Group of the European Society of Pediatric Gastroenterology and Nutrition: A Standardized Protocol for the Methodology of Esophageal pH Monitoring and Interpretation of the Data for the Diagnosis of Gastroesophageal Reflux. J. Pediatr. Gastroenterology Nutr., 14 (1992) 467–471

Ernährungsfaktoren

Unabhängig vom diagnostischen und therapeutischen Vorgehen sowie vom Schweregrad des Refluxes werden im Hinblick auf die Ernährung folgende Faktoren diskutiert:

Säuglinge

Der GÖR tritt hauptsächlich in den ersten zwei Stunden nach Fütterung, seltener in Nüchternperioden auf. Die Auswirkungen unterschiedlich zusammengesetzter Nahrungen auf die Refluxrate und den pH-Wert des Magens wurden jedoch bisher nur in wenigen gut kontrollierten Studien untersucht. Dabei fanden sowohl der Proteinanteil, u.a.Molkeneiweiß, Casein und Sojaprotein, als auch der Gehalt der Nahrungen an Fett und Kohlenhydraten Berücksichtigung. Ausgehend von der Beobachtung, daß mittelkettige Triglyceride bei Frühgeborenen die Magenentleerung beschleunigen, wurden auch diese Fette untersucht, konnten aber die Refluxrate postprandial nicht senken.

Die bisher durchgeführten Studien lassen die Schlußfolgerung zu, daß eine Säuglingsnahrung mit einem Fettgehalt von etwa 3,5g/100ml und niedrigem Maltodextringehalt <2g/100ml in der postprandialen Phase zu einem Magen-pH >4 führt und eine geringere Zahl von Refluxen pro Stunde verursacht im Vergleich zu einer Nahrung mit niedrigem Fett-und hohem Maltodextringehalt. Nahrungen der letztgenannten Zusammensetzung weisen eine beschleunigte Magenentleerung auf und können im Einzelfall empfehlenswert sein. Gesunde Neugeborene mit Brusternährung zeigen in aktiven Schlafphasen signifikant kürzere Refluxepisoden als bei Ernährung mit Säuglingsnahrungen.

Das „Andicken“ der Nahrungen stellt eine seit Jahrzehnten geübte Praxis dar, deren Wirksamkeit jedoch erst in der jüngeren Vergangenheit in kontrollierten Studien zu überprüfen versucht wurde. Das „Andicken“ soll eine erhöhte Viskosität bewirken und die Refluxepisoden dadurch reduzieren, daß die Nahrungen als Folge ihrer „Klebrigkeit“ („stickiness“) im Magen verweilen und nicht in den Ösophagus zurückfließen. Als Gegenargument wird angeführt, daß die erhöhte Viskosität die Magenentleerung verzögert und dadurch den Reflux begünstigt.

Doch zeigten die mit unterschiedlichen Methoden durchgeführten Untersuchungen teilweise widersprüchliche Ergebnisse. Dies hängt nicht zuletzt damit zusammen, daß die Empfehlungen über Art und Menge des zuzusetzenden Dickungsmittels (Tab. **4.3**) voneinander abweichen und dadurch keine kontrollierte Viskosität resultiert. Im häuslichen Milieu ist die Wirksamkeit dieser Maßnahme überhaupt nicht mehr nachzuprüfen.

Der endgültige Beweis für den Nutzen des „Andickens“ von Nahrungen steht demnach aus. Dennoch wird empfohlen, diese

Tabelle 4.3 Konzentrationen von Dickungsmitteln zum Andicken von Lebensmitteln

Lebensmittel	Dickungsmittel (Zusatz in Gewichtsprozent)					
	Speisestärken	Mehle	Grieß	Sago	Haferflocken	Reis
Suppen						
– hell gebunden		3,5				
– dunkel gebunden	5					
– mit Milch	3,5		4	2–3	5–6	8
Soßen						
– hell gebunden	3,5–4	3,5				
– dunkel gebunden	3,5–4	5				
– sog. „dicke" Soßen		bis 7				
Breie mit Milch	8		10	10–12	10	
Milchreis						12–13
Flammeri	8–10		8–10			18–20

Allgemeine Hinweise:
- Bei Verwendung von Fruchtsäften angegebene Mengen an Dickungsmitteln bis zu 2% erhöhen
- Gelatine: allgemein 2g/100 ml; Fruchtsäfte: 2,5–3 g/100 ml
- Maltodextrine: 5–7%

Maßnahme beizubehalten. Häufige kleine Mahlzeiten mindern die Refluxrate durch Senkung des intraabdominellen Druckes.

Kinder

Für Kinder werden im allgemeinen keine besonderen Ernährungsrichtlinien gegeben. Da jedoch Süßigkeiten (Schokolade), alkoholische Getränke und Kaffee den Reflux begünstigen, sollte auf diese Lebens-und Genußmittel verzichtet werden. Auch Erfrischungsgetränke, die Genußsäuren oder Säuerungsmittel enthalten (Band 1, Tab. 51), können zum Reflux führen und sind daher zu meiden.

Lagerung

Auch der Erfolg der Schräglagerung mit dem Anheben des Kopfes um 30 bis 60° wird heute sehr unterschiedlich bewertet. Da die Schräglagerung des Kopfes um 30° zum Rückgang des Refluxes führen soll, gilt überwiegend die Empfehlung, diese Maßnahme beizubehalten.

„Andicken" von Lebensmitteln

Das „Andicken" kann auf verschiedene Weise vorgenommen werden:

- Bei der Verwendung von Gelatine, Stärken (Reisschleim), Schmelzflocken, Mehlen oder Grieß verändert sich die Energie-und Nährstoffzusammensetzung des anzudickenden Lebensmittels.
- Die anzuwendenden Konzentrationen an Dickungsmitteln ergeben sich aus der Tab. 4.3
- Von den zahlreichen, in Haushalt und Industrie benutzten Quellstoffen (Band 1, Tab.10) läßt die Diätverordnung in ihrer gültigen Fassung vom Juli 1993 für die Säuglingsernährung nur Johannisbrotkernmehl mit sehr eingeschränkten Verwendungszwecken zu. Dieser Quellstoff wird im allgemeinen in Konzentrationen von 0,25 – 2% angewendet.

Hinweis:
Bei der spastischen hypertrophen Pylorusstenose des Säuglings wird ebenfalls die Hochlagerung des Kopfes durchgeführt. Es werden häufige kleine Mahlzeiten gefüttert und das Aufstoßen nach den Mahlzeiten gefördert. Jedoch wird in diesen Fällen ein Andicken der Nahrung nicht empfohlen.

Dumping-Syndrom

Ätiologie und Klinik

Das nach chirurgischen Eingriffen am Magen – proximale gastrische Vagotomie, partielle und totale Gastrektomie – auftretende Dumping-Syndrom ist beim Erwachsenen gut bekannt, wird aber auch gelegentlich bei Kindern nach Fundoplikation beobachtet. Durch den operativen Eingriff wird die Speicherfunktion des Magens in unterschiedlichem Ausmaß beeinträchtigt. Außerdem stellen sich Resorptionsstörungen ein.

Die sog. „Frühsymptome" werden einer funktionellen Störung der Magenentleerung zugeordnet. Sie treten 10 bis 20 Minuten nach einer Mahlzeit auf und äußern sich sowohl in abdominellen Beschwerden als auch in systemischen Symptomen, u.a. in allgemeiner Schwäche, Schwindel und Blässe.

Die „Spätsymptome“ ein bis vier Stunden nach Nahrungsaufnahme werden besser als postprandiale Hypoglykämie bezeichnet. Sie werden mit einer zu schnellen Aufnahme von Glucose aus dem Speisebrei im Dünndarm in Beziehung gebracht, so daß als Reaktion auf die Hyperglykämie eine Hyperinsulinämie auftritt. Letztere bewirkt dann das Absinken des Blutzuckerspiegels in den hypoglykämischen Bereich. Die Störung der Glucose-Homöostase läßt sich mit einem Glucose-Toleranztest nachweisen. Beim sog. „Spät-Dumping“ treten kaum gastrointestinale Symptome auf, dagegen Schwäche, Schwindel und Schweißausbrüche. Doch ist die Pathophysiologie dieses Syndroms nicht vollkommen geklärt.

Ernährungsfaktoren

Die Beeinträchtigung der sehr komplexen Funktionen des Magens führt zu mangelnder Energie-und Nährstoffaufnahme. Außerdem treten Störungen der Hunger-Sättigungs-Regulation auf. Auch die durch die klinische Symptomatik ausgelösten Angstzustände können zur Fehlernährung beitragen.

Eine negative Energiebilanz verursacht Gewichtsstillstand und läßt sich durch regelmäßige Kontrolle des Körpergewichts erfassen. Doch bleibt eine unzureichende Bedarfsdeckung an essentiellen Nährstoffen im allgemeinen so lange unerkannt, bis sich klinische Mangelsymptome einstellen. Dies trifft insbesondere auf Vitamin B_{12} zu.

Ernährungsmaßnahmen

Die Ernährung erfolgt mit einer modifizierten „leichten Vollkost“. Unbedingt zu eliminieren sind diejenigen Nahrungsbestandteile, die die Magenentleerung beschleunigen. Alle schnell resorbierbaren Kohlenhydrate (Glucose, Saccharose, auch Lactose und Malto-Dextrine) sind zu meiden und durch ballaststoffreiche Lebensmittel zu ersetzen. Der Fettgehalt der täglichen Kost kann wegen der verzögernden Wirkung auf die Magenentleerung geringfügig über den Richtwerten liegen.

In Einzelfällen wurden bei Säuglingen mit Dumping-Syndrom nach Fundoplikation die Nahrungskohlenhydrate in Säuglingsmilchnahrungen und Beikost durch native (d.h.ungekochte) Maisstärke ersetzt. Dies führte zu Normoglykämie nach den Mahlzeiten. Die sog. „orale Maisstärke-Behandlung“ verursacht jedoch eine Persorption, d.h. den Durchtritt von Stärkekörnern durch die Dünndarmschleimhaut, gefolgt vom Abtransport mit dem Blut. Es ist bisher nicht bekannt, ob die persorbierten Stärkekörner lokale Nebeneffekte auslösen können (vergl. Glycogenose Typ I).

Tabelle 4.4 Exemplarische Tagesbeispiele bei Dumping-Syndrom

Kleinkind		Ältere Kinder und Jugendliche
1. Mahlzeit: Getreidebrei aus Säuglingsnahrung selbst hergestellt Malto Dextrin anstelle von Zucker		– Tee, Milchkaffee oder Kakao mit Süßstoffen – Brot aus Vollkornmehl, Streichfett Käse, Wurst, evtl. Tomate – Alternativ Müsli ohne Zuckerzusatz
2. Mahlzeit:	– Natur-Joghurt, Sauer- od. Buttermilch – Banane, Apfel, Orange (kleine Menge) – Blütenzarte od. kernige Haferflocken oder Brot mit Streichfett	
3. Mahlzeit:	– Fleisch, Geflügel, Fisch, Ei (nicht scharf angebraten) – Reis, Teigwaren (wenn möglich Vollkorn), Bulgur, Couscous, Gemüse oder Salat (keine Kohlsorten) – Kochfett	
4. Mahlzeit:	– Tee, Mineralwasser, Kaffee mit Kaffeeweißer auf Pflanzenbasis – Trockenbrotsorte (z.B. Brödli mit Vollkorn oder Knäckebrot) oder zuckerarmes Gebäck, z.B. aus Quark-Öl-Teig	
5. Mahlzeit: siehe 1. Mahlzeit		siehe 1. oder 2. Mahlzeit
6. Mahlzeit: siehe 3. Mahlzeit		siehe 3. Mahlzeit

Die in den Mahlzeiten genannten Getränke möglichst in ausreichendem Abstand zu einer Mahlzeit trinken.

Tagesbeispiele der modifizierten leichten Vollkost beim Dumping-Syndrom sind in Tab. 4.4 zusammengestellt:

- Bis zu 10 kleine Mahlzeiten über den Tag verteilen; Lebensmittelauswahl der individuellen Verträglichkeit anpassen
- Energie-und Nährstoffzufuhr:
  + Energie altersentsprechend und bezogen auf das Sollgewicht.
  + Eiweiß altersentsprechend; nach operativen Eingriffen auch höher als die empfohlene Zufuhr.
  + Kohlenhydrate auf maximal 45% der täglichen Energiezufuhr beschränken.
  + Mono-und Disaccharide, auch Lactose, sowie Maltodextrine vermeiden.
  + Viskosität der Nahrung ggfls. durch Hydrokolloide erhöhen (S. 46); Ballaststoffzufuhr in Form von fein ausgemahlenen Vollkornmehlen.
  + Fettzufuhr etwa 5% über dem Richtwert mit ausreichender Linolsäurezufuhr aus Pflanzenölen.
  + Mittelkettige Triglyceride (S. 55) bei länger andauernder Steatorrhoe.
  + Auf ausreichende Vitaminzufuhr achten; gfls.Vitamin B12 und fettlösliche Vitamine substituieren.
  + Bei geringem Verzehr von Milchprodukten auf ausreichende Calciumzufuhr achten; Sauermilchprodukte – Dickmilch, Joghurt, Kefir, Käse – werden im allgemeinen gut vertragen.
  + Auf ausreichende Eisenzufuhr achten; zur Resorptionsverbesserung von Nicht-Häm-Eisen (Band 1, S.218) gfls.Vitamin C zuführen.
  + Flüssigkeitszufuhr nach den Richtwerten; etwa 30 Minuten vor oder nach den Mahlzeiten trinken.

Störungen im Stoffwechsel der Gallensäuren

Stoffwechsel der Gallensäuren mit besonderer Berücksichtigung der Fettverdauung

Gallensäuren bzw. deren Salze stellen eine Gruppe von Verbindungen dar, die zu den Steroiden (Band 1, S. 34) gehören. Sie bestehen aus einem Grundgerüst (Cyclopentanoperhydrophenanthren = Gonan) sowie aus einer Seitenkette am C-Atom 17, die ihrerseits eine unterschiedliche Kettenlänge (meist 5 C-Atome) aufweist und eine endständige Carboxylgruppe enthält. Aufgrund ihrer chemischen Konstitution sind Gallensäuren gleichzeitig hydrophil und hydrophob.

Die primären Gallensäuren (Abb. 4.**1**) stellen die mengenmäßig wichtigsten Metabolite des Cholesterols dar und werden aus diesem in der Leber gebildet. Cholesterol stammt seinerseits als Fettbegleitstoff aus der Nahrung (Band 1, S.34) bzw. der endogenen Synthese.

Für die **Synthese** der primären Gallensäuren im Zellstoffwechsel sind mindestens 9 Teilschritte und 15 Enzyme erforderlich. Diese Schritte laufen im Cytosol sowie in Mikrosomen, Mitochondrien und Peroxisomen ab. Die ersten metabolischen Schritte bestehen in Modifikationen des Grundgerüstes, gefolgt von der Oxidation der Seitenkette. Letztere führt über mehrere Zwischenstufen zu den primären Gallensäuren:

- Hydroxylierung am C-Atom 25 zu Chenodesoxycholsäure.
- Hydroxylierung am C-Atom 26 zu Cholsäure.

Die **Konjugation** dieser beiden Gallensäuren an der durch die oxidative Verkürzung der Seitenkette gebildeten Carboxylgruppe am C-Atom 24 mit Taurin bzw.Glycin stellt den nächsten Stoffwechselschritt dar. Anschließend erfolgen **Sekretion** und vorübergehende **Speicherung** in der Gallenblase bis zu deren Mahlzeiten-stimulierter Kontraktion.

Durch die Bakterienflora des Darmes werden die primären Gallensäuren in die sekundären umgewandelt:

- Cholsäure in Desoxycholsäure,
- Chenodesoxycholsäure in Lithocholsäure.

Ein Teil der sekundären Gallensäuren wird im terminalen Ileum aktiv rückresorbiert und wieder zur Leber transportiert. Aus diesem „enterohepatischen Kreislauf“ ergibt sich beim Erwachsenen folgende größenordnungsmäßige Zusammensetzung der Gallensäuren:

Cholsäure	36%	Desoxycholsäure	24%
Chenodesoxycholsäure	36%	Lithocholsäure	1%

Lithocholsäure ist unlöslich in Wasser und fällt im Darmlumen aus. Sie kann Cholestase verursachen und toxische Effekte auf Zellmembranen, auch die der Hepatocyten, ausüben. Da Lithocholsäure einen normalen Bestandteil der menschlichen Galle darstellt, müssen protektive Mechanismen existieren, die diese Wirkungen verhindern, und zwar über Sulfatierung und Glucuronidierung am C-Atom 3: Lithocholsäure wird dadurch wasserlöslich und über den Urin ausgeschieden.

Unter den zahlreichen physiologischen Funktionen der Gallensäuren ist eine der wichtigsten die Beteiligung an mehreren Schritten der Verdauung und Resorption der Nahrungsfette, u.a. der Solubilisierung und Mizellenbildung (vergl.Band 1, S.75-78).

Der im Magen mechanisch emulgierte Speisebrei (Chymus), in dem bereits eine geringfügige enzymatische Spaltung der Triacylglycerole

Primär:
Umwandlungen am Ringsystem des Cholesterols

C-Atom 3:
Sulfatierung
Glucuronidierung

C-Atom7:
Sulfatierung

C-Atom 27:
Konjugation mit Taurin bzw. Glycin

(bezogen auf den „Gallensäuren-Kern" 5β-Cholansäure, von dem sich alle Gallensäuren ableiten lassen)

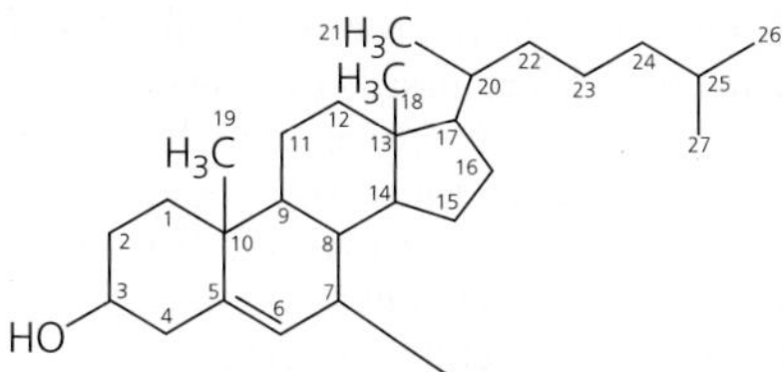

7 alpha-Hydroxycholesterol
(Cholesterol-7 alpha-Hydroxylase[1])

↓

7 alpha-Hydroxy-5-cholesten-3-on
(3β-Hydroxy-Δ5-C 27-steroid-Dehydrogenase[2])

Sekundär:
Umwandlungen der Seitenkette des Cholesterols (letzte Teilschritte peroxisomal)

25-Hydroxylase-Stoffwechselweg
(3-oxo-Δ4-Steroid 5β-Reduktase[3])

Chenodesoxycholsäure

26-Hydroxylase-Stoffwechselweg

Cholsäure

Tertiär:
Umwandlung der primären Gallensäuren im Darm

Lithocholsäure

Deoxycholsäure

Gallensäuren-Kinetik
(größenordnungsmäßig Erwachsener):
- Gallensäuren-Pool 3 – 5 g
- Synthese in der Leber 0,3 – 0,8 g/Tag
- Ausscheidung mit den Fezes 0,3 – 0,8 g/Tag
- Häufigkeit des Zyklus 4 – 10 x/Tag (2 – 3 x/Mahlzeit)
- Normalwerte: Serum 2 – 5 µmol, Urin <8 µmol

Abb. 4.1 Vereinfachte Darstellung des Stoffwechsels der Gallensäuren

[1] BSD 1
[2] BSD 2: s. Tab. 4.5, Teil 1
[3] BSD 3
BSD = bile acid synthesis defect

einsetzt, wird durch den Pyloruskanal in das Duodenum weiterbefördert. Dies bewirkt über die Ausschüttung von Hormonen die Sekretion von Galle und Pankreassekret für die weitere Verdauung. Dabei wirken die Gallensäuren als Detergentien auf die Fettemulsion im Chymus ein , so daß es zu einer etwa 300fachen Verkleinerung der Fetttröpfchen, d.h. zu einer erheblichen Vergrößerung ihrer Gesamtoberfläche, kommt. Die dabei entstehende Emulsion erleichtert durch die vergrößerte Oberfläche die nachfolgende enzymatische Hydrolyse der Triacylglycerole. Die dabei entstehenden Hydrolyseprodukte, im wesentlichen freie Fettsäuren und Monoacylglycerole, erzeugen in der Emulsion einen zunehmenden Oberflächendruck, so daß sich Fragmente lösen, die ihrerseits sofort von den Gallensäuren eingeschlossen werden.

Diese „Solubilisierung“ der Hydrolyseprodukte hängt entscheidend von der Kettenlänge der Fettsäuren ab: Je mehr Kohlenstoffatome eine Fettsäure enthält, umso schlechter wird die Wasserlöslichkeit und umgekehrt (Band 1 ab S.26). Fettsäuren mit einer Kettenlänge bis zu 12 Kohlenstoffatomen sind noch relativ gut wasserlöslich.

Aufgrund der gleichzeitig hydrophilen und hydrophoben Eigenschaften der Gallensäuren bilden sich aus den Fragmenten kugelförmige Gebilde, als „Mizellen“ bezeichnet. Dafür ist eine „kritische mizellare Konzentration der Gallensäuren“ erforderlich, die etwa 2mmol/l beträgt. Unterhalb dieser Konzentration ist die Bildung der Mizellen gestört. Die in den Mizellen eingeschlossenen Fettsäuren dissoziieren von den Gallensäuren ab und werden dann im proximalen, aber auch im mittleren Dünndarm, von Fettsäure-bindenden Proteinen in der Mukosamembran gebunden (S. 136). Die Gallensäuren selbst unterliegen, wie oben erläutert, dem enterohepatischen Kreislauf.

Synthese und Konjugation der Gallensäuren lassen sich normalerweise bereits in der 12. bis 16. Schwangerschaftswoche nachweisen. Bis etwa zum 6. Lebensmonat dominieren die Taurinkonjugate (Band 1, S. 96). Jedoch ist beim Neugeborenen der Stoffwechsel der Gallensäuren noch ineffizient. Auch die Aktivität der Enzyme, die die Sulfatierung und Glucuronidierung katalysieren, ist gering. Dies erklärt auch eine verzögerte hepatische Clearance von Metaboliten, u.a. Bilirubin (vergl.Band 1, S.81), sowie von exogenen Substanzen, z.B. Arzneistoffen.

Zusätzlich zu den fortschreitenden quantitativen Veränderungen in den ersten Lebensmonaten, u.a. mit Anstieg der Gallensäuren-Synthese, wurden auch qualitative Unterschiede beobachtet, u.a. das Auftreten „atypischer“ Gallensäuren.

Störungen des Stoffwechsels der Gallensäuren

Der außerordentlich komplexe Stoffwechsel der Gallensäuren unterliegt zahlreichen Störungen (Tab. 4.5), deren Ätiologie und Pathoge-

Tabelle 4.5 Störungen im Stoffwechsel der Gallensäuren – Übersicht

Erkrankung/ Ätiologie und Pathogenese/Vererbung	Wichtigste klinische Symptome	Prognose
Teil 1 Cholestatische Erkrankungen		
1.1 Intrahepatisch bedingte Cholestase		
Idiopathische neonatale Hepatitis – BSD-2-Mangel (Abb. 4.1): 3β-Hydroxy-Δ5-C27-steroid-Dehydrogenase-Mangel (?) – Autosomal-rezessiv (?)	– Progrediente Hepatitis des Neugeborenen – Mäßiggradige direkte Hyperbilirubinämie; erhöhte Transaminasen; Steatorrhoe, Pruritus – Biopsie: Leberriesenzellen; fortschreitende mikronoduläre Cirrhose – Vitamin-D- und-K-Mangelsymtome	– Im Einzelfall nicht absehbar – Gfls. Tod durch Leberversagen im Säuglingsalter
Progrediente familiäre intrahepatische Cholestase (Morbus Byler) – Störung der Glutathion-Homöostase mit konsekutiver Störung des kanalikulären Gallensäurentransports (?) – Autosomal-rezessiv (?)	– In den ersten Lebensmonaten einsetzendes Cholestase-Syndrom mit mäßigem Ikterus; Cholesterolspiegel unter der Norm! – Schwerer Juckreiz; Kleinwuchs; Atemwegssymptome; fortschreitende Lebercirrhose – Mangelerscheinungen an fettlöslichen Vitaminen	– Tod bis Ende des zweiten Lebensjahrzehnts – Lebertransplantation

nese teilweise bis heute nicht geklärt sind. Erst in der jüngsten Vergangenheit ließen sich einigen dieser Störungen Defekte in der Aktivität einzelner Enzyme zuordnen, u.a. beim zweiten Teilschritt der Synthese der primären Gallensäuren aus Cholesterol (Abb. 4.**1**, BSD 2) sowie bei der peroxisomalen Oxidation der Seitenkette (Abb. 4.**1**, 26-Hydroxylase).

Sofern die Störungen mit behinderter oder fehlender Galleausscheidung einhergehen, führen sie zu Cholestase. Nach der Lokalisation werden intra-und extrahepatische Cholestasen unterschieden. Die cholestatischen Erkrankungen beim jungen Säugling („Icterus prolongatus“ nach der zweiten Lebenswoche) stellen diagnostische

Tabelle 4.5 Störungen im Stoffwechsel der Gallensäuren – Übersicht (Fortsetzung)

Erkrankung/ Ätiologie und Pathogenese/Vererbung	**Wichtigste klinische Symptome**	**Prognose**
Kongenitale Duktopenie (Alagille-Syndrom, -arteriohepatische Dysplasie) – Zweithäufigstes, ätiologisch unbekanntes Cholestase-Syndrom – Autosomal-dominant mit variabler Penetranz und Expressivität	*Zwei Formen:* – „Vollständiges Syndrom": + Chronische Cholestase mit Ikterus, Pruritus, Hypercholesterolämie, Xanthomen und hohen Blutspiegeln an Gesamtgallensäuren + Charakteristische Gesichtsdysmorphie + Kardiovaskuläre Dysplasien + Wirbelbogendefekte mit schmetterlingsförmigem Erscheinungsbild + Posteriores Embryotoxon – „Unvollständiges Syndrom": Nicht alle der vorstehend genannten Erscheinungen	– Bei knapp einem Drittel der beobachteten Fälle Tod durch Leberinsuffizienz und schwere kardiovaskuläre Mißbildungen – Bei Fällen mit progredienter Cirrhose Lebertransplantation

Eilfälle dar, um schnellstmöglich eine adäquate Behandlung einleiten zu können. Eine Gelbsucht nach der zweiten Lebenswoche darf nicht als „Muttermilch-Ikterus“ fehlgedeutet werden.

Störungen der Rückresorption der Gallensäuren im enterohepatischen Kreislauf führen zu vermehrter Sekretion von Wasser und Elektrolyten im Kolon und dadurch zu chronischen Durchfällen. Außerdem kann es zur Störung der Spaltung und Resorption von langkettigen Fettsäuren kommen.

Folgen eines gestörten Gallensäuren-Stoffwechsels auf den Ernährungsstatus

Bisher gibt es keine konservative Therapie, mit der die Störungen im Stoffwechsel der Gallensäuren geheilt werden können. Die Behandlung ist daher symptomatisch. Mit den nachfolgend erläuterten

Tabelle 4.5 Störungen im Stoffwechsel der Gallensäuren – Übersicht (Fortsetzung)

Erkrankung/ Ätiologie und Pathogenese/Vererbung	Wichtigste klinische Symptome	Prognose
Alpha-1-Antitrypsin-Mangel (AATD) McKusick 107 400 – Entwicklung manifester Cholestase bei bis zu 10% der betroffenen Neugeborenen in den ersten Lebensmonaten – Hauptsächlich in der Leber synthetisiertes Glycoprotein; Inhibitor zahlreicher Serin-Proteasen, hauptsächlich neutrophile Elastase – Autosomal-co-dominant mit einer Häufigkeit in Europa von 1:1 660 – 1:7 000; zahlreiche Mutationen	– Unklare Pathogenese der Lebererkrankung mit verschiedenem Ausprägungsgrad und unterschiedlicher Progredienz von manifester klinischer Cholestase bis schwelender, evtl. subklinischer Lebererkrankung – Hohes Risiko der Entwicklung einer Lebercirrhose bei etwa 40% der Fälle – Bei Erwachsenen Lungenemphysem	– Vollständige Normalisierung der Leberfunktion möglich – Persistieren abnormer biochemischer Laborparameter möglich – Entwicklung einer Lebercirrhose möglich; Lebertransplantation

Ernährungsmaßnahmen als Teil der Behandlung wird versucht, eine Mangelernährung als Folge der gestörten Fett-und Vitaminresorption zu vermeiden oder zu mildern. Darüberhinaus muß durch diätetische Maßnahmen ein möglichst guter Ernährungszustand angestrebt werden, um günstige Voraussetzungen für eine Lebertransplantation zu schaffen.

Gestörte Fettresorption und deren Kompensation durch Verwendung mittelkettiger Triglyceride

Sofern die kritische mizellare Konzentration der Gallensäuren unterschritten wird, kommt es zu Störungen der Mizellenbildung und der Resorption der langkettigen Fettsäuren mit nachfolgender Steatorrhoe. Dadurch stehen die Fette nicht mehr als Energielieferanten zur Verfügung. Gleichzeitig kommt es zum Verlust der essentiellen Fettsäuren.

Der Energieverlust wird durch die Verwendung von Triglyceriden mit mittelkettigen anstelle von langkettigen Fettsäuren zu kompensieren versucht. Unter mittelkettigen Fettsäuren werden im wesentlichen Capryl-und Caprinsäure (Band 1, Tab. 11) verstanden. Wasserlöslich-

Tabelle 4.5 Störungen im Stoffwechsel der Gallensäuren – Übersicht (Fortsetzung)

Erkrankung/ Ätiologie und Pathogenese/Vererbung	Wichtigste klinische Symptome	Prognose
1.2 Extrahepatisch bedingte Cholestase		
Extrahepatische Gallengangsatresie – Ätiologisch heterogen; unbekannte Pathogenese; Befall verschiedener Abschnitte oder der gesamten extrahepatischen Gallenwege mit Obstruktion – Möglicherweise ausgelöst durch Schädigung der Epithelien der Gallengänge – Häufig gleichzeitige Anomalien der intrahepatischen Gallengänge – Häufigkeit 1:14 000 bis 1:21 000 Lebendgeborene – Haupttodesursache an Lebererkrankungen im Säuglingsalter	– Unterteilung in vier histopathologisch definierte Merkmale – Nicht-abklingender bzw. wiederauftretender Neugeborenen-Ikterus in der 2. bis 6. Lebenswoche – Acholische Stühle; „bierbraun" gefärbter Urin – Chronische Gedeihstörungen – Nach dem 4. Lebensmonat biliäre Lebercirrhose	– Bei etwa 30% der Fälle Heilungschancen durch Hepatoporto-Enterostomie (sog. „pure" extrahepatische Gallengangsatresie) – Bei etwa 70% der Fälle schlechtere Prognose wegen Kombination der „Atresie" mit weiteren Veränderungen an den Gallengängen – Lebertransplantation bei Progredienz der Erkrankung
Cholelithiasis Häufigere Beobachtung wegen verbreitet verwendeter Ultrasonographie(?)	Auf Gallensteine als mögliche Ursache einer Cholestase im Säuglingsalter achten; auch Spontanauflösung von Steinen beobachtet	

Hinweise:
- Die zerebrotendinöse Xanthomatose (26-Hydroxylase-Mangel; Abb. 4.1) als Defekt in der Oxidation der Seitenkette geht nicht mit Cholestase einher
- Peroxisomale Erkrankungen werden getrennt behandelt
- Weitere differentialdiagnostische Abgrenzungen: Hyperammonämie durch Enzymdefekte; Galaktosämie; Infektionskrankheiten, z.B. bakterielle Sepsis, Herpes simplex, Toxoplasmose, Listeriose

keit, Spaltung, Resorption, Transport und Stoffwechselprozesse unterscheiden sich in mehrfacher Beziehung von denen der langkettigen Fettsäuren. Die in Tab. 4.6 zusammengefaßten Besonderheiten begründen die Anwendung der mittelkettigen Triglyceride (auch als „MCT-Fette" von „medium chain triglycerides" bezeichnet) bei den mit Cholestase einhergehenden Erkrankungen bzw. bei der chologenen Diarrhoe.

Tabelle 4.5 Störungen im Stoffwechsel der Gallensäuren – Übersicht (Fortsetzung)

Erkrankung/ Ätiologie und Pathogenese/Vererbung	**Wichtigste klinische Symptome**	**Prognose**
Teil 2 Störungen der Rückresorption im enterohepatischen Kreislauf		
Chologene Diarrhoe – Bei fehlender Rückresorption vermehrte Sekretion von Wasser und Elektrolyten im Kolon	Chronische Durchfälle mit teilweise ausgeprägtem Gewichts- und Flüssigkeitsverlust durch Verkleinerung (operative Eingriffe) oder Verminderung (Morbus Crohn) der Resorptionsfläche des Darms	
Dekompensierte chologene Diarrhoe Unterschreitung der „kritischen mizellaren Konzentration" der Gallensäuren wegen der Verluste	Zusätzliche Störung der Verdauung und Resorption langkettiger Fettsäuren mit nachfolgender bakterieller Zersetzung im Kolon	

Weiterführende Literatur:

- Balistreri, F.: Fetal and Neonatal Bile Acid Synthesis and Metabolism – Clinical Implications. J. Inher. Metab. Dis. 14 (1991) 459–477
- Clayton, P.T.: Inborn Errors of Bile Acid Metabolism. J. Inher. Metab. Dis. 14 (1991) 478–496
- Pittschieler, K: Deficiency of $alpha_1$ – Antitrypsin in the Liver. Acta Paediatrica, Suppl. 393, Stockholm 1994

Die gestörte Resorption der essentiellen Fettsäuren muß durch die Zufuhr von linolsäurereichen Pflanzenölen kompensiert werden, und zwar in höherer Menge als bei gesunden Kindern (4,5-11% Linolsäure der Gesamtenergiezufuhr anstelle von etwa 3,5%). Ein Mangel an essentiellen Fettsäuren äußert sich klinisch in Wachstumsrückstand, Dermatitis, Haarausfall und Thrombocytopenie. Der Status läßt sich über die Fettsäurezusammensetzung der Serumphospholipide erfassen.

Substitution von fettlöslichen Vitaminen

Die fettlöslichen Vitamine (Band 1 ab S.48) erreichen, eingebettet in das lipophile Milieu der Mizellen, die Dünndarmmukosa mit nachfolgender Resorption. Durch die mangelnde Bildung von Mizellen bei den Störungen im Stoffwechsel der Gallensäuren kommt es auch zur mangelnden Resorption der fettlöslichen Vitamine.

Tabelle 4.6 Vergleich zwischen Triglyceriden mit mittel- und langkettigen Fettsäuren

	Mittelkettig	Langkettig
Definition	Fettsäuren mit 8–12 Kohlenstoffatomen	Fettsäuren ab 14 Kohlenstoffatome
Wasserlöslichkeit	Relativ gut	Abnehmend mit zunehmender Kettenlänge
Spaltung und Mizellenbildung	– Schnellere Hyrolyse durch Zungen-, Magen- und Pankreaslipase (Band 1, S. 76 u. 77) bei mittelkettigen Triglyceriden als bei langkettigen – Keine Mizellenbildung	– Mizellenbildung
Resorption (vergl. S. 136)	– Molekularer Prozeß der Aufnahme in die Enterocyten ungeklärt – Keine intrazellulären Prozesse der Reesterifizierung – Keine Chylomikronenbildung	– Spezifisches Fettsäure-bindendes Protein in der Bürstensaummembran der Enterocyten – Kein Einfluß dieses Proteins bei Anwesenheit mittelkettiger Fettsäuren – Intrazelluläre Prozesse der Reesterifizierung – Chylomikronenbildung (S. 138)
Abtransport aus den Mukosazellen	Über das Pfortadersystem an Albumin gebunden zur Leber	Über das Lymphgefäßsystem als Chylomikronen zur systemischen Blutbahn
Einschleusung in den Stoffwechsel (β-Oxidation)	Einschleusung in die Mitochondrien der Leberzellen unabhängig von der Esterifizierung mit Carnitin	Einschleusung in die Mitochondrien nur nach Esterifizierung mit Carnitin
Energiegehalt pro Gramm Fett	8,3 kcal / 33 kJ	9,3 kcal / 39 kJ (gerundet 9 kcal)

Diese müssen täglich getrennt substituiert werden, und zwar in erheblich höheren Mengen als zur Bedarfsdeckung bei gesunden Kindern:

Vitamin A	3-4,5mg	Vitamin D_3	25-125µg
Vitamin E	50-300mg	Vitamin K	1-2,5mg

Zweckmäßig ist die Anwendung sog."wasserlöslicher" Vitaminpräparate, die auch bei schwerer Cholestase resorbiert werden. Auch Depotpräparate zur intramuskulären Injektion im Abstand von 3 – 4

Wochen finden Verwendung. Jedoch sind gelegentliche Blutspiegelkontrollen der einzelnen Vitamine erforderlich, um Unter- bzw. Überdosierungen zu vermeiden. Auch für die wasserlöslichen Vitamine wird die tägliche Supplementierung, zweckmäßig in Tropfenform, empfohlen.

Mineralstoffe und Spurenelemente

Wegen der Bildung unlöslicher „Kalkseifen" als Folge der Fettmalabsorption kann eine verminderte Calciumresorption zusammen mit Vitamin-D-Mangel zu Rachitis führen. Falls aus der Verwendung von Milch und Milchprodukten in der Magerstufe keine ausreichende Versorgung resultiert, sind Calcium-Supplemente angebracht.

Zinkmangel kann zu Anorexie und Wachstumsrückstand beitragen. Es wird daher die orale Gabe von 1mg Zink/kgKG/Tag empfohlen.

Ernährungsmaßnahmen bei Störungen im Stoffwechsel der Gallensäuren

Es handelt sich um eine energie-und eiweißreiche Kostform mit Modifikation der Fettzufuhr: Weitgehender Ersatz der Nahrungsfette mit langkettigen Fettsäuren durch mittelkettige Triglyceride sowie hohe Zufuhr an Linolsäure-reichem Pflanzenöl.

Energie: In Abhängigkeit vom Ernährungszustand nach den Richtwerten oder erheblich darüber (bis zu 150kcal/kgKG/Tag).

Eiweiß: Über den altersentsprechenden Empfehlungen (beim Säugling 2,2-3g/kgKG/Tag); nur Magerstufen(s.u.Fett); gfls.Eiweißkonzentrate.

Kohlenhydrate: 15-20g/kgKG/Tag; zusätzlich zu den Nahrungskohlenhydraten Maltodextrin und/oder Glucose.

Fette: 35-40% der Gesamtenergiezufuhr, davon mindestens 50% mittelkettige Triglyceride; Linolsäure-reiches Pflanzenöl, z.B.Distelöl, Maiskeimöl.

Alle Lebensmittel mit hohem Fettgehalt sind zu vermeiden, z.B. fette Fleischsorten und Fleischwaren; Vollmilch sowie alle aus Vollmilch bzw. mit Sahne hergestellten Milcherzeugnisse; Butter, Margarine, Schmalz, Bratfette aller Art; Eigelb; alle Kakaobutter enthaltenden Erzeugnisse, z.B. Schokolade.

Trotz dieser Maßnahmen verbleibt ein geringer prozentualer Anteil verborgener Fette mit langkettigen Fettsäuren.

Vitamine: Zur Substitution s. S. 58; bei chologener Diarrhoe Folsäure-und Vitamin B_{12}-Zufuhr besonders beachten.

Mineralstoffe und Spurenelemente: s. oben; auf ausreichende Eisenzufuhr achten.

Flüssigkeit: Nach den Richtwerten; bei chologener Diarrhoe Flüssigkeitsverluste ausgleichen.

Anzahl der Mahlzeiten: Häufige kleine Mahlzeiten; ggfls. kontinuierliche Nahrungszufuhr über Infusionspumpe; ggfls. nächtliche Fütterung (10-12 Stunden) mit Nasogastralsonde; dadurch Anhebung der Energiezufuhr erheblich über den Richtwerten möglich.

Ernährungsmaßnahmen bei dekompensierter Leberzirrhose

Im Endstadium einer chronischen Lebererkrankung steht die katabole Stoffwechsellage ganz im Vordergrund. Diese zeichnet sich durch eine extreme Dystrophie aus, bei der die Muskulatur als „Reserveeiweiß-Lieferant" aufgebraucht wird.

Vor einer Lebertransplantation muß daher der Versuch unternommen werden, eine anabole Stoffwechsellage wiederherzustellen. Doch induziert der Leberzellschaden weitere Erkrankungen an anderen Organen, u.a. am Zentralnervensystem, der Lunge und Niere, dem Herz-Kreislauf-System sowie an Knochen und Knochenmark. Außer der Maldigestion und Malabsorption ergeben sich als Hindernisse für eine hyperkalorische Ernährung Anorexie, Viszeral-Kompression, Flüssigkeitsintoleranz, Ödeme, Ascites und Enzephalopathie. Außerdem stellen sich eine eingeschränkte Eiweißtoleranz und mitunter ausgeprägte Glucoseverwertungsstörungen ein.

Die klinisch wichtigste Maßnahme stellt die bilanzierte Flüssigkeitszufuhr dar, die medikamentös eingestellt werden muß. Dies ermöglicht die Festlegung des Flüssigkeitsvolumens, mit dem die iso- bis hyperkalorische Ernährung erfolgen kann. Eine Nasogastralsonde darf aber nur dann eingesetzt werden, wenn keine blutungsgefährdeten Varizen im Bereich der Kardia vorhanden sind.

Eiweiß: Unter der empfohlenen altersentsprechenden Zufuhr unter Berücksichtigung des aktuellen Ammoniakspiegels; Substitution von verzweigtkettigen Aminosäuren in der Dosierung von 0,5 bis 1g/Tag bei niedrigen Serumkonzentrationen an Leucin, Isoleucin und Valin; gfls. Gabe von Lactulose und Colistin.

Kohlenhydrate: Bei Störung der Glucosetoleranz keine Mono- und Disaccharide; bei gleichzeitiger Fructose-Intoleranz nur beschränkt oder kein Obst bzw. dessen Säfte; bei gleichzeitiger Galaktose-Intoleranz Zufuhr an Milch und Milchprodukten einschränken oder ggfls. einstellen.

Vitamine: Aus der Nahrungszufuhr nicht mehr zu decken; daher Substitution erforderlich.

Mineralstoffe und Spurenelemente: Bei Ödemen bzw. Ascites auf Kochsalz verzichten und auf Elektrolytimbalanzen bei diuresefördernder Medikation besonders achten; ausreichende Kaliumzufuhr beachten, wenn Obst und Gemüse nur eingeschränkt Verwendung finden; Calciumzufuhr bei eingeschränkter Verwendung von Milch und Milchprodukten aus der Nahrung nicht zu decken, gfls. Substitution; auf Eisenzufuhr achten.

Die Ernährungsbehandlung der dekompensierten Leberzirrhose ist integraler Bestandteil der Vorbereitung auf eine Lebertransplantation! Im Anschluß an eine erfolgreiche Transplantation ist die Fortsetzung der vorstehend erläuterten speziellen Ernährungsbehandlung im allgemeinen nicht mehr erforderlich.

Akuter Durchfall

Glucose-vermittelter Natriumtransport

In der luminalen Seite des Dünndarmepithels ist ein Transportsystem lokalisiert, das sowohl Glucose als auch Galaktose in die Zelle hineinschleust und als dessen Antriebsquelle Natriumionen dienen. Der zelleinwärts gerichtete Natriumionen-Gradient wirkt dabei als elektrochemische treibende Kraft. Die Natriumionen müssen dann aus dem Dünndarmepithel gegen ihren Gradienten im Austausch gegen Kaliumionen wieder hinausgepumpt werden. Diese Reaktion wird durch das Enzym Natrium-Kalium-Adenosin-Triphosphatase („Na^+K^+-Pumpe") an der basolateralen Zellseite katalysiert. Die beiden Hexosen verlassen dann über ein weiteres Transportsystem an der Basolateralmembran die Enterocyten (Abb. 4.2).

Mit diesem „Symport" von Natrium und Glucose ist die gleichzeitige Aufnahme von Wasser verbunden. Sie ist, wie tierexperimentelle Untersuchungen zeigten, dann am höchsten, wenn das molare Verhältnis Natrium : Glucose etwa 1 : 2 (60mmol Natrium: 111mmol Glucose/l) beträgt. Bei einer höheren Glucosekonzentration ist das Transportsystem möglicherweise übersättigt.

Aus den Untersuchungen über die Pathogenese der Cholera hat sich ergeben, daß der an den Natriumtransport gekoppelte Glucoseeinstrom in den Enterocyten mit gleichzeitiger Aufnahme von Wasser auch bei akuter Durchfallerkrankung erhalten bleibt, und zwar unabhängig von deren Ätiologie und dem Lebensalter des Patienten.

Ätiologie, Pathogenese und Klinik

Der akute Durchfall (Diarrhoe, Gastroenteritis) stellt ein Krankheitsbild dar, das plötzlich einsetzt und Stunden bis Tage andauert. Er beruht auf einer nachgewiesenen oder vermuteten Infektion und geht

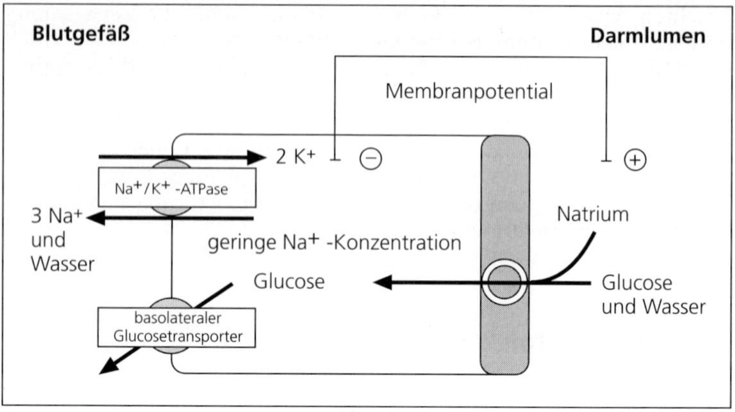

Abb. 4.2 Aufnahme von Glucose und Natrium aus dem Darmlumen in die Epithelzellen der Dünndarmschleimhaut – schematische Darstellung. Erläuterungen s. Text

häufig mit Appetitlosigkeit, Übelkeit, Erbrechen, Bauchschmerzen und Fieber einher. Entscheidend ist ein plötzlicher Anstieg der Stuhlfrequenz. Besonders betroffen ist die Altersgruppe bis zum 5.Lebensjahr.

Der akute Durchfall stellt in Drittländern noch immer die häufigste Todesursache im Säuglings-und Kleinkindalter dar. In den Industrieländern tritt er meist mit saisonaler Häufigkeit auf. Als Durchfallerreger kommen Viren, Bakterien und Darmparasiten infrage. Sog. „Lebensmittelvergiftungen" werden insbesondere durch Salmonellen, Clostridium perfringens, Staphylococcus aureus und Bacillus cereus hervorgerufen. Die Zeit bis zum Auftreten der Symptome beträgt nur 1-6 Stunden.

Im Hinblick auf die Pathogenese wird unterschieden zwischen osmotisch und sekretorisch bedingten Durchfällen, wobei sich beide Mechanismen überlagern können. Während der osmotisch bedingte Durchfall zu einer Schädigung der Dünndarmschleimhaut führt, z.B. durch Vireninvasion, Zytotoxin-und Enterotoxinproduktion sowie durch Enteroadhärenz, läßt sich bei der sekretorisch bedingten Form, z.B. durch Enterotoxine von Choleravibrionen, keine Zerstörung des Dünndarmepithels nachweisen.

Unabhängig von der Pathogenese kommt es als Folge des Verlustes von Wasser und Elektrolyten zu einer Dehydratation, deren Stadien nach dem Gewichtsverlust eingeteilt werden. Da das Ausgangsgewicht beim Einsetzen der akuten Symptomatik meist nicht bekannt ist, erfolgt die Beurteilung des Schweregrades nach klinischer Einschätzung. Die Einzelheiten sind in Tab. 4.7 zusammengestellt.

Tabelle 4.7 Dehydratation – zusammenfassende Darstellung

Kennzeichen	Isoton	Hyperton	Hypoton
Definition	Verminderung der extrazellulären Flüssigkeit ohne wesentliche Störung des Intrazellularraums	Wassermangel überwiegt; Elektrolytgehalt der extra- und intrazellulären Flüssigkeit erhöht	Verminderung der extrazellulären Flüssigkeit durch Elektrolytverluste (Natrium) und Wasserverschiebung in den Intrazellularraum
Synonym	Isonatriämisch	Hypernatriämisch	Hyponatriämisch
Häufigkeit bei akuten Durchfallerkrankungen	≙ 70%	≙ 20%	≙ 10%
Prozentualer Wasserverlust am Körpergewicht/ 24 Stunden	Leichte Dehydratation Mittelschwere Dehydratation Schwere Dehydratation		Säuglinge 4–5 Kinder 3 Säuglinge 6–9 Kinder 3–6 Säuglinge > 10 Kinder 6–9
Serumosmolalität	Normal	Erhöht	Erniedrigt
Serumnatrium (mmol/l)	130–150	> 150	< 130

Klinische Einschätzung der Dehydratation	Leicht	Mittelschwer	Schwer
Allgemeinzustand	wach, durstig unruhig	sehr unruhig oder schwach	somnolent, peripher kalt
Puls	normalfrequent	frequent, klein	tachykard
Hautturgor	normal bis gering reduziert	reduziert	stehende Hautfalten
Schleimhäute	feucht	trocken	sehr trocken
Fontanelle	im Schädelniveau – leicht eingesunken	eingesunken	tief eingesunken
Augen	im Niveau bis leicht eingesunken	eingesunken	deutlich eingesunken
Tränen	normal	fehlend	fehlend
Urinproduktion	normal	Oligurie	Oligo-Anurie

Besonders bei Säuglingen kann es bei schweren Verlusten an Wasser und Elektrolyten mit Stuhl und Erbrochenem innerhalb von wenigen Stunden zu einem lebensbedrohlichen Stadium der Dehydratation kommen.

Behandlung des akuten Durchfalls

Die nachfolgenden Ausführungen beschränken sich auf:

- Orale Rehydratation zum Ausgleich von Flüssigkeits-und Elektrolytverlusten.
- Realimentation (Kostaufbau) im Anschluß an die Rehydratation.

Auf die Anwendung von Chemotherapeutika oder Motilitätshemmern, die nur nach sorgfältiger Indikationsstellung erfolgen sollte, wird nicht eingegangen.

Gelegentlich wird auch heute noch an der bis zu 48 Stunden andauernden Nahrungskarenz („Teepause") festgehalten, um den Darm zu „schonen". Dabei steht fest, daß sich Nahrungskarenz negativ auf den Ernährungsstatus auswirkt und eine katabole Stoffwechselsituation mit nachfolgender Azidose begünstigt. Außerdem erschwert eine mangelnde Bereitstellung von Energie und Nährstoffen die Restitution der durch das akute Ereignis geschädigten Dünndarmschleimhaut.

Orale Rehydratation

Die auf der biochemischen Basis des Symports von Natrium und Glucose mit der gleichzeitigen Nettoflüssigkeitsresorption entwickelte orale Rehydratation des akuten Durchfalls stellt den ersten Schritt der Behandlung dar. Die Zusammensetzung der Glucose-Elektrolyt-Lösungen berücksichtigte zunächst die hohen Natriumverluste bei Cholera (Tab. 4.8). Das von der Weltgesundheitsorganisation (WHO) empfohlene Gemisch weist als Kompromiß zum Ausgleich der Verluste bei enterotoxisch bedingten Durchfällen 90mmol Natrium /l auf. Da in den mitteleuropäischen Ländern die Cholera keine Rolle spielt, sondern bei den hier vorherrschenden Durchfallerkrankungen die Elektrolytverluste niedriger liegen, hat sich eine differenziertere Betrachtungsweise, besonders im Hinblick auf den Natriumgehalt der Lösungen, durchgesetzt.

Für die Rehydratation des akuten Durchfalls in den europäischen Ländern empfahl daher im Jahre 1992 eine Arbeitsgruppe der „European Society for Pediatric Gastroenterology and Nutrition" (=ESPGAN) folgende durchschnittliche Zusammensetzung der Lösungen:

Tabelle 4.8 Natrium- und Kaliumverluste bei Durchfallerkrankungen

Erreger	Natriumverlust mg/dl	mmol/l	Kaliumverlust[1] mg/dl	mmol/l
Vibrio cholerae	180–280	80–120	120	30
E.coli, enterotoxigene Stämme	120–160	50–70	bis	bis
Rotavirus	60–120	25–70	160	40
Durchschnitt Mitteleuropa	< 120–140	< 50–60	s.o.	

[1] Unabhängig von der Ätiologie

Natrium	mmol/l	60	
Kalium	mmol/l	20	
Chlorid	mmol/l	≥ 25	
Bicarbonat	mmol/l	0	
Citrat	mmol/l	10	
Glucose	mmol/l	74 – 111	(=13,3 – 20g/l)
Osmolarität	mOsm/l	200 – 250	

Ein Natrium-Kalium-Verhältnis von 3:1 bewirkt nach experimentellen Untersuchungen eine optimale Rückresorption von Wasser. Der Kaliumgehalt beugt auch der Entwicklung einer Hypokaliämie vor. Der Zusatz von Citrat ersetzt Bicarbonat und weist einige Vorzüge bei der technischen Herstellung und für die Haltbarkeit der handelsüblichen Präparate auf. Glucose läßt sich auch durch Saccharose oder Reisstärke ganz oder teilweise ersetzen. Für die Rückresorption von Wasser ist auch die Osmolarität der Lösung von Bedeutung und zwischen 200 und 250mOsmol/l optimal.

Realimentation

In zahlreichen Ländern sind bei ganz unterschiedlichen sozio-ökonomischen Bedingungen verschiedene Ernährungsregime zur Realimentation untersucht worden. Dabei dienten wiederholt als Prüfparameter die Zeit bis zur Normalisierung der Stuhlbeschaffenheit und die Gewichtszunahme. Es zeigt sich, daß der Ausgleich des Gewichtsverlustes durch frühzeitige Realimentation die wichtigste Maßnahme darstellt und daß dadurch eine beschleunigte intestinale Erholung erzielt wird.

Für die Nährstoffzufuhr ergibt sich folgendes:

- Eiweiß: Quantität und Qualität der altersentsprechenden Zufuhr beibehalten; bei vorbestehender Kuhmilchprotein-Intoleranz oder bei Fütterung von Hydrolysatnahrungen keine neue Proteinquelle, z.B. Sojaeiweiß, einführen.
- Kohlenhydrate: Bei Schädigung des Dünndarmepithels passagere Verminderung der Lactase-Aktivität (S. 136), besonders bei dem durch Rotaviren ausgelösten Durchfall; meist gute Verträglichkeit von Oligo-und Polysacchariden (Maltodextrin, Reisschleim).
- Fette: Ersatz der Nahrungsfette durch mittelkettige Triglyceride wird nicht für erforderlich gehalten.
- Osmolarität: Keine Überschreitung von 310mOsmol/l.

Praktische Durchführung

Eine Arbeitsgruppe der „Gesellschaft für Pädiatrische Gastroenterologie und Ernährung“ (GPGE) hat ein „vereinfachtes Flußschema zum Vorgehen bei kindlicher Durchfallerkrankung“ veröffentlicht, das in Abb. 4.3 wiedergegeben ist:

Säuglinge

- Nach Anamnese und klinischem Befund wird der Dehydratationsgrad eingeschätzt (Tab. 4.7) und mit der Rehydratation begonnen:
  + Gewichtsverlust < 5% des Ausgangsgewichtes: Etwa 50ml Glucose-Elektrolyt-Lösung/kgKG/6 Stunden in zahlreichen kleinen Portionen.
  + Gewichtsverlust 5-10% des Ausgangsgewichtes: Etwa 100ml Glucose-Elektrolyt-Lösung/kgKG/6 Stunden in zahlreichen kleinen Portionen.
- Nach 6 Stunden erneute Untersuchung:
  + Bei Erholung mit Realimentation beginnen.
  + Bei noch vorhandener leichter Dehydratation für weitere 4-6 Stunden orale Rehydratation; dann mit Realimentation beginnen
  + Keine klinische Besserung bzw. Verschlechterung des Zustandes: Klinikeinweisung und parenterale Flüssigkeitszufuhr.
- Gestillte Säuglinge: Fortsetzung des Stillens ad libitum; in den Stillpausen orale Rehydratation (s.o.).
- Nicht gestillte Säuglinge < 6Monaten: Verdünnte Milchnahrung (1 Teil Nahrung in normalem Auflösungsverhältnis + 2 bzw. 1 Teil Wasser); schrittweise auf normales Auflösungsverhältnis in 2-3 Tagen.
- Nicht gestillte Säuglinge > 6Monaten: Unverdünnte Milchnahrung

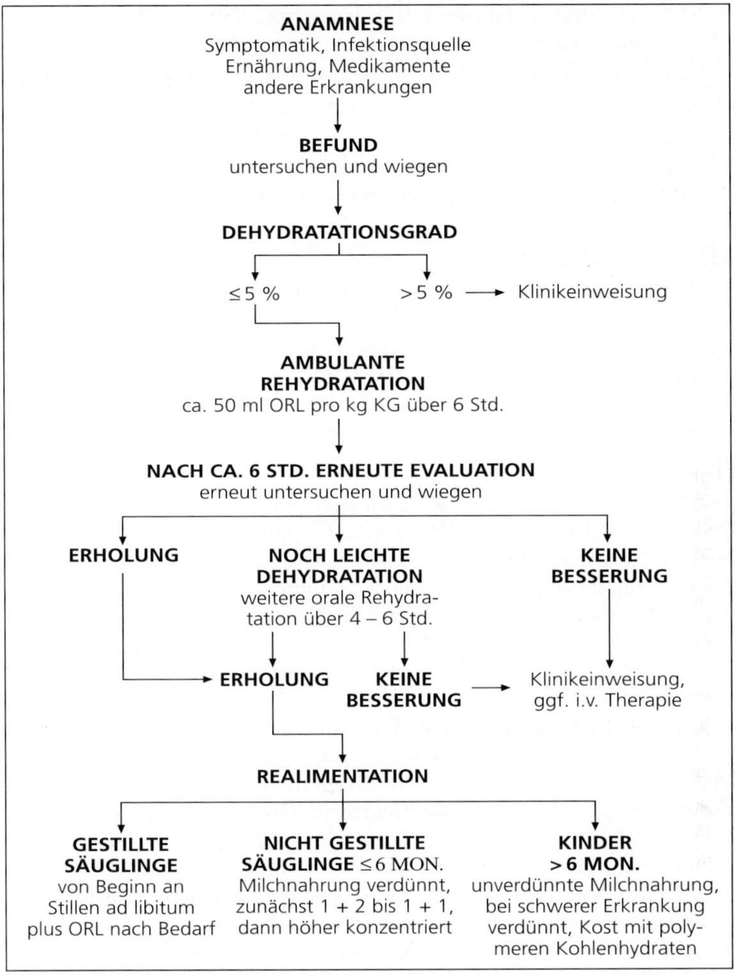

Abb. 4.3 Vereinfachtes Flußschema zum Vorgehen bei akuter kindlicher Durchfallerkrankung[1)]

[1)] Gesellschaft für Pädiatrische Gastroenterologie und Ernährung:
- „Therapie akuter Durchfallerkrankungen bei Kindern". Kinderarzt 24 (1993) 61–66
- „Behandlung akuter Durchfallerkrankungen im Kindesalter". Dt. Ärztebl. 89 (1992) B-2383-2389

Hierzu auch:

ESPGAN Working Group: Recommendations for Composition of Oral Rehydration Solutions for the Children of Europe. J. Ped. Gastroenterology Nutr. 14 (1992) 113–115

- Nicht gestillte Säuglinge > 6Monaten mit schwerer Verlaufsform: Verdünnte Milchnahrung (s.o.).

Während der Realimentation kein Wechsel der Säuglingsmilchnahrung!

- Beikost-Aufbau:
  + Pürierte Möhren mit Reis oder Reisflocken.
  + Pürierte Banane (>6 Monate evtl. mit Zwieback).

Klein-und Schulkinder

- Orale Rehydratation mit 50–150ml Glucose-Elektrolyt-Lösung/kgKG/Tag.
- Kostaufbau mit geriebenen Äpfeln, Bananen, Möhren, Kartoffelmus; Fleischbrühe, Quark; Toast und/oder Weißbrot, Zwieback, Teigwaren.
- Leichte Vollkost (S. 36) als Übergang auf die Normalkost.

Hinweise:

- Der Kostaufbau sollte nach spätestens 6 Tagen beendet sein. Eine verzögerte Erholungsphase kann bei Lactose-Intoleranz, besonders nach Rotavirus-Infektion, und bei Unterernährung vorkommen. Bei Neugeborenen und jungen Säuglingen ist eine Sensibilisierung gegen Nahrungsproteine möglich, z.B. Entwicklung einer Kuhmilchprotein-Intoleranz.
- Sofern der Durchfall >7 Tage anhält, erneuten Kostaufbau versuchen.
- Bei >14 Tage andauerndem Durchfall und/oder mangelnder Gewichtszunahme kindergastroenterologische Abklärung durchführen!
- Wegen der unterschiedlichen Zusammensetzung der im Handel befindlichen Kohlenhydrat-Elektrolyt-Mischungen zur oralen Rehydratation müssen bei jedem einzelnen Erzeugnis die Gebrauchsanweisung und die Angaben zur Dosierung genau beachtet werden!
- Nur im Notfall sollte auf die häusliche Selbstzubereitung der Lösung zurückgegriffen werden:
  + Ein gestrichener Teelöffel Kochsalz.
  + Vier gehäufte Teelöffel Saccharose („Zucker“) in 1 Liter abgekochtem Wasser auflösen; Kaliumsubstitution beim Säugling mit 2-3 pürierten Bananen/Tag.
- Andere Getränke (Tee, Cola, sog.“soft“-oder „light“-Getränke) zusammen mit Salzstangen sind wegen der abweichenden Kohlenhydrat-und Elektrolytzusammensetzung für eine adäquate Rehydratation nicht geeignet!

Chronischer Durchfall

Als „chronisch“ wird eine Durchfallerkrankung dann bezeichnet, wenn sie trotz der vorstehend dargestellten Behandlungsmaßnahmen bei Säuglingen unter drei Monaten mehr als zwei Wochen persistiert. Es gibt zahlreiche Erkrankungen, die mit chronischem Durchfall einhergehen, auch als Folge einer Schädigung der Dünndarmmukosa durch eine andere Grundkrankheit. Trotz der entscheidend verbesserten diagnostischen Möglichkeiten verbleiben nach vorwiegend in England durchgeführten Untersuchungen noch immer einzelne Fälle, bei denen Ätiologie und Pathogenese des chronischen Durchfalls nicht zu klären sind. Es wird angenommen, daß es sich dabei um „autoimmune Enteropathien“ handelt und die Schlußfolgerung gezogen, daß ganz allgemein den immunologischen Prozessen im Darm eine größere Aufmerksamkeit zuzuwenden ist.

Zu den nicht bzw.nur vorübergehend mit parenteraler Ernährung behandelbaren Ursachen einer chronischen Durchfallerkrankung gehört die bisher bei nur wenigen Säuglingen beschriebene kongenitale Zottenatrophie (microvillus inclusion disease, McKusick 251 850), der ein fehlerhafter Aufbau der Enterocyten zugrundeliegt. Die Prognose dieser Erkrankung ist gegenwärtig infaust.

„Postenteritis-Syndrom“

Das Postenteritis-Syndrom entwickelt sich bei tiefgreifenden Schädigungen der Dünndarmschleimhaut nach akutem Durchfall, z.B. bei unterernährten Säuglingen. Gelegentlich kann ein Zusammenhang zwischen der Durchfallerkrankung und einer Kuhmilchprotein-Intoleranz hergestellt werden. Gesichert ist das Auftreten von Kohlenhydrat-Intoleranzen, u.a. sekundärer Lactasemangel (S. 136). Auch die Aktivitäten anderer kohlenhydratspaltender Enzyme können beeinträchtigt sein.

Unter Berücksichtigung einer möglichen Protein-Intoleranz (Kuhmilch, Soja) werden Nahrungen auf der Basis von Eiweißhydrolysaten empfohlen.

Chronisch-„unspezifische“ Durchfallerkrankung

Diese Durchfallerkrankung, im englischsprachigen Schrifttum als „toddler’s diarrhoea“ bezeichnet, beginnt im allgemeinen zwischen dem 6. und 36. Lebensmonat und kann bis zum Alter von etwa 4 $^{1}/_{2}$ Jahren persistieren. Die meisten Kinder weisen normales Wachstum und Gedeihen auf, haben aber chronische Durchfälle, Meteorismus und andere abdominelle Beschwerden. In diesem Zusammenhang sollte der Verzehr von Obst und Obstsäften anamnestisch erfaßt werden.

Für die Resorptionskapazität der Kohlenhydrate im Dünndarm läßt sich eine individuelle Komponente nachweisen. Bei Obstsäften bezieht sie sich auf das Monosaccharid Fructose sowie auf sein Reduktionsprodukt, den Zuckeralkohol Sorbitol.

Nach gegenwärtigem Kenntnisstand ergibt sich für die Fructoseresorption folgendes:

- Die Resorptionskapazität des Dünndarms für Fructose ist im Gegensatz zu Glucose und Saccharose offensichtlich begrenzt und beträgt beim gesunden Erwachsenen maximal 50g, löst aber in dieser Einzeldosis bereits bei mindestens der Hälfte von ihnen abdominelle Beschwerden aus.
- In Gegenwart äquivalenter Mengen Glucose verläuft die Fructoseresorption als Folge eines additiven Effektes bei einem Kotransportmechanismus normal.
- Übersteigt jedoch der Gehalt an Fructose den an Glucose wesentlich, z.B. bei Apfel-und Birnensaft, kann es zur Malabsorption von Fruchtzucker mit nachfolgender osmotischer Wirkung im Kolon kommen.

Sorbitol übt einen inhibitorischen Effekt auf den Fructosetransport durch die Darmmukosa aus. Seine osmotische Wirkung im Kolon ist aus der Verwendung als Zuckeraustauschstoff bekannt.

Obstsäfte, in denen der Gehalt an Fructose den an Glucose wesentlich übersteigt, können selbst bei gesunden Kindern in Abhängigkeit von der individuellen Resorptionskapazität gastrointestinale Beschwerden verursachen. Bei Kindern mit gastrointestinalen Funktionsstörungen können sie verstärkt auftreten.

Obstsäfte stellen jedoch wichtige Lebensmittel im Rahmen der Ernährung von Säuglingen und Kindern dar. Nach den vorstehend erläuterten Befunden sind Säfte mit äquivalenten Mengen an Glucose und Fructose, jedoch ohne Sorbitol, zu bevorzugen, z.B. Orangen- und Traubensaft.

Kongenitale Glucose-Galaktose-Malabsorption

Diese Erkrankung wird getrennt dargestellt (S. 132).

Allgemeine Ernährungsmaßnahmen bei chronischen Durchfallerkrankungen

Säuglinge

Energie: Nach den Richtwerten für die Altersgruppe; bei Malnutrition möglichst dem Sollgewicht der Altersgruppe anpassen.

Protein: Gfls.Hydrolysatnahrungen anstelle von Kuhmilch-oder Sojaprotein.

Kohlenhydrate: Lactose und Saccharose vermeiden; Glucose, Maltodextrin, Reis-und/oder Maisstärke; Osmolarität und Verträglichkeit beachten!

Beikost:
- Hydrolysatnahrung mit Stärke zum Brei andicken und ggfls. mit Glucose und/oder Maltodextrin anreichern.
- Beikost als Glaskonserven (Band 1, S.173): Nach Zutatenlisten auswählen bzw. beim Hersteller rückfragen: die Glaskonserven sollen frei von Milchbestandteilen, Sojaproteinisolat, Lactose und Saccharose sein; gfls. mit Hydrolysatbrei (s.o.), Glucose und/oder Maltodextrin bzw.Stärke anreichern; Bananen, geriebene Äpfel mit eingeweichtem, milchfreien Knäckebrot als Brei.

Kinder

Energie: Nach den Richtwerten für die Altersgruppe, bezogen auf das Sollgewicht.

Protein: Kuhmilchprotein vermeiden; Sojaproteinerzeugnisse, falls verträglich

Kohlenhydrate: Lactose, seltener Saccharose, vermeiden.

Fett: Im allgemeinen altersentsprechend nach den Richtwerten mit ausreichender Zufuhr von linolsäurereichen Pflanzenölen.

Mineralstoffe: Bei Verwendung von Sojaerzeugnissen anstelle von Milch und Milchprodukten auf ausreichende Calciumzufuhr achten.

Kostaufbau:

Im Sinn einer leichten Vollkost mit fettarmem Fleisch, Geflügel und Fisch; Brot und Gebäck milch-und ggfls.saccharosefrei; zarte Gemüsesorten, z.B. junge Möhren und Kohlrabi, Blumenkohlröschen, Tomaten gehäutet und gedünstet; Bananen und Kompotte; Gelatinespeisen,ggfls. mit Glucose und/oder Maltodextrin gesüßt; Streich-und Kochfette über den Tag verteilt mit den einzelnen Mahlzeiten und nicht erhitzt; Teegetränke, Mineralwässer mit hohem Calcium-und niedrigem Kohlensäuregehalt, mit Wasser im Verhältnis 1:1 verdünnte Säfte.

Übergang auf Normalkost mit Wiedereinführung von Milch und Milchprodukten sowie ggfls. Saccharose langsam und stufenweise.

Kurzdarm-Syndrom

Verdauungs-und Resorptionskapazität des Dünndarms

Für ein Neugeborenes wird je nach Meßmethode und Untersucher eine Länge des Dünndarms von etwa 2,5m angegeben. Wie an anderer Stelle erwähnt (Band 1, S.72), erstreckt sich seine Verdauungs- und Resorptionskapazität über die gesamte Länge: Die Spaltung von Eiweiß zu Peptiden und Aminosäuren, von Kohlenhydraten bis zu Monosacchariden sowie von Fetten bis zu Monoacylglycerolen, Glycerol und freien Fettsäuren erfolgt überwiegend im oberen Dünndarm mit anschließender Resorption der Spaltprodukte durch die Bürstensaummembran.

Während die fettlöslichen Vitamine im lipophilen Milieu der Mizellen von der Bürstensaummembran aufgenommen werden, sind für die wasserlöslichen Vitamine der B-Gruppe teilweise Natrium-abhängige Transportmechanismen nachgewiesen. Davon abweichend kann Folsäure nur in der Monoglutamylform die Bürstensaummembran durchdringen, während Vitamin B_{12} und Vitamin C im Ileum aufgenommen werden.

Die Resorption von Wasser und Elektrolyten findet praktisch über die gesamte Dünndarmlänge einschließlich Ileum, außerdem im Kolon, statt. Die Calciumresorption erfordert die Gegenwart von Vitamin D_3, während Eisen einem nicht endgültig geklärten Resorptionsvorgang unterliegt.

Die aktive Rückresorption von Gallensäuren geht im terminalen Ileum vor sich. Während der Dünndarm überwiegend keimfrei ist, verstoffwechseln Bakterien im Rektum Nahrungsreste einschließlich der Ballaststoffe.

Folgen einer Resektion auf die Verdauungskapazität

Die Folgen einer Resektion auf die Verdauungskapazität des Darmes werden von zwei Faktoren bestimmt:

- Ausmaß der Resektion,
- Abhängigkeit vom Resektionsort.

Sofern Duodenum, distale Hälfte des Ileums und die Ileozökalregion erhalten bleiben, werden Resektionen bis zu 50% der Gesamtlänge toleriert. Doch führt die Resektion von mehr als 50% Dünndarm zur signifikanten Maldigestion und Malabsorption. Eiweißspaltung und-resorption können im Einzelfall gering und fäkale Stickstoffverluste hoch sein. Es treten Intoleranzen für Disaccharide, insbesondere für Lactose, auf. Ileumresektionen können je nach Ausmaß zu mangelnder Resorption von Vitamin B_{12} und zu verminderter Rückresorption von Gallensäuren führen. Die klinischen Folgen dieser Störungen wurden bereits in anderen Zusammenhängen dargestellt.

Beim Fehlen großer Anteile von Ileum und Kolon treten ausgeprägte Flüssigkeits-und Elektrolytverluste auf und führen zu Durchfall.

Der Verlust der Ileozökalregion begünstigt eine bakterielle Besiedlung des Restdünndarms. Bei Steatorrhoe als Folge mangelnder Rückresorption von Gallensäuren kommt es nicht nur zum Verlust von Fett als Energielieferant, sondern zusätzlich zur Bindung des Calciums an freie Fettsäuren mit nachfolgender Ausscheidung als „Kalkseifen".

Im proximalen Kolon wird auch Oxalsäure resorbiert, die bei vermehrter Calciumausscheidung in freier Form vorliegt und nach Resorption über die Niere eliminiert wird. Dies steigert das Risiko für das Auftreten von Calciumoxalatsteinen.

Kurzdarm und Kurzdarm-Syndrom

Es gibt keine einheitliche Definition des Begriffes „Kurzdarm". Im allgemeinen wird darunter eine Restlänge des Dünndarms von 20 bis 40 cm verstanden. Als „Kurzdarm-Syndrom" wird die Malabsorption und deren Folgen aufgrund einer Dünndarmresektion bezeichnet.

Resektionen werden vorgenommen, wenn kongenitale Mißbildungen oder entzündliche Erkrankungen vorliegen:

- Darmstenosen und-atresien; Volvulus (kann grundsätzlich in jedem Lebensalter auftreten und komplett oder inkomplett sein); Gastroschisis mit Strangulation und Torquierung des Dünndarms; große Omphalozele; Mesenterialarterienverschluß.
- Nekrotisierende Enterocolitis; Morbus Crohn.

Postoperativ unterliegt der Restdarm einem Adaptationsprozeß, der zu einer Zunahme der intestinalen Oberfläche („reaktive Hyperplasie") führt. Diese resultiert aus einer Zunahme der Kryptenzellen sowie einer Hyperplasie der Krypten und Zotten. Außerdem wird durch Dilatation und Herabsetzung der Dünndarmmotilität die

Kontaktzeit mit dem Nahrungsbrei verlängert. Für die Hyperplasie der Mukosa ist das enterale Nährstoffangebot entscheidend, denn sie tritt bei parenteraler Ernährung nicht auf.

Dabei lösen die einzelnen Nährstoffe unterschiedliche Stimuli aus:

- Intaktes und hydrolysiertes Protein scheinen etwa gleichartige trophische Wirkungen aufzuweisen; im Tierexperiment ist intaktes Protein sogar überlegen; insbesondere im Dünndarm, aber auch im Ileum und Kolon, erfolgt die Energielieferung für deren metabolische Prozesse hauptsächlich durch Glutamin, das die Zellproliferation stimuliert.
- Auch Glucose, Galaktose und Fructose stimulieren das Wachstum der Dünndarmmukosa.
- Einen ausgeprägten Stimulus stellen langkettige ungesättigte Fettsäuren dar. Das Ileum zeigt im Vergleich zum Jejunum ausgeprägtere Adaptationstendenzen.

Die Phasen adaptiver Vorgänge und die daraus resultierenden Ernährungsmaßnahmen dauern unterschiedlich lange:

- Phase der Hypersekretion: Dauer 7 bis 10 Tage,auch wesentlich länger; parenterale Ernährung mit vorrangiger Substitution von Flüssigkeit und Elektrolyten; Behandlung der gastrischen Hypersekretion mit H2-Blocker.
- Phase der Adaptation: Drei Monate bis zu einem Jahr und länger; möglichst frühzeitig enterale Ernährung zur Stimulation der intestinalen Adaptationsvorgänge (s.o., Schlußfolgerung aus tierexperimentellen Untersuchungen: mindestens 25% der Energie als orale Ernährung zur Stimulation der Hyperplasie); jedoch keine zu frühzeitige Beendigung der parenteralen Ernährung; oligomere chemisch definierte bzw. polymere nährstoffdefinierte Diät; lactosefreie Erzeugnisse verwenden; Vorteile einer Anreicherung mit Pektin als Ballaststoff nicht endgültig belegt. Beim Säugling mit kleinsten Mengen Frauenmilch (etwa 8mal/Tag 1ml) beginnen und langsam steigern; Hydrolysatnahrungen.
- Phase der Stabilisation: 3 bis 12 Monate postoperativ und länger; stufenweiser und überlappender Übergang von der chemisch definierten über die nährstoffdefinierte Diät zu einer Mischkost.

Kurzstreckige Resektionen des Dünndarmes von 30 bis 40cm Länge gehen im allgemeinen ohne Störungen der Verdauungskapazität einher. Ausgedehnte Resektionen (Restlänge des Dünndarms bis 80cm) erfordern eine längere parenterale und supportive enterale Ernährung, aus psychosozialen Gründen möglichst im häuslichen Milieu. Funktionelle Darmstörungen, geringe Länge des verbleibenden Ileums, Fehlen der Ileozökalklappe und Kolonresektion verlängern die Adaptation des

Restdarms. Bei extrem kurzem Darm verbleibt noch die Möglichkeit der operativen Darmverlängerung nach Biancchi.

Allgemeine Hinweise zum Kostaufbau in der Stabilisationsphase

- Mit kleinen Mengen einer leichten Vollkost beginnen und in mehrtägigen Abständen in Abhängigkeit von der Verträglichkeit um kleine Nahrungsmengen steigern.
- Mindestens 8 bis 10 kleine Mahlzeiten pro Tag geben.
- Feste und flüssige Kost getrennt aufnehmen (Nutzen dieser Maßnahme für die stabile Phase nicht belegt).
- Auf evtl. persistierende Lactose-Intoleranz achten.
- Scheinbare verdauliche Energie (Band 1, S.37) etwa 64% der Zufuhr (durchschnittlich beim Erwachsenen Protein 61%, Kohlenhydrate 79% und Fett 52%).

Energie: Orientierung am Sollgewicht; im allgemeinen 130-140% des altersentsprechenden Richtwertes (s.o.); gfls. supportive enterale Ernährung über Nacht mit nährstoffdefinierter Sondennahrung.

Protein: 15-20% der Energiezufuhr zur Erzielung einer positiven Stickstoffbilanz; bei Säuglingen Kostaufbau mit Hydrolysatnahrung; vom Kleinkindalter an Rind-und Hühnerfleisch; Fisch; Ei; auch Käse und Milch (s.o.); gfls. Eiweißkonzentrate.

Kohlenhydrate: Etwa 50% der Energiezufuhr; ballaststoffarm; Getreidebreie; Gemüse (oxalsäurereiche Sorten meiden, z.B. Mangold, Spinat und Rote Beete); Obst (Rhabarber wegen des Oxalsäuregehaltes meiden); Brot; Biskuit; Bindung der Oxalsäure durch Calciumsupplement möglich.

Fett: Fettrestriktion wird nicht mehr für erforderlich gehalten; etwa 30% der Energiezufuhr oder höher; obwohl unter fettreicher Kost die Steatorrhoe zunimmt, erhöht sich die insgesamt resorbierte Fett(Energie)menge; Butter, linolsäurereiche Pflanzenöle; mittelkettige Triglyceride bei schlechtem Ernährungszustand und ausgeprägter Steatorrhoe.

Vitamine: Substitution von fett-und wasserlöslichen Vitaminen mit einem Multivitaminpräparat; auf mögliche Mangelerscheinungen an fettlöslichen Vitaminen achten; bei Resektion des terminalen Ileums monatliche parenterale Substitution von Vitamin B_{12}.

Mineralstoffe und Spurenelemente: Auf mögliche Mangelerscheinungen besonders an Natrium, Calcium, Magnesium, Eisen und Zink achten; Calcium zusammen mit Vitamin D_3 substituieren.

Hinweis: Bei einigen Nährstoffen, z.B. Vitamin B_{12} und Calcium, entwickeln sich Mangelerscheinungen erst näch längeren Zeiträumen!

Küchentechnische Hinweise: s. „Leichte Vollkost“ S. 36.

Alimentär bedingte Obstipation

Gastrointestinale Passagezeit und Stuhlfrequenz

Gastrointestinale Passagezeit und Stuhlfrequenz (vergl.Band 1, S.70) werden von Lebensalter und Ernährungsweise beeinflußt. Doch liegen bisher nur wenige systematische Studien vor, aus denen sich zuverlässige Referenzwerte ableiten lassen.

Säuglinge

Eine Untersuchung an gesunden Säuglingen bis zum Alter von 4 Monaten (Tab. 4.**9**) zeigte, daß bei Brusternährung die mittlere gastrointestinale Passagezeit von 6,8 Stunden im Alter von 3 Wochen auf 22 Stunden im Alter von 4 Monaten anstieg. Bei Ernährung mit Säuglingsanfangsnahrung ergaben sich in den entsprechenden Altersstufen knapp 14 bzw. knapp 18 Stunden.

Das Trockengewicht des Stuhles war während des Untersuchungszeitraumes bei Ernährung mit Frauenmilch signifikant geringer als mit einer Säuglingsmilchnahrung.

Die Faktoren, die diese Unterschiede bewirken, sind bisher kaum untersucht. Sie werden in Zusammenhang gebracht mit dem intestinalen Stoffwechsel der Lactose (Band 1, S. 96), oder gedeutet als Reifung der Wasserkonservierung bzw. als Einfluß regulatorischer Peptide oder der Darmflora.

Mit zunehmendem Alter nimmt auch die Stuhlfrequenz ab (Tab. 4.**9**), wobei sich ebenfalls Unterschiede bei der Ernährung mit Frauenmilch bzw. Säuglingsmilchnahrungen zeigen.

Die erheblichen inter-und intraindividuellen Unterschiede in der Passagezeit und Stuhlfrequenz lassen bei Säuglingen in den ersten Lebensmonaten praktisch keine Definition des Begriffes „Obstipation“ zu.

Bisher sind auch nur wenige kontrollierte Studien über die Auswirkungen der Eisenanreicherung von Säuglingsmilchnahrungen auf die Stuhlbeschaffenheit durchgeführt worden. Die „klinischen Eindrücke“ reichen von Obstipation bis zu dünnflüssigen Stühlen. In kontrollierten Studien konnten diese Angaben im allgemeinen nicht bestätigt werden.

Bei mangelnder Nahrungsaufnahme kann es zur „Scheinobstipation“ kommen. Bei Verdacht auf eine zu gringe Milchaufnahme muß der Säugling vor und nach jeder Mahlzeit gewogen werden, um aus der Differenz die Trinkmenge berechnen und die Einzelmengen zur Tagestrinkmenge addieren zu können (Band 1, S.107 u. 136). Auch körperliche Inaktivität führt zur Stuhleindickung.

Kinder

Die Arbeitsgruppe „Obstipation im Kindesalter" der „Gesellschaft für Pädiatrische Gastroenterologie und Ernährung" (GPGE) definiert die Obstipation als „Stuhlretention infolge unvollständiger Stuhlentleerung. Eine chronische Obstipation liegt bei einer Beschwerdedauer von mehr als 3 Monaten vor. Entscheidend ist dabei nicht nur die Stuhlfrequenz, sondern vor allem die klinische Symptomatik" (Monatsschr. Kinderheilkd. 138 (1990) 231-233).

Auch bei Kindern unterliegt die Stuhlfrequenz erheblichen individuellen Unterschieden und wird mit „mehrfach täglich bis 3mal pro Woche" angegeben. Die vollständige und regelmäßige Stuhlentleerung kann durch zahlreiche Faktoren behindert werden, die gfls. differentialdiagnostisch abzuklären sind. Daher stellt die Ernährung nur eine der Störungsmöglichkeiten dar, z.B. Nahrungsumstellung im Säuglingsalter, zu geringe Aufnahme von Flüssigkeit (Band 1, S.207) und Ballaststoffen sowie überhöhte Zufuhr an Saccharose.

Tabelle 4.9 Stuhlbeschaffenheit in Abhängigkeit von der Milchfütterung in den ersten vier Monaten[1)]

Stuhlbeschaffenheit	Frauenmilch	Säuglings-Milchnahrungen
Stuhlfrequenz	Neugeborenenperiode:	
	≙ 8	≙ 2 bis 3
	Im Alter von vier Monaten:	
	≙ 2	≙ 2
	Abnahme der Zahl mit zunehmendem Alter in beiden Gruppen	
Konsistenz	Weich, breiig, substanzarm	Breiig bis geformt
	Übergang von weicheren zu härteren Stühlen in beiden Gruppen	
Geruch	Säuerlich-aromatisch	Neutral
Mittlere Passagezeit in Stunden:	Im Alter von drei Wochen:	
	≙ 6,8	≙ 14
	Im Alter von 4 Monaten:	
	≙ 22	≙ 18
	Bei gestillten Säuglingen in den ersten 6 Wochen signifikant kürzer	
Farbe	Goldgelb	Bräunlich
	Grünfärbung kommt in beiden Gruppen vor	
	Bei Einführung von Beikost Farbe abhängig von der des gefütterten Gemüses	

1) Sievers, E., H.-D. Oldigs, G. Schulz-Lell, J. Schaub: Fecal excretion in infants. Eur. J. Pediatr. 152 (1993) 452–454

Ernährungsempfehlungen bei Obstipation

Säuglinge

Bei Säuglingen mit festem Stuhlgang unter Milchnahrungen auf Kuhmilchbasis sollte die Flüssigkeitsmenge überprüft und gfls. erhöht werden. In kontrollierten Studien wurde festgestellt, daß Müttern bei der Auflösung von Säuglingsmilchnahrungen Fehler unterlaufen können mit dem Ergebnis viel zu konzentrierter Nahrungen. Es muß für jedes Erzeugnis dasjenige Auflösungsverhältnis angewendet werden, das im Rahmen der Kennzeichnungsvorschriften auf der Verpackung angegeben ist (vergl.Band 1, S.140).

Vom Ende des ersten Lebenshalbjahres an sollten dem Säugling pflanzliche Lebensmittel in Form von Getreide-,Gemüse-und Obstbreien gegeben werden, die ihm außer zahlreichen essentiellen Nährstoffen auch Ballaststoffe zuführen, z.B. Breie, Kekse und Teigwaren auf Vollkornbasis, Müsli, Gemüse, Kartoffeln und Beerenobst (vergl.Band 1, S.162-175). Dabei muß der Zerkleinerungsgrad der Zubereitungen dem Kauvermögen angepaßt sein.

Kinder

Vom Kleinkindalter an sollte eine abwechslungsreiche Mischkost nach den 10 Regeln der Deutschen Gesellschaft für Ernährung (Band 1, S.175) verzehrt werden, insbesondere unter Berücksichtigung von Vollkorn-Getreideerzeugnissen, Kartoffeln, Gemüse und Obst, vom Vorschulalter an auch Hülsenfrüchte.

Richtwerte für die Zufuhr an Ballaststoffen sind für ältere Säuglinge und Kinder nicht bekannt. Eine Ballaststoffdichte von 12,5g/1000kcal wird als „wünschenswert und realisierbar“ angesehen (Band 1, S.203). Die Saccharosezufuhr, z.B. aus Süßigkeiten und Schokoladenerzeugnissen, aus Kuchen, Torten, Süßspeisen und Erfrischungsgetränken ist dagegen erheblich einzuschränken. Sie soll nach übereinstimmender Empfehlung von wissenschaftlichen Gremien nicht mehr als 10% der Energiezufuhr ausmachen (Band 1, S. 203).

Wenn eine Ernährungsumstellung erforderlich ist, muß diese durch den Austausch von Lebensmitteln mit geringem gegen solche mit hohem Ballaststoffgehalt erfolgen (Tab. 4.**10**). Daraus ergibt sich folgendes:

- Verzehr von Vollkornbrot; Frischkornbreie und Müsli auf Vollkornbasis unter Zusatz von Milchprodukten, Obst und Nüssen zubereiten.
- Gemüse als Rohkost oder kurz gedünstet.
- Süßspeisen gegen frisches Obst, Trockenobst und Müsli austauschen.

Tabelle 4.**10** Umstellung auf eine ballaststoffreiche Ernährung durch Austausch von Lebensmitteln[1)]

Lebensmittel mit geringem Ballaststoffgehalt	**Zu tauschen gegen**	**Lebensmittel mit hohem Ballaststoffgehalt**
– Weißbrot – Brötchen – Toastbrot		– Vollkornbrot- u. -brötchen – Leinsamenbrot – Grahambrot, Vollkorn-toastbrot
– Kopfsalat – Tomaten – Gurken		– Zuckermais – Rosenkohl, Brokkoli – Sprossen, Keimlinge – Erbsen, Bohnen, Linsen
– Teigwaren – Polierter Reis		– Vollkornteigwaren – Kartoffeln – Vollkorn-Getreide-erzeugnisse
– Pudding – Cremespeisen		– Früchtedesserts – Müsli – Trockenobst, Beerenobst
– Kuchen – Torten, Kekse – Baiser, Waffeln u.a. Gebäcke		– Kuchen aus Vollkornmehl/ Getreide, Früchtekuchen – Vollkornkekse und -zwieback

Berechnungsbeispiel für eine Ballaststoffzufuhr von etwa 30 g/Tag:

Lebensmittel	Menge (g)	Ballaststoffe (g)
Vollkornbrot	150 (3 Scheiben)	12
Knäckebort	20 (2 Scheiben)	3
Kartoffeln	250 (2–3 Stück)	6
Möhren	200 (2 Stück)	7
Kirschen	125	3
Kiwi	75 (1 Stück)	–
		≙ 30 g

[1)] Deutsche Gesellschaft für Ernährung: Infothek „Diätetik". Frankfurt am Main 1991

- Saccharosehaltige Erfrischungsgetränke und sog. „Leicht-Getränke“ durch verdünnte frische Obst-und Gemüsesäfte ohne Zuckerzusatz sowie durch Trink-und Mineralwasser ersetzen.
- Auf ausreichende Flüssigkeitszufuhr nach den Richtwerten achten
- Mindestens 5 kleinere, regelmäßige Mahlzeiten einnehmen.
- Die Arbeitsgruppe der GPGE empfiehlt auch Kleieerzeugnisse, da Getreidekleie bei reichlichem Flüssigkeitsverzehr ein Mehrfaches ihres Eigengewichtes an Wasser bindet:
  + Kleinkinder 5g täglich, verteilt in die Breimahlzeiten.
  + Schulkinder >15g täglich.
  + Ein Eßlöffel Kleie erfordert eine Flüssigkeitszufuhr von etwa 150ml.

Die Ernährungsumstellung erfordert im allgemeinen einen Zeitraum bis zu einigen Monaten mit Kontrolluntersuchungen und wiederholten Beratungen.

Als allgemeine Maßnahmen sind darüberhinaus eine ausreichende körperliche Bewegung und die Erziehung zur regelmäßigen Stuhlentleerung erforderlich.

5 Erkrankungen des Verdauungsapparates mit immunologischer Komponente

Normale Immunabwehr

Der Gastrointestinaltrakt mit seinem eigenen immunkompetenten Lymphgewebe (Band 1, S. 150) ist in einzigartiger Weise dafür ausgestattet, einer unausgesetzten „antigenen Herausforderung“ zu begegnen. Unter normalen Umständen führt die Nahrungsaufnahme zur oralen Toleranz, d.h. die Antigene rufen keine Immunantwort hervor. Dies basiert zumindest teilweise auf einer Suppression der systemischen Immunantwort durch Suppressor-T-Lymphocyten (Band 1, Abb. 3**1**).

Erkrankungen des Verdauungsapparates mit immunologischer Komponente

Allergische Reaktionen auf Nahrungsmittel Pseudoallergische Reaktionen auf Nahrungsbestandteile	Zöliakie	Idiopathische chronisch-entzündliche Darmerkrankungen – Morbus Crohn – Colitis ulcerosa
	Ernährungsmaßnahmen	
– Säuglinge: Frauenmilch; hypoantigene Nahrungen – Ausschluß potentieller Allergene – Sog. „Eliminationsdiäten" + Suchdiät + Elimationsdiät + „Few food-diet" – Oligoantigene Diät – Sog. „Neurodermitis-Diät" – Nickelarme Ernährung – Sog. „Additiva-freie Diät"	Lebensbegleitende glutenfreie Ernährung	– Supportive enterale Ernährung – Leichte Vollkost als „individuelle Ausschluß-diät"

Das Risiko einer Sensibilisierung wird durch verschiedene Faktoren beeinflußt. Dazu gehören z.B. eine genetische Prädisposition, Veränderungen der normalen Schleimhautpermeabilität und/oder deren normaler Antigenpräsentation, ferner begünstigende Faktoren, z.B. Ausmaß und Zeitpunkt einer Sensibilisierung. Anhaltspunkte dafür stellen z. B. erhöhte Antikörper gegen Nahrungsantigene dar. Diese wurden bei einigen Erkrankungen des Verdauungsapparates, z. B. bei Zöliakie und chronisch-entzündlichen Darmerkrankungen, beschrieben.

Allergische Reaktionen auf Nahrungsmittel und pseudoallergische Reaktionen auf Nahrungsbestandteile

Definitionen

Unverträglichkeitsreaktionen auf Nahrungsbestandteile werden zwar häufig pauschal als „Allergien" eingestuft, weisen aber eine Reihe unterschiedlicher Ursachen auf:

– **Nahrungsmittelallergien** beruhen auf einer Interaktion zwischen einem Nahrungsbestandteil und dem Immunsystem (Band 1, S.155). Es kommt zu komplexen, durch Immunglobuline und T-Zellen vermittelten Reaktionen, die schließlich zu klinischen Symptomen führen.

Es werden 4 Typen von allergischen Reaktionen unterschieden:

+ Der IgE-vermittelte Typ I („Soforttyp") ist die häufigste allergische Reaktion, die durch Nahrungsbestandteile und Inhalationsantigene ausgelöst wird. Dafür reichen bereits minimale Proteinmengen im Mikro-oder Milligramm-Bereich aus. Die Bildung erhöhter Konzentrationen an IgE sowie das Vorkommen von bestimmten HLA-Markern mit antigenspezifischer IgE-vermittelter Immunantwort sind genetisch prädisponiert.
+ Der Typ II mit zytotoxischen Antikörper-Antirezeptor-Reaktionen ist bei Nahrungsmittelallergien bisher nicht nachgewiesen worden.
+ Der Typ III mit Immunkomplexreaktionen ist mit einigen Erkrankungen assoziiert, z. B. Serumkrankheit, systemischer Lupus erythematodes, akute und chronische Glomerulonephritis sowie Vasculitis. Es konnte gezeigt werden, daß es Interaktionen zwischen Typ III und Typ I gegen Nahrungsantigene gibt.
+ Der Typ IV mit T-Zellen-vermittelten Reaktionen ist verantwortlich für eine mit 24 bis 72 Stunden Verzögerung einsetzende aller-

gische Reaktion und wird ebenfalls mit Nahrungsallergenen in Verbindung gebracht.

Alle natürlichen Allergene, die mit Antikörpern reagieren, sind – soweit bekannt – Proteine bzw. Glycoproteine. Jedoch ist es bisher nicht möglich gewesen, physiologisch-chemische Merkmale zu identifizieren, die für Allergene charakteristisch sind. Es ist lediglich bekannt, daß die Molekulargewichte der allergenen Proteine zwischen 10 000 und 100 000 Dalton liegen und daß sie in 3 Gruppen unterteilt werden können:

+ „Major-Allergene" binden IgE-Antikörper in mindestens 50% der Seren von allen Patienten, die auf eine bestimmte Substanz allergisch reagieren.
+ „Minor-Allergene" binden IgE-Antikörper in nicht mehr als 10% der Seren in der gleichen Patientengruppe.
+ Allergene mit Bindungskapazitäten zwischen diesen Grenzwerten werden als „dazwischenliegend" (intermediate) bezeichnet.

Der Antikörper bindet spezifisch an einen nur geringen Teil eines antigenen Moleküls. Diese Bindungsstelle wird Epitop bzw. antigene Determinante genannt.

- Zu den **nicht-immunologisch** bedingten **Intoleranzen** gehören:
  + Pseudoallergische Reaktionen mit allergieähnlichen Symptomen, jedoch ohne Nachweis eines spezifischen immunologischen Mechanismus, z.B. bei biogenen Aminen, Salicylaten und Lebensmittelzusatzstoffen.
  + Defekte im Membrantransport und Stoffwechsel.
  + Toxische Wirkungen, z.B. durch mikrobielle Kontamination oder durch Vergiftungen.
- Bei **Aversionen** handelt es sich um individuell sehr unterschiedliche Abneigungen oder um einen psychisch bedingten Widerwillen gegen einzelne Nahrungsmittel.

Allergische Reaktionen auf Nahrungsmittel

Prävalenz und Inzidenz

Die Prävalenz von Unverträglichkeitsreaktionen gegen Nahrungsmittel in den beiden ersten Lebensjahren wird in den USA mit 8% der Säuglinge bzw. Kleinkinder angegeben. Speziell bei der „Kuhmilchprotein-Intoleranz" wird von einer Inzidenz zwischen 0,3 und 7,5%, meist von 1–2,8%, ausgegangen. Diese erheblich differierenden Angaben werden den unterschiedlichen diagnostischen Kriterien und immunologischen Tests, ferner Unterschieden in den Fütterungsregimen und nicht zuletzt den Verschiedenheiten in den Versuchsanordnungen retrospektiver Studien zugeordnet.

Außer Kuhmilch sind in den USA noch Eier, Weizen, Erdnüsse und Sojaerzeugnisse als Ursache von Nahrungsmittelunverträglichkeiten dokumentiert, und zwar in insgesamt etwa 85% der Fälle. Dies wird u.a. in Zusammenhang gebracht mit der sehr frühen Einführung dieser Lebensmittel in die Beikost von Säuglingen.

Für Deutschland liegen keine exakten Daten, sondern lediglich Schätzungen vor. Demnach könnten zwischen 1 und 5% der Bevölkerung von IgE-vermittelten Lebensmittelallergien vom Soforttyp betroffen sein. Dazu trägt einerseits das erweiterte Nahrungsangebot bei, z. B. exotische Früchte und Gemüsesorten, andererseits der vermehrte Verzehr von verarbeiteten Lebensmitteln, bei deren Herstellung proteinhaltige Zutaten benutzt werden, die bei Selbstherstellung darin nicht enthalten sind (z. B. Sojaeiweiß, komplexe Würzmischungen).

Die Phase der Sensitivität beim Säugling und Kleinkind geht im allgemeinen zwischen dem 3. und 7. Lebensjahr in eine Phase der zumindest klinischen Toleranz über. Eine sich bis zum 10. Lebensjahr neu entwickelnde Sensitivität gegen Lebensmittel neigt dagegen zur Persistenz.

Klinische Manifestationen

Das klinische Risiko einer Sensibilisierung wird von zahlreichen Faktoren begünstigt: Genetische Prädisposition (Familienanamnese: ein Elternteil oder beide Allergiker, außerdem erhöhte IgE-Konzentration im Nabelschnurblut); Umwelteinflüsse (Rauchen der Eltern und andere Inhalationsantigene, Tierhaare, Hausstaubmilben); Unreife der darmassoziierten Immunregulationen und deren Veränderungen durch Darmerkrankungen (Virusinfektionen). Die Reaktion eines Individuums auf die Antigenpräsentation stellt sich jedenfalls noch immer als eine „Gleichung mit vielen Unbekannten“ dar. Es steht aber fest, daß sich die Immunreaktion des Säuglings von der des Erwachsenen unterscheidet und daß entwicklungsphysiologische Aspekte dabei von Bedeutung sind.

Bei atopisch prädisponierten Säuglingen können allergische Reaktionen auf Fremdproteine schon in den ersten Lebenstagen auftreten. Das Spektrum der klinischen Manifestationen (Tab. 5.**1**) ist breit und äußert sich besonders am Gastrointestinal-und Respirationstrakt sowie an der Haut.

Speziell bei allergischen Reaktionen auf Kuhmilchproteine als den wichtigsten Nahrungsallergenen im frühen Säuglingsalter (Band 1, Tab. 38) (sog. „Kuhmilchallergie“) lassen sich 3 Gruppen von Patienten unterscheiden:

Tabelle 5.1 Klinische Manifestationen der Nahrungsmittelallergie

Organe	Symptome
Gastrointestinaltrakt (Soforttyp und verzögerter Typ)	– Erbrechen, Durchfall – Abdominalbeschwerden (Koliken); Reflux; gastrointestinale Blutverluste – Gedeihstörung
Respirationstrakt (Soforttyp und verzögerter Typ)	– Rhinokonjunktivitis – Pharyngitis; Husten; Atemnot – Bronchialasthma – Gefahr eines Glottisödems!
Hautorgan – Soforttyp – Verzögerter Typ	 – Pruritus; Kontakturtikaria – Kontaktdermatitis oder -ekzem
Zerebrale Manifestationen durch Interaktionen zwischen Immun- und Nervensystem?	Hpyeraktivität; Schlafstörungen; Migräne?
Kardiovaskuläre Symptome bei schwerer Allgemeinreaktion: Tachykardie; Schweißausbruch. Anaphylaktischer Schock möglich!	

- Innerhalb von einer Stunde nach Milchzufuhr akute periorale oder generalisierte Hauteruptionen; bei etwa einem Drittel mit Erbrechen, respiratorischen Symptomen und Rhinitis einhergehend; Hauttest im allgemeinen positiv.
- Innerhalb von 24 Stunden nach Milchzufuhr hauptsächlich gastrointestinale Symptome: Akutes Erbrechen, Durchfall, auch Koliken; Gedeihstörungen; IgA-Mangel häufig; Hauttest meist negativ.
- Mit Verzögerung von 24 Stunden und länger nach Milchzufuhr auftretende Symptome: Hauptsächlich chronische Hauteruptionen; Durchfall; respiratorische Symptome; Gedeihstörung; Hauttest meist negativ mit Ausnahme von Kindern mit Ekzem.

Bei Risikokindern mit atopischer Prädisposition kann die Sensibilisierungsrate durch Hinauszögern der Zufuhr von Fremdprotein gesenkt, aber nicht verhindert werden.

Nahrungsmittelallergene

Durch die modernen Verfahren der analytischen Chemie ist es möglich geworden, den „Gesamtproteingehalt“ eines Lebensmittels in zahlreiche Fraktionen aufzutrennen und dadurch deren allergenes

Potential besser zu bestimmen. Doch ist noch immer die Erfassung von Epitopen schwierig, die einerseits bei der Be-oder Verarbeitung von Lebensmitteln und andererseits bei der gastrointestinalen Passage von Proteinen sowie im Stoffwechsel entstehen.

Die in der höchsten Konzentration vorkommende Proteinfraktion muß nicht zwangsläufig das höchste allergene Potential aufweisen: So wird z.B. bei 60-80% der betroffenen Individuen die Kuhmilchallergie durch ß-Lactoglobulin ausgelöst, dessen Gehalt am Gesamtprotein aber nur etwa 10% beträgt. Dagegen macht der Gesamtcaseingehalt etwa 78% des Kuhmilchproteins aus und führt in etwa 60% der Fälle zur Allergie.

Die 4 Major-Allergene von Hühnereiern Ovalbumin, Ovomukoid, Ovotransferrin (Conalbumin) und Lysozym kommen im Eiklar vor und machen etwa 80% von dessen Gesamtproteingehalt aus. Außerdem kann Ovomukoid pseudoallergische Reaktionen durch Freisetzung von Histamin auslösen.

Es wird vermutet, daß Kreuzreaktionen, z.B. gegen Eier von verschiedenen Vogelarten oder gegen verschiedene Fische der gleichen Art, durch gleiche Epitope verursacht werden, die sich in einer bestimmten Lebensmittelgruppe wiederholen. Möglichweise kann sogar ein einzelnes Epitop eine allergische Reaktion auslösen.

Von den insgesamt etwa 40 Proteinfraktionen des Weizenklebers sind etwa 18 als Allergene wirksam und werden mit der Pathogenese der Zöliakie in Zusammenhang gebracht (S. 101 u. 102).

Die Enzyme stellen einerseits natürliche Nahrungsbestandteile dar und werden andererseits für spezielle Zwecke der Lebensmittelverarbeitung mit Hilfe von Mikroorganismen gewonnen. Dazu gehören z.B. Amylasen für die Herstellung von Backwaren oder Proteasen für die Hydrolyse von Kuhmilchproteinen für hypoantigene Nahrungen. Da es sich um Proteine handelt, ist die Möglichkeit einer Sensibilisierung gegeben. Jedoch sind gegenwärtig keine Aussagen über deren Frequenz möglich. Im allgemeinen wird durch die mit der technischen Bearbeitung verbundenen Erhitzungsprozesse die Antigenität zerstört. Doch wird in Einzelfällen auch über eine Sensibilisierung gegen ein spezifisches Enzym berichtet.

Auch Schimmelpilzsporen und Hefepilze auf Nahrungsmitteln, z.B. Weintrauben, können allergische Reaktionen hervorrufen. Außerdem sind pollenassoziierte nutritive Allergien bekannt, z.B. bei rohem Stein-und Kernobst (Äpfel), bei verschiedenen Gemüsesorten (Sellerie, Karotten, Beifuß), bei Nüssen und bei Leguminosen (Soja, Erdnüsse). Für diese speziellen Formen der Allergie stehen gesicherte Daten zur Häufigkeit nicht zur Verfügung.

Da sich die antigenen Determinanten in den äußeren Teilen der quaternären Proteinstrukturen finden, sind sie der Veränderung durch äußere Einflüsse zugänglich:

- Wärmeeinwirkung bei küchentechnischen Garverfahren sowie Be- oder Verarbeitung von Lebensmitteln denaturiert allergene Epitope (vergl. Hitzebehandlung der Kuhmilch, Band 1, S. 157). Doch können sich dabei im Inneren der Proteinstrukturen auch neue Epitope ausbilden, so daß durch Wärmebehandlung das allergene Potential nicht zwangsläufig verloren geht.
- Die enzymatische Hydrolyse eines Nahrungsproteins, z. B. Kuhmilch-, Soja-und Bindegewebsprotein, führt zu Peptiden mit niedrigen Molekulargewichten (vergl. Band 1, S.158-161).

Ernährungsmaßnahmen bei Nahrungsmittelallergien

Ernährung im ersten Lebenshalbjahr

Frauenmilch und hypoallergene Nahrungen

Es wird zurückverwiesen auf das Kapitel über Frauenmilch in Band 1, S. 84–120. Darin wurde auch bereits ganz allgemein auf die Ernährung der stillenden Mutter und auf das Rauchen während der Laktation eingegangen.

Es besteht allgemeine Übereinstimmung, daß bei einem durch eine atopische Familienanamnese belasteten Säugling das ausschließliche Stillen in den ersten 4 bis 6 Lebensmonaten eine wichtige präventive Maßnahme darstellt. Das Stillen bewirkt aber keinen absoluten Schutz vor der Manifestation allergischer Erkrankungen. Falls Frauenmilch nicht oder nicht ausreichend vorhanden ist, soll hypoantigene (hypoallergene) Nahrung verwendet oder zugefüttert werden.

Eine quantitativ und qualitativ ausreichende Brusternährung über einen Zeitraum von mehreren Monaten setzt voraus, daß die Mutter selbst sich in einem guten Ernährungszustand befindet. Die Frage, ob während der Stillzeit eine „Eliminationsdiät" eingehalten werden soll, um mit der Milch möglichst keine Allergene auf den Säugling zu übertragen, ist wiederholt und kontrovers diskutiert worden. Besonders im Hinblick auf den Verzehr von Kuhmilch wird argumentiert, daß sich deren potentestes Allergen, das ß-Lactoglobulin, in Frauenmilch nachweisen läßt. Möglicherweise ist dies jedoch auf methodische Fehler zurückzuführen: Da Antikörper gegen Kuhmilchproteine mit Frauenmilchproteinen kreuzreagieren, können mit Methoden, die zwischen bovinen und humanen Eiweißkörpern nicht unterscheiden (RIA, ELISA, Immundiffusion), keine verläßlichen Aussagen darüber gemacht werden, ob in Frauenmilch bovine Proteine enthalten sind. Diese Befunde bedürfen der endgültigen Klärung, bevor Empfehlungen für teilweise sehr restriktive Eliminationsdiäten mit der Möglichkeit der Mangelversorgung an essentiellen Nährstoffen, z.B. Calcium, gegeben werden.

Sojaproteinhaltige Nahrungen

Als Alternative zu Kuhmilchproteinen werden auch Nahrungen auf der Basis von Sojaproteinisolaten (Band 1, S.127) verwendet. Besonders bei gastrointestinaler Symptomatik ist zu berücksichtigen, daß in 20-30% der Fälle auch Unverträglichkeitsreaktionen mit Sojaprotein auftreten.

Beikost

Bei der Einführung von Beikost soll jeweils nur ein bestimmtes Lebensmittel in überschaubarer Zubereitung im Hinblick auf die weiteren Zutaten gefüttert und anschließend einige Tage beobachtet werden, ob es der Säugling reaktionslos verträgt. Im Einzelfall ist bei jedem Lebensmittel bzw. jeder Zutat ein hoher Sensibilisierungsgrad möglich. Die Einführung weiterer Lebensmittel erfolgt dann schrittweise, im allgemeinen im Abstand von mindestens einer Woche. Es kommen auch milchfreie Fertigbreie mit Sojaproteinisolat infrage, falls dieses reaktionslos vertragen wird.

Ernährung ab zweites Lebenshalbjahr

Energiezufuhr: Nach den Richtwerten für die jeweilige Altersgruppe.

Protein: Nach der empfohlenen Zufuhr für die jeweilige Altersgruppe; Bei Kuhmilchproteinallergie bzw. -intoleranz alle Kuhmilcheiweißquellen (Milch, alle Milchprodukte einschließlich Butter) strikt vermeiden: nur reine Pflanzenmargarine ohne Zusatz von Milchpulver; Elimination aller mit Milch oder Milchpulver verarbeiteten Lebensmittel, u.a.Süßigkeiten (Schokolade), Süßspeisen und Fertiggerichte. Ersatz durch biologisch hochwertige Eiweißquellen: Fleisch, Geflügel; nur bei Verträglichkeit sojaproteinhaltige Erzeugnisse, Eier und Fische.

Kohlenhydrate: Nach den Empfehlungen und Richtwerten für die jeweilige Altersgruppe; Lactose (S. 135) und Gluten (S. 100) werden häufig nicht vertragen!

Fett: Nach den Richtwerten für die Zufuhr von Fett bzw. der empfohlenen Zufuhr von essentiellen Fettsäuren für die jeweilige Altersgruppe; Pflanzenmargarine als Streichfett (s.o.); linolsäurereiche Pflanzenöle.

Vitamine: Nach der empfohlenen Zufuhr für die jeweilige Altersgruppe.

Mineralstoffe und Spurenelemente: Nach dem Mindestbedarf und der empfohlenen Zufuhr für die jeweilige Altersgruppe; auf ausreichende Calciumzufuhr achten; bei völligem Verzicht auf Milch und Milchprodukte Calcium in der Höhe des Mindestbedarfes von 200mg/Tag supplementieren; auf ausreichende Jodzufuhr achten.

Flüssigkeit: Nach den Richtwerten für die jeweilige Altersgruppe; Sojanahrungen bei entsprechender Verträglichkeit; Teegetränke; calciumreiche, sulfatarme Mineralwässer (Band 1,S.142).

Anzahl der Mahlzeiten: Entsprechend der jeweiligen Altersgruppe (Band 1, Tab. 49 u. S. 176);

Küchentechnik: s. „ Leichte Vollkost" S. 36:

- Gegarte Speisen sind häufig besser verträglich als Rohkost (S. 87, Wärmeeinwirkung).
- Von frischen Lebensmitteln ausgehen und Speisen selbst zubereiten.
- Mit wenig Flüssigkeit garen, um den Eigengeschmack des Gargutes zu bewahren und ohne Gewürze auszukommen.

Hinweise:
- Es gibt kein „nicht-allergenes" Nahrungsmittel, so daß im Einzelfall jedes eine allergische Reaktion auslösen kann.
- Listen mit sog. „Allergie-Auslösern" sind wenig hilfreich, denn sie müßten vom Grundsatz her jedes eiweißhaltige Lebensmittel erfassen.
- Basierend auf Erfahrungswerten, kommen als potentielle Allergene (mögliche Auslöser von Sofortreaktionen) besonders infrage:
  + Tierische Lebensmittel: Milch und Milchprodukte; Innereien; Hühnereier; Fische und Schalentiere.
  + Pflanzliche Lebensmittel: Von den Stein-und Kernobstsorten hauptsächlich Äpfel; Zitrusfrüchte; von den Gemüsesorten hauptsächlich Sellerie, Fenchel und Karotten; Nüsse; Leguminosen (Soja, Erdnüsse); Samen, z.B. Mohn und Sesam; von den Gewürzen z.B. Sellerie und Beifuß.
- Außer der Ernährung müssen andere Umweltfaktoren Berücksichtigung finden, insbesondere Rauchen, Haare und Federn von Haustieren, Wohn-und Bekleidungstextilien sowie Haushaltsreinigungsmittel. Die Ursache des allergischen Asthmas durch Hausstaubmilben stellen mit dem Milbenkot ausgeschiedene Proteine dar, die mit dem Hausstaub in die Schleimhäute der Lunge gelangen.

Wiedereinführung eines eliminierten Nahrungsmittels

Da im allgemeinen vom Kleinkindalter an eine zunehmende Toleranz für eliminierte Lebensmittel beobachtet wird, ist der Versuch einer Wiedereinführung nach vollendetem 2.Lebensjahr möglich.

- In der Klinik wird das Lebensmittel, das wieder eingeführt werden soll, mit geringsten Mengen beginnend getestet, z.B. wenige Tropfen Kuhmilch auf Haut und Lippe. Bei Verträglichkeit orale Zufuhr von wenigen Tropfen und langsame Steigerung.

- Im Abstand von 2-4 Wochen weitere Lebensmittel einführen, z.B. Hühnereier, Weizenerzeugnisse, Fische und Zitrusfrüchte.
- Sofern 5-7 Tage nach der Wiedereinführung keine Symptome auftreten, kann das betreffende Lebensmittel beibehalten werden.
- Bei schweren Verläufen Eier, Fische und Erdnüsse vermeiden.

Die Wiedereinführung eines eliminierten Lebensmittels kann offen, blind oder doppelblind-plazebokontrolliert durchgeführt werden. Bei Kleinkindern reicht meist eine offene Belastung. Bei älteren Kindern sind blinde oder doppelblinde Belastungen zweckmäßig, besonders dann, wenn Zweifel an einer Nahrungsmittelallergie bestehen. Kommt es zum Rückfall, muß vor einer erneuten Belastung eine Normalisierung eingetreten sein. Die Phase der Wiedereinführung kann bis zu 9 Monaten dauern. Die mit dem vorstehend erläuterten Vorgehen ausgetestete Ernährungsweise wird dann beibehalten.

Es ist unbedingt darauf zu achten, daß das betroffene Kind ständig ausreichend mit essentiellen Nährstoffen versorgt ist!

Sog. „Eliminationsdiäten"

Während beim Säugling im allgemeinen schon durch eine ausführliche Anamnese dasjenige Lebensmittel, das eine (Sofort)reaktion ausgelöst hat, ermittelt werden kann (meist Kuhmilch), ergeben sich bei komplexen Unverträglichkeiten, besonders beim verzögerten Typ einer Allergie, erhebliche Schwierigkeiten, den oder die Auslöser zu finden. Dafür ist im Einzelfall eine „Eliminationsdiät“ erforderlich, die auf mehreren Wegen durchgeführt werden kann:

Suchdiät

Sog. „Suchdiäten“ werden häufig in den USA durchgeführt. Dabei wird von einer Ernährung mit Mineralwasser, Tee und Glucose ausgegangen in der Annahme, daß diese Lebensmittel nicht als Allergene wirken. In zeitlich definierten Intervallen erfolgt dann die Zulage von Lebensmitteln aus einzelnen Gruppen (s.u.).

Eliminationsdiät

Bei der Eliminationsdiät werden nacheinander in zeitlich definierten Abständen, z.B. einer Woche, Lebensmittel einer bestimmten Gruppe aus der Ernährung herausgenommen:

- Stufe 1: Kohlenhydrate und Gemüse,
- Stufe 2: Milch und Milchprodukte,
- Stufe 3: Fleisch, Fleischwaren, Innereien,
- Stufe 4: Geflügel und Eier,
- Stufe 5: Fische, Fischwaren und Schalentiere.

Bei der 6. Stufe dieser Diät werden alle Lebensmittel, die Farb- und Konservierungsstoffe enthalten, eliminiert (S. 100, sog. „Additiva-freie Diät“). Bessert sich bei einer dieser Gruppen die klinische Symptomatik, so muß anschließend der Auslöser innerhalb der betreffenden Lebensmittelgruppe herausgetestet werden.

„Few-food-diet“

Bei dieser Diät werden von vornherein alle Lebensmittel eliminiert, für die Erfahrungswerte als potentielle Allergene vorliegen und für drei Wochen nur folgende Lebensmittel erlaubt:

- Puten-und Lammfleisch,
- Kartoffeln, Reis; Blumenkohl, Brokkoli; Bananen, Ananas, Melonen, Aprikosen; Fruchtsäfte dieser Fruchtsorten,
- Pflanzenmargarine ohne Milchpulverzusatz; linolsäurereiche Pflanzenöle,
- Mineralwasser, Kochsalz.

Ist nach einem Zeitraum von 3-4 Wochen kein klinischer Erfolg sichtbar, wird die Diät abgebrochen. Sofern der Verdacht auf eine Nahrungsmittelallergie weiterbesteht, kann die vorübergehende Ernährung mit einer chemisch definierten Diät notwendig sein. Die Wiedereinführung von Lebensmitteln erfolgt nach dem angegebenen Schema.

Die „Few-food-diet“ deckt sich weitgehend mit der nachfolgend erläuterten „oligoantigenen Diät“.

Oligoantigene Diät beim hyperkinetischen Syndrom

Für das sog. „hyperkinetischen Syndrom“ sind zahlreiche Synonyma bekannt, u.a. „hyperaktives Syndrom“, „minimale zerebrale Dysfunktion“ und „Aufmerksamkeits-Defizit-Syndrom“ (attention deficit disorder). Das überaktive und impulsive Verhalten von Kindern wird auf zahlreiche Ursachen zurückgeführt, u.a. eine gestörte Mutter-Kind-Beziehung, andere ungünstige psychosoziale Beziehungen, Rauchen und/oder Alkoholmißbrach während Schwangerschaft und Stillzeit, Allergien gegen Lebensmittelbestandteile und Pseudoallergien auf Lebensmittelzusatzstoffe sowie auf andere Einflüsse aus der Umwelt. Außerdem kommt eine genetische Komponente hinzu.

Über die Häufigkeit dieses Syndroms gibt es sehr unterschiedliche Angaben. Sie bewegen sich zwischen 0,5 und 10% der Kinder, in Mitteleuropa zwischen 4 und 6% der Schulkinder. Da Verlaufsbeobachtungen von mehr als 25jähriger Dauer gezeigt haben, daß hyperkinetische Kinder in über der Hälfte der Fälle auch als Erwachsene dissoziale Verhaltensmuster zeigen, ergibt sich die Notwendigkeit, diese Kinder zu behandeln.

Schon seit den Arbeiten von Rowe, die Anfang der dreißiger Jahre publiziert wurden, gibt es Vermutungen über Zusammenhänge zwischen Ernährung und Verhaltensstörungen. Auf dieser bisher nicht endgültig bewiesenen Basis werden bei hyperkinetischen Kindern häufig aufwendige Diäten unter Berücksichtigung bestimmter Nahrungsbestandteile praktiziert. Trotz enttäuschender Untersuchungsergebnisse hat z.B. die von Feingold in den siebziger Jahren propagierte Diät, die frei von Salicylaten, Farb-und Konservierungsstoffen (S. 97) ist, in den USA und in England viele Anhänger gefunden. In Deutschland wird trotz der negativen Ergebnisse einer kontrollierten Diätstudie noch immer die sog. „phosphatarme Diät" (S. 99) praktiziert.

Bisher hat nur die sog. „ oligoantigene Diät" in kontrollierten und doppelblind durchgeführten Untersuchungen eine signifikante Besserung des Verhaltens hyperkinetischer Kinder herbeigeführt. Das betroffene Kind erhält 3 bis 4 Wochen eine Ernährung, die aus solchen Lebensmitteln besteht, die erfahrungsgemäß keine Unverträglichkeitsreaktionen auslösen (s. „few-food-diet"). Bei eindeutiger Besserung werden danach die eliminierten Lebensmittel einzeln im Abstand von etwa einer Woche wieder eingeführt (vergl. S. 89 Wiedereinführung).

Im allgemeinen dauert es 3 bis 5 Monate, bis ein genauer Überblick über die unverträglichen Lebensmittel vorliegt. In kontrollierten Studien hat sich gezeigt, daß sich bei einem Teil der Kinder das Verhalten normalisiert, bei einem Teil bessert. Bei der letztgenannten Gruppe sind weitere Maßnahmen, z.B. Medikamente und Verhaltenstherapie, erforderlich. Es gibt auch Kinder, bei denen die Ernährungsumstellung versagt.

Oft weisen hyperkinetische Kinder eine auffällige Ernährungsanamnese mit sehr einseitigen oder extremen Ernährungsgewohnheiten auf, z.B. durch Verzehr erheblicher Mengen von Cola-Getränken, Schokolade und Pommes frites. Die aufwendige oligoantigene Diät läßt sich dann gelegentlich dadurch umgehen, daß diese Kinder zu einer altersentsprechenden gemischten Kost (Band 1, S. 175) erzogen werden.

Jede Ernährungsumstellung bei hyperkinetischen Kindern muß sorgfältig geplant und laufend überwacht werden. Sie wird zweckmäßig in dafür spezialisierten Zentren durchgeführt. Das Kind muß lernen, welche Lebensmittel es auf Dauer zu eliminieren und durch andere zu ersetzen hat, um eine vollwertige Ernährung einhalten zu können. Dazu gehört auch bei nachgewiesener Unverträglichkeit der Ersatz der Kuhmilch durch Ziegen-oder Schafsmilch bzw. Sojaerzeugnisse sowie der Austausch von Weizen durch andere Getreidearten (Einzelheiten bei Zöliakie S. 107). Bezüglich der Koch- und Küchentechnik wird auf die vorangegangenen Ausführungen zurückverwiesen.

Sog. „Neurodermitis-Diäten"

Bei der Neurodermitis (atopische Dermatitis, atopisches Ekzem, Prurigo Besnier u.a. Bezeichnungen) handelt es sich um eine chronische oder chronisch rezidivierende Hautkrankheit, deren pathogenetischer Mechanismus noch nicht ausreichend geklärt ist. Aus dem vielfältigen klinischen Erscheinungsbild und aus biochemischen Parametern ergeben sich Anhaltspunkte dafür, daß es sich um eine ätiopathogenetisch sehr heterogene Patientengruppe handelt.

Die Erkrankung tritt meist bei Kindern mit familiärer Atopiebelastung (Nahrungsmittelallergien, Asthma, Rhinitis) auf und geht immunologisch mit IgE-Überproduktion und verminderter zellulärer Immunität einher.

Da es keine spezielle „Neurodermitis-Diät" gibt, kann bezüglich der Ernährung nur zurückverwiesen werden auf die vorangegangenen Ausführungen über Nahrungsmittelallergien.

Bei einer Untergruppe der Patienten soll eine Störung im Stoffwechsel der essentiellen Fettsäuren vorliegen: Es lassen sich im Blut erhöhte Konzentrationen an Linolsäure, aber erniedrigte an gamma-Linolen-, Dihomo-gamma-Linolen- und Arachidonsäure nachweisen. Daraus wurde die Schlußfolgerung gezogen, daß eine defekte Aktivität der delta-6-Desaturase mit der sich daraus ergebenden mangelnden Bildung von Prostanoiden (Band 1, S. 31 mit Abb.15a und b) vorliegt. Es wurden zahlreiche klinische Studien durchgeführt, bei denen gamma-Linolensäure (aus Nachtkerzensamen- oder Borretschöl) in täglichen Dosen bis 500 mg bei Kindern über mindestens 8-12 Wochen verabreicht wurde. Während in einigen Studien als Ergebnis eine Besserung der Hautsymptome beschrieben wurde, ließ sich diese in anderen Untersuchungen unter der Behandlung nicht nachweisen.

Nickelkontaktallergie

Nickel, ein chemisches Element aus der Gruppe der Eisenmetalle, ist ubiquitär verbreitet. Durch die Verbrennung von fossilen Materialien steigt seine Konzentration in der Umwelt an. Nickel findet Verwendung u.a. zur Produktion von Chromnickelstählen, aus denen eine Vielzahl von Geräten hergestellt wird, sowie für Modeschmuck.

Auch in Nahrungsmitteln kommt Nickel von Natur aus vor, denn es stellt für verschiedene Pflanzen ein essentielles Spurenelement dar. Ob Nickel auch für den Menschen essentiell ist, bleibt offen. Der Bedarf wird mit 25 µg – 35 µg/Tag angegeben und aus der Nahrung reichlich gedeckt: Die tägliche Aufnahme schwankt in weiten Grenzen zwischen 240 und 1 000 µg.

Ein Teil der von einer Nickelkontaktallergie (Nickeldermatitis) betroffenen Personen soll auch auf die Aufnahme von Nickel mit der Nahrung allergisch reagieren. Dies bedarf jedoch weiterer Abklärung.

Das Ekzem bleibt im allgemeinen auf die Hautpartie beschränkt, die den Kontakt mit Nickel hatte.

Eine nickelarme Diät soll nur nach gesicherter Diagnose durchgeführt werden. Dafür ist der positive Ausfall eines oralen Provokationstestes unter standardisierten Bedingungen erforderlich. Als besonders nickelreich erweisen sich Kakao und daraus hergestellte Erzeugnisse. Außerdem ist der Nickelgehalt von Trinkwasser zu berücksichtigen (bis 110 µg/l).

Auch wenn die Frage der Freisetzung von Nickel aus Edelstahlkochgeschirr nicht endgültig geklärt ist, empfiehlt es sich, im Falle einer nickelarmen Diät derartige Küchengeräte gegen Glas und/oder Email auszutauschen.

Pseudoallergische Reaktionen auf Nahrungsbestandteile

Pseudoallergische Reaktionen auf Nahrungsbestandteile (false food allergies) scheinen in der Allgemeinbevölkerung 3- bis 5mal häufiger vorzukommen als Nahrungsmittelallergien. Als Ursachen der klinischen Symptome, die die allergischen „nachäffen", werden u.a. Interaktionen zwischen Nahrungsbestandteilen, Mastzellen und Mediatoren (Histaminfreisetzung), aber auch der teilweise hohe Verzehr an biogenen Aminen (s.u.) mit Schokolade, Käse, Wurstwaren und Alkohol diskutiert. Außerdem wird der bei der Neurodermitis bereits erwähnte Aspekt eines Mangels an Vorläuferfettsäuren für die Synthese von Arachidonsäure und deren Metaboliten zur Erklärung herangezogen.

Als großes Problem für die Beurteilung von pseudoallergischen Reaktionen auf Nahrungsbestandteile stellt sich die überaus komplexe Zusammensetzung der einzelnen Lebensmittel sowie der industriell hergestellten verzehrsfertigen Erzeugnisse dar. Außerdem finden bei der Speisenzubereitung immer mehrere Lebensmittel gleichzeitig Verwendung, so daß die Zuordnung einer pseudoallergischen Reaktion zu einem einzelnen Nahrungsbestandteil dadurch ebenfalls erschwert wird.

Bezüglich der chemischen Konstitution bestehen zwischen den Nahrungsbestandteilen, die pseudoallergische Reaktionen auslösen, außerordentliche Unterschiede. Doch lassen sich diese Nahrungsbestandteile aufgrund ihrer Herkunft in zwei große Gruppen untergliedern:

- Pseudoallergene natürlicher Herkunft: biogene Amine und Salicylate
- Anthropogene Pseudoallergene: Zusatzstoffe.

Biogene Amine

Biogene Amine (Tab. 5.**2**) stellen normale Abbauprodukte des Stoffwechsels der Aminosäuren dar und entstehen durch enzymatische Abspaltung der Carboxygruppe. Sie sind demnach natürliche Bestandteile von eiweißhaltigen Lebensmitteln tierischer und pflanzlicher Herkunft und liegen darin in z.T.erheblichen Konzentrationen vor (Tab. 5.**3**).

Tabelle 5.**2** Abkunft, funktionelle Bedeutung und Vorkommen einiger biogener Amine in Lebensmitteln

Aminosäure	**Dekarboxylierungsprodukt**	**Funktionelle Bedeutung**	**Vorkommen in Lebensmitteln (s. Tab. 5.3)**
Asparaginsäure	β-Alanin	Baustein für die Synthese des Coenzym A und von Pantothensäure	Ubiquitär
3,4-Dihydroxyphenylalanin	Dopamin	Neurotransmitter	Schokolade
Histidin	Histamin	Mediator	– Wurstwaren; Käse; Thunfisch; Sardinen – Sauerkraut
5-Hydroxytryptophan	Serotonin	– Neurotransmitter – Mediator	– Käse – Avokado, Tomaten; Ananas, Bananen, Pflaumen – Walnüsse – Schokolade
Lysin	Cadaverin	Vorkommen in Bakterien	Nahrungsmittelvergiftung
Ornithin	Putrescin	Vorkommen in Bakterien	Nahrungsmittelvergiftung
Tyrosin	Tyramin	Uterus-kontrahierend	– Leber, Wurst; Käse – Hering, Sardellen – Avokado, Bohnen; Sauerkraut; Himbeeren – Wein; Schokolade

Tabelle 5.3 Gehalte an biogenen Aminen in Lebensmitteln[1)]

Teil 1	**Tyramingehalt (mg/kg)**	**Serotoningehalt (mg/kg)**
Milch (roh)	0–1	
Käse	0–953	
Wurst	85–244	
Fisch	0–500	
Bananen	7–11	23–78
Himbeeren	13–93	
Orangen	0–25	
Avokado	23	10
Sauerkraut	20–95	
Hefeextrakt	66–2256	
Chianti-Wein	2–25	
Bier	2	

Teil 2 Tyramin- und Histamingehalte in Käse

Käsesorte	Tyramingehalt (mg/kg)	Histamingehalt (mg/kg)
Bergkäse (Vorarlberg)	≙ 12 → 418	≙ 12
Brie	bis 516	–
Camembert	bis 516	–
Cheddar	72–953	bis 1300
Edamer (Holland)	≙ 65	< 0,1
Emmentaler	bis 516	41–2500
Gouda (Holland)	< 0,1	≙ 30
Roquefort	–	bis 2300
Schafskäse (Ungarn)	< 0,1	≙ 17

[1)] Weiterführende Literatur:
- Askar, A.: Biogene Amine in Lebensmitteln und ihre Bedeutung. Ernährungs-Umschau 29 (1982) 143–148
- Deutsche Gesellschaft für Ernährung e.V. (Herausgeber): Ernährungsbericht 1992. Frankfurt am Main, 1992
- Häberle, M: Klinische und lebensmittelchemische Aspekte bei Unverträglichkeitsreaktionen auf Salicylat- und Additiva-haltige Lebensmittel, Zbl. Haut. 153 (1987) 75–95
- Lindner, E.: Toxikologie der Nahrungsmittel, 4. überarbeitete Auflage, Thieme Verlag, Stuttgart 1990
- Pechanek, U., G. Blaicher, W. Pfannhauser, H. Woidich: Beitrag zur Untersuchung biogener Amine in Käse und Fischen. Z. Lebensm. Unters. Forsch. 171 (1980) 420–424

Auch Mikroorganismen, z. B. Milchsäurebakterien und Hefepilze, bilden biogene Amine, so daß diese in Lebensmitteln, die durch mikrobielle Einwirkung hergestellt werden, ebenfalls in z.T. erheblichen Mengen enthalten sind, u.a. in vielen Käsesorten, in Joghurt, Sauerkraut und Genußmitteln, z. B. Wein. Auch in Lebensmitteln, die durch mikrobielle Tätigkeit verdorben sind, lassen sich biogene Amine nachweisen.

Biogene Amine üben im Stoffwechsel des Menschen verschiedene biochemische Wirkungen aus. Dazu gehört u.a. die Mediatorwirkung des Histamins. Pseudoallergische Reaktionen auf Histamin können mehrere Ursachen haben:

- Verzehr von Nahrungsmitteln mit hohem Histamingehalt, z.B. verschiedene Käsesorten.
- Freisetzung aus seinen Speicherformen in Gewebsmastzellen und basophilen Leukozyten durch unspezifische Histamin-Liberatoren in der Nahrung, z.B. Ovomukoid in Hühnereiern (S. 86), ferner in Tomaten, Erdbeeren, Zitrusfrüchten, Rot-und Weißwein.

Über Histamin als Mediator besteht eine enge Verbindung zu den IgE-vermittelten allergischen Reaktionen vom Soforttyp. Daraus folgt, daß sich bei einzelnen Lebensmitteln allergische und pseudoallergische Reaktionen durchaus überlagern können.

Tyramin und Serotonin werden für die Auslösung von Migräne verantwortlich gemacht. Sie sind u.a. in den Schalen von Kakaobohnen enthalten und können in Schokolade auftreten.

Salicylsäure und Derivate

Salicylsäure findet sich in freier Form in sehr unterschiedlichen Mengen in einer Vielzahl von Obst-, Gemüse- und Gewürzsorten (Tab. 5.4). Auch der Methylester ist als Geruchsträger nachweisbar.

Die klinische Bedeutung der natürlichen Salicylate als Auslöser pseudoallergischer Reaktionen ist bisher nicht eindeutig geklärt. Desgleichen fehlt für die Hypothese, wonach Salicylate bei Kindern ein hyperkinetisches Syndrom auslösen sollen (S. 92), der Beweis. Dagegen sind Überempfindlichkeitsreaktionen gegen das Acetylderivat (Acetylsalicylsäure), das seit knapp einhundert Jahren als Arzneimittel Verwendung findet, gut untersucht: Sie äußern sich in Erythemen und Bronchospasmen. Eine Unverträglichkeit des Arzneimittels geht mit der der Salicylsäure in Lebensmitteln einher.

Lebensmittelzusatzstoffe

Zusatzstoffe sind nach der Definition des Lebensmittel-und Bedarfsgegenständegesetzes dazu bestimmt, Lebensmitteln zur Beeinflussung ihrer Beschaffenheit oder zur Erzielung bestimmter Eigenschaften oder Wirkungen zugesetzt zu werden. Die Einzelheiten regelt eine spezielle Rechtsverordnung, die Zusatzstoff-Zulassungsverordnung. Die Zulassung erfolgt nur, wenn der Zusatzstoff gesundheitlich unbedenklich und seine Verwendung technisch notwendig ist. Die Zulassung ist nicht gleichbedeutend mit der Anwendung.

Tabelle 5.4 Salicylsäuregehalt in Obst, Beeren, Gemüse und Gewürzen[1)]

Obst und Beeren	Sorten >8mg/kg	Gemüse	Sorten >1mg/kg	Gewürze	Sorten >1mg/kg
Kirschen	8,5	Kartoffeln	1,2	Korianderblätter (frisch)	2
Trauben (frisch)	9,4	Tomaten	1,3	Pfeffer (weiß)	11
Erdbeeren	13,6	Spargel	1,4	Pfeffer (schwarz)	62
Heidelbeeren	16,4	Zwiebel	1,6	Basilikum	34
Preiselbeeren	16,4	Blumenkohl	1,6	Zimt	152
Brombeeren	18,6	Meerrettich	1,8	Cayenne-Pfeffer	176
Ananas	21	Karotten	2,3	Anissamen	228
Orangen	23	Spinat	5,8	Senf	260
Aprikosen (frisch)	25,8	Broccoli	6,5	Worcester-Soße	643
Blaubeeren	27,6	Kresse	8,4	Oregano	660
Johannisbeeren (schwarz)	30	Zucchini	10,6	Paprika (scharf)	2030
Datteln (getrocknet)	45	Rettich	12,4	Curry	2180
Johannisbeeren (rot)	50,6	Champignon	12,6		
Himbeeren	51,4	Oliven (grün)	12,9		
Rosinen	66,2	Endiviensalat	19,0		
Sultaninen	78				

[1)] Weiterführende Literatur:
- Deutsche Gesellschaft für Ernährung, l.c. Tab. 5.3
- Häberle, M., l.c. Tab. 5.3

Lebensmittel für Säuglinge und Kleinkinder sind diätetische Lebensmittel und „für eine besondere Ernährung bestimmt". In einer Anlage zur EG-Richtlinie über Lebensmittel für eine besondere Ernährung (1993) werden gesondert die für diese Warengruppe für technologische, ernährungsphysiologische und diätetische Zwecke zugelassenen Zusatzstoffe geregelt.

Die Pathomechanismen pseudoallergischer Reaktionen auf Zusatzstoffe sind z.T. noch wenig bekannt. Möglicherweise verursachen einzelne Zusatzstoffe diese Reaktionen nicht selbst, sondern erst über im Stoffwechsel gebildete Derivate. Bei einzelnen Zusatzstoffen, z.B. bei dem Farbstoff Tartrazin, wird wegen der mittlerweile stark eingeschränkten Verwendung in der Lebensmittelindustrie sogar ein Rückgang von Intoleranzreaktionen beobachtet.

Für das Mononatriumglutamat, das als Geschmacksverstärker z.B. in Fertiggerichten ausgedehnte Verwendung findet, fehlt eine eindeutige Klärung für die Ursachen der Intoleranzerscheinungen, die als „Chinese restaurant syndrom" (wegen der ausgedehnten Verwendung in Sojasoße und anderen Gerichten) dokumentiert sind. Bei prädisponierten Personen kommt es dosisabhängig zu Hautrötung, Hitzegefühl, Atembeklemmung, Kopfschmerzen und anderen

Symptomen. Da für Mononatriumglutamat als Zusatzstoff zu verzehrsfertigen Gerichten Grenzwerte festgelegt sind, die offensichtlich quantitativ unter der Auslöseschwelle liegen, wird das Syndrom trotz der weit verbreiteten Verwendung relativ selten beobachtet.

Intoleranzreaktionen sind auch für Benzoesäure und ihre Salze bzw. Derivate bekannt, die als Konservierungsstoffe zugelassen sind. Im wesentlichen wird Urtikaria beobachtet, selten Asthma bronchiale. Die p-Hydroxibenzoesäure kommt in einigen Obstsorten vor, jedoch im allgemeinen in Mengen unter 2mg/kg mit Ausnahme von Erdbeeren (14mg/kg), getrockneten Aprikosen (30mg/kg) und Preiselbeeren (140mg/kg).

Als Konservierungsmittel bzw. Antioxydanz ist auch Schwefeldioxid für eine große Zahl von Lebensmitteln zugelassen, jeweils mit Angabe der Höchstmenge, die sich auf den eßbaren Anteil bezieht. Der Mechanismus der Intoleranz ist auch hier noch unklar. Es ist auch nicht erwiesen, ob es sich um eine pseudoallergische Reaktion im Sinne der Definition handelt. Die Überempfindlichkeit tritt besonders bei Asthmatikern in Erscheinung und führt zum Bronchospasmus. Im allgemeinen wird von einem Manifestationsalter jenseits des 35.Lebensjahres ausgegangen, so daß in der Kinderheilkunde wenig Erfahrungen vorliegen.

Beim Perubalsam handelt es sich um das Wundsekret eines mittelamerikanischen Schmetterlingsblütlers (Myroxylon balsamicum var. pereirae). Die an der Luft nicht eintrocknende dickliche Flüssigkeit weist einen aromatischen Geruch und vanilleartigen Geschmack auf. Der Balsam enthält über 180 identifizierte Verbindungen, davon 50–70% eines Gemisches von Benzylestern der Benzoe-und Zimtsäure. Etwa 80% der Personen, die auf Perubalsam reagieren, sind gegen den Inhaltsstoff Conyferylbenzoat sensibilisiert.

Perubalsam wird wegen seines vanilleartigen Geschmacks verwendet. Doch wird er wegen seiner antibakteriellen Wirkung auch äußerlich in Wund-und Heilsalben benutzt. Offensichtlich ist mit dem direkten Hautkontakt ein größeres Sensibilisierungsrisiko verbunden als mit der oralen Aufnahme.

Anorganische Phosphate, die als Stabilisatoren Verwendung finden, werden noch immer mit dem hyperkinetischen Syndrom in Zusammenhang gebracht. Doch ließen sich durch die in der sog. „Mainzer Studie" durchgeführten zweimaligen Doppelblindversuche an 35 hyperkinetischen Kindern keine statistisch bedeutsamen Zusammenhänge zwischen phosphathaltigen Lebensmitteln sowie Verhaltens- und Leistungsstörungen nachweisen. In der abschließenden Beurteilung dieser Studie wird festgestellt, daß anorganisches Phosphat nicht als verursachender Faktor bei der Entstehung und Unterhaltung hyperkinetischer Verhaltensstörungen angesehen werden kann. Auch können natürliche Nahrungsphosphate oder Phosphate als Zusatzstoffe nicht als Auslöser von Lern- und Leistungsstörungen bei minimaler zerebraler Dysfunktion verantwortlich gemacht werden. Unter Berücksichtigung der physiologischen Wirkungen des Phosphats als essentiellem Nährstoff (Band 1, S. 60) sind die Folgen einer auf längere Zeit unkontrolliert durchgeführten „phosphatarmen“ Ernährung nicht abzuschätzen.

Sog. „Additiva-freie Diät"

Darunter wird eine Diät verstanden, die frei von Farb-und Konservierungsstoffen, Antioxydantien, Stabilisatoren und Emulgatoren ist. Für diese Ernährungsweise müssen demnach ausschließlich frische Lebensmittel Verwendung finden; alle Speisen sind selbst zuzubereiten.

Beim Kauf von Lebensmitteln ist auf die Kenntlichmachung der Zusatzstoffe zu achten, die durch die Lebensmittelkennzeichnungsverordnung vorgegeben ist.Der Hinweis auf die Verwendung erscheint in der Zutatenliste mit der Angabe der „E-Nummer“, einer europaweit einheitlich festgesetzten Kodierung:

- E-Nummern der Gruppe 100: Farbstoffe,
- E-Nummern der Gruppe 200: Konservierungsstoffe,
- E-Nummern der Gruppe 300: Antioxydantien,
- E-Nummern der Gruppe 400: Stabilisatoren und Emulgatoren.

Zöliakie

Einleitung

Die klinische Symptomatik der Zöliakie ist schon 1888 erstmals beschrieben worden. Doch erst seit 1953 steht fest, daß der Verzehr von Weizen, Roggen, Gerste und Hafer bei den Patienten zur Verschlechterung des klinischen Bildes führt und daß eine Beziehung zwischen der Erkrankung und einem normalen Nahrungsbestandteil, dem Gluten in den genannten Getreidearten, besteht.

Die Zöliakie – beim Erwachsenen als Sprue bezeichnet – gilt heute als Modell einer Krankheit, bei der die orale Toleranz (S. 81) versagt, also derjenige Mechanismus, der normalerweise eine Immunantwort auf lösliche luminale Antigene verhindert. Es liegt eine T-Zell-vermittelte Hypersensitivität im oberen Jejunum vor, die genetisch prädisponiert ist. Das wichtigste klinische Problem der unbehandelten Erkrankung stellt die Entwicklung von Lymphomen dar, so daß die Zöliakie gelegentlich als „prämaligner Zustand“ bezeichnet wird.

Die Inzidenz wird in den verschiedenen Teilen Europas und der USA mit großer Streubreite von 1:300 bis 1: 6 500 Lebendgeborenen angegeben. Sie variiert auch im gleichen Land in verschiedenen Zeitabschnitten. Dafür gibt es gegenwärtig keine befriedigenden Erklärungen.

Glutengehalt von Getreidearten und dessen Zusammenhang mit der Zöliakie

Bei den Getreidearten (Zerealien) handelt es sich um Kulturpflanzen aus der Familie der Gräser, die wegen der als Lebensmittel geeigneten Samen (Getreidekörner) weltweit angebaut werden, in den Ländern des Mittleren Ostens nachweislich seit etwa 9 000 v.Chr.

In Europa steht der Weizen mengenmäßig an der Spitze, gefolgt von Gerste, Roggen und Hafer, doch sind Reis und Mais von untergeordneter Bedeutung. In allen Getreidearten macht die Stärke mit einem Gehalt zwischen 55 und 75% den mengenmäßig höchsten Anteil an Nährstoffen aus, gefolgt von Eiweiß mit 10-12%. Das Gesamtprotein setzt sich einerseits aus dem Eiweiß der Aleuronschicht („Reserveeiweiß"), andererseits aus dem Eiweiß des Endosperms (vergesellschaftet mit Stärke), zusammen. Der letztgenannte Anteil wird als „Kleber" (Gluten) bezeichnet.

Nach ihrer Löslichkeit in verschiedenen Lösungsmitteln lassen sich die Getreideproteine ganz allgemein in 4 Fraktionen (Albumine, Globuline, Prolamine und Gluteline = Glutenine) auftrennen. Prolamine sind in wäßrigem Ethanol löslich und lassen sich dadurch von Glutelinen trennen. Beide Fraktionen zusammen bilden zu je etwa gleichen Teilen das Gluten.

Der Begriff „Prolamine" stellt eine Sammelbezeichnung dar: Für Gliadine in Weizen; für Hordeine in Gerste; für Secaline in Roggen; für Kafirine in Hirse; für Zein in Mais; für Oryzanin in Reis. Bei den verwandten Getreidearten Weizen (mit Dinkel), Gerste und Roggen (mit Triticale) stimmt die Aminosäurenzusammensetzung von Prolaminen und Glutelinen weitgehend überein: Der Gehalt an Prolin beträgt etwa 20%, der an Glutamin >35%.

Im Zusammenhang mit der Zöliakie konzentrierte sich das Interesse auf Weizengluten, das in 4 Gliadin-Unterfraktionen aufgetrennt und deren Toxizität in vitro und in vivo bestätigt werden konnte. Die Aminosäurensequenz von alpha-Gliadin besteht aus 266 Aminosäuren, angeordnet in 5 Domänen. Zöliakie-aktive Peptide lassen sich in der Domäne 1 nachweisen und enthalten ein oder zwei Tetrapeptide der Aminosäurensequenz -Pro-Ser-Gln-Gln- und Gln-Gln-Gln-Pro-. Auch in der gamma-Gliadin-Fraktion finden sich glutamin- und prolinhaltige Peptide, die aber nicht homolog mit alpha-Gliadin sind.

Dagegen weisen die Reserveproteine von Hirse, Reis und Mais keine strukturellen Beziehungen zu Prolaminen und Glutelinen auf, d.h. sie enthalten auch nicht die bezeichneten Peptide mit den sich wiederholenden Sequenzen.

In einigen anderen Pflanzenfamilien kommen ebenfalls „Mehlpflanzen" vor, zu denen Buchweizen, Amaranth und Quinoa gehören. Auch deren Eiweißkörper sind ohne Strukturbeziehungen zum Gluten.

Aus den dargestellten Zusammenhängen ergibt sich folgendes (Tab. 5.**5**):

- Die Getreidearten Weizen, Dinkel, Gerste, Roggen und Hafer sind „glutenhaltig".
- Die Getreidearten Hirse, Mais und Reis sind „glutenfrei".
- Außerdem gibt es eine Reihe anderer Pflanzen, deren Eiweißanteil ebenfalls „glutenfrei" ist und die für die menschliche Ernährung geeignet sind, z. B. Buchweizen und Quinoa.

Vererbung und Pathogenese

Die Zöliakie tritt fast ausschließlich bei der weißen Rasse und mit familiärer Häufung auf: Bei etwa 15% der Verwandten 1. Grades kommt es zur Erkrankung, bei Mädchen etwa 2,5mal häufiger als bei Jungen. Doch müssen offensichtlich Umweltfaktoren hinzukommen, um die Krankheit auszulösen. In Diskussion sind gegenwärtig humane Adenoviren. Es wird jedoch angenommen, daß trotz des höheren Bekanntheitsgrades die Dunkelziffer noch immer hoch ist, auch wegen der im späteren Alter uncharakteristischen Symptomatik. Außerdem wurde berechnet, daß die Häufigkeit der Zöliakie bei Kindern mit Down-Syndrom 43mal höher ist als bei Kindern ohne dieses Syndrom. Weiterhin ist das gemeinsame Auftreten von Zöliakie und Diabetes sowie von Zöliakie und cystischer Fibrose bekannt.

Es steht fest, daß die Disposition zur Zöliakie eng an das HLA-System (Band 1, S.154) gekoppelt ist. Da die HLA-Antigene einen ungewöhnlich starken Polymorphismus aufweisen, würde dies zur Erklärung der sehr unterschiedlichen Häufigkeit und dem klinisch variablen Krankheitsbild beitragen.

Es liegen bei der Zöliakie überzeugende Anzeichen dafür vor, daß CD4-positiven Helfer-T-Zellen in der Dünndarmmukosa eine Schlüsselfunktion bei der Pathogenese zukommt. Seit der Isolierung von Gliadin-Antigen-spezifischen CD4-positiven T-Zellen von Patienten Anfang der neunziger Jahre ist bekannt, daß zu den HLA-II-DQ-Allelen eine signifikante Beziehung besteht und daß die Zellen in Gegenwart von Gliadin proliferieren. Doch können auch andere

Tabelle 5.5 Übersicht über den Glutengehalt von Getreide- und Mehlpflanzen

Unterfamilien	Gattungen	Wichtigste Arten
Teil 1 Als Getreide kultivierte glutenhaltige Gräser		
Gerstengräser	Weizen	Triticum aestivum
	Dinkel[1]	Triticum spelta
	Gerste	Hordeum vulgare
	Roggen	Secale cereale
	„Triticale"	Kreuzung aus Roggen und Weizen
–	Hafer	Grasgattung mit vielen Arten; Avena sativa
Teil 2 Als Getreide kultivierte glutenfreie Gräser		
Hirsegräser	Hirse	Zahlreiche Arten, z.B. – Sorghum – Milokorn
Maisgräser	Mais	Zea mays
Reisgräser	Reis	Zahlreiche Arten in den Hauptanbauländern
Teil 3 Glutenfreie „Mehlpflanzen"		
Knöterichgewächse (Polygonaceae)	Buchweizen (Fagopyrum esculentum)	Auch andere Arten
Gänsefußgewächse (Chenopodiaceae)	Quinoa (Chenopodium quinoa)	Körnerfrucht der zentralen Anden mit 60 Arten
Wolfsmilchgewächse (Euphorbiaceae)	Maniok (Manihot utilissima u.a. Arten)	Verschiedene Bezeichnungen je nach Herkunft und Aufbereitung, z.B. Tapioka; Cassava- oder Marantastärke
Amarantgewächse (Amaranthaceae)	Amaranthus caudatus Amaranthus paniculatus	Verwendung von Samen; Blätter als Gemüse

[1] Als Grünkern wird das unreife, leicht gedörrte und geschälte Korn des Dinkels bezeichnet

Hinweis: Der sog. „wilde Reis" (Zizania aquatica, Wasserreis) gehört zu den Gräsern, aber nicht zu den Reisgräsern. Er wird in Nordamerika gelegentlich gesammelt und verzehrt und ist auch unter der Bezeichnung „Indianerreis" bekannt.

HLA-II-Allele, z.B.DR, betroffen sein, wie Untersuchungen in den östlichen Mittelmeerländern zeigten. Doch ist trotz umfangreicher Studien die zelluläre Immunantwort bisher nicht in allen Einzelheiten geklärt.

Es kommt auch zu einer humoralen Immunantwort mit lokaler und systemischer Produktion von Antigliadin-Antikörpern, begleitet von Autoantikörpern gegen Strukturproteine der Dünndarmmukosa, u.a. Reticulin und Endomysium.

Doch ist das Bindeglied zwischen den Aminosäurensequenzen des Gliadins und den immunologischen Mechanismen, die letztlich zum klinischen Bild der Zöliakie führen, noch immer nicht bekannt. Auch ist bisher nicht untersucht, welche Faktoren die „Induktionsphase" beeinflussen, z.B. Immunstatus und Ernährungsweise der Mutter, Mikroflora im Darm des Säuglings sowie die Übergangsphase zur Beikost mit der Einführung neuer Lebensmittel und damit weiterer Nahrungsantigene.

Heute wird angenommen, daß das Spektrum der Weizenproteinsensitivität breit ist und sich auf andere Organe außerhalb des Darmes ausdehnen kann. Dies hat zur „Eisberg-Theorie" geführt:

- Diagnostizierte Patienten bilden lediglich die Spitze des Eisbergs.
- Dagegen stellen die „stillen" Fälle mit atypischer Symptomatik oder latente Fälle mit veränderter Glutensensitivität den größten, d.h. nicht sichtbaren, Teil des Eisbergs dar.

Klinik

Unter Glutenexposition kommt es bei Prädisposition zu einer Entzündung, in deren Verlauf die Dünndarmzotten allmählich abflachen. Es stellt sich ein fast vollständiger Zottenschwund mit „flacher" Schleimhaut (subtotale Zottenatrophie, Flachmukosa) ein (Abb. 5.**1**). Die Schädigung der Dünndarmschleimhaut mit ihrer reichen Ausstattung an Enzymen und Transportmechanismen führt zu verminderter Spaltung und Resorption der Nährstoffe. Daraus ergibt sich ein Malabsorptionssyndrom mit weitreichenden klinischen Folgen. Betroffen sind praktisch alle Nährstoffe, so daß Hypoproteinämie, Hypoglykämie, Disaccharidintoleranzen (besonders Lactose-Intoleranz), Steatorrhoe, Vitamin-und Eisenmangel (Anämie) und Calciumstoffwechselstörungen auftreten.

Beim Säugling äußert sich eine nicht diagnostizierte Zöliakie in einem großen vorgewölbten Abdomen als Folge der Ansammlung von Darminhalt; Muskelhypotonie; Erbrechen, Anorexie; dauernden oder periodischen, aber nicht obligatorisch lehmig-breiigen Stühlen oder Durchfall; nur gelegentlich Obstipation. Dazu kommen ausgeprägte Verhaltensveränderungen mit Weinerlichkeit und Mißmut.

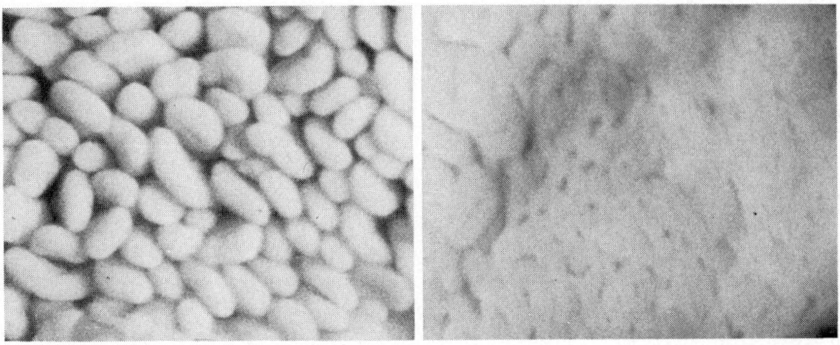

Abb. 5.1 Lupenmikroskopie von Dünndarmbiopsien. Links: Normale Jejunumschleimhaut mit schlanken, fingerförmigen Zotten. Rechts: Flachmukosa bei einem Zöliakiepatienten ohne Zotten (aus Betz, A.: Zöliakie- na und? Trias, Stuttgart 1991 [Abb. 1, S. 12])

Je älter die Kinder werden, umso häufiger lassen sich sog. „monosymptomatische“ Zöliakieformen nachweisen, charakterisiert z. B. durch Rachitis, Eisenmangelanämie, Minderwuchs oder mäßigen Entwicklungsrückstand.

Demnach ergibt sich aus der regelmäßigen Kontrolle des Wachstums ein wichtiger Hinweis: Eine der möglichen Ursachen für Wachstumsrückstand oder -stillstand kann eine Zöliakie (Abb. 5.**2**) sein, sogar häufiger als der Mangel an Wachstumshormon. Bei älteren Kindern kann die Wachstumsretardierung das wesentliche klinische Merkmal selbst bei symptomlosen Verlauf der Erkrankung sein.

Die Symptomatik der Zöliakie überschneidet sich mit der cystischen Fibrose. An der Universitäts-Kinderklinik Frankfurt am Main wurde das gemeinsame Auftreten beider Erkrankungen bei 3 unter 240 Patienten beobachtet.

Diagnostik

Die Fragestellung, ob klinische und/oder biochemische Parameter allein ausreichen, um eine Zöliakie zu diagnostizieren, ist wiederholt untersucht worden. Bei Beginn der Erkrankung werden fast immer Antikörper gegen Gliadin gefunden. Außerdem finden sich IgA-Antikörper gegen Bindegewebe des Dünndarms (Endomysium und Reticulin) sowie eine IgG-und IgM-vermittelte subepitheliale Komplementaktivierung. Familienanamnese, pathologischer Verlauf der oralen Xylose-Belastung, Enzymbestimmungen in der Dünndarmschleimhaut, biochemische Parameter des Eiweiß-und Eisenstoffwechsels und ein verzögertes Knochenalter liefern zwar wertvolle Hinweise, sind

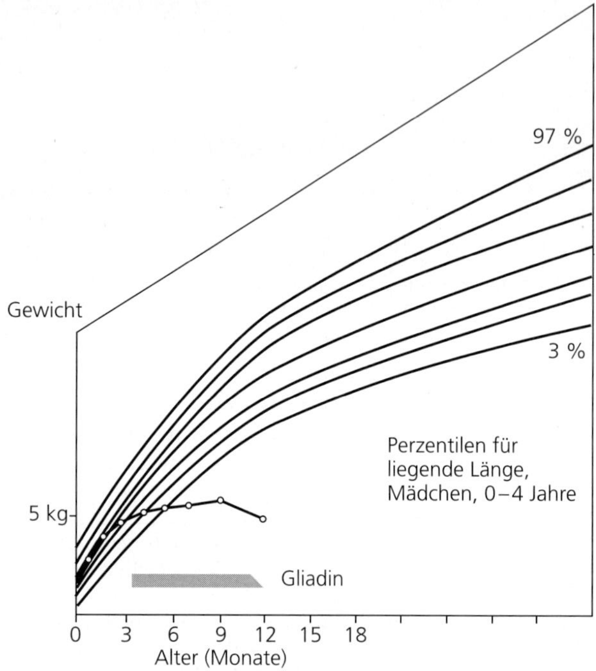

Abb. 5.2 Gewichtsentwicklung bei Zöliakie aus Prader, A.: Allmähliches Zurückbleiben der Gewichtsentwicklung bei Zöliakie. Helv.Paediat.Acta [1989] Suppl.52)

aber sämtlich nicht spezifisch genug, um die Diagnose endgültig zu sichern.

Eine Dünndarmbiopsie beim noch unbehandelten Patienten wird zur Sicherung der Diagnose als unverzichtbar angesehen (ESPGAN Working Group, 1990). Da die flache Dünndarmschleimhaut im Säuglingsalter nur ausnahmsweise durch andere Erkrankungen verursacht wird, gilt jede flache Mukosa solange als glutenabhängig, bis eine andere Diagnose gesichert ist. Da jedoch glutenhaltige Beikost im allgemeinen erst zu Beginn des zweiten Lebenshalbjahres eingeführt wird, entwickelt sich das Vollbild der Zöliakie häufig nicht. Dieses erschwert die Diagnose.

Bei früher klinischer Auffälligkeit (Symptomatik vor dem 9. Lebensmonat) kann es sich auch um eine passagere Glutenintoleranz handeln. Wenn nach zweijähriger glutenfreier Ernährung eine Normalisierung der Duodenalschleimhaut erreicht ist, sollen eine Glutenexposition und eine erneute Biopsie durchgeführt werden.

Ein Enzymdefekt als Ursache einer Zöliakie ließ sich bisher nicht nachweisen.

Behandlung der Zöliakie mit glutenfreier Kost

Für die Zöliakie bzw.Sprue gibt es keine andere Behandlungsmöglichkeit als eine strikt glutenfreie Kost. Da bei deren Nichteinhaltung das Risiko für die Entwicklung maligner Entartungen, hauptsächlich Tumoren des lymphoretikulären Systems, erhöht ist, soll bei gesicherter Diagnose die glutenfreie Kost lebensbegleitend beibehalten werden. Eine versuchsweise Durchführung einer glutenfreien Kost ohne gesicherte Diagnose muß unterbleiben.

Die klinische Symptomatik muß sich unter glutenfreier Kost zurückbilden, nach Auffassung der ESPGAN Working Group (1990) sogar relativ schnell innerhalb einiger Wochen. Nicht nur die Dünndarmbiopsie, sondern auch die Restitution der Dünndarmschleimhaut unter glutenfreier Kost wird als zwingend notwendig für die Sicherung der Diagnose einer Zöliakie angesehen.

Unter einer streng glutenfreien Kost normalisiert sich im allgemeinen auch das Längenwachstum der Spätzöliakie, also das Auftreten der Krankheit nach vollendetem 2.Lebensjahr. Ein unzureichendes Aufholwachstum wurde bisher als Folge von Diätfehlern bzw. einer zu spät einsetzenden Behandlung mit glutenfreier Kost gedeutet. Doch gibt es gelegentlich Patienten, die trotz früh einsetzender Behandlung und strikter Durchführung einer glutenfreien Kost ihre Zielgröße nicht erreichen, d.h.bei denen die Regulationsstörung des Wachstums bestehen bleibt.

Lebensmittelauswahl für die glutenfreie Kost

Glutenfreie Grundnahrungsmittel

Die Grundnahrungsmittel tierischer Herkunft sind von Natur aus „glutenfrei“. Dazu gehören: Alle Sorten Fleisch und Innereien; Wild und Geflügel; alle Sorten Fisch; Milch, Butter, Käse; Eier.

Auch wichtige Lebensmittel pflanzlicher Herkunft enthalten von Natur aus kein Gluten, z.B. Gemüse und Obst; Kartoffeln und Reis; Pflanzenöle und -margarine.

Alle glutenhaltigen Getreidearten und die daraus hergestellten Lebensmittel müssen durch glutenfreie Getreide ersetzt werden, also

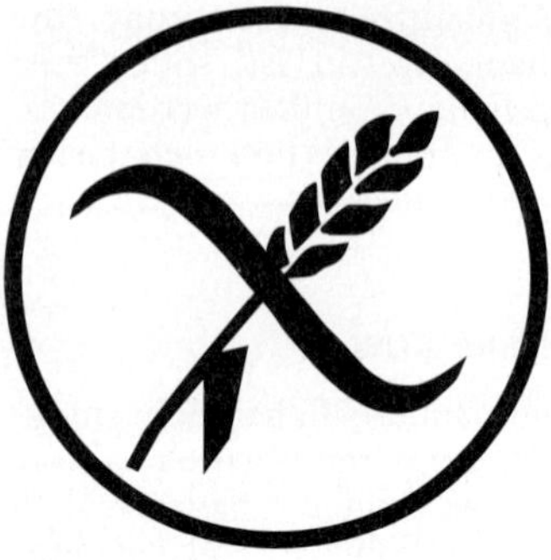

Abb. 5.3 Durchgestrichene Weizenähre als Symbol für Glutenfreiheit

durch Reis, Mais und Hirse sowie daraus hergestellte Erzeugnisse. Außerdem finden die glutenfreien „Mehlpflanzen" Buchweizen, Quinoa, Maniok und Amaranth und deren Zubereitungen Verwendung.

Glutenfreie diätetische Lebensmittel

Diätetische Lebensmittel unterliegen den geltenden Rechtsvorschriften (s. Anhang). Speziell für die glutenfreie Kost werden solche Erzeugnisse hergestellt, die glutenhaltige Getreideprodukte ersetzen, also insbesondere Mehle, Brote und Backwaren verschiedener Art sowie Teigwaren. Sie sind mit dem Symbol einer durchgestrichenen Weizenähre (Abb. 5.3) oder dem Aufdruck „glutenfrei" besonders kenntlich gemacht.

Mit Vorsicht auszuwählende Lebensmittel

Bei vielen industriell be- oder verarbeiteten Lebensmitteln kann als grobe Orientierung die nach der Lebensmittelkennzeichnungs-Verordnung erforderliche Zutatenliste dienen: Sie gibt in absteigender Reihenfolge die Zutaten nach dem Gewichtsanteil an. Von dieser Grundregel gibt es jedoch eine Reihe von Ausnahmen, die u.a. Kakaoerzeugnisse betreffen, ferner z.B. zusammengesetzte Zutaten und Trägerstoffe von Aromen.

Außerdem werden in der Lebensmittelindustrie auch sog. „funktionelle Proteine" verwendet, die eine gute Löslichkeit und besonders gute Emulgiereigenschaften aufweisen. Dazu gehört das lösliche Weizenprotein (Weizengluten), das auch mit dem Begriff „Pflanzeneiweiß" umschrieben wird. Da es sich um einen natürlichen Lebensmittelbestandteil handelt, der nicht zu den Zusatzstoffen zählt, wird das lösliche Weizenprotein in der Zutatenliste häufig nicht genannt.

Aus diesen Zusammenhängen ergibt sich eine Liste von Lebensmitteln, bei deren Auswahl Vorsicht geboten ist. Dazu gehören: Wurstwaren und Fleischextrakte, Brühwürfel; Fischkonserven, z.B. Fisch in pikanten Soßen; Fruchtjoghurt und -quark, Eiscreme; Fertiggerichte einschließlich Suppen, Soßen und Kartoffelprodukten; Kakao-und Schokoladenerzeugnisse.

Zu meidende Lebensmittel

Grundsätzlich zu vermeiden sind alle glutenhaltigen Getreidearten, d.h.Weizen, Roggen, Hafer, Gerste, Dinkel, Grünkern sowie die daraus hergestellten Erzeugnisse, insbesondere: Alle üblichen Sorten Brot und Gebäck; Teigwaren; Getreideschrot und-flocken, Mehl, Grieß, Weizen-und Haferkleie; alle mit Paniermehl hergestellten Speisen; Frikadellen; alle Sorten Bier, Malzbier, Malzkaffee.

Für die Lebensmittelauswahl gilt der Grundsatz: „Im Zweifel – nie!“. Ein sicherer Weg ist die Auswahl aus den von Natur aus glutenfreien Lebensmitteln und die Erweiterung des Speiseplans durch glutenfreie diätetische Lebensmittel.

Grenzwerte für den Glutengehalt in Lebensmitteln

Bisher gibt es keine international verbindliche Richtlinie oder Empfehlung für einen oberen Grenzwert des Glutengehaltes in „glutenfreien“ Lebensmitteln. Dies hängt u.a. damit zusammen, daß noch keine zuverlässige Analysenmethode zur Erfassung selbst von Spuren an Gluten und insbesondere der die Zöliakie auslösenden Subfraktionen vorliegt. Die Grenze der Nachweisbarkeit liegt gegenwärtig bei etwa 5mg Gluten/100g Lebensmittel. Die Testverfahren weisen außerdem eine niedrige Spezifität auf, d.h. es können auch Proteine erfaßt werden, die bei Zöliakie unschädlich sind. Die Entwicklung eines hochspezifischen Analysenverfahrens wird auch dadurch erschwert, daß die die Zöliakie letztlich auslösende Proteinfraktion noch nicht eindeutig verifiziert ist.

Praktische Durchführung der glutenfreien Kost

Aufbauphase nach der Diagnose

- Bei Untergewicht Energiezufuhr nach Sollgewicht, d.h.gfls. höher als der altersentsprechende Richtwert.
- Evtl.bestehende Lactose-Intoleranz berücksichtigen (Ernährungsmaßnahmen S. 135).
- Normale Fettauswahl; bei langfristig nicht beherrschbarer Steatorrhoe bis zu 50% des Gesamtfettes als mittelkettige Triglyceride.

Auf ausreichende Zufuhr an Vitaminen, Mineralstoffen (Calcium!) und Spurenelementen (Eisen, Zink!) achten; bei Durchfällen auch Natrium, Kalium, Chlorid und Magnesium berücksichtigen.

- Häufige kleine Mahlzeiten.
- Koch- und Küchentechnik: s. „Leichte Vollkost" S. 36.

Sprue des Erwachsenen

Die glutenfreie Ernährung entspricht der der Zöliakie.

- Evtl.bestehende Lactose-Intoleranz: Ernährungsmaßnahmen S. 135
- Bei langfristig nicht beherrschbarer Steatorrhoe bis zu 50% des Gesamtfettes als mittelkettige Triglyceride.

Hinweis: Aus der inneren Medizin (und ganz gelegentlich auch aus der Pädiatrie) sind therapiefraktäre Verlaufsformen mit der Notwendigkeit einer immunsuppressiven Behandlung bekannt.

Dauerernährung

Die Dauerernährung entspricht einer leichten Vollkost (S. 36) unter Berücksichtigung aller Lebensmittel, die zu meiden sind bzw. bei deren Auswahl Vorsicht geboten ist.

Die Möglichkeit von Ernährungsfehlern nimmt mit zunehmendem Alter des betroffenen Kindes zu. Um das Kind nicht auszugrenzen, empfiehlt es sich, die Mahlzeiten für die ganze Familie möglichst weitgehend glutenfrei zuzubereiten. Die glutenfreie Kost muß auch dann beibehalten werden, wenn keine Anzeichen für eine Zöliakie bzw. Sprue mehr vorliegen.

Dermatitis herpetiformis Duhring

Diese nach ihrem Erstbeschreiber (1884) benannte Erkrankung äußert sich in chronisch-rezidivierenden („herpetiformen") Effloreszenzen und manifestiert sich frühestens am Ende des Kleinkindalters: Kinder sind nur zu etwa einem, Erwachsene dagegen zu etwa zwei Drittel betroffen. Außerdem befällt die Erkrankung bevorzugt das männliche Geschlecht (etwa 2:1).

Kinder neigen zu monomorph-bullösen Eruptionen ohne Sensationen, während beim Erwachsenen die Polymorphie der Effloreszenzen typisch ist. Zu der Blasenbildung kommt es durch gluteninduzierte Antikörper. Außerdem lassen sich subepidermal IgA-Ablagerungen nachweisen. Es besteht eine über 70%ige Korrelation mit – oft subklinischer – Zöliakie.

Auf der Basis eines noch unbekannten Wirkungsmechanismus erfolgt eine systemische Behandlung mit Diamino-diphenyl-sulfon (Dapson). Durch gleichzeitige Durchführung einer glutenfreien Kost läßt sich die Medikamentengabe reduzieren. Da sich die Hauterscheinungen unter glutenfreier Kost wesentlich langsamer bessern als die Enteropathie bei einer Zöliakie, stellen sich die Erfolge meist erst nach mehreren Monaten ein.

Idiopathische chronisch-entzündliche Darmerkrankungen: Morbus Crohn und Colitis ulcerosa

Ätiologie, Pathogenese und Klinik

Erst seit Anfang der siebziger Jahre können Morbus Crohn und Colitis ulcerosa als zwei Erkrankungen diagnostisch voneinander unterschieden werden. Gemeinsam sind beiden Erkrankungen das familiär gehäufte Auftreten sowie die höhere Inzidenz in den westlichen Industrienationen im Vergleich zu weniger industrialisierten Ländern. Eine entzündliche Darmerkrankung ist in der Bundesrepublik bei etwa 50 000 Patienten bekannt, jeweils etwa zur Hälfte bedingt durch Morbus Crohn bzw. Colitis ulcerosa. Es wird jedoch mit einer erheblichen Dunkelziffer gerechnet. Die Diagnose muß endoskopisch und bioptisch gesichert werden.

Morbus Crohn

Der Morbus Crohn ist seit Beginn der dreißiger Jahre als Erkrankung des Verdaungstraktes bekannt und nach dem Erstbeschreiber Dr.B.B.Crohn, New York, benannt. Diese Erkrankung (Tab. 5.**6**) kann abschnittsweise den gesamten Magen-Darm-Kanal vom Mund bis zum Anus befallen, entweder einzelne Segmente oder langstreckiger kontinuierlicher Befall, so daß gesunde Abschnitte dazwischenliegen. Der Morbus Crohn tritt in allen Darmwandschichten auf und verändert durch chronische Entzündung die befallenen Abschnitte, gefolgt von Vernarbungen und Verdickungen.

Am häufigsten betroffen ist das terminale Ileum. Jedoch können einzelne Abschnitte oder der gesamte Dünndarm von der Entzündung befallen sein. Dagegen tritt die Erkrankung zwischen Mund und Duodenum selten auf.

Der Morbus Crohn ist durch einen sehr wechselnden Verlauf gekennzeichnet, bei dem Phasen geringer Krankheitsaktivität („freie Intervalle“) mit Entzündungsschüben abwechseln. Es ist bisher nicht bekannt, welche Faktoren zu einem erneuten Krankheitsschub, selbst nach jahrelanger Beschwerdefreiheit, führen.

Tabelle 5.6 Morbus Crohn und Colitis ulcerosa im Vergleich

Erkrankungsbeginn	**Morbus Crohn** **Gipfel etwa 10 1/2 Jahre**	**Colitis ulcerosa** **Gipfel etwa 11. Lebensjahr**
Lokalisation der Entzündung	– Erfaßt segmental Verdauungstrakt von Mund bis After – Prädilektionsstellen[1)] + Terminales Ileum + Angrenzendes Kolon – Befällt alle Darmwandschichten	– Erfaßt Rektum – Reicht über unterschiedliche Länge – Befällt nur Mukosa
Stuhlbeschaffenheit	Weichere, überlriechende, z.T. schleimhaltige Stühle, häufig mit Blut versetzt	Häufige, wäßrige Stühle mit unterschiedlichen Beimengungen an Blut, Schleim und Eiter
Bauchschmerzen	– Häufig; uncharakteristisch und schlecht lokalisierbar – Auch krampfartig	Selten
Subfebrile Temperaturen	Häufig	Selten
Körperlicher Zustand	– Müdigkeit, Abgeschlagenheit – erheblicher Gewichtsverlust	– In fortgeschrittenem Stadium Appetitlosigkeit, Gewichtsverlust – Wegen der intestinalen Blutverluste Eisenmangelanämie – Wegen der intestinalen Eiweißverluste Hypalbuminämie
Intestinale Komplikationen		
– Analläsionen	– Rötung, Analfisteln, perianale Abszesse	– Gelegentlich Fissuren und Hämorrhoiden – Selten Perforationen und Fisteln
– Maligne Entartung	Unter dem Risiko bei Colitis ulcerosa, aber höher als in der Normalbevölkerung	Kumulatives Risiko: – ≙ 5% nach 10jähriger Krankheitsdauer – ≙ 25% nach 20jähriger Krankheitsdauer – ≙ 50% nach >20jähriger Krankkeitsdauer

[1)] Etwa 75% der pädiatrischen Patienten

Tabelle 5.6 Morbus Crohn und Colitis ulcerosa im Vergleich (Fortsetzung)

Erkrankungsbeginn	Morbus Crohn Gipfel etwa $10^1/_2$ Jahre	Colitis ulcerosa Gipfel etwa 11. Lebensjahr
Extraintestinale Komplikationen	– Größe und Gewicht fallen allmählich aus der vorgegebenen Perzentile – Chronische Mangelernährung – Verzögerte Pubertät – Zinkmangel mit Hautscheinungen (ähnlich rekurrierender Herpesinfektion)	– Verzögertes Wachstum – Ausbleibende Pubertät

Der Morbus Crohn betrifft besonders junge Erwachsene ab etwa dem 16.Lebensjahr, kommt aber auch bereits bei Kindern vor.

Colitis ulcerosa

Bei der Colitis ulcerosa (Tab. 5.6) handelt es sich um eine auf den Dickdarm beschränkte entzündliche Erkrankung, die nur die oberflächlichen Schichten der Darmwand, insbesondere die Dickdarmschleimhaut, erfaßt. Im allgemeinen beginnt die Colitis ulcerosa mit einer entzündlichen Schleimhautveränderung des Rektums und greift von dort auf andere Dickdarmabschnitte, auch auf seine ganze Länge, über. Auch diese Erkrankung verläuft in Phasen mit geringer bzw. erhöhter Krankheitsaktivität.

Pathogenese

Die Pathogenese der beiden Erkrankungen ist bisher nicht bekannt. Verschiedene Erkenntnisse aus Forschungsarbeiten und aus klinischen Beobachtungen werden dahingehend gedeutet, daß ein Zusammenhang mit immunologischen Prozessen vorliegt. Da bei beiden Erkrankungen von einer multifaktoriellen Genese ausgegangen wird, ergeben sich diesbezüglich zahlreiche Ansatzpunkte, u.a.im Hinblick auf Faktoren aus der Nahrung. Insbesondere die günstige Wirkung der Elimination von intakten Proteinen in der akuten Phase der Erkrankung und deren Ersatz durch Eiweißhydrolysate hat die Frage nach einer allergisch bedingten Pathogenese aufgeworfen. Aus einigen Untersuchungen ergeben sich Hinweise auf Kuhmilchproteine als Ursache chronisch-entzündlicher Darmerkrankungen. So finden sich anamnestische Belege für eine Kuhmilchallergie in der Kindheit bei 8,5% der Patienten mit Morbus Crohn, bei 20,9% mit Colitis ulcerosa und nur in 2,8% bei Gesunden.

Zwei weitere Nahrungsbestandteile, die häufig untersucht wurden, sind Saccharose und Ballaststoffe, jedoch nicht als Nahrungsallergene, sondern im Zusammenhang mit den Veränderungen im Kohlenhydratverzehr in den Industrienationen (Band 1, S. 203). Eindeutige Zusammenhänge zwischen einer saccharosereichen bzw.ballaststoffarmen Ernährungsweise und der Pathogenese eines Morbus Crohn oder einer Colitis ulcerosa sind aber nicht sicher nachzuweisen.

Bei den chronisch-entzündlichen Darmerkrankungen ist in der Darmschleimhaut die Synthese eines Entzündungsmediators, des Leukotriens B4 (LTB4), deutlich gesteigert. Die Vorstufen für die Biosynthese dieses Eicosanoids stellen Linol-bzw.Arachidonsäure dar. Letztere wird in Gegenwart des Enzyms Lipoxygenase zu Leukotrienen umgesetzt (Band 1, Abb. 15b u. S. 34). An den Entzündungsreaktionen sind auch Interleukin 1, ein proinflammatorisches Cytokin, und der Tumor-Nekrose-Faktor beteiligt. Die Fettsäuren der omega 3-Reihe („Fischöle") konkurrieren mit Arachidonsäure um das Enzym Lipoxygenase, so daß durch ein vermehrtes Angebot dieser Fettsäuren die Synthese von LTB4 aus Arachidonsäure gehemmt werden kann. Von einer Routinebehandlung der chronisch-entzündlichen Darmerkrankungen mit „Fischöl-Kapseln" wird aber wegen fehlender Ergebnisse großangelegter Studien noch abgesehen.

Es gibt eine Reihe von Hinweisen, daß bestimmte Lebensmittel, z.B. Milch und Milchprodukte, Lebensmittel mit Weizen und Bäckerhefe sowie Bananen, Orangen und Karotten, subjektive Intoleranzerscheinungen auslösen, ohne daß sich die Zusammenhänge mit den Krankheitsschüben erklären lassen.

Klinik

In Abhängigkeit von den Funktionsausfällen der befallenen Organe bzw.Darmabschnitte, dem Schweregrad der Erkrankungen und deren phasenhaften Verläufen kommt es zu unterschiedlichen Störungen der Verdauung und Resorption der Nährstoffe, besonders bei Beteiligung des Dünndarms mit seiner großen resorbierenden Oberfläche. Auch operative Eingriffe lösen Beschwerden aus und beeinträchtigen die Ernährung.

Beim Morbus Crohn entwickeln sich verschiedene Begleiterkrankungen, u.a. Perianalveränderungen (auch diagnostisch wichtiges Kriterium) mit der Gefahr von Fistelbildungen, Aphthen, Gallenblasen- und Nierensteine, Haut-und Augenveränderungen sowie Begleitarthralgien, von denen nicht geklärt ist, ob sie durch Nahrungsfaktoren mitbedingt sein können. Bei multiplen Resektionen besteht die Gefahr eines Kurzdarmsyndroms.

Wegen der Inappatenz und der durch Schmerzen eingeschränkten Nahrungsaufnahme kommt es bei Morbus Crohn zum fortschreitenden schweren Gewichtsverlust. Während akuter Krankheitsschübe treten Flüssigkeits-und Elektrolytverluste durch Erbrechen und Durchfälle auf. Bei Kindern entwickeln sich Wachstumsrückstand oder -stillstand.

Auch die Colitis ulcerosa geht wegen der Appetitlosigkeit mit Gewichtsverlust einher. Die Ausscheidung von Sekreten und Blut mit den Fezes führt zu Eiweiß-und Eisenverlust. Bei der chirurgischen Behandlung wird eine totale Kolektomie durchgeführt.

Aus diesen Zusammenhängen ergeben sich bei beiden Erkrankungen vielschichtige Zustände einer Mangelernährung. Diese ist bei Morbus Crohn stärker ausgeprägt als bei Colitis ulcerosa, wie die vergleichende Übersicht in Tab. 5.7 erkennen läßt.

Ernährung bei chronisch-entzündlichen Darmerkrankungen

Während sich eine Vielzahl von Arbeiten mit der Ernährung bei Morbus Crohn befaßt, liegen für die Colitis ulcerosa vergleichsweise wenig Angaben vor. Häufig wird für beide Erkrankungen unterschiedslos die gleiche Ernährungsweise empfohlen. Doch sollte die Ernährung die Lokalisation der Entzündung mit den sich daraus ergebenden Folgen für die Verdauung und Resorption der Nährstoffe bzw. für die Rückresorption von Metaboliten berücksichtigen. Es gibt aber weder eine spezifische „Crohn-Diät" noch eine spezifische „Colitis-Diät".

Die Wachstumsverzögerung wird bei Morbus Crohn mit bis zu 50 (sogar bis zu 80)% und bei Colitis ulcerosa mit 5-10% der Kinder angegeben. Etwa 20-25% der Morbus Crohn-Patienten erreichen nur eine Endgröße unter der 3.Perzentile. Als wesentliche Ursache der Wachstumsretardierung wird die Malnutrition angesehen. Jedenfalls sprechen die Ergebnisse zahlreicher Studien dafür, daß die Beseitigung der Malnutrition das Wachstum deutlich verbessert.

Initiale Ernährung mit Elementardiäten

In der akuten Phase eines Morbus Crohn werden chemisch definierte Elementardiäten kontinuierlich über eine Sonde mit Ernährungspumpe oder diskontinuierlich mit 6-bis 8maliger Sondierung von Teilmengen mit der Spritze verabreicht. Die Bestandteile dieser Diäten werden im oberen Dünndarm resorbiert. Es wird diskutiert, daß sie die Antigenbelastung des Darmes vermindern und daß Glutamin als wichtiges Energiesubstrat der Enterocyten zur Integrität der Mukosabarriere gegenüber Proteinen und Bakterien beiträgt. Aus einer Vielzahl von Untersuchungen, hauptsächlich an Erwachsenen, ergibt sich, daß sich bei etwa 60% der Patienten mit Dünndarmmanifestationen ein positiver Effekt einstellt: Durchfälle, Bauchschmerzen und Fieber lassen nach; es kommt zum Gewichtsanstieg.

Tabelle 5.7 Folgen des Mangels an Energie und einigen essentiellen Nährstoffen bei chronisch-entzündlichen Darmerkrankungen[1)]

Energie- und Nährstoffzufuhr	**Folgen der Mangelernährung**	**Häufigkeit (%) Morbus Crohn**	**Colitis ulcerosa**	**Ursachen**
Verminderte Energie- und Nährstoffaufnahme, auch in Wachstumsphasen	– Gewichtsverlust – Wachstumsrückstand oder -stillstand	60–75 bis zu 50 (80)	20–60 5–10	– Inappetenz – Individuelle Intoleranzen – Schmerzen nach Nahrungsaufnahme bei Morbus Crohn
Eiweißmangel	– Hypalbuminämie – Negative Stickstoffbilanz	25–80 65–70	25–50 –	– Malabsorption und Proteinverluste mit Sekreten und Blut
Folsäuremangel	– Megaloblastäre Anämie	40–50	30–40	– Malabsorption – Hemmung der Resorption durch Medikamente (Salazosulfapyridin)
Vitamin-B_{12}-Mangel	– Megaloblastäre Anämie	50	5	– Mangelnde Resorption bei Befall des terminalen Ileums
Eisenmangel	– Mikrozytäre Anämie	40	80	– Blutverluste mit den Fezes
Zinkmangel	– Typische Hautveränderungen	20–40	–	– Hoher enteraler Verlust und erhöhte Urinausscheidung in Phasen hoher Aktivität

[1)] Zusammengestellt nach: Afonso, J.J., J.L. Rombeau; Nutritional Care for Patients with Crohn's Disease. Hepato-gastroenterol. 37 (1990) 32–41
Kasper, H.: Diäten bei Magen-Darm-Erkrankungen, Akt. Ernähr. – Med. 18 (1993) 117–131

Ein Aufholwachstum bei Kindern und Jugendlichen läßt sich nur durch langfristige Sondenernährung erzielen. Dies bedeutet eine 6-12 Monate andauernde Zufuhr der Elementardiät über Nacht mit einer Ernährungspumpe zusätzlich zur Ernährung während des Tages.

Da nährstoffdefinierte Diäten im Vergleich zu chemisch definierten einen besseren Geschmack aufweisen und nicht sondiert werden müssen, sind auch vergleichende Studien mit diesen beiden Ernährungsmöglichkeiten in der akuten Krankheitsphase durchgeführt worden, jedoch mit voneinander abweichenden Ergebnissen.

Ein Mangel an Vitaminen, Mineralstoffen und Spurenelementen muß gezielt über Supplemente behandelt werden.

Ernährung in Remissionsphasen

Das Ziel der Ernährungsbehandlung ist eine ausgewogene Mischkost im Sinn einer „leichten Vollkost" (S. 36), die jedoch die individuellen Intoleranzen zu berücksichtigen hat (sog. „individuelle Ausschlußdiät", exclusion diet). Es gibt keine Gründe, pauschale Verbotslisten aufzustellen.

Bei erheblichem Untergewicht und Mangelerscheinungen wird über einen eingeschränkten Zeitraum zusätzlich nach Möglichkeit eine nährstoffdefinierte Diät gegeben, da diese wegen des besseren Geschmacks im allgemeinen ohne Sonde akzeptiert wird (s.o.).

Besonderheiten der Ernährung bei den beiden chronisch-entzündlichen Darmerkrankungen ergeben sich aus der vergleichenden Übersicht in Tab. 5.**8**. Die Zubereitung soll aus frischen Lebensmitteln und mit schonenden Garverfahren erfolgen.

Chronisch-entzündliche Darmerkrankungen und Schwangerschaft

Die bisher durchgeführten Untersuchungen zeigen, daß chronisch-entzündliche Darmerkrankungen eine Schwangerschaft nicht ausschließen. Sowohl bei Morbus Crohn als auch bei Colitis ulcerosa wurde nach Analyse einer großen Zahl von Schwangerschaften festgestellt, daß Schädigungen des Kindes, z.B. Unreife, Untergewicht und Mißbildungen, sowie Totgeburten nicht häufiger auftreten als in der Allgemeinbevölkerung. Der Schwangerschaftsbeginn sollte in einer inaktiven Krankheitsphase liegen. Das Absetzen von Medikamenten ist zu vermeiden, denn entzündliche Schübe mit vermehrten Beschwerden sollen verhindert werden.

Sofern ein schlechter Ernährungszustand oder andere Komplikationen vorliegen, sind diese zunächst zu beseitigen. Richtwerte für die Energie-und Nährstoffzufuhr bei gesunden Schwangeren und Stillenden sind in Tab. 5.**9** (S. 120) zusammengestellt. Außerdem wird zurückverwiesen auf Band 1, S.108ff.

Tabelle 5.**8** Ernährungsmaßnahmen in Ruhephasen – Morbus Crohn und Colitis ulcerosa im Vergleich

<table>
<tr><th>Energie- u. Nährstoff-zufuhr</th><th>Morbus Crohn</th><th>Colitis ulcerosa</th></tr>
<tr><td>Energie</td><td colspan="2">– Bezogen auf das Sollgewicht; deutlich über den Richtwerten
– Bei erheblichem Untergewicht mehr als 150% der Richtwerte</td></tr>
<tr><td>Eiweiß</td><td colspan="2">– Quantitativ: Bis zu 150% über der altersentsprechenden empfohlenen Zufuhr
– Qualitativ:</td></tr>
<tr><td></td><td>+ Biologisch hochwertige Proteinquellen: Fleisch, Geflügel; Fisch; Eier; Soja- und Getreideerzeugnisse (Soja supplementiert mit Methionin)
+ Milch und Milcherzeugnisse: individuelle Intoleranz häufig</td><td>+ Proteinquellen wie nebenstehend
+ Milch und Milcherzeugnisse werden aber häufig vertragen</td></tr>
<tr><td>Kohlen-hydrate</td><td colspan="2">– Bei erhöhter Energiezufuhr deutlich über den Richtwerten
– Tagesmenge auf mehrere kleine Portionen verteilen, z.B. mit grieß- und stärkehaltigen Zubereitungen (vergl. Tab. 4.3)
– Allgemein als „unverträglich" eingestufte Lebensmittel (Obst- und Gemüsesorten) vermeiden (vergl. Tab. 3.1)
– Saccharose: Niedrige Zufuhr wünschenswert (Band 1, S. 179 u. 203); nicht mehr als 10% der Energiezufuhr
– Lactose: Bei individueller Unverträglichkeit Milch und Milchprodukte vermeiden; Produkte mit komplett abgebauter Lactose, z.B. Joghurt, werden dennoch häufig vertragen
– Ballaststoffe: Richtwert (DGE 1991) etwa 30g/Tag; 12,5g/1 000 kcal für Kinder „wünschenswert und realisierbar" (Band 1, S. 203)</td></tr>
<tr><td></td><td>+ Bei entzündungsbedingten oder narbigen Einengungen eines Darmabschnitts nur ganz geringe Mengen Ballaststoffe (feinstvermahlen)
+ Im Extremfall Darmverschluß!</td><td>+ Ballaststoffdichte auch über den Richtwerten
+ Obstipation bei entzündlichem Befall des Enddarms!</td></tr>
<tr><td>Fett</td><td colspan="2">– Bei erhöhter Energiezufuhr über den Richtwerten
– Qualitativ: Linolsäurereiche Pflanzenöle (trophische Wirkung auf die Darmschleimhaut, vergl. S. 74)
– Noch keine Rountinebehandlung mit Fischöl-Kapseln, da Ergebnisse von großangelegten Therapiestudien fehlen
– Bei gestörter Rücksorption der Gallensäuren im terminalen Ileum (Steatorrhoe S. 55, chologene Diarrhoe Tab. 4.5) mittelkettige Triglyceride, auch in definierten Diäten (s. Anhang)</td></tr>
</table>

Tabelle 5.8 Ernährungsmaßnahmen in Ruhephasen – Morbus Crohn und Colitis ulcerosa im Vergleich (Fortsetzung)

Energie- u. Nährstoffzufuhr	**Morbus Crohn**	**Colitis ulcerosa**
Vitamine		
– Vitamin B_{12}	– Überwachung der Serumwerte und gfls. intravenöse Zufuhr	
– Übrige Vitamine	– Gelegentliche Blutspiegelkontrollen zur Vermeidung von Mangelerscheinungen – besonders auf Vitamin D_3 und Folsäure achten	
Mineralstoffe und Spurenelemente		
– Calcium	– Substitution bei mangelnder Aufnahme von Milch und Milchprodukten oder Steatorrhoe	
– Eisen	– Eisengaben nur in Phasen niedriger Krankheitsaktivität sinnvoll – bei hoher Entzündungsaktivität Anämie und Serumeisen durch orale Eisengaben nicht korrigierbar	
– Zink	– Orale Zinkgaben bei niedrigen Serumwerten (Band 1, S. 65 u. 220)	

Hinweise:
- Bei Durchfällen zusätzlich auf Elektrolyte (Natrium, Kalium, Chlorid und Magnesium) achten
- Ausreichende Flüssigkeitszufuhr, z.B. mit Teegetränken (ungesüßt) und Mineralwasser
- Bei supportiver enteraler Ernährung Kaugummi zur Parotitis-Prophylaxe

Ernährung bei enteralem Eiweißverlust (exsudative Enteropathie)

Etwa 60 gastrointestinale Erkrankungen gehen mit einem Eiweißverlust in das Darmlumen einher. Jeder Zustand, bei dem ein Verlust von Plasmaeiweiß in das Darmlumen auftritt, wird als „enterales Eiweißverlust-Syndrom“ bezeichnet. Es gibt für diese Erkrankungen keine einheitliche Pathogenese, denn der Mechanismus ist je nach Grundkrankheit verschieden. Zu diesen Erkrankungen gehören die verschiedenen Formen der intestinalen Lymphangiektasie.

Tabelle 5.9 Richtwerte für die Energie- und Nährstoffzufuhr bei gesunden Schwangeren und Stillenden[1)]

Energie-/Nährstoff-zufuhr	**Schwangere ab 4. Monat**	**Stillende**
Energie (kcal/Tag)	+ 300	bis + 650
Protein (g/Tag)	58	63
Fett (% der Energie)	25–35	30–35
Essentielle Fettsäuren (% der Energie)	3,5	3,5
Gesamtwasseraufnahme (ml/Tag)	2500	3200
Empfohlene Zufuhr pro Tag		
Calcium (mg)	1200	1300
Magnesium (mg)	300	375
Eisen (mg)	30	20
Zink (mg)	15	22
Jod (µg)	230	260
Vitamin A (mg RÄ)	1,1	1,8
Vitamin D (µg)	10	10
Vitamin E (mg)	14	17
Vitamin K (µg)	65	65
Thiamin (mg)	1,5	1,7
Riboflavin (mg)	1,8	2,3
Niacin (mg NÄ)	17	20
Vitamin B_6 (µg)	2,6	2,2
Folsäure (µg)	600	450
Vitamin B_{12} (µg)	3,5	4,0
Vitamin C (mg)	100	125

[1)] – Deutsche Gesellschaft für Ernährung: Empfehlungen für die Nährstoffzufuhr, 5. Überarbeitung 1991. Frankfurt am Main 1991
– Vergl. Band 1, S. 108 ff

Bei den angeborenen Störungen (generalisierte grobe Mißbildungen des Lymphgefäßsystems; Ektasie der kleinen Mukosalymphgefäße) sind folgende Ernährungshinweise zu beachten:

- Bei gleichzeitigem Vorliegen einer Kuhmilchprotein-Intoleranz sind Kuhmilchproteine vollständig aus der Nahrung zu eliminieren (S. 84ff).

- Da mittelkettige Fettsäuren – im Gegensatz zu langkettigen – über das Pfortadersystem und nicht über das Lymphgefäßsystem abtransportiert werden (Tab. 4.**6**), „entlastet“ die Verwendung von mittelkettigen Triglyceriden anstelle von Fetten mit langkettigen Fettsäuren das Lymphgefäßsystem.

Die Energie-und Nährstoffzufuhr richtet sich im übrigen nach den altersentsprechenden Empfehlungen bzw. Richtwerten. In Einzelfällen (Absinken des Gesamt-Proteins im Serum) sind Aminosäuren-Infusionen angebracht.

6 Hereditäre Störungen von Transportprozessen der Nährstoffe

Aminosäurentransport

- → Cystinurie
- → Dibasische Hyperaminoacidurien
  - + Typ I
  - + Typ II (lysinurische Protein-intoleranz)
- → Iminoglycinurie
- → Hartnups`che Krankheit
- → Cystinose

Kohlenhydrattransport

- → Glucose-Galaktose-Malabsorption
- → Disaccharid-Intoleranz I
- → Disaccharid-Intoleranz II
  - + Kongenitaler Lactasemangel
  - + „Erworbener" Lactasemangel
  - + Neonatale Lactose-intoleranz

Ernährungsmaßnahmen

Spezielle Diäten in Anpassung an die Pathogenese

Spezielle Diäten in Anpassung an die Pathogenese

Exogener Lipidtransport (Fette u. Fettbegleitstoffe)	Chloridionentransport	Spurenelementtransport
→ Abetalipoproteinämie → Hypobetalipoproteinämie → Apolipoprotein-CII-Mangel → Lipoprotein-Lipase-Mangel	→ Cystische Fibrose	→ Zink: Acrodermatitis enteropathica → Kupfer: + Menkes-Syndrom + Wilson-Krankheit
Restriktion der Fettzufuhr und Ausgleich durch erhöhte Protein- und Kohlenhydratzufuhr	– Supportive enterale Ernährung – Energiereiche Ernährung mit hohem Fettgehalt und Enzymsubstitution	Spezielle Diäten in Anpassung an die Pathogenese

Hereditäre Störungen im Stoffwechsel der Nährstoffe

Bereits kurz nach der Jahrhundertwende führte der englische Arzt Sir Archibald E.Garrod den Begriff der „Inborn Errors of Metabolism“ („angeborene Stoffwechselstörungen“) ein und veröffentlichte 1909 die erste Ausgabe einer gleichnamigen Bibliographie. Erst 1934 wurden seine Arbeitshypothesen durch die Erstbeschreibung der Phenylketonurie durch den norwegischen Arzt A.Følling bestätigt.

Wie bereits erwähnt, wird gegenwärtig von über 5 000 Krankheiten ausgegangen, deren Ursache Mutationen am Erbgut darstellen. Praktisch kann die Funktion jedes einzelnen Eiweißkörpers von den Membran-und Transport- bis zu den Speicherproteinen (Tab. 6.**1**) gestört sein. Die Funktionsstörungen können den Stoffwechsel aller Nährstoffe betreffen, d.h. Aminosäuren, Kohlenhydrate, Lipide, Vitamine, Mineralstoffe und Spurenelemente, und zwar in Abhängigkeit von Wirkungs-bzw. Substratspezifität und der Lokalisation im Zellstoffwechsel (vergl. Abb. 2.**1**) bzw. in Organen. Phänoty-

Tabelle 6.**1** Funktionen von Eiweißkörpern (Beispiele)

Eiweißkörper	Funktionen
Membranproteine	Alle in Membranen eingebauten Proteine unabhängig von ihrer Funktion, auch Glycoproteine der Zellmembran zur Fremderkennung
Transportproteine	– Stofftransport durch Membranen, z.B. Resorption von Aminosäuren durch die Dünndarmmukosa und deren Rückresorption im Nierentubulus – Stofftransport durch Lysosomen- und Mitochondrienmembranen
Rezeptoren	– Meist Glycoproteine in der Zellmembran zur spezifischen Bindung verschiedener Substanzen, u.a. Hormone, Neurotransmitter und Bakterientoxine; auch Insulin- und Lipoproteinrezeptoren
Immunproteine	Abwehrstoffe (Band 1, S. 151ff.)
Enzyme	Katalysatoren praktisch aller Stoffwechselreaktionen im Organismus
Speicherproteine	Speicherung von kleinen Molekülen bzw. Ionen, z.B. Eisen oder Kupfer

pisch, d.h. klinisch, äußert sich der Ausfall bestimmter Funktionen in zum Teil schweren Krankheitsbildern.

Unter den Eiweißkörpern nehmen die Enzyme als Katalysatoren aller Stoffwechselreaktionen eine herausragende Bedeutung ein und gehören in gleicher Weise wie die Polynukleotide zu den Schlüsselsubstanzen des Lebens. Die Einteilung der Enzyme und ihre Nomenklatur sind durch internationale Regeln festgelegt (Tab. 6.**2**). Alle ausreichend charakterisierten Enzyme sind in einer Liste erfaßt und mit einer Klassifizierungsnummer (EC-Nummer) versehen. Wegen der weiteren Einzelheiten wird auf die Spezialliteratur verwiesen.

Tabelle 6.**2** Enzymklassen[1)]

Klasse	**Wichtige Unterklassen**
1 Oxidoreduktasen	Dehydrogenasen Oxidasen, Peroxidasen Reduktasen Monooxygenasen Dioxygenasen
2 Transferasen	C_1-Transferasen Glycosyl-Transferasen Aminotransferasen Phospho-Transferasen
3 Hydrolasen	Esterasen Glycosidasen Peptidasen Amidasen
4 Lyasen („Synthasen")	C-C-Lyasen C-O-Lyasen C-N-Lyasen C-S-Lyasen
5 Isomerasen	Epimerasen *cis-trans*-Isomerasen Intramolekulare Transferasen
6 Ligasen („Synthetasen")	C-C-Ligasen C-O-Ligasen C-N-Ligasen C-S-Ligasen

[1)] Auszugsweise entnommen:
Koolman, J., J.-H. Röhm: Taschenatlas der Biochemie. Thieme Verlag Stuttgart 1994, S. 87

An den Reaktionen der Enzyme sind vielfach Vitamine als Coenzyme beteiligt: In der Tab. 6.**3** sind die B-Vitamine als Coenzyme unter besonderer Berücksichtigung derjenigen Stoffwechselreaktionen zusammengestellt, die bei der Besprechung der einzelnen hereditären Störungen aufgegriffen werden. Auch einige Spurenelemente können zu den lebenswichtigen Bestandteilen von Enzymen gehören, u.a. Eisen, Kupfer, Kobalt, Zink und Selen.

Die Nomenklatur der nachfolgend zu erörternden Störungen im Stoffwechsel von Nährstoffen basiert auf:

McKusick, V.A.: Mendelian Inheritance in Man. Johns Hopkins University Press, Baltimore and London, 10.Ausgabe (2 Bände), 1992.

Die Nummern dieses Katalogs (McKusick; auch MIM von Mendelian Inheritance in Man) werden bei den einzelnen Störungen angegeben. Erläuterungen dazu finden sich in Vol.I, S. IX-XXXVII.

Die nachfolgend erläuterten Diäten müssen mit Hilfe von Nährwert-Tabellen berechnet werden. Diesbezügliche Hinweise finden sich im Anhang unter „Literatur“.

Hereditäre Störungen des Aminosäurentransports

Aminosäurentransport

Aus dem **Darmlumen** werden die L-Aminosäuren durch mehrere spezifische Natrium-vermittelte Kotransportsysteme (Band 1, Abb. 23) sekundär-aktiv in die Mukosazelle aufgenommen. Die als „basisch“ zusammengefaßten Aminosäuren Arginin und Lysin mit dem als Zwischenprodukt im Harnstoffzyklus auftretenden Ornithin weisen ein eigenes Transportsystem auf, desgleichen die „sauren“ Aminosäuren Glutamin-und Asparaginsäure. Die beiden letztgenannten werden z.T. bereits in der Mukosazelle abgebaut. Es ist nicht endgültig geklärt, wieviel Transportsysteme für die neutralen Aminosäuren vorhanden sind. Außerdem werden spezifische Transportsysteme für Prolin, Cystin und Histidin sowie für ß-Alanin und gamma-Aminobuttersäure diskutiert. Der Abtransport der Aminosäuren durch die Basolateralmembran in die Blutbahn verläuft Carrier-vermittelt.

Von der luminalen Zellmembran können auch Di-und Tripeptide als intakte Moleküle aufgenommen werden, und zwar ebenfalls Carrier-vermittelt. Die nachfolgende Hydrolyse erfolgt durch intrazelluläre Peptidasen.

Wegen der **Aufnahme in die Zellen** sowie wegen des Influx und Efflux in den membranumgebenen Organellen der Zelle wird zurückverwiesen auf Abb. 2.**1** mit den entsprechenden Erläuterungen.

Tabelle 6.3 B-Vitamine als Coenzyme

Vitamin[1]	**Coenzyme (Enzyme)**	**Wichtigste katalysierte Umsetzungen im Stoffwechsel**
Thiamin	Thiamindiphosphat (Decarboxylasen, Transketolase)	– Oxidative Decarboxylierung von Ketosäuren – Umwandlung von Hexosen in Pentose (Bereitstellung von Ribose für RNA)
Riboflavin	– Flavinmononukleotid (= FMN = Riboflavin-5-monophosphat) – Flavinadenindinukleotid (= FAD) (Oxidoreduktasen)	– Dehydrogenasen: z.B. NADH-Dehydrogenase der Atmungskette – Oxidasen: Aminosäuren-Oxidasen, Xanthin-Oxidase, Aldehyd-Oxidasen, u.a. Umwandlung von Tryptophan zu Niacin
Niacin	– Nicotinamid-Adenin-dinukleotid (= NAD^+) – Nicotinamid-Adenin-dinukleotid-Phosphat (= $NADP^+$) (über 200 Dehydrogenasen)	– Zentrale Rolle als Überträger von Hydridionen (Reduktionsäquivalenten) – Glycolyse, Fettsäuren-Stoffwechsel, Atmung
Vitamin B_6	– Pyridoxalphosphat (= PLP) – Pyridoxaminphosphat (= PMP) (Amino-Transferasen, viele Lyasen)	– Bildung von 2-Oxosäuren mit dem Kohlenstoffgerüst der Aminosäuren – Transaminierung, letztlich Überführung von Stickstoff in Harnstoff – Bildung nicht-essentieller Aminosäuren – Glycogenabbau durch Phosphorylase
Folsäure	Tetrahydrofolsäure (C_1-Transferasen)	Transfer von C_1-Einheiten: Hydroxymethylgruppen („aktivierter Formaldehyd"), Formylgruppen („aktivierte Ameisensäure"), Methylgruppe des Methionins
Pantothensäure	Coenzym A[2] (= CoA) (Acyl-Transferasen, CoA-Transferasen)	– Übertragung von Acyl-Resten – Gluconeogenese – Aufbau- und Abbau von Fettsäuren – Synthese von Sterolen, Steroidhormonen und Porphyrinen
Biotin	– Biotin+Mg+ATP – Biocytin (Carboxylasen)	Transfer und Fixierung von Carboxylgruppen (Pyruvat-Carboxylase, Acetyl-CoA-Carboxylase u.a.); Einzelheiten s. Text
Vitamin B_{12}	– Methylcobalamin – 5-Deoxyadenosylcobalamin (Transferasen)	– Transfer der Methylgruppe – Abbau einiger Aminosäuren sowie ungeradzahliger und verzweigtkettiger Fettsäuren (Methylmalonyl-CoA-Mutase)

[1] Einzelheiten über die Vitamine Band 1 ab S. 44
[2] A für Acylierung; wichtigstes Acylderivat Acetyl-CoA

Im **proximalen Nierentubulus** existieren etwa 7 verschiedene Transportsysteme für die Rückresorption von Aminosäuren, meist als Natrium-vermittelter Kotransport. Dieser verläuft ebenfalls spezifisch für die L-Konfiguration der Aminosäuren und ist sauerstoffabhängig. Für die Summe der Aminosäuren ergibt sich (beim Erwachsenen) eine filtrierte Menge/Zeit („load") von etwa 70g/Tag. Beispielsweise wird L-Valin sehr rasch und zu 99,9%, L-Histidin dagegen langsamer und nur zu 94,3% der filtrierten Menge in das Blut rückresorbiert. Insgesamt macht die Ausscheidung mit dem Urin (Aminoacidurie) weniger als 1% der filtrierten Menge aus.

Eine vermehrte Ausscheidung von Aminosäuren (Hyperaminoacidurie) kann mehrere Ursachen haben:

- Beim Früh-und Neugeborenen wird eine „physiologische" Hyperaminoacidurie beobachtet und mit Reifungsprozessen der Nierenfunktion in Zusammenhang gebracht.
- Eine prärenale Hyperaminoacidurie entsteht bei Sättigung der Resorption (erhöhter Plasmakonzentration).
- Eine renale Hyperaminoacidurie tritt bei einer Störung der tubulären Transportsysteme auf:
  + Spezifisch für ein bestimmtes Transportsystem, z.B. „basische" oder „saure" Aminosäuren.
  + Unspezifisch, z.B. beim de Toni-Debré-Fanconi-Syndrom.

Hereditäre Störungen

Hereditäre Störungen bei intestinalen und tubulären Transportsystemen treten insgesamt selten und mit bemerkenswerter Heterogeneität auf.

Cystinurie: 220 100

Autosomal-rezessiv vererbte Störung des intestinalen und tubulären Membrantransportes von Lysin, Arginin, Ornithin und Cystin; Unterscheidung von mindestens 3 Formen; Angaben zur Häufigkeit: 1: 7 000 – 1: 10 000.

Cystin weist mit = 0,1g/l Wasser eine sehr geringe Löslichkeit auf. Als Folge der mangelnden Resorption bzw. Rückresorption fällt Cystin aus und bildet im Nierentubulus und in den ableitenden Harnwegen Cystinsteine, teils in kristalliner Form, teils in großen Ausgußsteinen. Klinisch wichtige Befunde sind Nierenkoliken, Hämaturie und häufige Infektionen der ableitenden Harnwege.

Die Konzentration der 4 Aminosäuren im Plasma liegt im unteren Normbereich. Möglicherweise erfolgt die intestinale Resorption in Form von niedermolekularen Peptiden, da keine Mangelerscheinungen auftreten.

Um die Kristallisation von Cystin zu vermindern oder zu verhindern, stehen zwei Maßnahmen im Vordergrund der Behandlung:

- Hohe Flüssigkeitszufuhr zwecks Urinverdünnung, individuell zu regulieren nach der resultierenden Cystinkonzentration im Urin; mindestens 2,5-3l/24 Stunden/1,73m^2 Körperoberfläche,
- Alkalisierung des Urins (pH >7,5) zur Verbesserung der Löslichkeit des Cystins: 100mmol HCO_3 /24 Stunden/1,73m^2 Körperoberfläche.

Da Cystin über mehrere Zwischenstufen aus Methionin entsteht (Abb. 7.**9**), ist auch eine Restriktion der Eiweiß-und damit der Cystinzufuhr versucht worden. Diesbezüglich liegen jedoch nur vereinzelte negative Erfahrungen vor. Bei Säuglingen mit Gedeihstörungen kann im Gegenteil die Proteinzufuhr höher liegen als der empfohlenen Zufuhr entspricht.

Dibasische Hyperaminoacidurien

Typ I: 222 690

Autosomal-rezessiv vererbte Störung des Bürstensaummembrantransportes von Lysin, Arginin und Ornithin, jedoch nicht von Cystin. Plasmaaminosäuren im Normbereich; erhöhte Ausscheidung mit dem Urin; bei Homocygoten geistige Retardierung beobachtet; Heterocygote asymptomatisch; Proteinintoleranz und Hyperammonämie treten nicht auf; Ernährungsbehandlung nicht bekannt.

Typ II: sog. „lysinurische Proteinintoleranz": 222 700

Autosomal-rezessiv vererbte Störung, vermutlich Transportdefekt in der intestinalen und tubulären Basolateralmembran sowie der Hepatocytenmembran; Ausscheidung von Lysin, Arginin und Ornithin; Cystinausscheidung normal; niedrige Plasmakonzentrationen der 3 Aminosäuren.

Diese Erkrankung führt zu einer Proteinmalnutrition. Bei brusternährten Säuglingen im allgemeinen asymptomatischer Verlauf wegen des geringen Gehaltes der Frauenmilch an nutritivem Protein (Band 1, S.89); Symptome im Säuglingsalter Appetitverlust, Erbrechen, allgemeine Gedeihstörungen; wegen der Beteiligung von Arginin und Ornithin am Harnstoffzyklus klinische Symptome, die denen der Harnstoffzyklus-Störungen (Abb. 7.**11**) ähnlich sind; im weiteren Verlauf Wachstumsrückstand und Osteoporose; etwa zu Beginn des 2. Lebensjahres Auftreten einer Aversion gegen eiweißreiche Lebensmittel.

Ernährungsbehandlung

Die individuelle Toleranz für Eiweiß ist unterschiedlich und auszutesten. Richtwerte für natürliches Nahrungsprotein:

- Säuglinge: etwa 1.5g/kgKG/Tag,
- Kleinkinder: etwa 1g/kgKG/Tag,
- Schulkinder: etwa 0.8g/kgKG/Tag,
- Heranwachsende: 0,6-0,8g/kgKG/Tag.

Der Mangel an Lysin läßt sich nicht durch Gabe von lysinhaltigen Oligopeptiden beheben. Nahrungskarenz und Katabolismus vermeiden!

Die Resorption von Citrullin wird durch den Transportdefekt nicht beeinträchtigt,so daß im Harnstoffzyklus dessen normale Verstoffwechslung in Arginin und Ornithin (Abb. 7.**11**.) erfolgt. Citrullin wird daher in einer Dosierung von 2,5-8,5g (14-48mmol)/Tag, verteilt auf 3-5 Mahlzeiten und abgestimmt auf deren Eiweißgehalt, verabreicht. Die individuell erforderliche Dosierung läßt sich über den postprandialen Anstieg des Blutammoniaks kontrollieren.

Die Prognose von adäquat behandelten Patienten ist im allgemeinen gut. Die geistige Entwicklung verläuft bei Vermeidung hyperammonämischer Krisen normal. Unter der Ernährungsbehandlung wird auch Wachstum erzielt.

HHH-Syndrom

Dieses Syndrom wird unter den Störungen des Ornithinstoffwechsels im Zusammenhang mit dem Harnstoffzyklus behandelt.

Iminoglycinurie: 242 600

Störung der Rückresorption von Prolin und Hydroxyprolin zusammen mit Glycin, die ein gemeinsames Transportsystem aufweisen;heterogene Störung mit benignem Verlauf; Ernährungsbehandlung nicht bekannt.

Hartnup'sche Krankheit: 234 500

Autosomal-rezessiv vererbter, seltener Transportdefekt des Dünndarm-und Tubulusepithels mit einer für dieses Krankheitsbild charakteristischen Aminoacidurie (Alanin, Serin, Tyrosin, Threonin, Asparagin, Glutamin, Valin, Leucin, Isoleucin, Phenylalanin, Tryptophan, Histidin, Citrullin); besonders ausgeprägte Malabsorption des Tryptophans und dessen bakterielle Umwandlung im Kolon; Rückresorption und Ausscheidung der Metabolite als Indolderivate (Indolurie); Plasmakonzentrationen der betroffenen Aminosäuren im untersten Normbereich, jedoch kein Eiweißmangel.

Die sehr variablen klinischen Erscheinungen werden der verminderten Aufnahme von Tryptophan zugeordnet: es stehen

Pellagra-ähnliche Symptome im Vordergrund, wie sie auch bei Niacinmangel (Band 1, S. 51) beobachtet werden. Es treten auch zerebrale Ataxie und leichter Entwicklungsrückstand auf.

Die Ähnlichkeit der Symptome mit der Pellagra hat zur Behandlung mit Nicotinamid in einer Dosierung zwischen 40 und 200mg per os/Tag geführt. Außerdem wird eine eiweißreiche Kost empfohlen. Dadurch bessern sich Hautveränderungen und neurologische Symptome. Die Prognose ist unter dieser Behandlung gut.

Cystinose: 219 800 (infantiler) und 219 900 (juveniler bzw. adoleszenter) nephropathischer Typ

Autosomal-rezessiv vererbte Störung, deren Inzidenz für den infantilen Typ für die Bundesrepublik Deutschland mit 1: 179 000 Geburten angegeben wird.

Im allgemeinen als lysosomale Speicherkrankheit eingeordnet, da es zu einer lysosomalen Ausfällung und Speicherung von Cystinkristallen in freier, d.h. nicht proteingebundener, Form kommt; es handelt sich jedoch um einen molekularen Defekt im Efflux des Cystins durch die lysosomale Membran in das Cytosol. Die Annahme, daß das klinische Bild nur durch die Speicherung der Cystinkristalle zustandekommt, ist möglicherweise zu einseitig.

Ausfällung und Speicherung von Cystinkristallen in vielen Organen, u.a. Niere, Leber, Milz, ferner lymphatisches System und retikuloendotheliale Zellen des Knochenmarks; Mechanismus der toxischen Wirkung des gespeicherten Cystins bisher nicht bekannt.

Infantile Form mit den ersten Symptomen zwischen dem 6.und 12.Lebensmonat: Progrediente Niereninsuffizienz; renale, Vitamin-D-resistente Rachitis; Wachstumsretardierung; Hepato-Splenomegalie; Hypothyreose; Photophobie; mit zunehmendem Alter selten Dysfunktion der Mund-und Schlundmuskulatur.

Bei der späten Form der nephropathischen Cystinose tritt der Verlust der Nierenfunktion erst im Erwachsenenalter ein.

In der Annahme, durch Reduktion der Zufuhr von Methionin und Cystin mit der Nahrung die Ablagerung der Cystinkristalle vermindern oder vermeiden zu können, ist eine sog. „Linsendiät" verabreicht worden, da diese bei einem hohen Gehalt an Eiweiß einen im Vergleich zu anderen Lebensmitteln niedrigen Gehalt an Methionin und Cystin aufweist. Dadurch läßt sich keine positive Wirkung auf die intralysosomale Ablagerung der Cystinkristalle, auf das Fortschreiten der Nephropathie und auf die Retardierung des Wachstums erzielen. Eine methionin-und cystinarme Ernährung bei Cystinose kann daher nicht empfohlen werden.

Aufgrund der in der Mitte der achtziger Jahre in den USA begonnenen Untersuchungen wird Cysteamin (β-Merkaptoethylamin) benutzt. Dieses kann die lysosomale Membran durchdringen und in den Lysosomen mit den Cystinkristallen unter Bildung von Cystein sowie Cystein-Cysteamin reagieren. Diese Verbindungen können über einen Lysin-Carrier in der lysosomalen Membran die Lysosomen verlassen. Cysteamin wird alle 6 Stunden oral verabreicht (sog. „zweite Studie" in den USA seit 1987: 1,3 oder 1,95g/m² Körperoberfläche, bezogen auf die freie Base); Kontrolle der medikamentösen Behandlung über den intrazellulären Gehalt an freiem Cystin: auf Dauer unter 1nmol/mg Protein, gute Einstellung etwa 0,5nmol/mg Protein, normal <0,2nmol/mg Protein.

Unter dieser Behandlung verbessert sich das Wachstum und verlangsamt sich die Abnahme der Nierenfunktion. Durch die Nierentransplantation ist die Niereninsuffizienz nicht mehr der lebensbegrenzende Faktor. Doch ergeben sich neue Probleme aus der Beteiligung anderer Organe (s.o.).

Wenn trotz symptomatischer Behandlung keine Gewichtszunahme erfolgt, ist eine hochkalorische Ernährung (120-130% der Richtwerte) zu erwägen. Außerdem muß als Folge der mangelnden Rückresorption der massive Verlust von Aminosäuren, Glucose und Elektrolyten kompensiert werden. Auch freies Carnitin wird nur zu etwa 67% rückresorbiert, so daß es zur Entleerung der Speicher in der Muskulatur kommt. Eine Normalisierung läßt sich offensichtlich erst nach mehrjähriger Gabe von L-Carnitin (90mg/kgKG/Tag) alle 6 Stunden per os erzielen.

Hereditäre Störungen des Kohlenhydrattransports

Transport von Monosacchariden

Der Natrium-vermittelte Kotransport der Glucose wurde bereits in anderem Zusammenhang dargestellt (S. 61 u. Abb. 4.2). Das gleiche Transportsystem ist offensichtlich verantwortlich für die intestinale Resorption der Galaktose.

Glucose-Galaktose-Malabsorption (Natrium-Glucose-Kotransporter): 182 380 und 182 380.0001

Autosomal-rezessive, sehr seltene Störung des intestinalen Natrium-Glucose-Kotransporters; normale Resorption von Fructose und Xylose; gleichzeitige Störung der tubulären Glucose-Rückresorption häufig.

Manifestation innerhalb der ersten Lebenstage nach Aufnahme lactose(glucose+galaktose)haltiger Nahrung (Frauenmilch, Säuglingsanfangsnahrung) mit schwerem Durchfall und Dehydratation; Glucosurie; klinische Remission mit zunehmendem Lebensalter gelegentlich beschrieben.

Grundlagen der Ernährungsbehandlung: Komplette Elimination von glucose-und galaktosehaltigen Disacchariden (Lactose, Saccharose), von Glucose sowie von Oligo-und Polysacchariden, die bei der intestinalen Hydrolyse Glucose liefern (Maltodextrine, Stärken).

Als einziges Kohlenhydrat wird Fructose toleriert, wegen der abdominellen Beschwerden jedoch häufig nur in begrenzten Mengen (S. 70). Mit zunehmendem Alter steigt die Toleranz für Stärken zwar an, muß aber in Bezug auf die verträgliche Menge genau ausgetestet werden. Einzelheiten s. Galaktosestoffwechselstörungen und Disaccharidintoleranzen.

Disaccharid-Intoleranz I (kongenitale Saccharose (=Sucrose)-Isomaltose-Malabsorption; kongenitale Sucrose-Intoleranz; Saccharase-Isomaltase-Mangel): 222 900

Autosomal-rezessiv vererbte Störung des intrazellulären Transports der Saccharase-Isomaltase (EC 3.2.1.48) zur Bürstensaummembran des Dünndarmepithels (verschiedene Mutationen mit veränderter katalytischer Aktivität; Faltungsstörung (folding defect) (Transportblockade) im endoplasmatischen Reticulum); wäßrig-schaumige Stühle nach Einführung saccharosehaltiger, gfls. auch stärkehaltiger, Nahrung.

Grundlagen der Ernährungsbehandlung: Elimination von Saccharose aus der Nahrung in jeglicher Form, z.B. als Haushaltszucker bzw. in industriell hergestellten Lebensmitteln, auch in natürlicher Form, z.B. in Obst; wegen des Isomaltose-Gehaltes Elimination von Maltodextrinen bei Säuglingen; Verträglichkeit von Stärke austesten (wegen des geringen Isomaltosegehaltes meist toleriert).

Disaccharid-Intoleranz II (kongenitaler Lactase-Mangel; hereditäre Alactasie; Lactase-Phlorizin-Hydrolase-Mangel): 223 000

Lactose als physiologisches Kohlenhydrat

Lactose (Band 1, S. 16) stellt das physiologische Kohlenhydrat der Säugetiermilchen dar: Der Gehalt in reifer Frauenmilch beträgt etwa 7g, in Kuhmilch (Vollmilch) etwa 4,6g/dl. Dieses Disaccharid wird in der Milchdrüse der Säugetiere aus Uridindiphosphat-Galaktose und aus Glucose in Gegenwart des Enzyms Lactose-Synthetase (Band 1, S. 95) synthetisiert.

Mit Milch, Milchprodukten, und milchhaltigen Lebensmitteln wird Lactose regelmäßig aufgenommen. Im Duodenum beginnt die enzymatische Spaltung in Gegenwart von Lactase (Lactase-Phlorizin-Hydrolase) zu Glucose und Galaktose. Die Hydrolyse setzt sich im Dünndarm mit steigender Aktivität des Enzyms fort.

Lactase ist in der Bürstensaummembran des Dünndarmepithels lokalisiert und wird intrazellulär aus Vorstufen gebildet. Die Synthese in den Enterocyten ist bisher nur teilweise bekannt. Die in den Zellen vorhandenen Konzentrationen an Lactase mRNA korrelieren nicht mit der Enzymaktivität. Zur Spaltung eines Moleküls Lactose benötigt Lactase etwa 4mal mehr Zeit als Saccharase zur Spaltung eines Moleküls Saccharose. Während für die anderen Disaccharidasen Isoenzyme bekannt sind, trifft dieses auf Lactase nicht zu.

Während die Spaltprodukte Glucose und Galaktose normalerweise über den Natrium-Glucose-Kotransporter rasch resorbiert werden, gelangt nicht gespaltene Lactose in das Kolon und unterliegt der Vergärung durch die Darmbakterien, vorzugsweise zu Milch-und Essigsäure sowie zu Kohlendioxid. Dies führt zu niedrigem Stuhl-pH (<5,5) mit Begünstigung der physiologischen Darmflora und Unterdrückung des Wachstums pathogener Keime (Band 1, S.96).

Die Lactase-Aktivität läßt sich ab der 10.Schwangerschaftswoche nachweisen, steigt aber während der Fetalentwicklung nur allmählich an, so daß die volle Aktivität erst um den Geburtstermin erreicht wird.

Kongenitaler Lactasemangel: 223 000

Autosomal-rezessive, sehr seltene Erkrankung mit abwesender Lactase-Phlorizin-Hydrolase-Aktivität in der Bürstensaummembran des Dünndarmepithels (intrazellulärer Transportdefekt einer Vorstufe?); normale Maltase-, Isomaltase- und Saccharase-Aktivitäten; profuse Durchfälle von den ersten Milchfütterungen an. Grundlagen der Ernährungsbehandlung: Elimination von Lactose aus der Nahrung (s.u.).

Erworbener Lactasemangel, sog. „spät einsetzende Form"

Diese Form des Lactasemangels ist ebenfalls genetisch bedingt. Es handelt sich dabei um eine ständige Abnahme der Lactase-Aktivität nach dem Abstillen, im allgemeinen im 2.Lebensjahr, aber auch später einsetzend. Die „spät einsetzende Form" kommt in Europa bei bis zu 5%, in Afrika und Asien bei bis zu 90% der Bevölkerung vor. Obwohl zahlreiche Einzelbefunde vorliegen, bleibt der genaue molekulargenetische Hintergrund der „Abschaltvorgänge“ des Enzyms noch immer offen. Zwar läßt sich weiterhin Lactase mRNA in den Enterocyten nachweisen, jedoch in der Bürstensaummembran nur noch eine geringe Enzymaktivität. Dafür akkumulieren Vorstufen des Enzyms im Golgi-Apparat. Daher wird u.a. postuliert, daß die „Abschaltvorgänge“ mit einem mangelnden Transport des Enzyms oder seiner Vorstufen zur Zelloberfläche zusammenhängen.

Die klinischen Erscheinungen bei den betroffenen Personen sind variabel und unspezifisch. Der Verzehr von Milch, Milchprodukten und anderen milchzuckerhaltigen Lebensmitteln verursacht gastrointestinale Symptome, u.a. Durchfälle, Bauchschmerzen, auch Koliken. Im allgemeinen persistiert eine Restaktivität des Enzyms.

Ernährungsmaßnahmen

In Abhängigkeit von der Restaktivität der Lactase ist die individuell tolerierte Menge an Milchzucker sehr verschieden. Im Durchschnitt nimmt ein Gesunder 20-30g Lactose/Tag auf. Bei einer Intoleranz muß auf Milch, Milchprodukte und andere milchzuckerhaltige Lebensmittel ganz oder teilweise verzichtet werden. Eine lactosefreie Kost enthält maximal 1g, eine lactosearme 8-10g/Tag. Die tolerierte Menge ist individuell auszutesten.

Im allgemeinen werden kleine Mengen Joghurt, Quark und Schnittkäse vertragen. Aus technologischen Gründen enthalten industriell hergestellte Lebensmittel häufig Milchzucker, der von Natur aus in den Zutaten nicht enthalten ist. Daher sollte die Zutatenliste auf den Verpackungen herangezogen und im Zweifelsfall beim Hersteller nachgefragt werden. Auch Arzneimittel können Lactose als Trägerstoff enthalten. Diesbezügliche Informationen können über den Arzt, Apotheker oder Hersteller eingeholt werden.

Die Bioverfügbarkeit von Calcium in pflanzlichen Lebensmitteln verschlechtert sich in Gegenwart von Oxal-und Phytinsäure unter Bildung schwer löslicher Calciumsalze (Band 1, S.60 und 217). Bei mangelnder Zufuhr von Milch und Milchprodukten muß Calcium gfls. substituiert werden.

Zur Behandlung einer Lactoseintoleranz sind auch Tabletten versucht worden, die das aus Mikroorganismen gewonnene Enzym β-Galaktosidase enthalten. Diese Tabletten sind der Milch vor dem Verzehr zwecks Spaltung der Lactose zuzusetzen, verändern aber dabei den Milchgeschmack. Das Weglassen der Milch erweist sich im allgemeinen als die einfachere Methode.

Kongenitale (neonatale) Lactoseintoleranz: 150 220

Diese seltene Form der Lactoseintoleranz wird als eigenständiges Krankheitsbild mit Erbrechen, Gedcihstörungen, Dehydratation, Lactosurie und Aminoacidurie beschrieben. Lactose – die normalerweise nicht im Blut auftritt – wird im Magen resorbiert und im Blut nachweisbar. Möglicherweise übt sie dadurch toxische Wirkungen aus.

Die Ernährung muß vollständig lactosefrei sein. Vom 2. Lebenshalbjahr an soll dann eine altersentsprechende Ernährung toleriert werden.

Sekundärer Lactasemangel

Der sekundäre Lactasemangel wird durch Schädigung der Dünndarmmukosa bei einer anderen Grundkrankheit, z.B. bei Zöliakie oder chronisch-entzündlichen Darmerkrankungen verursacht und mit der exponierten Lokalisation der Lactase in der Bürstensaummembran an der Zottenspitze in Zusammenhang gebracht. Die klinische Symptomatik entspricht der der spät einsetzenden Form des Lactasemangels. Die Unverträglichkeit für Lactose bildet sich im allgemeinen zurück, wenn die Grundkrankheit erfolgreich behandelt wird.

Hereditäre Störungen des exogenen Lipidtransports

Exogener Lipidtransport

Es bestand lange Zeit die Auffassung, daß die aus der Hydrolyse der Nahrungsfette anfallenden freien Fettsäuren und Monoacylglycerole durch einen passiven Diffusionsprozeß in die Dünndarmmukosa gelangen. Doch ließ sich in den vergangenen Jahren in verschiedenen Organen eine Gruppe von Proteinen nachweisen, die spezifisch Fettsäuren bindet (fatty acid binding protein = FABP). So ist in der Bürstensaummembran der Enterocyten – hauptsächlich des proximalen Dünndarms – FABP I lokalisiert, daß langkettige Fettsäuren unabhängig von ihrem Sättigungsgrad an die Membran der Mikrovilli bindet und in die Zelle einschleust. In Intestinum und Leber bindet L-FABP langkettige ungesättigte Fettsäuren mit höherer Affinität als gesättigte. Nach dem Durchtritt durch die Membran erfolgt der Weitertransport über ein im Cytosol lokalisiertes fettsäurebindendes Protein zum glatten endoplasmatischen Retikulum. Die davon abweichende Resorption der mittelkettigen Fettsäuren wurde bereits in einem anderen Zusammenhang dargestellt (S. 55 u. Tab. 4.**6**).

Langkettige Fettsäuren, Monoacylglycerole, ferner Cholesterol und fettlösliche Vitamine, stellen hydrophobe Verbindungen dar, die im wäßrigen Milieu des Blutes nicht transportfähig sind. Daher müssen zahlreiche Syntheseschritte ablaufen, um die Lipide in polare Moleküle überzuführen: Die Verwertung im Stoffwechsel wird durch Bildung von Lipoproteinen ermöglicht, die in ihrem Kern aus Triglyceriden und

Cholesterolestern sowie in der Schale aus Apolipoproteinen (Apoproteinen, Abkürzung Apo), Phospholipiden und freiem Cholesterol bestehen. Dabei steigt mit jedem Teilschritt der Gehalt der Lipoproteine an Apoproteinen an, während der an Lipiden sinkt (Tab. 6.**4**). Die ersten Schritte finden bereits in den Mukosazellen statt (Abb. 6.**1**):

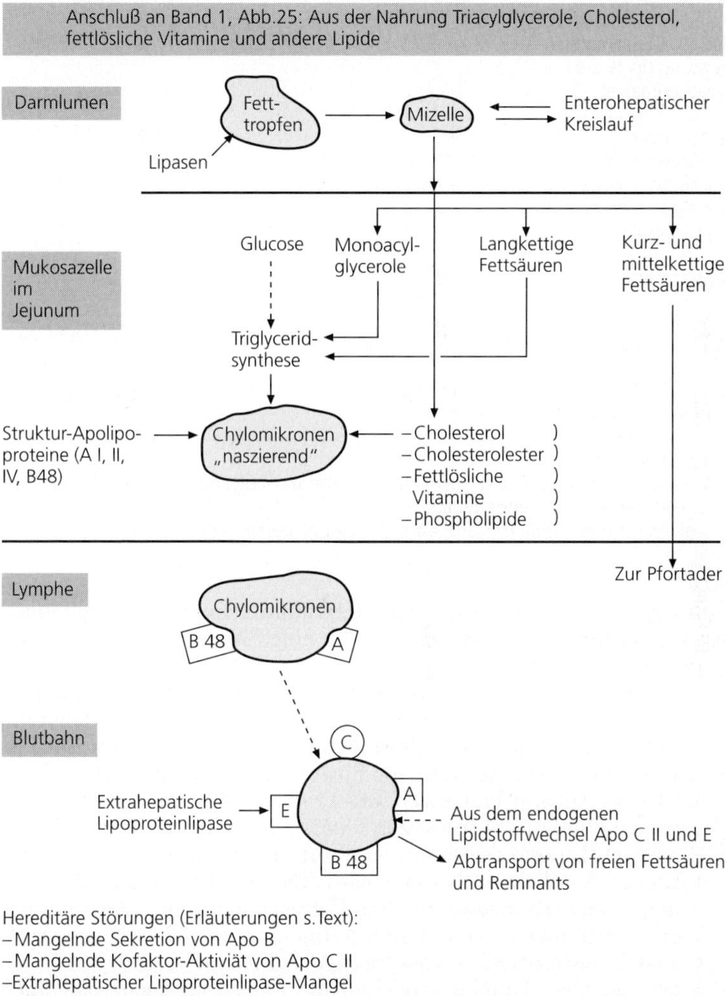

Abb. 6.1 Exogener Lipidtransport – schematische Darstellung

Tabelle 6.4 Wesentliche Zusammensetzungsmerkmale von Lipoproteinen

Klasse/Merkmale	Chylomikronen	Very low density lipoproteins
Abkürzung	–	VLDL
Dichte (g.cm^{-3})	<0,95	0,950–1,006
Relative Zusammensetzung (in % der Trockenmasse)		
– Apoproteine	1– 2	8–10
– Triacylglycerol	80–95	45–65
– Cholesterolester	2– 4	16–22
– Freies Cholesterol	1– 3	4– 8
– Phospholipide	2– 7	15–20
Apoproteine	A-I, B-48, C-II, C-III, E	B-100, C-II C-III, E
Herkunft	Darm und Leber	Leber
Verweildauer im Blut	5–10 Minuten	15–60 Minuten

Ergänzende Hinweise:
- Für die Zusammensetzung werden in der Literatur auch geringfügig abweichende Daten angegeben.
- Chylomikronen-Remnants enthalten die Apoproteine B-48 und E.

- Im glatten endoplasmatischen Retikulum erfolgt aus langkettigen Fettsäuren und Monoacylglycerolen eine Neusynthese von Triglyceriden.
- Im rauhen endoplasmatischen Retikulum werden Struktur-Apolipoproteine gebildet. Dabei handelt es sich um mehrere Apo A sowie um Apo B48 und B100. Apo B48 ist in der höchsten Konzentration vorhanden und möglicherweise ein Spaltprodukt von Apo B100.
- Im Golgi-Apparat bildet sich aus Triglyceriden, teilweise rückverestertem Cholesterol sowie den fettlöslichen Vitaminen der „Kern" des ersten Lipoproteins, das dann mit den Apoproteinen zu sekretorischen Vesikeln aufbereitet wird. Diese gelangen als Chylomikronen über Exocytose in den Extrazellulärraum. Die teilweise Rückveresterung des Cholesterols findet in Gegenwart von Acyl-CoA-Cholesterolacyl-Transferase (ACAT) statt.
- Über die Darmlymphe erreichen die Chylomikronen schließlich die Blutbahn, wo sie in dieser Form transportfähig sind.

Tabelle 6.4 Wesentliche Zusammensetzungsmerkmale von Lipoproteinen

Intermediate density lipoproteins	Low density lipoproteins	High density lipoproteins
IDL	LDL	HDL
1,006–1,019	1,019–1,063	1,063–1,210
19	20–25	40–55
23	4– 8	2– 8
29	45–50	15–20
9	6– 8	3– 5
19	18–24	26–35
B-100, C-III, E	B-100	A-I, A-III, C-III
Leber	Leber	Gewebe
	Etwa 3 Tage	

– Im Plasma zirkuliert ein Apolipoprotein (a) (= Apo [a]), das an das Trägerprotein der LDL, Apo B, angeheftet ist und in mindestens 12 verschiedenen Isoformen vorkommt. Mehrere Studien haben gezeigt, daß es einen unabhängigen Risikofaktor für die frühzeitige Entwicklung einer koronaren Herzkrankheit darstellt.

Aus dem endogenen Lipidstoffwechsel nehmen die Chylomikronen noch die Funktionsproteine Apo CII und E auf. Anschließend unterliegen sie dem ersten Schritt ihres Abbaus: Apo CII als Kofaktor aktiviert Lipoprotein-Lipase, die ihrerseits im extrahepatischen Kapillarendothel gebunden vorliegt und durch Heparin freigesetzt wird. Im Kapillarbett kommt es rasch zur Hydrolyse der Chylomikronen-Triglyceride. Die dabei entstehenden freien Fettsäuren werden, an Albumin gebunden, als Energiequelle zu den Geweben transportiert. Die Reste der Chylomikronen – die „Remnants", also „Überbleibsel", die noch die Cholesterolester enthalten – nimmt über Rezeptoren, die eine Bindungsstelle an Apo E erkennen, die Leber auf.

Der Stoffwechsel, beginnend bei der Synthese der Chylomikronen und endend bei deren „Remnants", wird als exogener Lipidtransport bezeichnet. Er dauert von Beginn der Nahrungsaufnahme an 10-12 Stunden.

Hereditäre Störungen

Im Rahmen der komplexen Abläufe des exogenen Lipidtransports sind einige hereditäre Störungen nachgewiesen (Abb. 6.**1**), für die keine konkreten Daten zur Häufigkeit vorliegen und die durch ihre Heterogeneität auffallen:

Familiäre Abetalipoproteinämie (Bassen-Kornzweig; sog.Apolipoprotein-B-Mangel): 107 730, 107 730.0013 und 200 100

Mangelnde Sekretion von Apo B in den Mukosazellen des Dünndarms (?); bei Homocygoten Fehlen der Apo B enthaltenden Lipoproteine (Tab. 6.**4**); Malabsorption von Fett und fettlöslichen Vitaminen; protrahierte Steatorrhoe; fortschreitende neuromuskuläre Störungen (Ataxie); Akanthocytose; Nachtblindheit; Anämie.

Familiäre Hypobetalipoproteinämie (Abetalipoproteinämie mit normalen Plasmatriglyceriden): 107 730 und 107 730.0001-0012

Defekt im Apo B-Gen; unzureichend definiertes, klinisch heterogenes, aber als eigenständig eingestuftes Krankheitsbild (kein Allel der Abetalipoproteinämie); niedrige Plasmacholesterolspiegel; Triglyceride erniedrigt oder normal; Fettmalabsorption; teilweise asymptomatisch bezüglich neurologischer und hämatologischer Manifestationen.

Apolipoprotein CII-Mangel (APOC2-Mangel; CII-Anapolipoproteinämie; Hyperlipoproteinämie Typ I bzw.Typ IB). 207 750

Bei Homozygotie durch mangelnde Aktivität des Kofaktors CII (verschiedene Mutationen nachgewiesen) fehlende Aktivierung der extrahepatischen Lipoprotein-Lipase; bei Heterocygotie 30-50% der Aktivität nachgewiesen; Hyperchylomikronämie; massive Hypertriglyceridämie; kolikartige Bauchschmerzen nach fettreichen Mahlzeiten; rezidivierende Pankreatitiden; Xanthome; Hepatosplenomegalie; Retinalipämie.

Familiärer Lipoprotein-Lipase-Mangel (Hyperlipoproteinämie Typ I bzw.Typ IA; familiäre Hyperchylomikronämie): 238 600 und 238 600.0001-0018

Erniedrigte postheparin-lipolytische Aktivität im Plasma (zahlreiche Mutationen nachweisbar); Hyperchylomikronämie; massive Hypertriglyceridämie; rezidivierende Pankreatitiden; eruptive Xanthome; Hepatosplenomegalie; Retinalipämie.

Hinweise: Hyperlipoproteinämien Typ IA und IB decken sich hinsichtlich der klinischen Symptomatik; Gefährdung der Patienten durch rezidivierende akute Pankreatitiden!

Ernährungsbehandlung

Die Ernährungsbehandlung beruht auf der Restriktion der Fettzufuhr, wenn auch aus unterschiedlichen Gründen:

- Bei den beiden erstgenannten Erkrankungen wegen der Steatorrhoe bzw. Fettmalabsorption.
- Bei den beiden Typen Hyperlipoproteinämie wegen der massiven Hypertriglyceridämie (Hyperchylomikronämie).

Die Energiezufuhr soll den Richtwerten für die betreffende Altersstufe entsprechen, so daß die eingeschränkte Fettzufuhr ausgeglichen werden muß durch erhöhte Zufuhr von Eiweiß und Kohlenhydraten. Doch wird die Nährstoffrelation, bezogen auf die tägliche Gesamtenergiezufuhr, unterschiedlich angegeben, meist mit 15% Protein, 50-60% Kohlenhydrate und bis zu 25% Fett. Die Empfehlung einer Proteinzufuhr bis zu 30% in extrem fettarmen Zubereitungen ist in der Praxis kaum durchführbar. Die Fettzufuhr soll zu mindestens 50% aus mittelkettigen Triglyceriden bestehen und die ausreichende Aufnahme von essentiellen Fettsäuren berücksichtigen.

Eine kohlenhydratreiche Ernährung führt jedoch ebenfalls zu deutlichen Veränderungen bei den Lipoproteinen: Bei einer Zufuhr von mehr als 7g Kohlenhydraten/kgKG/Tag kommt es zu einem „kohlenhydratinduzierten" Anstieg der Serumtriglyceride. Daraus resultiert die Empfehlung einer oberen Grenze von etwa 60% der täglichen Energiezufuhr aus Kohlenhydraten.

Auch die Art der Kohlenhydrate wirkt sich auf die Lipoproteine aus: Ballaststoffe, besonders Pektin, bewirken eine Senkung der Triglyceride, auch bei hoher Kohlenhydratzufuhr von etwa 70% der Gesamtenergie. Saccharose führt wegen ihres Fructoseanteils zu einer beschleunigten Bildung von Triglyceriden in der Leber.

Aus diesen Zusammenhängen ergibt sich die Auswahl der geeigneten kohlenhydrathaltigen Lebensmittel: sie sollen hochmolekulare Kohlenhydrate und Ballaststoffe enthalten, z.B. Vollkornprodukte, Gemüse und Hülsenfrüchte; saccharosehaltige Zubereitungen von Lebensmitteln sind zu meiden; beim Obst sind diejenigen Sorten zu bevorzugen, die arm an Mono-und Disacchariden sind (vergl. Tab. 8.**6** u. 8.**8**).

Bei der Abetalipoproteinämie kommt es wegen der Fettmalabsorption auch zu einer verminderten Aufnahme der fettlöslichen Vitamine. Ein Teil der klinischen Symptome läßt sich mit Mangelerscheinungen an den Vitaminen A und E in Verbindung bringen. Es müssen alle fettlöslichen Vitamine substituiert werden (vergl. S. 58 und 152).

Cystische Fibrose als hereditäre Störung des Chloridionentransports: 219 700

Ätiologie und Pathogenese

Die cystische Fibrose (=CF, Mukoviszidose) stellt eine der häufigsten Stoffwechselstörungen dar und tritt in Deutschland mit einer Frequenz von 1: 3 976 Neugeborenen (Pilotstudien) auf. Das CF-Gen ist auf dem langen Arm von Chromosom 7 in der Region q31.3 lokalisiert. Der Defekt besteht bei etwa 70% der Betroffenen in der Deletion von Codon 508 (3 Basen: CTT) in Exon 10, so daß eine Deletion von Phenylalanin-508 (delta-F508) im Genprodukt auftritt. Außer dieser Genmutation sind gegenwärtig über 400 weitere bekannt, die mit CF einhergehen.

Die Haplotypmuster 1-2 der mittel-und nordeuropäischen Bevölkerungen sowie der Bewohner Nordamerikas kaukasischer Abstammung stimmen weitgehend überein. Dies stützt die Hypothese, wonach die Homo- bzw. Heterocygotie in diesen Bevölkerungsgruppen im wesentlichen auf eine Mutation zurückzuführen ist, die sich vor Jahrtausenden ereignet haben muß. Die bisher vorliegenden Untersuchungsergebnisse spiegeln auch die komplexen Probleme wieder, die sich bei dem Versuch ergeben, die einzelnen Mutationen mit dem klinischen Erscheinungsbild der Erkrankung korrelieren zu wollen. Die homozygote delta-F508-Mutation gilt als „schwer" im Hinblick auf die Pankreasinsuffizienz. Diese Auffassung wird jedoch nicht uneingeschränkt geteilt.

Normalerweise wirkt ein als „Transmembrane Regulator" bezeichneter Proteinkomplex als Chloridionenkanal (Abb. 6.**2**), dessen Regulation in sekretorischen Zellen weiteren, noch nicht ausreichend geklärten Einflüssen, u.a. einer durch zyklisches Adenosinmonophosphat vermittelten Endo-und Exocytose sowie der „Öffnung" durch Adenosintriphosphat als Energiequelle für aktive Transportprozesse unterliegt.

Als Folge der „fehlerhaften" Faltung (misfolded protein) des„Cystic Fibrosis Transmembrane Regulators" (=CFTR) kommt es zu einer Chloridionentransportstörung hauptsächlich an sekretorischen Zellen von Atemwegen, Pankreas, Gallengängen, Gallenblase und Schweißdrüsen: Die durch den genetischen Defekt blockierte Chloridionensekretion führt zu gesteigerter Natriumresorption in die Zelle und zu Wasserverlust. Daraus resultiert letztlich eine Viskositätszunahme von Sekreten exokriner Drüsen, die verantwortlich ist für die Obstruktion von deren Ausführungsgängen (Tab. 6.**5**).

Doch ergeben sich die pathophysiologischen Veränderungen offensichtlich nicht nur aus den gestörten Transportfunktionen der

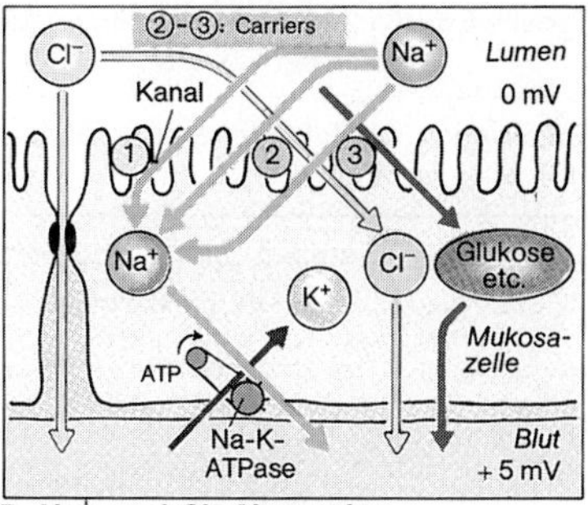

Abb. 6.2 Chloridionentransport – schematische Darstellung (aus Silbernagl, S., A. Despopoulos: Taschenatlas der Physiologie, 4. Aufl. Thieme, Stuttgart 1991 [Abb. D, S. 229])

1) Natriumresorption im Ileum und Rektum auch durch Kanäle der luminalen Membran; beeinflußt durch Aldosteron

b 2) Natrium-Kotransport mit Chlorid: Aufnahme mit dem gemeinsamen Carrier in die Zelle; auch parazellulär über Chloridionenkanäle; über verschiedene Reaktionsschritte zwischen Proteinen der Zellmembran enzymatische Freisetzung von „zweiten Botenstoffen" (second messengers) im Zellinneren; dazu gehört auch zyklisches Adenosinmonophosphat

b 3) Natriumvermittelter Kotransport mit organischen Substanzen: Aminosäuren, Glucose, Vitamine, Gallensäuren

Chloridionenkanäle, sondern auch aus intrazellulären Stoffwechselstörungen und aus möglichen Defekten weiterer, noch nicht bekannter Kanäle oder intrazellulärer Membranen.

Diagnostik, Klinik und Behandlung

In Schweiß und Speichel treten erhöhte Konzentrationen an Natrium- und Chloridionen auf, die sich nach Pilokarpin-Stimulation erfassen lassen (sog. „Schweißtest": Chlorid >80mmol/l). Als neue Methode gewinnt die Bestimmung der transepithelialen Potentialdifferenz (exzessiver Natriumeinstrom in die Zelle bei mangelnder Chloridsekretion und dadurch entstehendes elektrochemisches Gefälle) an Bedeutung, die am respiratorischen Epithel der Nase einer Messung zugänglich ist.

Alle Organe, die muköse oder seromuköse Drüsen tragen, entwickeln progrediente morphologische Veränderungen. Die sich daraus ergebenden Funktionsstörungen äußern sich hauptsächlich in rezidivierenden bronchopulmonalen Infekten und in exokriner Pank-

Tabelle 6.5 Epitheliale Resorption und Sekretion: Störungen bei cystischer Fibrose[1)]

Lokalisation	Defekte in resorbierenden Zellen	Defekte in sekretorischen Zellen
Dünndarm	Normale Chlorid- und Natriumionenrückresorption	Störung der durch Calcium, zyklisches Adenosinmonophosphat und zyklisches Guanosinmonophosphat vermittelten Chloridionensekretion
Atemwege	– Erhöhte Natriumionenrückresorption – Undurchlässigkeit für Chloridionen – Parazelluläre Chloridionenresorption möglich	Störung der durch zyklisches Adenosinmonophosphat vermittelten Chloridionensekretion
Schweißdrüsen	Hemmung der Rückresorption von Natriumionen wegen des verminderten Chloridionentransports	Störung der durch zyklisches Adenosinmonophosphat vermittelten Chloridionensekretion

[1)] Zusammenfassende Übersichten in:
- Tizzano, E.F., M. Buchwald: Cystic fibrosis: Beyond the gene to therapy. J. Pediatr. 120 (1992) 337–349; 122 (1993) 985–988
- Ramsey, B.W., T.F. Boat: Outcome measures for clinical trials in cystic fibrosis. Summary of a Cystic Fibrosis Foundation consensus Conference. J. Pediatr. 124 (1994) 177–192

reasinsuffizienz. Jedoch werden gegenwärtig die Beziehungen zwischen dem gestörten Chloridionentransport und den sekundären Veränderungen noch kaum verstanden.

Die Behandlung der CF ist trotz neuer Ansatzpunkte noch immer rein symptomatisch und bezieht sich im wesentlichen auf:

- Bronchopulmonale Manifestationen: Rezidivierende Infektionen, Emphysem, Bronchiektasen, pulmonale Herzerkrankung (Cor pulmonale); die bakterielle Besiedlung bleibt auf das Atemwegssystem lokalisiert; für die Prognose ist die Besiedlung mit Pseudomonas aeruginosa entscheidend.
- Gastrointestinale Manifestationen: Ausgehend von der Pankreasinsuffizienz, erfassen diese im Laufe der Zeit den gesamten Magen-Darm-Trakt, u.a. Mekonium-Ileus, Analprolaps, distales intestinales Obstruktionssyndrom (DIOS) und Invaginationen. Ein erhöhtes Risiko für maligne Entartungen wurde jedoch bisher nicht schlüssig bewiesen.

Da die Prognose der CF durch die Antibiotikabehandlung der bronchopulmonalen Infektionen entscheidend verbessert wurde, erhöht sich auch die Lebenserwartung der Patienten. Dadurch treten aber Spätkomplikationen, z.B. Diabetes mellitus und Lebercirrhose, in den Vordergrund.

Die Behandlung der Betroffenen sollte in Kliniken mit speziellen Erfahrungen auf diesem Gebiet eingeleitet und überwacht werden. Die nachfolgenden Ausführungen befassen sich nur mit der Ernährung der Patienten, während wegen der Behandlung der bronchopulmonalen Manifestationen auf die einschlägige Literatur verwiesen wird.

Ernährungsbehandlung

Es ist lange bekannt, daß die CF mit einer chronischen Mangelernährung einhergeht, verbunden mit vermindertem Längenwachstum und verzögerter Pubertätsentwicklung. Noch bis in die jüngere Vergangenheit wurde versucht, der Mangelernährung mit einer zwar fettarmen, jedoch kohlenhydratreichen Kost zu begegnen. Erst in den achtziger Jahren setzte sich eine andere Ernährungsweise durch: fettreiche Kost mit dadurch hohem Energiegehalt und höherer Enzymsubstitution.

Die Veröffentlichung der Ergebnisse von vergleichenden Untersuchungen in Boston und Toronto Ende der achtziger Jahre bestätigte dann endgültig frühere Hinweise, wonach eine kausale Beziehung zwischen dem Ernährungsstatus und der Langzeitprognose besteht: Ein guter Ernährungszustand der Betroffenen wirkt sich günstig auf lokale und systemische Immunabwehrmechanismen sowie auf die Lungenfunktion aus und verbessert dadurch die Prognose.

Die Ursache der Mangelernährung stellt eine gestörte Energie- und Nährstoffbilanz dar: Einerseits führen Malabsorption und Steatorrhoe zu erheblichen Energie-und Nährstoffverlusten, die einer Kompensation durch erhöhte Zufuhr bedürften; andererseits besteht ein erhöhter Bedarf durch vermehrte Atemarbeit, Infektionen und Fieber, durch Physiotherapie und sportliche Betätigung, möglicherweise auch durch den Basisdefekt selbst.

Diesem erhöhten Bedarf an Energie und Nährstoffen steht eine verminderte Aufnahme gegenüber: Während Säuglinge und Kleinkinder ohne fortgeschrittene Lungenerkrankung diesen Bedarf noch durch vermehrte Nahrungsaufnahme auszugleichen versuchen, tritt als Folge der Inappetenz bei zunehmenden bronchopulmonalen Komplikationen , rezidivierenden Infekten und Fieber sowie bei sich verstärkenden gastrointestinalen Beschwerden eine Abnahme der Energie-und Nährstoffzufuhr auf. Auch Depressionen tragen zur Inappetenz bei.

Aus diesen Zusammenhängen folgt, daß der Bedarf an Energie und zahlreichen Nährstoffen bei CF deutlich über dem altersentsprechenden Richtwert bzw.der empfohlenen Zufuhr liegt.

Ernährungsstatus und Energiebedarf

Um den Ernährungsstatus zu erheben, gibt es außer den anthropometrischen Daten und den ernährungsabhängigen biochemischen Parametern noch einige einfache Methoden:

Erhebung der Energie-und Nährstoffzufuhr mit Ernährungsprotokollen

Im Zusammenhang mit der fortlaufenden Behandlung und Betreuung sollen Ernährungsprotokolle (Tab. 2.7) erhoben werden, nach Möglichkeit 2mal, mindestens 1mal pro Jahr. Das Protokoll ist zweckmäßig über 7 (mindestens über 3) Tage zu führen und die Auswertung in eine ausführliche Ernährungsberatung einzubeziehen.

Berechnung des Energiebedarfes

Bei normalem Wachstum und guter Kontrolle der Steatorrhoe durch Enzymsubstitution (Fettausscheidung <7%, bei Säuglingen <15%) wird davon ausgegangen, daß der Energiebedarf mindestens 120% über den Richtwerten für die Altersgruppe liegt.

Bei Wachstumsrückstand trotz ausreichender Energiezufuhr wird empfohlen, den Energiebedarf aus dem Grundumsatz zu berechnen. Bei Säuglingen liegt der Grundumsatz, berechnet auf die fettfreie Körpermasse und je kgKG, beispielsweise 26% über dem stoffwechselgesunder Säuglinge gleichen Alters, denn es gehen noch folgende Faktoren in die Berechnung ein: Aktivitätskoeffizienten für die körperliche Aktivität; Krankheitskoeffizienten für die Lungenfunktion; Ausmaß der Staetorrhoe(Einschätzung der Malabsorption, s.u.).

Diese Faktoren sind in Tab. 6.6 zusammen mit einem Berechnungsbeispiel erläutert. Jedoch stellt dieser rechnerisch ermittelte Energiebedarf nur einen „Leitfaden" dar, an dem sich die zu ergreifenden Ernährungsmaßnahmen orientieren können.

Einschätzung der Malabsorption

Wünschenswert ist die analytische Ermittlung der Fettausscheidung in einer über 72 Stunden durchgeführten Stuhlsammlung (auch unter häuslichen Bedingungen), möglichst im Zusammenhang mit einem über den gleichen Zeitraum erhobenen Ernährungsprotokoll. Als zweckmäßig wird die Durchführung bei der Diagnose und bei Störungen des Wachstums angesehen.

Normalerweise soll bei ausreichender Enzymsubstitution die Fettresorption ≥93% der Fettaufnahme betragen (Fettresorptions-

Tabelle 6.6 Berechnung des täglichen Energieumsatzes (= TEU) bei cystischer Fibrose[1]

Stufe 1	Berechnung des Ruhe-Nüchtern-Umsatzes (Grundumsatz) aus den Daten in Tab. 2.2
Beispiel:	Junge, 9 Jahre, Körpergewicht (25. Perzentile) 25,4 kg: (22,7 × 25,4) + 495 ≙ 1 072 kcal/Tag
Stufe 2	Berechnung des täglichen Energieumsatzes durch Multiplikation des Grundumsatzes mit folgenden Faktoren: – Körperliche Aktivität („Aktivitätskoeffizienten"): + Bettlägrig Grundumsatz × 1,3 + Sitzende Beschäftigung Grundumsatz × 1,5 + Sport u.a. körperliche Aktivitäten Grundumsatz × 1,7 – Lungenfunktionsfaktoren („Krankheitskoeffizienten")[2] + Normale Lungenfunktion: Grundumsatz × (Aktivitätskoeffizient + 0) + Mäßig beeinträchtigte Lungenfunktion: Grundumsatz × (Aktivitätskoeffizient + 0,2) + Schwer beeinträchtigte Lungenfunktion: Grundumsatz × (Aktivitätskoeffizient + 0,3)
Beispiel (Fortsetzung von Stufe 1)	Überwiegend sitzende Beschäftigung bei mäßig beeinträchtigter Lungenfunktion: Grundumsatz × (1,5 + 0,2) ≙ 1 822kcal/Tag
Stufe 3 Beispiel (Fortsetzung von Stufe 2	Berücksichtigung des Grades der Steatorrhe; Erläuterungen der Faktoren s. Text: – Keine Steatorrhoe: der in Stufe 2 ermittelte Energiebedarf entspricht dem TEU – Stuhlfettausscheidung nicht ermittelt, Faktor 0,85 Berechnung des täglichen Energieumsatzes: 1 822 × (0,93 : 0,85) = 1 986 kcal/Tag Erläuterungen zur Bewertung der ermittelten Daten s. Text!

[1] l.c. Tab. 2.3, Fußnote 1

[2] Beurteilung der Lungenfunktion (forced expiratory volume = FEV) in 1s:
$FEV_{1,0}$ ≥ 80% des Vorhersagewertes (Aktivitätskoeffizient 0)
$FEV_{1,0}$ 40–79% des Vorhersagewertes (Aktivitätskoeffizient 0,2)
$FEV_{1,0}$ <40% des Vorhersagewertes (Aktivitätskoeffizient 0,3)
Falls keine Lungenfunktionsteste vorliegen, Beurteilung der Lungenfunktion nach klinischer Symptomatik

koeffizient 0,93). Liegt eine durch Stuhlfettbestimmung ermittelte Fettresorption von z.B. 78% vor, ergibt sich ein Koeffizient von 0,78. Sofern eine Stuhlfettbestimmung nicht durchführbar ist, wird mit einem Koeffizienten von 0,85 gerechnet.

Nährstoffbedarf

Eiweiß

Im allgemeinen kann davon ausgegangen werden, daß bei ausreichender Energiezufuhr die empfohlene Zufuhr an Protein für die entsprechende Altersgruppe gedeckt oder sogar überschritten wird. Bei Infekten und Fieber ist die Zufuhr nach Möglichkeit zu erhöhen.

Ein Proteinmangel tritt meist erst bei manifester Malnutrition oder bei Risikopatienten auf, u.a. bei Säuglingen mit nicht behandelter Pankreasinsuffizienz sowie bei Leberinsuffizienz. Bei Säuglingen mit nicht diagnostizierter CF führt eine negative Stickstoffbilanz mit Hypalbuminämie und Ödemen häufig zur Diagnose. Verluste an Protein sind eng mit dem Ausmaß der Steatorrhoe korreliert.

Bei Inappetenz und mangelnder Nahrungsaufnahme läßt sich eine ausreichende Proteinzufuhr oft dann noch erzielen, wenn die biologische Wertigkeit der Proteinträger besonders berücksichtigt wird, z.B. mit Kartoffel-Ei- oder Weizen-Milch-Proteingemischen (vergl. Tab. 12.**2**).

Aus englischen Untersuchungen ergibt sich, daß bei CF-Patienten unter 3 Jahren in etwa 8% der Fälle eine Kuhmilchprotein-Intoleranz auftritt, die sich durch histologische und morphometrische Untersuchungen an Dünndarmbiopsien bestätigen ließ. Bei vermuteter oder nachgewiesener Kuhmilchprotein-Intoleranz kann daher eine Nahrung auf der Basis eines Eiweißhydrolysates versucht werden.

Kohlenhydrate

Die Empfehlungen für die Kohlenhydratzufuhr haben sich heute im Vergleich zu den bis in die achtziger Jahre üblichen Ernährungsregimen wesentlich geändert. Dadurch sind zahlreiche kohlenhydrathaltige Lebensmittel, die in teilweise erheblichen Mengen verwendet wurden, in den Hintergrund getreten, u.a.Zucker, Stärkeabbauprodukte und Stärken.

Heute stehen diejenigen kohlenhydrathaltigen Lebensmittel im Vordergrund, die wegen ihres Ballaststoffgehaltes regulierend auf die Darmmotorik wirken und außerdem zur Versorgung mit Vitaminen, Mineralstoffen und Spurenelementen beitragen, also feingemahlene Vollkornerzeugnisse, Obst und Gemüse.

Eine Unverträglichkeit für Lactose in Milch und Milchprodukten scheint bei der CF nicht häufiger vorzukommen als in der Allgemeinbevölkerung (S. 134).

Fett

Als Folge der Pankreasinsuffizienz kommt es zu massiven und häufigen, penetrant riechenden Stuhlentleerungen. Bei jugendlichen und erwachsenen Patienten tritt als häufige Komplikation das distale intestinale Obstruktionssyndrom auf, dessen Ursache eingedickte Fezesmassen sind.

Für die Steatorrhoe gibt es mehrere Ursachen:

- Mangelnde Spaltung der Triacylglycerole, da Pankreaslipase und Kolipase nicht in ausreichender Konzentration vorhanden sind.
- Die pankreatische Bikarbonatsekretion ist reduziert.
- Bei unterbrochenem enterohepatischen Kreislauf tritt ein erhöhter fekaler Gallensäurenverlust auf, der eng mit dem Ausmaß der Steatorrhoe korreliert ist (S. 52ff).
- Hohe fekale Verluste an Taurin-konjugierten Gallensäuren führen als Ausdruck einer eingeschränkten hepatozellulären Verfügbarkeit von Taurin zu einem veränderten Gallensäurenmuster mit Erhöhung des Taurin-Glycin-Quotienten.

Malnutrition und Minderwuchs stellen die bekannten klinischen Folgen dar. Mit steigender Lebenserwartung der Patienten treten zunehmend hepatobiliäre Veränderungen auf.

Diese Funktionseinschränkung der Bauchspeicheldrüse war der wesentliche Grund, eine kohlenhydratreiche und fettarme Ernährungsweise zu bevorzugen. Zwei wesentliche Entwicklungen haben jedoch zur Neuorientierung geführt:

- Ein hoher Kohlenhydratgehalt der Nahrung und der damit verbundene hohe Anfall an Kohlendioxid steigert das Atemminutenvolumen und damit die Atemarbeit. Dagegen bewirkt eine niedrigere Kohlenhydratzufuhr eine Verminderung der Kohlendioxid-Produktion und eine Herabsetzung des respiratorischen Quotienten. Daraus resultiert die Empfehlung, mindestens 40% der Gesamtenergie in Form von Fett zuzuführen, d.h. wesentlich höher als dem Richtwert entspricht.
- Weiterentwicklungen bei den Arzneimitteln (magensaftresistente Enzympräparate) haben dazu geführt, daß die gestörte Pankreasfunktion heute durch Enzymsubstitution gut behandelt werden kann.

Durch eine fettreiche Ernährungsweise wird auch die Energieaufnahme gesteigert; es kommt zum Gewichtsanstieg und zur Stabilisierung der Lungenfunktion. Im allgemeinen kann in der täglichen Kost normales Nahrungsfett verwendet werden, also Butter, Sahne, Margarine und Speiseöle, außerdem Lebensmittel mit einem hohen Gehalt an „verborgenem“ Fett, z.B. Milch und Milchprodukte der Vollfettstufe. Es darf aber nicht übersehen werden, daß die praktische Umsetzung einer fettreichen Ernährungsweise im Einzelfall auch erhebliche Schwierigkeiten bereiten kann. Sie ist auch untrennbar mit der regelmäßigen Einnahme und der adäquaten Dosierung der Enzympräparate, bezogen auf die Energiezufuhr, verbunden.

Mittelkettige Triglyceride finden bei Cholestase und funktionell wirksamer Darmresektion Verwendung. Als Richtwert gelten maximal 2g/kgKG/Tag.

Bei CF-Patienten sind wiederholt niedrige Konzentrationen an essentiellen Fettsäuren im Plasma gemessen worden. Die Unterversorgung stellt eine sekundäre Folge der Steatorrhoe dar. Linolsäure und alpha-Linolensäure sind essentielle Nährstoffe mit vielfältigen biochemischen Wirkungen (Band 1, S.31), deren Mangel sich u.a. in Wachstumsverzögerung und Infektanfälligkeit, ferner in funktionellen und morphologischen Veränderungen der Niere, u.a. Hämaturie und Nephrocalcinose, äußert. Um einem Mangel vorzubeugen, wird eine reichliche Zufuhr von linolsäurereichen Pflanzenölen (etwa 1ml/kgKG/Tag, möglichst etwa 50% oder mehr der Gesamtfettsäuren als Linolsäure) empfohlen.

Vitamine

Die exokrine Pankreasinsuffizienz führt auch zu einer Malabsorption der fettlöslichen Vitamine und zum Auftreten von subklinischen oder klinischen Mangelerscheinungen (Band 1, Tab.52). Häufig liegen bei den Patienten (mit und ohne chronischer Entzündung) die Plasmakonzentrationen der Vitamine A, C und E sowie des Provitamins β-Carotin signifikant niedriger als in einer Kontrollgruppe gleichaltriger gesunder Probanden. Als Ursache wird nicht nur die unzureichende Resorption diskutiert, sondern auch ein erhöhter Bedarf an nutritiven Antioxydantien.

Speziell für Vitamin E ist nachgewiesen, daß seine Resorption von der intraluminalen Verfügbarkeit von Gallensäuren abhängt und daher bei vermindertem Gallensäurenpool eingeschränkt ist. Zunehmendes Lebensalter und fortgeschrittenes Krankheitsstadium gelten als Risikofaktoren eines Vitamin E-Mangels.

Die fettlöslichen Vitamine müssen regelmäßig substituiert werden, und zwar in Mengen, die über den Empfehlungen für gesunde Kinder liegen (Tab. 6.7). Bei Resektion des terminalen Ileums muß die ausreichende Vitamin B_{12}-Zufuhr zusätzlich kontrolliert werden. Zur Vitaminsubstitution bei Cholestase S. 57.

Pflanzenöle mit hohem Linolsäuregehalt weisen von Natur aus auch einen relativ hohen Vitamin-E-Gehalt auf. Doch reicht dieser nicht aus, den hohen Bedarf bei CF zu decken, so daß eine Vitamin E-Substitution notwendig ist.

Mineralstoffe

Während unter Alltagsbedingungen der Gehalt an Natrium-und Chloridionen in Lebensmitteln meist ausreicht, um die Verluste zu kompensieren, treten bei starken körperlichen Anstrengungen, bei warmer Witterung und bei Fieber so hohe Verluste auf, daß sie durch Kochsalzzulagen bei gleichzeitiger Flüssigkeitszufuhr ausgeglichen werden müssen:

- Säuglinge bis zu 1g Kochsalz/Tag.
- Kleinkinder bis zu 3 Jahren bis zu 2g Kochsalz/Tag.
- Vom 4. Lebensjahr an 3-4g Kochsalz/Tag.

Bei mangelndem Ausgleich besteht die Gefahr einer Hyponatriämie und Hypochlorämie sowie eines Volumenmangelkollaps. Als Kontraindikation gilt die pulmonale Herzerkrankung.

Häufig sind die Konzentrationen an Zink in Blut und Geweben niedrig. Ein Mangel an diesem Spurenelement äußert sich u.a. in Infektanfälligkeit. Auf eine ausreichende Versorgung mit Zink sollte geachtet werden. Wichtige Nahrungsquellen mit guter Bioverfügbarkeit sind Fleisch und Fleischwaren, Innereien, Milchprodukte und Fische.

Als Folge der Malabsorption wird bei CF-Patienten auch ein Mangel an Selen festgestellt, so daß es aufgrund des verminderten antioxidativen Schutzes zur vermehrten Bildung freier Radikale kommt. Eine Dosierung von 115 µg Natriumselenit/m^2 Körperoberfläche/Tag führt zu einer Normalisierung der Selenplasmaspiegel und bewirkt einen Vitamin-E-sparenden Effekt.

Ernährung in verschiedenen Altersgruppen

Grundsätzlich sollen unnötige diätetische Einschränkungen vermieden sowie die Besonderheiten einzelner Altersgruppen beachtet werden:

- 1.und 2.Lebensjahr: Relativ hoher Energie-und Nährstoffbedarf, der durch Frauenmilch allein nicht gedeckt werden kann; ein-bis zweiwöchentliche Gewichtskontrolle bis zum Erreichen des altersentsprechenden Gewichtes; danach in regelmäßigen Abständen von 1-3 Monaten; Enzymsubstitution mit allen Milchnahrungen, auch mit Frauenmilch; Folgenahrungen anstelle von Vollmilch; Einführung von Beikost zwischen 4.und 6.Lebensmonat; außer Vitamin-und gfls. Natriumchloridsupplementen auch Eisen- und Fluoridsupplemente.
- Klein-und Vorschulkinder bis 6.Lebensjahr: Nahrungsaufnahme und körperliche Aktivität individuell und von Tag zu Tag variierend; laufende Kontrolle von Ernährungsgewohnheiten und Gewicht.

Tabelle 6.**7** Tägliche Vitaminsubstitution bei cystischer Fibrose (Zahlen in Fettdruck)[1] im Vergleich zur empfohlenen Zufuhr bzw. Schätzwert (DGE1991)[2]

Altersstufen	**Vitamine A (mg RÄ)[3] m**	**w**	**D (µg)[4]**		**E (mgTÄ)[5]**	
Säuglinge						
– 0–< 4 Monate	0,5		10		3	**25**
– 4–<12 Monate	0,6		10		4	**50**
	<2 Jahre: 0,3–0,6		**12,5–25**			
Kinder						
– 1–< 4 Jahre	0,6		5	**10**	**6**	**100**
– 4–< 7 Jahre	0,7				8	**100**
	2–8 Jahre: 1,5					
						bis
– 7–<10 Jahre	0,8				9	**200**
– 0–<13 Jahre	0,9	0,9			10	**200**
– 13–<15 Jahre	1,1	1,0			12	
						bis
Jugendliche 15–<19 Jahre	1,1	0,9			12	
Erwachsene bis 25 Jahre	1,0	0,8	↓	↓	12	**400**

[1] l.c. Tab. 2.**3**, Fußnote 1
[2] Erläuterungen Band 1, S. 209 ff, Umrechnungen Band 1, Tab. 13
[3] Bei Mangel an Protein, Energie und Zink sowie bei begleitender Lebererkrankung verminderte Synthese des für den Plasmatransport notwendigen retinolbindenden Proteins möglich (ophthalmologische Störungen mit abnormer Dunkeladaptation, auch Nachtblindheit)
[4] Erniedrigte Knochendichte wird beobachtet; über manifesten Mangel (Rachitis, Osteomalazie, pathologische Frakturen) seltene Berichte
[5] Erläuterungen s.Text; Mangel tritt klinisch als milde hämolytische Anämie auf; bei längerbestehendem Mangel irreversible Neuropathien; hohes Risiko bei Cholestase und schwerer Malnutrition

- Schulkinder bis 12.Lebensjahr: Compliance wird zu einem wichtigen Faktor, auch bezüglich der regelmäßigen Einnahme von Enzym-und Vitaminpräparaten.
- Adoleszenz und Pubertät bis 18.Lebensjahr: Laufende Kontrolle von Ernährungsgewohnheiten und Gewicht (etwa alle 3 Monate) erforderlich aus mehreren altersbezogenen Gründen: erhöhter

Tabelle 6.7 Tägliche Vitaminsubstitution bei cystischer Fibrose (Zahlen in Fettdruck)[1] im Vergleich zur empfohlenen Zufuhr bzw. Schätzwerten (DGE1991)[2] (Fortsetzung)

K (µg)[6]		**B-Vitamine**[7] **Vitamin C (mg bzw. µg)**
m	**w**	
5		**Empfohlene Zufuhr bzw. Schätzwerte verdoppeln**
10		
2,5 mg/Woche		
15 **2,5 mg/Woche**[8]		
20 > **1 Jahr 5 mg/Woche**[8]		
30		
40	40	
50	50	
70	60	
70	60	

[6] Optimale Supplementierung nicht definiert; Vitamin K-Mangel bei Neugeborenen Band 1, Tab. 26

[7] Bei Resektion des terminalen Ileums Vitamin B_{12}-Spiegel regelmäßig kontrollieren

[8] Bei Antibiotikagaben oder Cholestase 2mal/Woche

Hinweise:
- Die Vitaminspiegel in Serum bzw. Plasma müssen regelmäßig überwacht werden
- Gfls. Dosierungen erhöhen, u.a. bei Cholestase

Energie-und Nährstoffbedarf wegen der Wachstumsschübe und der körperlichen Entwicklung, sportliche Betätigung, Infekte der Lunge; häufig Wachstumsrückstand und verzögerte Pubertätsentwicklung; Ernährungsberatung möglichst für den CF- Betroffenen selbst und nicht mehr für die Eltern.

- Erwachsene: Ernährungsberatung erfordert pragmatische Anpassung an die individuellen Lebensumstände.

Zusammenfassung der Energie-und Nährstoffzufuhr, bezogen auf die jeweilige Altersgruppe:

Energie:	Im allgemeinen bis zu 120% der Richtwerte; in Wachstumsphasen bis zu 160% der Richtwerte.
Protein:	Empfohlene Zufuhr; erhöht sich auf 15-20% der Gesamtenergie bei hoher Energiezufuhr.
Taurin:	Empfehlung: 30mg/kgKG/Tag.
Kohlenhydrate:	Differenz aus Protein-und Fettzufuhr, im allgemeinen etwa 40% der täglichen Gesamtenergiezufuhr; Möglichkeit einer Lactose-Intoleranz beachten; Ballaststoffe s. Text; bei fortgeschrittenen Störungen der Lungenfunktion Reduktion auf etwa 30% der täglichen Gesamtenergiezufuhr erwägen.
Fette:	Etwa 40% und mehr der täglichen Gesamtenergiezufuhr; Einzelheiten s. Text.
Vitamine:	Tab. 6.7 mit Erläuterungen.
Mineralstoffe und Spurenelemente:	Einzelheiten s. Text.
Flüssigkeit:	Richtwerte im allgemeinen zu niedrig, u.a.wegen der erhöhten Gesamtenergiezufuhr, ferner bei Natriumchloridsubstitution.
Anzahl der Mahlzeiten:	Häufige kleine Mahlzeiten einschließlich energiereicher Zwischenmahlzeiten.

Schwangerschaft und Stillzeit

Als Folge der verbesserten Prognose erreichen immer mehr CF-betroffene Frauen das gebärfähige Alter. Doch liegen insgesamt noch wenig Erfahrungen über Schwangerschaften bei CF vor. Aus retrospektiven Studien ergibt sich, daß die Schwangerschaft durch pulmonale Exazerbationen und schlechte Gewichtszunahme kompliziert werden kann und daß post partum der vorherige Gesundheitszustand meist nicht wieder zurückkehrt. Auch Frühgeburtlichkeit ist häufig.

Untersuchungen von Frauenmilch haben gezeigt, daß diese sich im Energie- und Nährstoffgehalt nicht von der gesunder Frauen unterscheidet, sofern die Lungenmanifestation der CF einen milden Verlauf nimmt. Jedoch äußern sich pulmonale Exazerbationen in einem Rückgang des Energie-und Nährstoffgehaltes der Milch.

Sofern also eine CF-betroffene Mutter stillt, benötigen sie und ihr Kind eine lückenlose Betreuung.

Wegen der Richtwerte für die Zufuhr an Energie und Nährstoffen während Schwangerschaft und Stillzeit wird zurückverwiesen auf Tab. 5.**9** sowie wegen der Ernährung der stillenden Mutter auf Band 1, S. 108ff.

Diabetes mellitus als Sekundärerkrankung

Bei bis zu 10% der CF-Betroffenen entwickelt sich ab etwa dem 15.Lebensjahr eine gestörte Glucosetoleranz bzw. ein Diabetes mellitus. Dabei besteht keine Beziehung zum klinischen Schweregrad der CF. Zur gestörten Glucosetoleranz tragen sowohl eine verminderte Insulinsekretion als auch eine reduzierte periphere Insulinsensitivität bei. Im Gegensatz zum Typ I-Diabetes mellitus werden keine Acetonurie und keine Ketoacidose beobachtet.

Bei Verwandten 1.Grades von CF-Patienten läßt sich nur sehr selten eine positive Familienanamnese für Diabetes mellitus nachweisen (Literaturangaben: etwa 3%). Die Häufigkeitsverteilung von einigen HLA-Antigenen und anderen Markern der Immuninteraktionen beim Typ I-Diabetes mellitus unterscheidet sich bei CF-Patienten ohne oder mit Diabetes nicht von Gesunden. Nur für die Tumor-Nekrosis-Faktor-β- und für die heat shock protein 70-Allele finden sich ähnliche Häufigkeiten bei insulinabhängigen Typ I-Diabetikern und bei CF-Betroffenen mit Diabetes mellitus. Diese Befunde bedürfen einer weiteren Klärung.

Bei älteren CF-Patienten wird die regelmäßige Durchführung von oralen Glucosetoleranztesten empfohlen, da gelegentliche Bestimmungen von Blut-und Urinzucker als nicht ausreichend angesehen werden, um eine gestörte Glucosetoleranz bzw. einen Diabetes mellitus möglichst frühzeitig zu erfassen.

Zur Behandlung werden Sulfonylharnstoffpräparate bzw. Insulin empfohlen. Bei Versagen der Sulfonylharnstoffpräparate sollte die Umstellung auf Insulin möglichst frühzeitig erfolgen, um unnötige Diätversuche zu ersparen und Gewichtsverluste zu vermeiden. Die Betroffenen sollten den Kohlenhydratgehalt von Lebensmitteln anhand von Austauschtabellen (S. 326) schätzen lernen.

Intervention und supportive enterale Ernährungsbehandlung bei Malnutrition

Eine Mangelernährung bei CF wird wie folgt definiert (vergl. Tab. 2.**3**):

- Patienten <5 Jahre: <85% des Längensollgewichts; >2 Monate andauernder Gewichtsverlust; 2-3 Monate andauernder Gewichtsstillstand.
- Patienten zwischen 5 und 18 Jahren: <85% des Längensollgewichts; >2 Monate andauernder Gewichtsverlust; bis 6 Monate andauernder Gewichtsstillstand.
- Patienten >18 Jahre: <85% des Längensollgewichts; Gewichtsverlust von ≥5% des vorhandenen Körpergewichts >2 Monate.

Eine Intervention wird bereits als notwendig angesehen, wenn das Längensollgewicht auf 86-90% abgesunken ist. Dann sind insbesondere eine sorgfältige Ernährungsanamnese mit Erhebung eines Ernährungsprotokolls und der anthropometrischen Daten (<2 Jahre auch Kopfumfang) sowie eine dreitägige Stuhlsammlung zur Ermittlung der Fettausscheidung erforderlich. Auch Verhaltensauffälligkeiten und Depressionen, ferner die Compliance bei der Enzym- und Vitaminsubstitution, müssen erfaßt werden. Liegt eine Steatorrhoe vor, so ist die Enzymsubstitution zu korrigieren, gfls. durch Wechsel des Arzneimittels.

Sofern sich durch Ausschluß von anderen behandelbaren Ursachen eine unzureichende Nahrungsaufnahme bestätigt, wird in einem Stufenprogramm eine intensivierte orale Nahrungszufuhr in die Wege geleitet:

- 1. Stufe: Erhöhung der energetischen Dichte der Mahlzeiten durch Anreicherung mit Sahne, Butter, Pflanzenmargarine oder -ölen; auch Maltodextrin-Anreicherung; im häuslichen Milieu hergestellte energiereiche Getränke, z.B. Milch-Misch-Getränke unter Berücksichtigung der individuellen Präferenzen; gebrauchsfertige Trinknahrungen (hochmolekular, nährstoffdefiniert, vollbilanziert).
- 2. Stufe: Sondenernährung, falls 1.Stufe nicht zur Gewichtszunahme führt:
  + Bei tagsüber normaler Ernährung nächtliche Nasogastralsonde als kontinuierliche enterale Infusion: Günstig für kurzdauernde Anwendung, z.B. zum Ausgleich eines Gewichtsverlustes bei bronchopulmonaler Infektion; Vorsicht bei Nasenpolypen oder Dislokation der Sonde durch Hustenanfälle.
  + Perkutane endoskopische Gastrostomie (=PEG): Als Langzeitsonde bei stark untergewichtigen Kindern; nächtliche Infusion über 8 bis 12 Stunden von 700 bis 1 000ml Sondennahrung (nährstoffdefiniert, vollbilanziert) mit Ernährungspumpe; umfassende technische Information für Eltern und Patienten (je nach Alter) erforderlich; im allgemeinen rasche Gewichtszunahme, Stabilisierung oder sogar geringfügige Verbesserung der Lungenfunktion und günstige psychosoziale Auswirkungen.

Hinweise:

- Hyperalimentation nur bei noch ausreichender Lungenfunktion durchführen, sonst Gefahr der Hyperkapnie und Volumenüberlastung.
- Im Endstadium der Lungenerkrankung Nahrung mit hohem Fett- und niedrigen Kohlenhydratgehalt (Herabsetzung des respiratorischen Quotienten) verabreichen.

Mangelernährung ist bei CF nicht mehr krankheitsimmanent, sondern vermeidbar.

Hereditäre Transportstörungen von Spurenelementen

Zink: Acrodermatitis enteropathica: 201 100

Zink gehört zu den für den Menschen essentiellen Spurenelementen und übt zahlreiche biochemische Funktionen aus (Band 1, S.62ff mit Tab.17). Nach der intestinalen Resorption erscheint Zink in zahlreichen Geweben und Organen, u.a. in den Augen. Es ist Bestandteil zahlreicher Proteine, z.B. der Metalloenzyme und des Insulins. Der Normalwert im Serum liegt zwischen 7 und 17 µmol Zink/l.

Eine mangelnde Zinkresorption führt zur Störung der Homöostase, die wegen der beeinträchtigten Aktivität der zinkhaltigen Metalloenzyme zahlreiche Stoffwechselwege betrifft.

Als seltene, durch eine Zinkmalabsorption verursachte, autosomal-rezessiv vererbte Erkrankung tritt die Acrodermatitis enteropathica auf, die möglicherweise auf dem Mangel an einem „Zink-bindenden Faktor“ in den Enterocyten beruht.

Da Frauenmilch einen Liganden mit hoher Bioverfügbarkeit von Zink enthält, tritt die Erkrankung bei brusternährten Säuglingen erst nach dem Abstillen auf. Dagegen entwickelt sich das klinische Bild bei Säuglingen mit Kuhmilchproteinnahrungen schon in den ersten 2-4 Lebenswochen. Es zeigen sich scharf begrenzte, nässende oder mit Krusten bedeckte Hautflächen mit Blasen an den Rändern, hauptsächlich in der Windelregion, außerdem akral und perioral. Dazu kommen Diarrhoen mit fettigen und schleimigen Stühlen und im weiteren Krankheitsverlauf Entzündungen der Schleimhäute, Alopezie sowie Gedeih-und Wachstumsstörungen. Bei Nichtbehandlung ist die Prognose infaust.

Über die Remission durch Frauenmilchfütterung ist wiederholt berichtet worden. Die Therapie besteht in der Substitution von Zink oral in hohen Dosen: 200mg Zinksulfat(Heptahydrat) enthalten etwa

45mg Zink; Beginn der Behandlung mit etwa 100mg Zink/Tag; Dauerbehandlung mit etwa 50mg/Tag; in Wachstumsschüben etwa 100mg/Tag.

Kupfer: Menkes-Syndrom und Wilson-Krankheit

Auch Kupfer ist ein für den Menschen essentielles Spurenelement mit vielfältigen biochemischen Funktionen (Band 1, S. 62ff mit Tab. 17). Die Resorption findet im Magen und oberen Dünndarm statt mit einer angenommenen Resorptionsrate zwischen 20 und 40%. Etwa 96% des Serumkupfers werden an den Eiweißkörper Caeruloplasmin gebunden transportiert (6-7 Kupferionen pro Molekül). Das Duodenum speichert 6-19, die Leber 20-45 µg Kupfer/g Trockengewicht (Werte beim Erwachsenen). Die Caeruloplasminsynthese wird durch die hepatozelluläre Kupferkonzentration gesteuert. Dies induziert auch den Abtransport des Kupfers aus der Leber und hält die normale hepatische Kupferkonzentration aufrecht. Ein Überschuß an Kupfer wird mit der Galle ausgeschieden. Geringe Mengen Kupfer finden sich auch im Urin. Physiologische Werte für Kupfer und Caeruloplasmin im Serum sind in Tab. 6.8 zusammengestellt.

Menkes-Syndrom (Kinky-hair-Syndrom; Steely-hair-Syndrom; Kupfertransportkrankheit): 309 400

Das Menkes-Syndrom ist ein seltenes, X-chromosomal vererbtes Krankheitsbild, das auf einer Kupferretention in den Enterocyten mit nachfolgender Störung der Kupferverteilung im Körper beruht. Die Erkrankung wird heute primär im Defekt eines zinkbindenden Proteins vermutet, dessen Synthese durch ein Gen auf dem X-Chromosom kontrolliert wird (McKusick 156 350): Die Anwesenheit von Zinkionen in Leber oder Darm induziert zunächst die Synthese eines Metallothioneins, d.h.eines kleinmolekularen Proteins, an das dann die Zinkionen gebunden werden. Da dessen Affinität für Kupfer etwa 100 000mal größer ist als für Zink, verdrängt Kupfer das Zink aus seiner Bindung an das Metallothionein und nimmt dessen Platz ein. In dieser Bindung ist Kupfer möglicherweise nicht mehr für den Einbau in spezifische Kupferproteine verfügbar. Bei Bindung in den Enterocyten erfolgt kein Weitertransport in die Blutbahn.

Das Leitsymptom der Erkrankung stellen charakteristische Veränderungen an den Haaren dar, aus denen die oben genannten Bezeichnungen resultieren, ferner ein Dysmorphie-Syndrom, Mißbildungen sowie ausgeprägte Störungen der somatischen und psychomotorischen Entwicklung. Zahlreiche klinische Symptome lassen sich durch die mangelnde Aktivität der kupferabhängigen Enzyme erklären.

Tabelle 6.8 Physiologische Kupfer- und Caeruloplasminwerte im Serum in verschiedenen Altersstufen[1)]

Lebensalter	Kupfer (µmol/l)		Caeruloplasmin (µmol/l)
Nabelschnurblut	5,02 ± 3,3		0,47 ± 0,35
Neugeborene			
– 0 – 7 Tage	7,07 ± 3,93	(7 Tage)	0,74 ± 0,24
– 8 – 14 Tage			0,79 ± 0,26
– 15 – 28 Tage			1,21 ± 0,61
1 – 2 Monate			1,4 ± 0,34
3 – 6 Monate			1,59 ± 0,52
7 – 12 Monate			1,64 ± 0,54
13 – 24 Monate	21,98 ± 7,14	(2 Jahre)	1,99 ± 0,69
3 – 6 Jahre	20,17 ± 7,14	(6 Jahre)	2,42 ± 0,9
7 – 15 Jahre	19,31 ± 8,0	(10 Jahre)	1,49 ± 0,54
Erwachsene	17,19 ± 6,36		2,17 ± 0,67
Ausscheidung im Urin:			
– 1 – 2 Jahre		= 10 µg/24 Stunden	
– Erwachsene	4 – 30 µg/24 Stunden		

[1)] Werte zusammengestellt aus: Baerlocher, K., D. Nadal: Das Menkes-Syndrom. Ergebnisse der Inneren Medizin und Kinderheilkunde, Band 57, S. 79–144. Springer Verlag Berlin Heidelberg 1988

Wegen des intestinalen Mukosablocks für Kupfer kann dieses nur parenteral verabreicht werden (zwischen 20 und 250 µg Kupfer/kgKG/Tag; als Kupfer-Histidin-Komplex oder Kupfersalz, z.B. Kupfersulfat). Doch sind die Erfolge der therapeutischen Bemühungen gering, so daß die meisten Patienten schon im Vorschulalter versterben.

Wilson-Krankheit (Morbus Wilson; hepato-zerebrale Degeneration; Kupferspeicherkrankheit): 277 900

Bei der Wilson-Krankheit handelt es sich um einen autosomal-rezessiv vererbten Stoffwechseldefekt, dessen Häufigkeit mit 1: 30 000 bis 1: 100 000 angegeben wird. Da die Caeruloplasminspiegel fast immer unter den Normwerten liegen (s.auch 117 700), wurden sie mit dem genetischen Defekt in Verbindung gebracht. Möglicherweise handelt es sich jedoch um einen lysosomalen Defekt in den Hepatocyten, der zur mangelnden Kupferausscheidung über die Galle führt. Dafür sprechen Kupferthioneine mit hoher Affinität in der Leber der Patienten im Vergleich zu Kontrollpersonen. Auch die Mitwirkung von Caeruloplasmin im enzymatischen Transfer von Kupfer wird diskutiert.

Etwa 5 Lebensjahre sind das früheste Alter, in dem es durch Austritt von Kupfer aus der Leber zu klinisch faßbaren Symptomen kommen kann. Bei klassischem Verlauf entwickelt sich während des Schulalters eine klinisch inapparente Leberzirrhose, die ab dem 9. Lebensjahr zu einem Leberversagen führen kann, aber meist bis zum Auftreten der typischen neurologischen Symptomatik (frühestens ab 11. Lebensjahr) unerkannt bleibt. Für einen Behandlungserfolg ist die Frühdiagnose entscheidend.

Das Ziel der Behandlung besteht einerseits in der Reduzierung der Kupferspeicher, andererseits in der Herabsetzung der Kupferaufnahme mit der Nahrung:

- Die Reduzierung der Kupferspeicher erfolgt über eine gesteigerte Ausscheidung, z.B. mit D-Penicillamin bzw. mit „Trien“ (Triethylentetramindihydrochlorid) als Chelatbildnern; als neuere Behandlungsmethode werden auch Zinksalze benutzt, an deren Stelle sich dann Kupfer in Metallothioneinen der Enterocyten bindet (s.Erläuterung beim Menkes-Syndrom) und mit der normalen Darmabschilferung ausgeschieden wird. Die hepatischen Kupferkonzentrationen lassen sich möglicherweise mit der Zinkbehandlung nicht ausreichend beeinflussen.
- Wegen der ubiquitären Verbreitung des Kupfers ist dieses in praktisch allen Lebensmitteln enthalten, und sei es nur in Spuren. Normalerweise beträgt die Aufnahme mit der Nahrung 2-4mg/Tag. Als „kupferarm“ wird eine Ernährungsweise dann bezeichnet, wenn die tägliche Kupferaufnahme bei Schulkindern <1,5mg sowie bei Jugendlichen und jungen Erwachsenen <2mg liegt. Mit diätetischen Maßnahmen allein läßt sich aber keine negative Kupferbilanz erreichen.

Kupferarme Ernährungsweise

Die Lebensmittel lassen sich nach ihrem Kupfergehalt in 3 Gruppen unterteilen: niedriger Gehalt <0,09mg Kupfer/100 g eßbarer Anteil; mittlerer Gehalt 0,1-0.6mg Kupfer/100g eßbarer Anteil; hoher Gehalt >0,6mg Kupfer/100g eßbarer Anteil.

Daraus ergibt sich, daß zahlreiche Grundnahrungsmittel, z.B. Milch und verschiedene Milchprodukte, einige Fleisch- und Fischsorten, Nahrungsfette sowie eine Reihe von Obst-und Gemüsesorten einen niedrigen Kupfergehalt aufweisen. Bei der Auswahl sollen jede Einseitigkeit vermieden und die Nährstoffdichte (Kupfergehalt/Energiegehalt) berücksichtigt werden.

Die Zubereitung der Speisen soll in Porzellan-und/oder Glasgefäßen (Jenaer Glas) sowie Küchengerät aus Chromargan erfolgen, nicht jedoch in kupferhaltigen Geräten einschließlich Keramik und mit farbigen Glasuren.

Der Kupfergehalt von Trinkwasser läßt sich über das örtliche Wasserwerk ermitteln. Er soll nicht mehr als 0,1mg Kupfer/l betragen. Höhere Werte ergeben sich aus veralteten Kupferrohren in der Hausinstallation und in Warmwasserbereitern. In diesen Fällen ist die Aufbereitung von Trinkwasser mit einem der handelsüblichen Filtersysteme notwendig.

Der Kupfergehalt von Mineralwässern liegt im allgemeinen bei oder sogar $<0{,}01$mg/l.

Bei frühzeitigem Behandlungsbeginn und konsequenter Durchführung der erläuterten Maßnahmen ist die Prognose im allgemeinen gut.

7 Hereditäre Störungen im Abbau von Aminosäuren

Abbau von Aminosäuren

Beim Carrier-vermittelten Transport durch die Basolateralmembran des Dünndarmepithels liegen freie Aminosäuren vor, die mit dem Blutstrom abtransportiert werden. Sie gelangen in den Aminosäuren-Pool (Abb. 7.**1**), in dem ein ständiger Ab- und Umbau bzw. eine körpereigene Proteinsynthese stattfindet. Es läßt sich abschätzen, daß ein Erwachsener täglich etwa 400g Protein synthetisiert und im Rahmen eines Fließgleichgewichtes die gleiche Menge wieder abbaut. Wegen dieses hohen Umsatzes und wegen fehlender Speichermöglichkeiten für freie Aminosäuren ist der Mensch auf die ständige Zufuhr von Protein mit der Nahrung angewiesen. Wenn in diesem Pool auch nur eine Aminosäure fehlt, kommt die Synthese aller Proteine, die diese als Baustein benötigen, zum Erliegen. Daraus folgt auch, daß die Umsetzung der im genetischen Code gespeicherten Information in ein funktionsfähiges Protein die Gegenwart der essentiellen Aminosäuren erfordert. Die Gesamtregulation, die diesem Stoffwechselgeschehen zugrunde liegt, ist noch weitgehend ungeklärt, wenn auch einige Teilaspekte gut untersucht sind.

Der Abbau der Aminosäuren im Cytosol und in den Mitochondrien erfolgt durch ein breites Spektrum spezifischer Enzyme über folgende Abbauwege:

- Transaminierung, d.h.Übertragung von Aminogruppen.
- Oxidative Desaminierung, d.h.Abspaltung von Aminogruppen,
- Decarboxylierung, d.h.Abspaltung der Carboxylgruppe aus dem Aminosäurenmolekül.

Zahlreiche Metabolite aus der Umsetzung der Aminosäuren erfüllen im Körper besondere Funktionen, da sie ihrerseits Proteinbausteine oder Vorstufen anderer Verbindungen darstellen, z.B.:

Tyrosin	von Thyroxin und Adrenalin,
Cystein	von Taurin, Coenzym A und Glutathion,
Tryptophan	von Nicotinamid,
Methionin	als Methylgruppen-Donator,
Serin	als Donator von C1-Fragmenten.

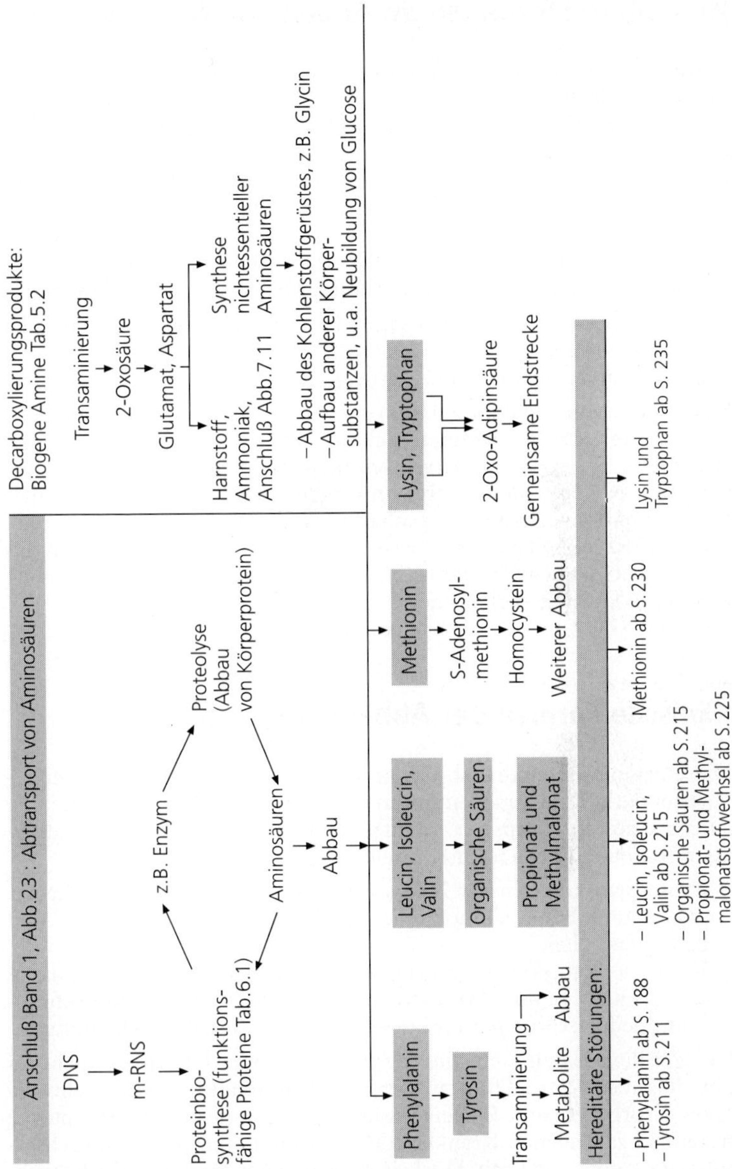

Abb. 7.1 Aminosäuren-Pool – schematische Darstellung

Hereditäre Störungen im Abbau von Aminosäuren

Wird am Genom eine Mutation vererbt und tritt ein in seiner Funktion verändertes Enzym im Stoffwechsel der Aminosäuren auf, kommt es zu Störungen in deren Abbau (Abb. 7.2). Im allgemeinen liegt ein autosomal-rezessiver Erbmodus vor. Als Folge der außerordentlich vielfältigen Möglichkeiten der Strukturveränderungen an Genen bzw. Enzymen läßt sich eine erhebliche genetische Variabilität beobachten, die auch den klinischen Verlauf einer Stoffwechselstörung entscheidend beeinflußt. Dieser wird auch durch die Lokalisation des Enzymdefektes mitbestimmt. Der Enzymdefekt bewirkt:

- eine Anhäufung von Substrat, d.h. der nicht verstoffwechselten Aminosäure(n),
- einen Mangel an Produkt.

Sowohl die Substratakkumulation als auch die Bildung von Metaboliten auf Nebenwegen können sich toxisch auf den Zellstoffwechsel auswirken. Schließlich überschwemmen diese Stoffwechselprodukte den ganzen Körper und führen in Organen und Geweben zu vielfältigen Funktionsdefiziten, die phänotypisch in Form einer Vielzahl variabler Krankheitsbilder in Erscheinung treten. Da ein Enzym aus Apo-und Coenzym besteht, können sowohl Apoenzym-als auch Coenzym-Defekte vorkommen.

Klinische Formen der Abbaustörungen

Die einzelnen Krankheitsbilder müssen nicht obligat in der Neugeborenenperiode in Erscheinung treten, sondern können sich auch zu einem späteren Zeitpunkt manifestieren. Es lassen sich ganz allgemein folgende Formen unterscheiden:

- Akute Symptome in der Neonatalperiode, z.B. Ketoacidose, Lactacidose und Hyperammonämie mit Trinkfaulheit, Lethargie und Krampfanfällen.
- Klinische Symptomatik nach einigen Lebenswochen oder-monaten einsetzend, z.B. mit chronischem Erbrechen, Koma, Leberdysfunktion, Gedeihstörungen und neurologischen Ausfallserscheinungen.

Gelegentlich lassen sich diese „späteinsetzenden“ Formen auch auf Fehldiagnosen zurückführen, denn persistierende Anorexie, chronisches Erbrechen und Gedeihstörungen als unspezifische Symptome treten bei zahlreichen Krankheiten auf. Eine Reihe von Stoffwechselstörungen geht auch mit Muskelschwäche oder geringer Muskelmasse oder mit Kardiomyopathie einher.

	Prinzip	Beispiel	Beispiel Phenylketonurie
Ebene 1: Genotyp –Zellkern	DNA-Abschnitt (Gen) mit Informationsspeicherung	DNA-Abschnitt: Phenylalanin-Hydroxylase-Gen (Exons): ...CAG GCT CGG GTG ACT CAG...	Haplotyp 2 Austausch CGG → TGG
	↓	↓	
	Reduplikation des DNA-Doppelstrangs	Reduplikation des DNA-Doppelstrangs	
	↓	↓	
	Transkription zu RNA bzw. m-RNA	Transkription zu RNA bzw. m-RNA	Austausch TGG → UGG
	↓	↓	
–Kernhülle mit Poren	m-RNA, gebunden an Proteine (Informationstransport)	m-RNA, gebunden an Proteine (Informationstransport)	
	↓	↓	
Ebene 2: Cytoplasma mit Ribosomen am rauhen endoplasmatischen Retikulum	Translation: Proteinbiosynthese; nach Ablösung funktionsfähiges Protein, z.B. Enzym	Translation: Proteinbiosynthese; funktionsfähiges Protein: Phenylalanin-Hydroxylase	Expression von Tryptophan für Arginin
	↓	↓	
Ebene 3: Stoffwechsel	Substrat → Produkt	Phenylalanin → Tyrosin (Umwandlung in der Leber)	Keine Enzymaktivität
	↓	↓	
Ebene 4: Phänotyp	–Normales Wachstum –Normale Entwicklung	–Normales Wachstum –Normale Entwicklung	Phenylketonurie

Abb. 7.2 Vom Genotyp zum Phänotyp – vereinfachte Darstellung am Beispiel der Phenylalanin-Hydroxylase. Dargestellt ist der Haplotyp 2 der Phenylketonurie (McKusick 261.600.0002): Punktmutation am Exon 12, Codon 408 der Phenylalanin-Hydroxylase. Es kommt zur Expression von Tryptophan anstelle von – normalerweise – Arginin: Das Enzym weist keine Aktivität mehr auf

Unabhängig davon sind einzelne Erkrankungen durch eine spezifische Symptomatik gekennzeichnet, z.B. die Homocystinurie durch Linsendislokation (S. 232).

Häufigkeit

Sofern Abbaustörungen der Aminosäuren bereits bei Neugeborenen durch unselektierte Screeningprogramme erfaßt werden, ergibt sich im Laufe eines überschaubaren Zeitraumes zuverlässiges Datenmaterial über die Häufigkeit der betreffenden Störungen. Die von 1969 bis 1993 in Deutschland gesammelten Daten sind in Tab. 7.**1** zusammengefaßt.

Aus anderen Ländern mit ebenfalls gut organisierten Screeningprogrammen, z.B USA und Japan, liegen für einzelne Störungen erheblich abweichende Daten vor. Im Extremfall gibt es Erkrankungen, für die bisher nur Einzelfallbeschreibungen bekannt geworden sind. Vorhandenes Datenmaterial wird nachfolgend bei den einzelnen Störungen erwähnt.

Substratreduktion als Grundlage von Ernährungsmaßnahmen

Das Behandlungsprinzip der „Substratreduktion" mit Hilfe von Ernährungsmaßnahmen ist erstmalig 1954 bei der Phenylketonurie mit einer phenylalaninarmen Diät versucht worden. Da es sich als erfolgreich erwies, wurde es auch auf andere hereditäre Störungen des Aminosäuren-, ferner auf einige des Kohlenhyratstoffwechsels übertragen:

- Die in ihrem Stoffwechsel gestörte(n) Aminosäure(n) werden über die Ernährung so bilanziert, daß einerseits die toxischen Auswirkungen der Substratakkumulation unterbleiben oder gemindert werden und andererseits ausreichende Mengen für Wachstum und Entwicklung zur Verfügung stehen. Dieser „Restbedarf" ist beim Säugling in den ersten Lebensmonaten noch relativ hoch, sinkt dann aber bis zum Ende des ersten Lebensjahres mit der sich verlangsamenden Wachstumsgeschwindigkeit ab.
- Das nicht oder nicht ausreichend gebildete Produkt wird gfls.getrennt substituiert.
- Bei einer Kofaktorstörung, z.B. beim Tetrahydrobiopterin oder bei einem der B-Vitamine (Tab. 6.**3**), kann dessen Verabreichung in pharmakologischen Dosen das Krankheitsgeschehen häufig günstig beeinflussen.

Tabelle 7.**1** Ergebnisse des Neugeborenenscreenings in Deutschland von 1969–1993[1)]

Hereditäre Störung	**Anzahl der untersuchten Neugeborenen**	**Identifizierte Patienten**	**Häufigkeit**
Phenylketonurie und Hyperphenylalaninämien	20580251	3104	1: 6630
Baden-Württemberg	2698385		1: 6690
Bayern	2481166		1: 5907
Berlin (gesamt)	811381		1: 6597
Brandenburg	736824		1: 7923
Bremen	231010		1: 15401
Hamburg	461013		1: 9408
Hessen	1460363		1: 7338
Mecklenburg-Vorpommern	675582		1: 10556
Niedersachsen	1914537		1: 5982
Nordrhein-Westfalen	4410587		1: 5012
Rheinland-Pfalz	929329		1: 7809
Saarland	327375		1: 6419
Sachsen	1330339		1: 10643
Sachsen-Anhalt	788058		1: 8041
Schleswig-Holstein	562507		1: 9869
Thüringen	690836		1: 9211
Ahornsirupkrankheit	6685137	31	1: 215650
Homocystinurie	6578335	50	1: 131566
Tyrosinämien[2)]	177825	1	–
Biotinidase-Mangel[3)]	1610852	22	1: 73221
Galaktosämien	11153687	276	1: 40411

[1)] Hoffmann, G.F., G. Machill: 25 Jahre Neugeborenenscreening auf angeborene Stoffwechselstörungen in Deutschland: Bestandsaufnahme, aktuelle Probleme und Ausblick. Mschr. Kinderheilkd. 142 (1994) 857–862

[2)] Seit 1982 kein Screening mehr

[3)] Vergl. Tab. 7.**17** Fußnote

Bei der Störung im Stoffwechsel der nichtessentiellen Aminosäure Glycin ist die Bilanzierung nicht möglich, da die endogene Synthese praktisch nicht beeinflußt werden kann.

Demnach stellen sich in Abhängigkeit von der Art der Störung und dem Schweregrad der klinischen Ausprägung die Erfolge der Ernährungsbehandlung über eine Substratreduktion sehr unterschiedlich dar.

Klinische Kontrolle der Ernährungsbehandlung

Die Ernährungsbehandlung bedarf einer ständigen Kontrolle, um eine „Überbehandlung“ bzw. eine unzureichende Behandlung zu vermeiden (Tab. 7.**2**):

- Die Kontrolle der Wachstumsdaten (Länge/Höhe, Gewicht, in den beiden ersten Lebensjahren auch Kopfumfang) stellt einen empfindlichen Parameter für eine adäquate Energie- und Nährstoffzufuhr dar: Eine unzureichende Zufuhr äußert sich in Gewichtsstillstand oder-abnahme.
- Die in ihrem Stoffwechsel gestörte(n) Aminosäure(n), deren Bilanzierung über die Ernährung erfolgt, müssen fortlaufend oder in gewissen Zeitabständen quantitativ bestimmt werden, je nach Methode in Blut, Plasma oder Serum.
- Auch die für eine Erkrankung spezifischen toxischen Metabolite bedürfen der laufenden Kontrolle, z.B. über die Urinausscheidung.

Die Erhebung weiterer Parameter hängt von der jeweiligen Erkrankung und der Schwere des klinischen Bildes ab.

Da hereditäre Störungen des Aminosäurenstoffwechsels, die einer Ernährungsbehandlung zugänglich sind, einer diesbezüglich jahrelangen bzw. lebensbegleitenden Betreuung bedürfen, müssen zahlreiche biochemische Parameter zusätzlich kontrolliert werden, damit es nicht zu Mangelerscheinungen kommt, u.a. im Eiweiß-, Vitamin-und Mineralstoffwechsel. Besonders beim jungen Säugling sind wegen des rasch wechselnden Bedarfs an Energie und Nährstoffen die Ernährungspläne (Beispiele Tab. 7.**3**) in sehr kurzen Zeitabständen zu überprüfen und neu zu berechnen. Wegen des erheblichen Aufwandes, der mit der fortlaufenden Betreuung verbunden ist, sollte diese nur in solchen Zentren erfolgen, die über Erfahrungen auf diesem Gebiet verfügen.

Tabelle 7.2 Ernährungsabhängige Referenzwerte sowie Maßnahmen bei „Überbehandlung" bzw. unzureichender Behandlung

Stoffwechselstörung	**„Überbehandlung"**	**Unzureichende Behandlung**
Phenylketonurie Hyperphenylalaninämien (S. 188)	Restriktive Phe-Zufuhr mit natürlichen Proteinen: – Geringfügiger Anstieg von Plasma-Phe – Abfall Gesamtprotein und Albumin im Plasma – Erhöhtes Glycin: Valin-Verhältnis – Gfls. Absinken von Plasma-Phe <2mg/dl (<120µmol/l) **Maßnahme:** Phe-Zufuhr mit natürlichen Proteinen erhöhen	Anstieg Plasma-Phe (nüchtern) – >5,9mg/dl (360µmol/l) bei Säuglingen und Kleinkindern – >7,9mg/dl (480µmol/l) bei Schulkindern – >11,6mg/dl (700µmol/l) bei Adoleszenten **Maßnahmen:** – Phe-Zufuhr aus natürlichen Proteinen erniedrigen – Adäquate Eiweißzufuhr mit Aminosäurenmischung
Tyrosinämie (S. 211)	– Plasma-Tyrosin <50µmol/l – Plasma-Phenylalanin <50µmol/l – Plasma-Methionin <20µmol/l **Maßnahme:** Tyrosin- und Phenylalaninzufuhr erhöhen	– Plasma-Tyrosin >100µmol/l – Plasma-Phenylalanin >100µmol/l – Plasma-Methionin >50 mmol/l **Maßnahmen:** – Tyrosin- und Phenylalanin (gfls. Methionin)-Zufuhr erniedrigen – Adäquate Eiweißzufuhr mit Aminosäurenmischung
Ahornsirupkrankheit (S. 217)	– Plasma-Leucin <100µmol/l – Plasma-Isoleucin <50µmol/l – Plasma-Valin <150µmol/l **Maßnahmen:** – Zufuhr von natürlichen Proteinen erhöhen – Gfls. einzelne Aminosäuren substituieren; Behandlungsziele: – Plasma-Leucin 100–250µmol/l – Plasma-Isoleucin 50–150µmol/l – Plasma-Valin 150–250µmol/l	– Plasma-Leucin >450µmol/l **Maßnahmen:** – Zufuhr von natürlichen Proteinen erniedrigen – Ausreichende Energiezufuhr; gfls. erhöhen

Tabelle 7.**2** Ernährungsabhängige Referenzwerte sowie Maßnahmen bei „Überbehandlung" bzw. unzureichender Behandlung (Fortsetzung)

Stoffwechselstörung	**„Überbehandlung"**	**Unzureichende Behandlung**
Isovalerianacidämie (S. 222)	Aminosäurenimbalanz mit niedrigem Plasma-Leucin und erhöhten Spiegeln der anderen essentiellen Aminosäuren **Maßnahmen:** – Proteinzufuhr nach individueller Toleranz – Carnitinzufuhr s. Text	– Niedrige Konzentrationen von freiem Plasma-Carnitin – Erhöhte Ausscheidung von 3-Hydroxy-Isovaleriansäure **Maßnahmen:** Carnitinzufuhr s.Text
Propion- und Methylmalonacidurie (S. 225)	– Niedriger Plasmaproteinspiegel (Albumin, Präalbumin) – Aminosäurenimbalanz mit niedrigem Plasmaspiegel essentieller Aminosäuren – Niedriger Selenspiegel – Erhöht: Transaminasen; Propionat und Methylmalonat; Urinmetabolite **Maßnahmen:** – Zufuhr von natürlichen Proteinen erhöhen – Supplementierung einzelner Aminosäuren bei Plasmaspiegeln + Isoleucin <20µmol/l + Valin <60µmol/l + Threonin µ80µmol/l	– Plasma-Propionat >100µmol/l – Ammoniak >80µmol/l – Lactat >2,5mmol/l – Methylmalonatausscheidung im Urin >2mol/mol Kreatinin **Maßnahmen:** – Zufuhr von natürlichen Proteinen erniedrigen – Energiezufuhr erhöhen – Metronidazol verabreichen – Gfls. Carnitinzufuhr
Homocystinurie (S. 234)	– Plasma-Methionin <Referenzwert (Tab. 2.**5**) – Aminosäureimbalanz – Eiweißmangel **Maßnahme:** Behandlung lockern	– Plasma-Homocystein >15µmol/l – Cystein-Homocystein-Disulfid erhöht – Freies Homocystin nachweisbar **Maßnahme:** Ernährungsbehandlung intensivieren
Glutaracidurie Typ I (S. 237)	Niedrige Plasmaspiegel an Lysin und Tryptophan **Maßnahme:** Lysin- und Tryptophanzufuhr erhöhen	Absinkende Konzentrationen von freiem Plasma-Carnitin **Maßnahme:** Carnintinzufuhr s. Text

Tabelle 7.2 Ernährungsabhängige Referenzwerte sowie Maßnahmen bei „Überbehandlung“ bzw. unzureichender Behandlung (Fortsetzung)

Stoffwechselstörung	**„Überbehandlung“**	**Unzureichende Behandlung**
Störungen des Harnstoffcyclus (S. 244)	– Überhöhte Energiezufuhr: Körperlänge/Höhe: Gewicht: >50. Perzentile – Restriktive Proteinzufuhr: + Appetitverlust + Wachstumsretardierung + Apathie; Anämie + „Unerklärte“ Hyperammonämie + Wiederholt niedrige Plasmaspiegel der essentiellen Aminosäuren **Maßnahmen:** Zufuhr von natürlichen Proteinen erhöhen bei Körperlänge/Höhe <10. Perzentile; Wachstumsrückstand; niedrigen Plasmaspiegeln an Albumin, Präalbumin und retinolbindendem Protein	– Appetitverlust; Erbrechen – Ataxie; Veränderungen im Schlafrhythmus – Hyperammonämie; Argininmangel **Maßnahmen:** – Proteinzufuhr erniedrigen bei: + Ammoniak >100µmol/l + Arginin >80µmol/l (bei normalen Spiegeln der essentiellen Aminosäuren) – Essentielle Aminosäurenmischung erhöhen bei Plasma-Threonin <80µmol/l – Gfls. Natriumbenzoatzufuhr erhöhen (chronisch nicht >350–400mg/kgKG/Tag) – Gfls. Arginin-(Citrullin-)zufuhr erhöhen bei Plasma-Arginin (nüchtern) <80µmol/l (zur Supplementierung s. Text)
	Benzoatüberdosierung: – Plasma-Benzoat >2 mmol/l – Glycin <100 µmol/l – Hypernatriämie **Maßnahme:** Benzoatdosierung reduzieren	
	Arginin und Citrullin: Plasma-Arginin (nüchtern) >150 µmol/l **Maßnahme:** Dosierung reduzieren	

Tabelle 7.3 Beispiele von Ernährungsplänen bei hereditären Störungen des Aminosäurenstoffwechsels

Beispiel 1: 10 Monate alter Säugling mit 3,5 g natürlichem Nahrungseiweiß bei einem Gewicht von etwa 9 kg

Energie:	95kcal/kgKG/Tag	855kcal
% der Energie als Eiweiß	8–10	17– 21g
% der Energie als Kohlenhydrate	45–50	96–107g
% der Energie als Fett	42–45	40– 43g
Flüssigkeit, gesamt	115ml/kgKG/Tag	1035 ml
davon Trinkflüssigkeit		400ml
Gesamtzahl der Mahlzeiten		4

1. Mahlzeit: Flaschennahrung

Wasser	200ml
Maisstärke	10g
Pflanzenöl	10g
Malto Dextrin	10g
Säuglingsanfangsnahrung	s.u. „Hinweise"
krankheitsspezifisches Stoffwechselpräparat	s.u. „Hinweise"

2. Mahlzeit: Gemüsebrei

(Gemüse und Kartoffeln zusammen	1,3g Eiweiß)
Kartoffeln, roh gewogen	40g
Gemüsemenge mit 0,5g Eiweiß z.B. Möhren (oder Austausch gegen andere Sorten)	50g
Butter	10g
Gemüsewasser	70ml
Maisstärke	5g
Apfelsaft	100ml
krankheitsspezifisches Stoffwechselpräparat	s.u. „Hinweise"

3. Mahlzeit: Obstbrei mit Butterbrot

Obstmenge mit 1,3g Eiweiß	
z.B. Apfel	50g
und Banane (oder Austausch gegen andere Sorten)	100g
eiweißarmes Spezialbrot	30g
Butter	10g
Früchtetee	100ml
krankheitsspezifisches Stoffwechselpräparat	s.u. „Hinweise"

Tabelle 7.3 Beispiele von Ernährungsplänen bei hereditären Störungen des Aminosäurenstoffwechsels (Fortsetzung)

4. Mahlzeit: Milch-Obstbrei	
Wasser	200ml
Butter	10g
Maisstärke	15g
Säuglingsanfangsnahrung	s.u. „Hinweise"
krankheitsspezifisches Stoffwechselpräparat	s.u. „Hinweise"
Kompott mit 1,0g Eiweiß z.B. Pfirsiche in Dosen	100g

Beispiel 2: Kinder in verschiedenen Altersstufen mit 8g natürlichem Nahrungseiweiß

	Energie: 1400kcal/Tag			**Energie: 2000kcal/Tag**	
1. Frühstück	g/ml	Eiweiß/g		g/ml	Eiweiß/g
Eiweißarmes Weißbrot	50g	0,3		50g	0,3
Butter	10g	0,1		20g	0,1
Kaffee oder Tee	125ml	0,0		250ml	0,0
Sahne 30% F.	20g	0,5		20g	0,5
Konfitüre	15g	0,1		20g	0,1
Zucker	10g	0,0		10g	0,0
2. Frühstück					
Eiweißarmes Weißbrot	50g	0,3		50g	0,3
Pflanzenmargarine	10g	0,0		15g	0,0
gemischt mit Leberwurst	2g	0,2		2g	0,2
Obst mit 0,5g Eiweiß im Austausch, z.B. Birne	100g	0,5		100g	0,5
Mineralwasser	200ml	0,0	Mineralwasser	100ml	0,0
			Limonade	150ml	0,0
Mittagessen					
z.B. Bratkartoffeln aus:					
Kartoffeln, roh gewogen	150g	2,5		150g	2,5
Zwiebel	5g	0,0		5g	0,0
Butterschmalz	5g	0,0		10g	0,0
Gemüse mit 0,7g Eiweiß im Austausch, z.B.					
Radieschen	10g	0,1		10g	0,1
Kopfsalat	20g	0,2		20g	0,2
Gurke	60g	0,4		60g	0,4
Pflanzenöl	5g	0,0		5g	0,0
Gewürze, Essig		0,0			0,0
Geleespeise mit Instant-Götterspeisenpulver	12g	0,0		25g	0,0
ergibt Speise	100g			200g	

Tabelle 7.**3** Beispiele von Ernährungsplänen bei hereditären Störungen des Aminosäurenstoffwechsels (Fortsetzung)

	Energie: 1400kcal/Tag			**Energie: 2000kcal/Tag**	
Zwischenmahlzeit					
Obst mit 0,5 Eiweiß					
im Austausch, z.B. Apfel	160g	0,5	Apfelmus	230g	0,5
eiweißarmes Gebäck oder					
Brot mit 0,3g Eiweiß		0,3			0,3
Mineralwasser	200ml	0,0	Limonade	150ml	0,0
Abendessen					
Eiweißarmes Weißbrot	50g	0,3		75g	0,4
Butter	10g	0,1		10g	0,1
Gemüse mit 0,7g Eiweiß					
im Austausch, z.B.					
Tomate	70g	0,7		70g	0,7
Apfelsinensaft	50ml	0,3			
Mineralwasser	100ml	0,0		150ml	0,0
zur freien Lebensmittelwahl					
(sofern Eiweiß zur Verfügung steht, z.B. für Süßigkeiten, Gemüse, Obst)		0,6			0,7
Kohlenhydrate, gesamt		212g			313g
Fett, gesamt		51g			74g

Hinweise:

- Diese Beispiele eignen sich für die in diesem Kapitel beschriebenen Störungen des Aminosäurenstoffwechsels, müssen jedoch krankheitsspezifisch angepaßt werden:
- Der sog. „Restbedarf" an der (den) im Stoffwechsel gestörten Aminosäure(n) (s. Text) muß aus dem natürlichen Nahrungseiweiß berechnet werden (Tab. 7.**7**). Er wird beim Säugling überwiegend über die Anfangsnahrung, vom Kleinkindalter an aus dem natürlichen Nahrungseiweiß der Lebensmittel (Tab. 7.**7**) gedeckt.
- Die Zufuhr an Eiweiß setzt sich zusammen aus:
  + natürlichem Nahrungseiweiß (in den Beispielen 3,5 bzw. 8g/Tag)
  + dem krankheitsspezifischen Stoffwechselpräparat (Erläuterungen im Text), das die Differenz abdeckt.
- Zur Einnahme der Stoffwechselpräparate s. Text und Tab. 7.**8**
- Klinische Zeichen der „Überbehandlung" bzw. einer unzureichenden Behandlung s. Tab. 7.**2**
- Behandlung von Stoffwechselentgleisungen bzw. Durchfall, Fieber und Infekte s. Text
- Berechnungsgrundlagen: l.c. Tab. 7.**7**

Grundlagen der Energie-und Nährstoffzufuhr

Energie

Mindestens nach den Richtwerten; Katabolie vermeiden; Gewichtskontrolle!

Eiweiß

Bei den mit Störungen des Aminosäurenstoffwechsels einhergehenden Erkrankungen stellt sich häufig die Frage nach der Höhe der Eiweißzufuhr im Vergleich zu den Empfehlungen für altersentsprechende gesunde Kinder.

Seit mehr als 20 Jahren arbeiten nationale und internationale Fachgremien in unregelmäßigen Zeitabständen Empfehlungen für die Proteinzufuhr aus (Band 1, S.190ff). Um eine ausreichende Versorgung zu sichern, wird bei der Berechnung der Daten nach Möglichkeit von experimentellen Grundlagen, insbesondere von Stickstoffbilanzuntersuchungen bei einer definierten Altersgruppe, ausgegangen, aber nach einer faktoriellen Methode ein Sicherheitszuschlag (Band 1, S.199) hinzugerechnet. Dabei ist zu berücksichtigen, daß der Proteinbedarf aus zwei Größen besteht:

- Dem Bedarf an Gesamtstickstoff, d.h. dem quantitativen Bedarf.
- Dem Bedarf an essentiellen Aminosäuren, d.h. dem qualitativen Bedarf.

Komponenten des Proteinbedarfs

Erhaltungsbedarf

Selbst bei völliger Körperruhe unterliegt der Eiweißbestand des Organismus einem ständigen Ab-, Um- und Aufbau, dessen Ausmaß von Gewebe zu Gewebe variiert und das ein Mehrfaches der täglichen Proteinaufnahme mit der Nahrung beträgt. Außerdem bestehen Abhängigkeiten vom Lebensalter sowie von der Quantität und Qualität des mit der Nahrung aufgenommenen Proteins.

Die beim Abbau freigesetzten Aminosäuren benutzt der Körper u.a. für eine Neusynthese von Protein. Durch den Stoffwechsel gehen auch Aminosäuren verloren. In der Gesamtbilanz gesehen, stellt aber die Wiederverwertung den wichtigsten Faktor im Proteinhaushalt dar. Aus diesem Zusammenhang ergibt sich eine der Kernfragen bei der Festsetzung von Bedarfsangaben: In welchem Ausmaß können Personengruppen, die mit sehr niedriger Eiweißzufuhr leben müssen, den Wirkungsgrad der Wiederverwertung erhöhen und die Menge, die dieser „entfliehen", vermindern?

Aus kurzfristigen Bilanzuntersuchungen in verschiedenen Altersgruppen ließen sich folgende Werte für den Erhaltungsbedarf an Protein interpolieren:

- 120mg Stickstoff/kgKG/Tag im Alter von einem Jahr,
- 100mg Stickstoff/kgKG/Tag im Alter von 20 Jahren.

Aus langfristigen Bilanzuntersuchungen in verschiedenen Altersgruppen ergibt sich der in Tab. 7.4 zusammengestellte Erhaltungsbedarf, der bei fast allen Probanden dauerhaft zu einer positiven Stickstoffbilanz führte.

Möglicherweise können alle gesunden Individuen über einen gewissen Zeitraum die Stickstoffausscheidung der -aufnahme anpassen. Doch sind Angaben über die funktionellen Unterschiede, die sich im Proteinstoffwechsel bei „höherer" oder „niedrigerer" Zufuhr ergeben, nur mit Einschränkungen möglich: Die Enzyme des Aminosäurenstoffwechsels adaptieren sich offensichtlich an unterschiedliche Proteinaufnahmen mit der Nahrung; die Konservierung der essentiellen Aminosäuren erfolgt mit unterschiedlicher Effizienz, und zwar mit der geringsten für die limitierende Aminosäure. Es ist nicht geklärt, welche Proteinzufuhr noch ohne funktionelle Konsequenzen bleibt. Es wäre aber auch notwendig, „Grenzwerte" der Adaptation an eine zu hohe oder sogar übermäßige Proteinzufuhr zu kennen.

Wachstumsbedarf

Obwohl der Bedarf an Protein und Energie für das Wachstum im Vergleich zum Erhaltungsbedarf – mit Ausnahme des Säuglingsalters – gering ist, stellt dennoch das „befriedigende" Wachstum einen empfindlichen Parameter für eine adäquate Zufuhr dar. Um zu Schätzungen des Bedarfs zu gelangen, muß zunächst der Begriff des „befriedigenden" Wachstums definiert werden. Dabei ergibt sich das Dilemma der Referenzmaße für das Wachstum vom Neugeborenen bis zum Jugendlichen für beide Geschlechter: Bei gesunden und gut ernährten Kindern in den Industrienationen zeigt sich beim jeweils gleichen Alter eine erhebliche intra-und interindividuelle Variabilität von Körpergewicht und Körperlänge/Höhe, die bei Kindern in einem schlechten sozio-ökonomischen Umfeld noch ausgeprägter in Erscheinung tritt.

Selbst bei gesunden Kindern erfolgt kein kontinuierliches Wachstum, sondern es treten häufig nur schwer faßbare Fluktuationen auf. Jedenfalls haben Untersuchungen an gesunden männlichen Säuglingen im ersten Lebenshalbjahr gezeigt, daß die Variabilität der Gewichtszunahme größer ist als die der Nahrungsaufnahme. Dies spricht für erhebliche Unterschiede in der Ausnutzung der Nahrung

Tabelle 7.**4** Erhaltungsbedarf an Protein (dauerhaft positive Stickstoffbilanz) als Ergebnis langfristiger Bilanzuntersuchungen in verschiedenen Altersstufen[1)]

Alter ($\bar{x}$)	**Dauer der Studie in Tagen**	**Protein-aufnahme g/kgKG/Tag**	**Scheinbare Verdaulich-keit in %**	**Protein-aufnahme g/kgKG/Tag korrigiert auf die Verdau-lichkeit von Vollmilch[2)]**
8 bis 12 (10) Monate	90	1,76	73	1,35[3)]
22 bis 40 (30) Monate	120	1,73	59 ± 9	1,07
29 bis 46 (30) Monate	77	1,85	72 ± 5	1,40
2 bis 5 Jahre	180	2	66	1,39
7 bis 9 Jahre (2 Studien)	48 42	0,80 1,39	80 77	0,67[4)] 1,14[5)]

[1)] Wegen der Einzelheiten wird verwiesen auf WHO/FAO (1985), l.c. Tab. 2,2, S. 98–112 und 118–120

[2)] s. Tab. 7.**5**

[3)] Befriedigendes Wachstum bei fast allen Kindern während des größten Teils des Beobachtungszeitraums, aber nicht bei allen Kindern während der ganzen Zeit

[4)] Gemischte Kost mit 45% Protein tierischer Herkunft

[5)] Ausschließlich pflanzliches Protein

Hinweis: 14 bis 15 Jahre 0,62–0,75 g Protein/kgKG/Tag nach dem pubertären Wachstumsschub für Wachstumsprozesse. Es kommt, wie erwähnt, hinzu, daß der Körper kaum über Kapazitäten zur Speicherung von Aminosäuren zwecks Neusynthese von Körpergewebe verfügt.

Der Mangel an grundlegenden Daten zur Festlegung des Proteinbedarfs für das Wachstum vom Säugling bis zum Jugendlichen hat dazu geführt, daß den in Bilanzuntersuchungen oder mit anderen Methoden ermittelten Werten sog. „Sicherheitszuschläge" hinzugefügt werden (Band 1, S.198ff).

Obligatorische Stickstoffverluste

Obligatorische Stickstoffverluste treten täglich auf, im wesentlichen mit Urin, Fezes und Schweiß. Doch liegt nur für wenige Altersgruppen experimentell gesichertes Datenmaterial vor: So beträgt im Alter von 4-6 Monaten die Ausscheidung von Stickstoff 67mg/kgKG und im Alter von 20 Jahren (männlich) 60mg/kgKG.

Doch sind diese obligatorischen Verluste nicht identisch mit dem „minimalen physiologischen Proteinbedarf": Selbst bei Zufuhr biologisch hochwertiger Proteine scheint ein Sicherheitszuschlag von größenordnungsmäßig 45% zu den obligatorischen Verlusten erforderlich zu sein, um eine ausgeglichene Stickstoffbilanz zu erzielen.

Qualität und Verdaulichkeit von Nahrungsproteinen

Empfehlungen zur Proteinzufuhr basieren auf Nahrungsproteinen mit hoher biologischer Wertigkeit, d.h. mit hohem Gehalt an essentiellen Aminosäuren (Band 1, S.11) sowie mit guter Verdaulichkeit. Diese Voraussetzungen treffen auf Hühnerei, Vollmilch, Fleisch und Fisch (Tab. 7.**5**) zu.

Da – sofern verfügbar – Stickstoffbilanzuntersuchungen die Basis von Empfehlungen zur Proteinzufuhr darstellen, müßten diese genau genommen auch als Stickstoff und nicht als Protein ausgedrückt werden. Da die meisten Proteine etwa 16% Stickstoff enthalten, wird im allgemeinen der in einem Lebensmittel analytisch ermittelte Gehalt (Kjeldahl-Methode) einfach mit dem Faktor 6,25 multipliziert. Daraus ergibt sich der Gehalt an Rohprotein, der in Nährwert-Tabellen konventionell mit dem Proteingehalt gleichgesetzt wird. Zwar gibt es für einige Nahrungsproteine spezielle Umrechnungsfaktoren, doch reicht im allgemeinen der vorstehend genannte aus, auf dem auch die Bedarfsberechnungen beruhen.

Die Verdaulichkeit der Proteine wird von einer Reihe von Faktoren beeinflußt, u.a. vom Ballaststoffgehalt der Nahrung sowie von chemischen Reaktionen der Proteine untereinander bei küchentechnischen Garverfahren. Erhebliche Ballaststoffmengen in der Nahrung, besonders Hemicellulose aus Getreide, erhöhen die Stickstoffausscheidung in den Fezes um etwa 10%.

Tabelle 7.5 Verdaulichkeit von Nahrungsproteinen beim Menschen[1]

Proteinquelle	„Wahre" Verdaulichkeit (Mittelwert ± Standardabweichung)		Verdaulichkeit im Verhältnis zu den Referenzproteinen
Eier	97 ± 3)		
Milch, Milchprodukte	95 ± 3)	95	100
Fleisch, Fisch	94 ± 3)		
Weizen, ausgemahlen	96 ± 4		101
Vollweizen	86 ± 5		90
Hafermehl	86 ± 7		90
Reis, poliert	88 ± 4		93
Mais	85 ± 6		89
Hirse	79		83
Erbsen	88		93
Bohnen	78		82
Sojamehl	86 ± 7		90
Gemischte Kost (tier. u. pflanzl. Protein)	96		101
Vegetarische Ernährungsweisen	77		81
Vegetarische Ernährungsweisen mit Milchzulage	87		92

[1] l.c. Tab. 2.2, Fußnote 1

Besonders bei Diäten mit niedrigem Proteingehalt und hohem Gehalt an Ballaststoffen empfiehlt es sich, die berechnete Zufuhr an Protein gfls. um Verdauungsverluste, d.h. um 10-20% (Tab. 7.5), zu korrigieren.

Beziehungen zwischen Energie-und Proteinstoffwechsel

Es wird zurückverwiesen auf Band 1, S.197. Ganz allgemein gilt: Etwa 25% des täglichen Energiebedarfs sollten mindestens in Form von Kohlenhydraten angeboten werden, um den Abbau von Protein und sog. „glucoplastischen Aminosäuren" zu Glucose zu vermeiden.

Höhe der Eiweißzufuhr als „Maximum an Toleranz"

Seit Beginn der siebziger Jahre sind die Daten zur Energie-und Nährstoffzufuhr mehrfach revidiert worden. Dabei zeigt sich über einen Zeitraum von mehr als 20 Jahren die Tendenz zur Herabsetzung der empfohlenen Zufuhr an Protein in allen Altersgruppen (Tab. 7.6). Dies hängt u.a. damit zusammen, daß trotz der vorhande-

Tabelle 7.6 Empfohlene Zufuhr (sichere Höhe der Aufnahme) von Protein – Vergleich der Empfehlungen ernährungswissenschaftlicher Gremien seit 1971 bis zum Alter von 9 Jahren in g/kg/KG/Tag

Alter	**WHO/ FAO[1] (1973)**	**WHO/ FAO[2] (1985)**	**DGE[3] (1989)**	**DGE[4] (1991)**	**RDA[5] (1989)**	**EU[6] (1992)**
Monate						
1 bis 3	–	–	2,3 (0–2 Monate)	2,2	2,2	–
4 bis 6	–	1,86	2,1 (3–5 Monate)	1,6	2,2	–
7 bis 9	1,62	1,65	2,0	1,6	1,6	1,6
10 bis 12	1,44	1,48	2,0	1,6	1,6	1,6
Jahre						
1	1,23	1,26/1,17[7]	22 g/Tag	1,2	1,2	1,1
2	1,23	1,13	22 g/Tag	1,2	1,2	1,1
3	1,15	1,13	22 g/Tag	1,2	1,2	1,1
4	1,09	1,09	32 g/Tag	1,1	1,1	1,0
5	1,03	1,06	32 g/Tag	1,1	1,1	1,0
6	1,00	1,02	32 g/Tag	1,1	1,1	1,0
7	0,95	1,01	40 g/Tag	1,0	1,0	1,0
8	0,90	1,01	40 g/Tag	1,0	1,0	1,0
9	0,86	1,01	40 g/Tag	1,0	1,0	1,0

1) Energy and Protein Requirements: Report of a Joint FAO/WHO Ad Hoc Expert Committee. WHO Technical Report Series, No. 522, Genf 1973

2) l.c. Tab. 2.**2**, Fußnote 1

3) Deutsche Gesellschaft für Ernährung: Empfehlungen für die Nährstoffzufuhr, 2. (korrigierter) Nachdruck. Umschau Verlag, Frankfurt am Main 1989

4) l.c. Band 1, Tab. 25

5) l.c. Band 1, Tab. 25

6) Reports of the Scientific Committee for Food. 31. Series: Nutrient and Energy Intakes for the European Community. Brüssel 1992

7) 13–18 bzw. 19–24 Monate

nen Wissenslücken heute mehr Datenmaterial vorliegt als noch vor etwa 2 Jahrzehnten.

Aus den Daten ergibt sich, daß gegenwärtig für gesunde Kinder Eiweißzufuhren empfohlen werden, die in einschlägigen Lehrbüchern und Originalarbeiten noch immer als „eiweißreduziert" gelten. In diesem Zusammenhang bleibt festzuhalten, daß es bisher keine Definition der Begriffe „Eiweißrestriktion" oder „eiweißarm" gibt. Darunter könnte nur eine Eiweißzufuhr verstanden werden, die einerseits unter den gegenwärtigen Empfehlungen liegt, andererseits zu einer ausgeglichenen Stickstoffbilanz führt und Wachstum ermöglicht. Da die sog. „empfohlene Zufuhr von Protein" von einer Vielzahl von Faktoren abhängt, müssen die vorhandenen Daten keineswegs auf das einzelne Kind zutreffen, sondern können erhebliche Abweichungen zeigen.

Diese Zusammenhänge sprechen dafür, die Eiweißzufuhr bei Störungen des Aminosäurenstoffwechsels nicht zu pauschalisieren, sondern zu individualisieren, d.h. sie der Stoffwechsellage des betroffenen Kindes, seinem „Maximum an Toleranz", anzupassen.

Modifikationen der Eiweißzufuhr mit bilanzierten bzw. ergänzenden bilanzierten Diäten

Um die Proteinzufuhr decken und den Restbedarf bilanzieren zu können, sind bei den nachfolgend erläuterten Störungen des Aminosäurenstoffwechsels zwei Modifikationen der Eiweißzufuhr (= protein modified diet = PMD) notwendig:

- Das natürliche Nahrungsprotein wird durch eine synthetische Proteinquelle ersetzt, die frei von der (den) im Stoffwechsel gestörten Aminosäure(n) ist. Diese als sog. „Stoffwechselpräparate" industriell hergestellten bilanzierten bzw. ergänzenden bilanzierten Diäten lassen sich in zwei Gruppen unterteilen:
  + Die bereits in der zweiten Hälfte der fünfziger Jahre eingeführten Hydrolysate aus Rinderserum oder Casein, die noch für die Behandlung der Phenylketonurie benutzt werden.
  + Die seit Anfang der siebziger Jahre verfügbaren Mischungen aus analytisch reinen L-Aminosäuren: Diese werden heute überwiegend als modifizierte Proteinquelle verwendet, da ihre Zusammensetzung „maßgeschneidert" der jeweiligen Störung angepaßt werden kann. Als Vorteile für die praktische Anwendung erweisen sich außerdem der etwas bessere Geschmack und das geringere Volumen im Vergleich zu den Hydrolysaten.
- Der Restbedarf wird bilanziert über die Nahrungszufuhr:
  + Mit Lebensmitteln, die von Natur aus „eiweißarm" sind (Tab. 7.7), z.B. Obst und Gemüse.
  + Mit diätetischen Lebensmitteln, die sich von den gleichen Lebensmitteln des normalen Verzehrs, z.B. Brot und Teigwaren, durch einen reduzierten Eiweißgehalt unterscheiden (sog. eiweißarme diätetische Lebensmittel).

Bei einigen Stoffwechselstörungen, z.B. Ahornsirupkrankheit, kann außerdem die zusätzliche Gabe einzelner L-Aminosäuren, z.B. Leucin, notwendig sein, um Imbalanzen der Plasmaaminosäuren auszugleichen.

Beim Ersatz von intaktem Nahrungsprotein durch Aminosäurenmischungen bzw. Hydrolysate dürfen folgende biochemische und ernährungswissenschaftliche Zusammenhänge, die sich teilweise auch auf den Proteinbedarf auswirken, nicht übersehen werden:

Tabelle 7.7 Lebensmittel mit einem Proteingehalt <3,5g/100g eßbarem Anteil (zur Verwendung bei Störungen des Aminosäurenstoffwechsels unter Berechnung des Proteingehaltes)

	Eiweiß	Leucin	Lysin	Methionin
	g	mg	mg	mg
0,2g–0,6g Eiweiß				
Apfel	0,3	16	15	3
Apfelsaft	0,1	4	5	1
Birne	0,5	30	30	5
Gurke, roh	0,6	25	26	6
Karotten, Dose*	0,6	31	25	5
Kartoffelstärke*	0,6	42	?	9
Maisstärke*	0,4	52	?	8
Perlsago*	0,6	42	?	9
Pfirsich, Dose*	0,4	82	65	14
Pflaume	0,6	16	12	3
0,7g–1,2g Eiweiß				
Butter	0,7	75	55	19
Erdbeeren	0,8	45	35	1
Karotten (Möhren)	1,0	40	45	8
Kirsche, süß	0,9	23	31	4
Mandarine	0,7	18	35	11
Molke, süß	0,8	95	80	16
Orange	1,0	30	40	8
Paprikaschote, grün	0,9	45	50	16
Paprikaschote, rot	1,3	50	60	15
Pfirsich	0,8	30	30	30
Reisstärke*	0,8	78	?	7
Rettich, Radieschen	1,1	35	45	10
Tomate	1,0	30	30	7
Tomatensaft, Handelsware	0,8	25	25	5
1,2g bis 2g Eiweiß				
Banane	1,2	85	55	9
Bleichsellerie	1,2	85	25	20
Chinakohl	1,2	61+	60	30
Kartoffel	2,0	140	130	30
Kohlrabi	1,9	80	65	16
Kopfsalat	1,3	75	70	12
Rote Bete	1,5	55	80	5
Rotkohl	1,5	60	70	14
Sellerieknolle	1,6	75	75	18
Weißkohl	1,4	55	65	13
Zwiebel	1,3	40	50	10

Tabelle 7.7 Lebensmittel mit einem Proteingehalt <3,5g/100g eßbarem Anteil (zur Verwendung bei Störungen des Aminosäurenstoffwechsels unter Berechnung des Proteingehaltes) (Fortsetzung)

Phenylalanin mg	Threonin mg	Tryptophan mg	Tyrosin mg	Kohlenhydrate g	Kcal
9	8	2	5	11,8	54
2	2	1	1	11,1	48
20	15	5	5	12,4	55
14	16	4	15+	1,8	12
20	21	4	9	3,6	19
30	?	?	24	83,1	335
18	?	?	24	85,9	346
30	?	?	24	84,9	344
64	49	8	24	16,5	68
12	9	2	5	10,2	49
35	35	9	35	0,6	754
25	25	15	30	5,5	32
30	35	10	16	4,6	25
16	18	8	10	13,3	63
25	11	4	14	10,1	46
35	70	17	30	4,7	25
20	20	7	13	8,0	41
55	50	9	23°	2,1	14
45	45	8	20	2,9	21
18	25	5	20	8,9	42
46	?	?	31	85,0	343
20	30	5	10	1,9	14
25	25	6	12	3,0	19
19	19	4	10	2,9	17
35	40	18	20	20,8	92
55	40	15	15	2,2	15
45	50	20	40	1,3	13
100	90	30	80	14,8	70
45	55	12	12	3,8	24
55	55	15	35	1,1	11
25	35	13	12	8,4	41
30	40	12	38+	3,5	22
45	45	12	25	2,3	18
30	40	?	35+	4,1	25
35	20	20	30	5,6	31

Tabelle 7.7 Lebensmittel mit einem Proteingehalt <3,5g/100g eßbarem Anteil (zur Verwendung bei Störungen des Aminosäurenstoffwechsels unter Berechnung des Proteingehaltes) (Fortsetzung)

	Eiweiß	Leucin	Lysin	Methionin
	g	mg	mg	mg
2g–3,5g Eiweiß				
Blumenkohl	2,5	170	140	50
Bohnen, grün	2,4	140	140	35
Buttermilch	3,5	350	290	85
Brokkoli	3,3	160	150	50
Champignons	2,7	120	170	25
Creme fraiche, 30% Fett	2,5	260	210	75
Joghurt, 3,5% Fett	3,9	410	310	100
Mais (Gemüsemaiskörner)	3,3	350	130	55
Mangold	2,1	120	85	6
Porree (Lauch)	2,2	130	140	30
Reis, gekocht, 20 Min.°+	2,0	194+	86°	50+
Rosinen	2,5	75	70	13
Sahne, süß, 30% Fett	2,4	240	180	60
Spinat	2,5	190	160	45
Trinkmilch, 3,5% Fett	3,3	350	260	85
Trinkmilch, 1,5% Fett	3,4	360	280	90
Trinkmilch, 0,3% Fett	3,5	340	270	85
Wirsing	3,0	190	90	25

* – Deutsche Forschungsanstalt für Lebensmittelchemie (Herausgeber): Die Zusammensetzung der Lebensmittel – Nährwert-Tabellen; s. Anhang

- Es ist nicht bekannt, ob und bejahendenfalls in welcher Weise die Einnahme einer Aminosäurenmischung oder eines Hydrolysates anstelle von intakten Proteinen die komplexen biochemischen Abläufe der Verdauung und Resorption verändert.
- Die Empfehlungen zur Eiweißzufuhr beruhen auf Proteinen mit hoher biologischer Wertigkeit (S. 178 u. Tab. 7.5). Auch wenn seit der Einführung der Aminosäurenmischungen mehr als 2 Jahrzehnte vergangen sind und günstige Ergebnisse zahlreicher langfristiger Verlaufsstudien vorliegen, läßt sich nicht mit absoluter Sicherheit feststellen, ob die biologische Wertigkeit dieser Mischungen der der natürlichen Nahrungsproteine entspricht.
- Pflanzliche Proteine, über die der „Restbedarf" an der (den) im Stoffwechsel gestörten Aminosäure(n) bilanziert wird, weisen eine geringere biologische Wertigkeit als tierische Proteine auf (Tab. 7.5). Der niedrigere Gehalt an essentiellen Aminosäuren

Tabelle 7.7 Lebensmittel mit einem Proteingehalt <3,5g/100g eßbarem Anteil (zur Verwendung bei Störungen des Aminosäurenstoffwechsels unter Berechnung des Proteingehaltes) (Fortsetzung)

Phenylalanin mg	Threonin mg	Tryptophan mg	Tyrosin mg	Kohlenhydrate g	Kcal
75	110	35	35	2,6	23
75	95	25	50	5,1	32
190	170	40	140	4,0	37
120	120	35	83+	2,5	26
75	85	25	65	0,6	15
135	130	30	125	2,4	292
210	170	45	200	4,4	71
200	130	16	160	15,7	87
70	90	?	53+	0,7	14
65	75	20	40	3,2	24
115+	83°	27°	76+	19,5	88
45	55	5	10	63,9	278
120	110	35	110	3,3	308
110	110	40	80	0,5	15
170	150	45	170	4,6	65
180	160	50	180	4,6	47
170	160	50	180	4,8	35
120	110	30	75+	2,4	25

+ – Arbeitskreis „Pädiatrische Diätetik" im Verband Deutscher Diätassistenten e.V. (Herausgeber): Nährwerttabelle für die Ernährung bei angeborenen Störungen des Aminosäurenstoffwechsels. 1992 (für alle mit + gekennzeichneten Lebensmittel)
– ° = Aminosäurengehalte aus dem Eiweißgehalt berechnet
– ? = Keine Angaben vorhanden

muß normalerweise über eine erhöhte Zufuhr kompensiert werden. Unter Berücksichtigung der individuellen Toleranz ist die Proteinzufuhr gfls. zu erhöhen (S. 179).

– Unabhängig von ihrer Herkunft weisen proteinhaltige Lebensmittel wechselnde Mengen an Vitaminen, Mineralstoffen und Spurenelementen auf. Die Bioverfügbarkeit aus tierischen Quellen ist jedoch höher als aus pflanzlichen (Einzelheiten Band 1). Um die in tierischen Proteinquellen vorhandenen Mikronährstoffe zu ersetzen, sind die Stoffwechselpräparate mit Vitaminen, Mineralstoffen und Spurenelementen angereichert (Anhang). Jedoch muß bei jeder Erstellung eines neuen Diätplanes zumindest rechnerisch überprüft werden, ob der Bedarf ausreichend gedeckt wird. Andernfalls ist eine Substitution (Vitamin-, Calcium-und Eisenpräparate!) erforderlich.

Einnahme der Stoffwechselpräparate

Die Einnahme der Stoffwechselpräparate soll in Analogie zur normalen Proteinzufuhr auf mindestens 3, besser auf 5 Mahlzeiten verteilt werden. Bei nur einmaliger Zufuhr der Tagesdosis läßt sich mit biochemischen Parametern eine Fehlverwertung im Stoffwechsel nachweisen: Ein Überangebot fließt nicht in den Aminosäurenpool ein, sondern wird wegen der mangelnden Speichermöglichkeit als Energielieferant umgesetzt. Bei der Aufteilung auf mindestens 3 Einzelgaben bleibt dagegen eine Fehlverwertung der Aminosäuren aus.

Die Einnahme soll zusammen mit Kohlenhydraten, z.B. Maltodextrin, erfolgen, je nach Lebensalter mit der Flaschennahrung, mit Säften oder anderen Getränken bzw. mit Kompotten (Tab. 7.**8**).

Behandlungsbeginn mit Stoffwechselpräparaten

Sobald die Diagnose einer hereditären Störung des Aminosäurenstoffwechsels gesichert ist, müssen die erhöhten Spiegel der jeweils betroffenen Aminosäuren gesenkt werden. Dies geschieht durch Fütterung einer Nahrung, die praktisch frei von natürlichem Protein ist. Das für die jeweilige Erkrankung spezifisch zusammengesetzte Stoffwechselpräparat muß je nach Verordnung hinzugefügt werden (Tab. 7.**9**). Die Dauerbehandlung ergibt sich aus den nachfolgenden Erläuterungen zur krankheitsspezifischen Nährstoffzufuhr bei den einzelnen Störungen.

Kohlenhydrate

Als Differenz aus Protein-und Fettzufuhr; Eiweißgehalt kohlenhydrathaltiger Lebensmittel muß zur Bilanzierung des Restbedarfs berechnet werden; wegen des geringen Gehaltes in eiweißarmen diätetischen Lebensmitteln (Brot, Teigwaren) wird die Ballaststoffzufuhr häufig nur unzureichend gedeckt.

Kohlenhydrathaltige Lebensmittel, u.a. Gemüse (Erbsen, Bohnen), enthalten außerdem Phytinsäure, die eine hohe Affinität zu Kationen aufweist, so daß Mineralstoffe und Spurenelemente im Intestinum ausgefällt und der Resorption entzogen werden. Eine Adaptation der intestinalen Enzymausstattung („Phytintoleranz") an hohe Aufnahmen von Phytinsäure mit der Nahrung ist für den Menschen nicht bekannt.

Fett

Fette: Nach den Richtwerten; wegen des Mangels an tierischen Proteinquellen auch Gehalt der Diät an gesättigten und einfach unge-

Tabelle 7.8 Vorschläge zur Einnahme von sog. „Stoffwechselpräparaten"

Getränke:	– Tee oder Teegetränke, gesüßt – Fruchtsirupe, diverse Geschmacksrichtungen – Limonaden – Getränkepulver – Obst- oder Gemüsesäfte – Fruchtnektar – eiweißarme „Milchen" (diätetische Lebensmittel)
Süßspeisen:	– Süße Sahne mit Zucker bzw. Maltodextrin – Obstpüree, besonders Apfelmus – Stärkepudding (Reis- oder Maisstärke) mit Fruchtgeschmack
Pikante Geschmacksrichtungen:	– Tomatensaft – Fleischbrühe – Ketchup – Möhrenbrei

- Eiweißgehalt so niedrig als möglich
- Aminosäurengehalte je nach Störung berechnen
- Präparate möglichst klümpchenfrei verrühren
- auf Einnahme zusammen mit Kohlenhydraten achten

Tabelle 7.9 Flaschennahrung, praktisch frei von natürlichem Nahrungseiweiß

Zusammensetzung je 100 ml:

– Wasser	etwa 90 ml	Zusammen aufkochen
– Maisstärke	3 – 4 g	
– Maiskeimöl	4 g	Unter die Stärkeaufkochung unterrühren
– Maltodextrin	4 g	
– Lactose	2 g	

Energie- und Nährstoffgehalt je 100 ml:

– Eiweiß	praktisch eiweißfrei
– Kohlenhydrate	10 g
– Fett	4 g
– Energie	72 – 76 kcal / 302 – 320 kJ

- Dieser Nahrung muß je nach Erkrankung und Verordnung das spezifische Stoffwechselpräparat zugesetzt werden
- Gut unterrühren
- Modifikation für einen praktisch eiweißfreien Brei:
  + Maisstärke 6 – 8 g anstelle von 3 – 4 g
  + kein Maltodextrin
  + Lactose 3 g anstelle von 2 g

sättigten Fettsäuren gering, dafür durch die reichliche Verwendung von Pflanzenölen reich an Polyensäuren; auf ausreichende Zufuhr an Vitamin E achten; Pflanzenmargarinen als Streichfett; auch Butter sowie Gänse-oder Schweineschmalz.

Vitamine, Mineralstoffe, Spurenelemente

Siehe unter „Hinweise"; außerdem konkurrieren verschiedene Mineralstoffe und Spurenelemente (Calcium, Eisen, Mangan, Kupfer, Kobalt, Cadmium) um die Resorption durch die Dünndarmmukosa und behindern dadurch gegenseitig ihre Bioverfügbarkeit. Auch diese Zusammenhänge sprechen für eine regelmäßige Kontrolle des Versorgungsstatus.

Flüssigkeitszufuhr

Im allgemeinen den Richtwerten entsprechend.

Anzahl der Mahlzeiten

Nach Möglichkeit an familiäre Eßgewohnheiten anpassen mit 3 Haupt-und 2 Zwischenmahlzeiten; gfls. kleine Spätmahlzeit.

Hereditäre Störungen des Phenylalanin-hydroxylierenden Systems

Stoffwechsel des L-Phenylalanins

L-Phenylalanin (=Phe) ist eine für den Menschen essentielle Aminosäure, die mit allen eiweißhaltigen Lebensmitteln tierischer und pflanzlicher Herkunft regelmäßig aufgenommen wird. Sie macht durchschnittlich 5% des Gehaltes an Gesamtaminosäuren aus. Außerdem fällt sie beim körpereigenen Abbau von Eiweiß an. Die Serumkonzentration weist nur geringe tageszeitliche Schwankungen auf und schon eine geringfügige Erhöhung über den Normbereich führt zur Umwandlung in Tyrosin.

Bei stoffwechselgesunden Kindern im Wachstumsalter werden bis zu 50% des mit dem Nahrungsprotein aufgenommenen Phenylalanins in der Proteinbiosynthese benötigt. Das restliche Phenylalanin wird zu Tyrosin hydroxyliert und nur zu einem geringen Teil in andere Metabolite umgewandelt. Mit abnehmender Wachstumsgeschwindigkeit steigt der zu Tyrosin hydroxylierte Anteil an.

Die p-Hydroxylierung des Phenylalanins zu Tyrosin am aromatischen Ring als erster Schritt des Abbaus stellt eine irreversible Reaktion dar, die in der Leber abläuft. Das Phenylalanin-hydroxylierende System (Abb. 7.**3**) ist ein Komplex, der aus mehreren essentiellen Komponenten besteht: den Enzymen Phenylalanin-4'-Hydroxylase (L-Phenylalanin-4-Monooxygenase) und Dihydropteridin-Reduktase mit Nicotinamid-Adenin-Dinucleotid als Kofaktor sowie dem Coenzym Tetrahydrobiopterin (=BH_4).

Für die Aktivierung des aromatischen Ringes wird außerdem Sauerstoff benötigt: Ein Atom dient der Hydroxylierung; das zweite wird durch den Wasserstoffdonator BH_4 zu Wasser reduziert und dieser gleichzeitig zu chinoidem Dihydrobiopterin (qBH2) oxidiert. Letzteres wird in Gegenwart von Dihydropteridin-Reduktase wieder zu BH_4 reduziert. Insgesamt laufen folgende Reaktionen ab:

Reaktion 1:
Phenylalanin+O_2 +BH_4 $\rightarrow$ Tyrosin+H_2O+chin.Dihydrobiopterin
Reaktion 2:
$NADH^+H$ +chin.Dihydrobiopterin $\rightarrow$ NAD^+ +BH_4
Nicotinamid-Adenin-Dinucleotid: NADH = reduzierte Form; NAD = oxidierte Form.

Der Abbau des Phenylalanins über eine Transaminierung mit Aminotransferase stellt normalerweise einen untergeordneten Stoffwechselweg dar. Dabei entsteht Phenylbrenztraubensäure, die ihrerseits zu Phenylessig-und Phenylmilchsäure umgewandelt werden kann. Die erstgenannte wird mit Glutamin konjugiert und dann als Phenylacetylglutamin im Urin ausgeschieden.

Ein weiterer Abbauweg des L-Phenylalanins führt über eine Decarboxylierung zu Phenyläthylamin, einem pharmakologisch potenten Amin.

BH_4 gehört zu den Pterinen, die in der Natur weit verbreitet sind und vielfältige biochemische Funktionen erfüllen. Der Mensch synthetisiert BH_4 in mindestens 4 enzymatisch gesteuerten Teilschritten aus Guanosintriphosphat (Abb. 7.**3**). BH_4 übt seine Coenzymfunktionen im wesentlichen in der Leber, aber auch in der Niere aus. Es ist außerdem Coenzym für Tyrosin-3-Hydroxylase und Tryptophan-5-Hydroxylase, zwei Schlüsselenzymen bei der Biosynthese von Neurotransmittern (Abb. 7.**4**).

Das bei der Hydroxylierung des Phenylalanins als Zwischenprodukt entstehende chinoide Dihydrobiopterin (s.o.) unterliegt weiteren Umwandlungen mit nachfolgender Ausscheidung der Metaboliten im Urin. Das 7,8-Dihydrobiopterin kann durch Dihydrofolat-Reduktase wieder zum BH_4 reduziert werden.

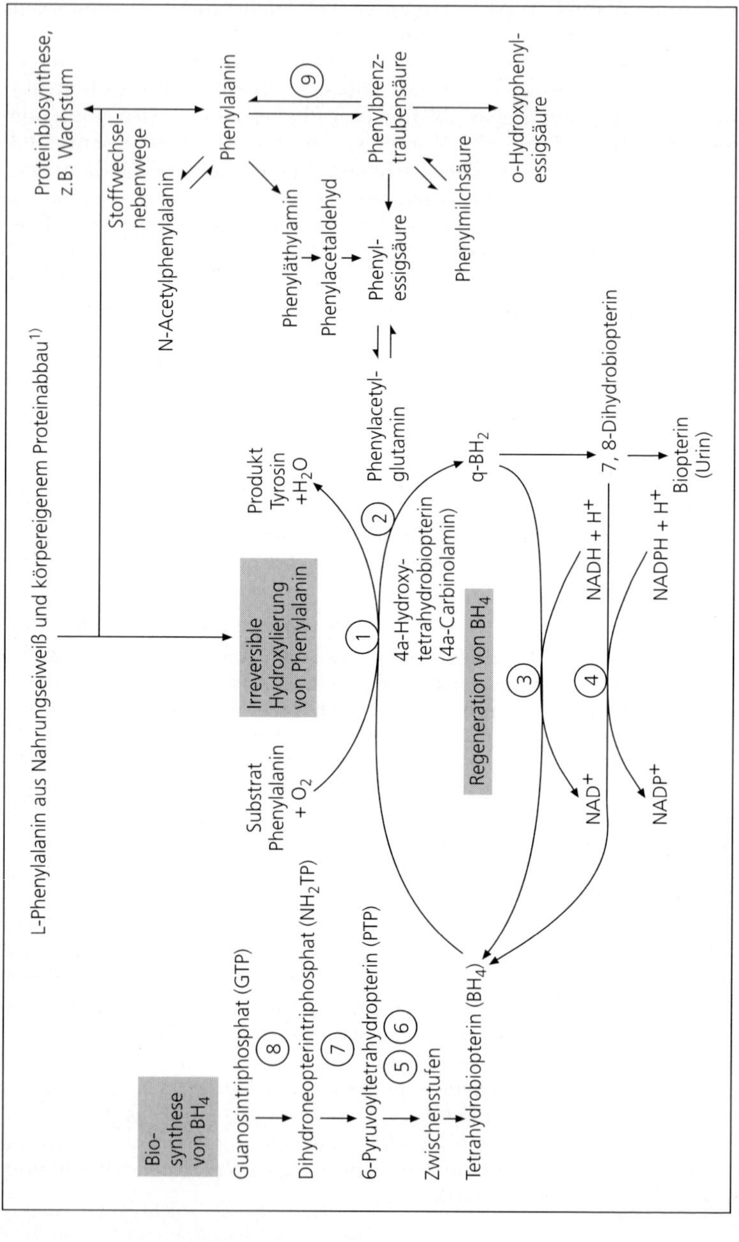

1) Erläuterungen zu den umringten Zahlen Tab. **7.10** und Text

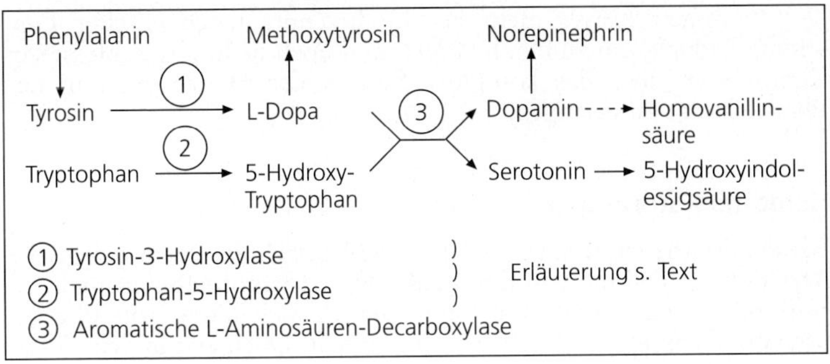

Abb. 7.4 Stoffwechsel von Neurotransmittern (Anschluß an Abb. 7.3, vereinfachte Darstellung)

◀ Abb. 7.3 Stoffwechselwege des Phenylalanins (Phenylalanin – hydroxylierendes System) – schematische Darstellung.

BH_4 = L-erythro-5, 6, 7, 8-Tetrahydrobiopterin
q-BH_2 = q-L-erythro-Dihydrobiopterin (chinoides Dihydrobiopterin)
① = Phenylalanin-4′-Hydroxylase (PAH)
② = PAH-stimulierende Protein/Pterin-4a-carbinolamin-Dehydratase (PHS/PCD)
③ = Dihydropteridin-Reduktase (DHPR)
④ = Dihydrofolat-Reduktase
⑤ = Sepiapterin-Reduktase
⑥ = Aldose-Reduktase
⑦ = 6-Pyruvoyltetrahydropterin-Synthase (PTPS)
⑧ = Guanosintriphosphat-Cyclohydrolase I (GTPCH)
⑨ = Aminotransferase

Insgesamt hat es mehr als 8 Jahrzehnte biochemischer Forschung bedurft, um zu den heutigen und noch nicht abgeschlossenen Kenntnissen über das komplexe System der Hydroxylierung des Phenylalanins zu gelangen.

Hereditäre Störungen

Bei der Erstbeschreibung im Jahre 1934 berichtete der norwegische Arzt Følling, daß die von ihm beobachtete „Stoffwechselanomalie in Verbindung mit Imbezillität" mit der „Ausscheidung von Phenylbrenztraubensäure in den Harn" einhergeht. Doch erst in den vierziger und fünfziger Jahren konnte nachgewiesen werden, daß die Hydroxylierung des Phenylalanins in der löslichen Fraktion von Leberextrakten in Gegenwart von Phenylalanin-Hydroxylase abläuft und daß eine Störung der normalen Reaktion wegen fehlender Aktivität des Enzyms zur Ausscheidung von Phenylbrenztraubensäure führt.

Seit ihrer Erstbeschreibung vor nunmehr 60 Jahren gehören die Störungen im Stoffwechsel des Phenylalanins zu den bestuntersuchten überhaupt. Sie werden meist einfach unter der Bezeichnung „Phenylketonurie" (=PKU) zusammengefaßt, benötigen aber nach heutigen Kenntnissen eine Differentialdiagnostik, da es mehrere Störungsmöglichkeiten (Tab. 7.**10**) gibt, aus denen unterschiedliche Behandlungsmethoden folgen.

Die Störungen der Phenylalanin-Hydroxylase stellen die häufigsten im Aminosäurenstoffwechsel dar, sind über das Neugeborenen-Screening zu erfassen und gelten als Modell für eine erfolgreiche Ernährungsbehandlung überhaupt.

Phenylalanin-Hydroxylase-Gen und Mutationen

Phenylalanin-Hydroxylase wird durch ein einziges Gen kodiert, das auf dem Chromosom 12 (q 22-q 24,1) lokalisiert ist. Das Gen enthält ungefähr 100 Kilobasen (kb), verteilt auf 13 Exons und Introns von 1 bis 23 kb. Mit Restriktionsenzymen lassen sich 8 unterschiedlich große Restriktionsfragmente nachweisen.

Bisher ist eine Vielzahl von Mutationen bekannt geworden, die sich unterschiedlich auf den Schweregrad der Störung auswirken (Abb. 7.**2**). Da der größte Teil der Patienten gemischt heterozygot für seine Haplotypen ist, d.h. von väterlicher und mütterlicher Seite unterschiedliche Mutationen ererbt haben kann, läßt sich keine einfache Beziehung zwischen Genotyp und Phänotyp herstellen. Wird z.B. im Exon 9, Codon 306 als Folge einer Mutation Isoleucin durch Valin ersetzt, resultiert eine Hyperphenylalaninämie und keine PKU. Derartige Befunde liefern jedoch eine Erklärung für die Vielfalt des

Tabelle 7.**10** Hereditäre Störungen des Phenylalanin-hydroxylierenden Systems (Anschluß an Abb. 7.**3**)

Holoenzym: Phenylalanin-Hydroxylase

↓ Apoenzym: Eiweißkörper

↓ Zahlreiche Genmutationen mit phenotypisch ähnlichen Erkrankungen:

- fehlende Enzymaktivität
- Mangelnde Enzymaktivität

In Europa nördlich der Alpen häufigste Mutationen:

- Haplotyp 2: s. Abb. 7.**2**
- Haplotyp 3: Verlust des Exons 12 bei der Transkription

↓ Kofaktor BH_4: Nicht-Protein-Anteil

↓ Störungen der Regeneration:

- Pterin-4a-carbinolamin-Dehydratase
- Dihydropteridin-Reduktase

Störungen der Biosynthese:

- Guanosintriphospat-Cyclohydrolase I
- 6-Pyruvoyltetrahydropterin-Synthase

Enzym	Phenylalanin-4´-Hydroxylase	Pterin-4a-carbinolamin-Dehydratase	Dihydropteridin-Reduktase	6-Pyruvoyltetrahydropterin-Synthase	Guanosintriphosphat-Cyclohydrolase I
Nr. in Abb. 7.**3**	1	2	3	7	8
Hereditäre Störung	Phenylketonurie/ Hyperphenylalaninämie	Primapterinurie	DHPR-Mangel	PTPS-Mangel	GTP CH-I-Mangel
McKusick-Nummer	261 600.0001-261 600.0037	264 070	261 630	261 640	233 910
Synonyma	– PKU I – Phenylalanin-Hydroxylase-Mangel – PAH-Mangel	Pterin-4a-carbinolamin-Dehydratase-Mangel	– PKU II	– PKU III oder VI – Mangel an phosphateliminierendem Enzym	Guanosintriphosphat-Cyclohydrolase-I-Mangel

klinischen Erscheinungsbildes sowie für die unterschiedlichen Restaktivitäten der Phenylalanin-Hydroxylase, die in zahlreichen Studien nachgewiesen wurden.

Jedoch sind in mehr als 90% der Mutationen nur 4 Haplotypen verbreitet. Bei der europäischen Bevölkerung nördlich der Alpen überwiegen die Haplotypen 2 und 3. Diese gehen mit „klassischer Phenylketonurie“ einher. Die Vererbung erfolgt autosomal-rezessiv.

Mechanismen der Hirnschädigung

Die unbehandelte PKU führt durch Akkumulation des nicht verstoffwechselten Phenylalanins zu einer irreversiblen Hirnschädigung. Im Säuglings-bzw.Kleinkindalter zeigt sich allmählich eine schwere Beeinträchtigung der motorischen und geistigen Entwicklung. Auch psychotische Störungen, u.a. bis zur Autoaggression und Selbstverstümmelung, können sich einstellen. Unbehandelte Patienten sind geistig schwer behindert. Dagegen entwickeln sich bei Hyperphenylalaninämien nur leichtere Störungen oder sie unterbleiben ganz.

Die Pathomechanismen sind noch immer nicht ausreichend bekannt. Dies hängt u.a. damit zusammen, daß die PKU nur beim Menschen auftritt und daß bis in die jüngste Vergangenheit kein für Grundlagenforschungen spezifisches Tiermodell bekannt war. Jedoch konnten mit gentechnischen Methoden Mäusemutanten gezüchtet werden, die sich für solche Studien eignen.

Die Resultate bisher vorliegender Untersuchungen weisen übereinstimmend auf eine gestörte Myelinisierung als wichtigen pathogenetischen Faktor hin. Diese stellt jedoch vermutlich nur einen Teilfaktor der Hirnschädigung dar. Es steht fest, daß das wachsende Gehirn bei Nichtbehandlung einer PKU irreversibel geschädigt wird (s.o.). Dagegen führt eine vorübergehende Erhöhung des Phenylalaninspiegels bei älteren behandelten Patienten zu objektivierbaren Verhaltensauffälligkeiten und neuropsychologischen Störungen, die bei dessen Senkung mit diätetischen Maßnahmen reversibel sind.

Diagnose und Differentialdiagnose

Bei der klassischen PKU ist nur durch frühestmögliche Diagnose und sofort einsetzende Behandlung mit einer phenylalaninarmen Diät eine Hirnschädigung zu vermeiden. Der Früherfassung dient das Massen-Screening mit dem Guthrie-Test, der am 5.Lebenstag bei allen Neugeborenen durchgeführt wird. Dabei wird ganz allgemein ein erhöhter Phenylalaninspiegel im Blut erfaßt. Dieser bedarf zur Auslösung eines exogenen Faktors, d.h. des mit der Milchnahrung zugeführten Phenylalanins (Band 1, S.107). Eine Phenylalaninkonzentration von 4mg/dl (0,24 mmol/l) und höher gilt als Hinweis auf eine Störung. Jede im Guthrie-Test nachgewiesene Hyperphenylalaninämie bedarf der umgehenden Nachuntersuchung mit differentialdiagnostischer Abklärung des Enzymdefektes (Abb. 7.**5**).

Störungen in der Biosynthese bzw.Regeneration von BH4 lassen sich durch einen Belastungstest erfassen. Da diese Patienten progressive neurologische Störungen mit Krampfanfällen zeigen und schwere Krankheitsbilder entwickeln, ist diese Differentialdiagnostik zwingend erforderlich, auch wenn die Kofaktorstörungen extrem selten auftreten.

Im Einzelfall kann eine Abgrenzung zwischen der klassischen PKU und den mit einer Restaktivität der Phenylalanin-Hydroxylase einhergehenden Hyperphenylalaninämien erforderlich sein. Als Entscheidungshilfe muß dann im Alter von 6 Monaten ein dreitägiger oraler Belastungstest mit 180mg Phenylalanin/kgKG/Tag, verabreicht als Milch, durchgeführt werden. Die Reaktionstypen nach oraler Belastung und deren Behandlungsbedürftigkeit mit phenylalaninarmer Diät sowie das Protokoll der Durchführung sind in den Tab. 7.**11** und 7.**12** zusammengefaßt. Bei den Reaktionstypen I und II ist im Anschluß an diese Belastung die sofortige Senkung des Phenylalaninspiegels <4mg/dl erforderlich. Dies geschieht durch eine fast phenylalaninfreie Ernährung über 3 und gfls.mehr Tage (S. 186).

Phenylalaninarme Diät – krankheitsspezifische Nährstoffzufuhr

Zwei Jahrzehnte nach der Erstbeschreibung der Phenylketonurie (=PKU) erfolgten durch Bickel et.al. die ersten Mitteilungen über die günstigen Wirkungen einer Phenylalaninrestriktion in der Nahrung auf das Verhalten von Phenylketonurikern. Seit dieser Zeit ist eine Fülle von Untersuchungen über die „phenylalaninarme Diät" erschienen. Sie stellt bis heute und vermutlich auch in absehbarer Zukunft die einzige Behandlungsmöglichkeit des erhöhten Phenylalaninspiegels im Blut dar. Doch wurde in den vergangenen Jahren ihre insgesamt optimistische Beurteilung durch neue Untersuchungen beeinträchtigt (S. 204).

Eiweiß

Es wird zurückverwiesen auf die vorangegangenen Ausführungen.

Quantitative Zufuhr

Mit zunehmendem Alter bis zu 80% der täglichen Proteinzufuhr aus phenylalaninfreier Proteinquelle; altersmäßige Anpassung an die Stufen 1 bis 3 der Stoffwechselpräparate; Berechnung des Eiweißgehaltes: Division des Aminosäurengehaltes durch 1.2 (aus physikalisch-

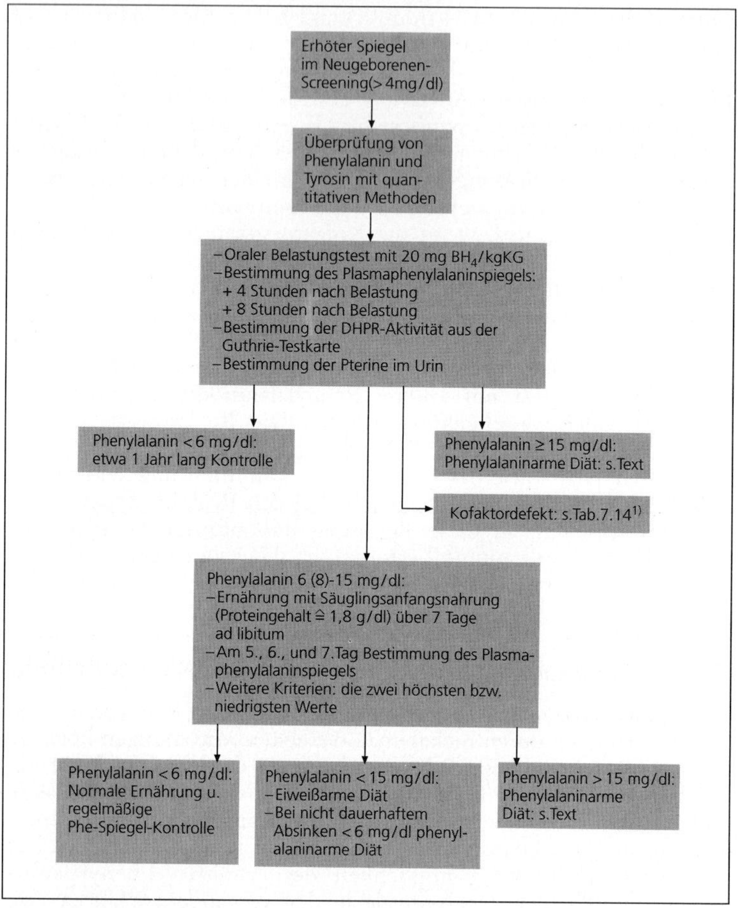

Abb. 7.5 Differentialdiagnose des erhöhten Phenylalaninblutspiegels im Säuglingsalter[1]

[1] Literatur:

- Endres, W.: Differentialdiagnostik und Therapie der verschiedenen Formen der Hyperphenylalaninämie: Fakten und Fiktionen, Wien. Klin. Wchschr. 104 (1992) 503–509
- Ponzone, A., O. Guardamagma, M. Spada, S. Ferraris, R. Ponzone, L. Kierat, N. Blau: Differential diagnosis of hyperphenylalaninemia by a combined phenylalanine-tetrahydrobiopterin loading test. Eur. J. Pediatr. 152 (1993) 655–661
- Schmidt, H., P. Lutz, U. Batzler: Differentialdiagnose des erhöhten Phenylalaninblutspiegels im Säuglingsalter. Monatsschr. Kinderheilkd. 137 (1989) 86–92

Bei Kofaktordefekten Absinken des Phenylalaninplasmaspiegels innerhalb von etwa 4 Stunden

Tabelle 7.**11** Reaktionstypen nach oraler Proteinbelastung im Alter von 6 Monaten[1)]

Reaktionstyp	**I**	**II**	**III**
Phenylalanin-spiegel	– Steiler Anstieg (in Einzelfällen bis zum „Abklingtag") – >20mg/dl	– Anstieg >20 mg/dl **und** Abfall trotz Fortsetzung der Belastung	– Geringer Anstieg auf 6–10, maximal 15 mg/dl
Signifikanz der Unterschiede		– Nach 48 Stunden signifikant verschieden von Typ I	– Nach 24 Stunden signifikant verschieden von Typ I und II
		– Typ II und III nach 72 Stunden nicht mehr signifikant verschieden; beide signifikant verschieden von Typ I	
Tyrosinspiegel	– Verlauf unabhängig vom Reaktionstyp – Nach 72 Stunden Abfall der Werte um mindestens 50%		
Behandlungsbedürftigkeit	Sogenannte „Klassische" behandlungsbedürftige Phenylketonurie	Behandlungsbedürftig	– Normale Ernährung bei Plasma-Phenylalanin < 6 mg/dl Fortsetzung der Behandlung bei Anstieg des Plasma-Phenylalanins bis <15 mg/dl – Bei Absetzen der Behandlung Fortsetzung der Kontrolle

[1)] l. c. Abb.

Hinweise:
- Für die Behandlungsbedürftigkeit ist das gesamte Belastungsprofil maßgebend, aber kein Einzelwert
- Der angestrebte Phe-Spiegel soll dauerhaft im Bereich von 2–4 (maximal 6) mg/dl liegen
- Kontrolle nur mit quantitativen Methoden in Blut oder Plasma
- Eine nochmalige Belastung im Alter von 5 Jahren ist nicht zwingend vorgeschrieben

chemischen Gründen), z.B. 80g Gesamtaminosäuren in einem Stoffwechselpräparat : 1,2 ≙ 67g Protein.

Es wurde schon erwähnt (S. 179 u. Tab. 7.**6**), daß sich seit dem Anfang der siebziger Jahre eine Tendenz zur Herabsetzung der empfohlenen Proteinzufuhr in allen Altersgruppen zeigt. Daraus resultiert auch ein Unterschied zwischen den Empfehlungen der Deutschen Gesellschaft für Ernährung aus den Jahren 1985 (Nachdruck 1989) einerseits und 1991 andererseits. Die bisherigen Erfahrungen über die Höhe der Proteinzufuhr bei PKU-Patienten beruhen auf der deutschen Verbundstudie, bei der seinerzeit die Empfehlungen des Jahres 1985 mangels anderer Daten zugrundegelegt wurden.

Daraus ergeben sich für die ersten 6 Lebensjahre die in Tab. 7.**13** wiedergegebenen Proteinaufnahmen mit der Nahrung, die zu normalem Wachstum (Körperlänge/Höhe, Gewicht, Kopfumfang) führten. Die Aufnahme liegt demnach höher als es den gegenwärtigen Empfehlungen entspricht.

Beim jungen Säugling wird der Restbedarf an Eiweiß und Phenylalanin aus berechneten Mengen Anfangsnahrung gedeckt. Auch wenn er gestillt wird, muß der Phenylalaningehalt der Frauenmilch auf seine Toleranz umgerechnet werden. Beispiel: 40mg Phenylalanin/kgKG/Tag bzw. 140mg Phenylalanin/3,5kgKG/Tag.

Bei einem Phenylalaningehalt von durchschnittlich 60mg/100ml errechnen sich etwa 230ml reife Frauenmilch, die auf 3-6 Einzelmahlzeiten zu verteilen sind (Wiegen des Säuglings vor und nach jedem Trinken). Es ist zu beachten, daß in der einschlägigen Literatur die Angaben über den Protein-und Phenylalaningehalt der Frauenmilch schwanken, so daß berechnete Werte mit den tatsächlichen Gehalten häufig nicht übereinstimmen. Daher ist bei gestillten Säuglingen eine besonders engmaschige Kontrolle des Phenylalaninspiegels erforderlich.

Die übrigen Mahlzeiten bestehen aus der Flaschennahrung, die praktisch frei von natürlichem Eiweiß ist. Dieser Nahrung, die vor oder nach der Anfangsnahrung bzw. dem Stillen gefüttert wird, ist das phenylalaninfreie Stoffwechselpräparat hinzuzufügen (Tab. 7.**9**).

Phenylalanin

Die individuelle Toleranz läßt sich nur durch quantitative Kontrolle des Phenylalanins in Blut oder Plasma ermitteln. In der Tab. 7.**13** sind auch die in der Deutschen PKU-Verbundstudie ermittelten Phenylalaninaufnahmen dargestellt.

Anzustreben ist ein Normalwert des Phenylalanins im Blut zwischen 2 und 4mg/dl; ein Absinken <2mg/dl ist zu vermeiden.

Erfahrungen aus kollaborativen Studien in Deutschland und den USA zeigen, daß besonders vom älteren Schulkindalter an der obere Grenzwert überschritten wird (S. 203). In einer Gruppe von 79 Patienten der Universitäts-Kinderklinik Heidelberg stellte sich heraus, daß die Mittelwerte der Jahresmediane als Maßstab für die Qualität der diätetischen Einstellung unabhängig vom Genotyp sind. Nur die strikte Einhaltung der Diät kann zu Phenylalaninspiegeln im Normbereich führen.

Aus retrospektiven Studien ergibt sich, daß etwa die Hälfte der Adoleszenten die phenylalaninarme Diät entgegen den Empfehlungen der Behandlungszentren „lockert", d.h. auf eine „eiweißarme" Ernährungsweise übergeht, oder die Diät ganz aufgibt.

Tyrosin

Die Beeinträchtigung kognitiver Funktionen bei Jugendlichen oder jungen Erwachsenen, die ihre Diät gelockert oder beendet haben, wird auf eine Verarmung an dem Neurotransmitter Dopamin (Abb. 7.**4**) zurückgeführt. Wiederholt wurde über einen positiven Effekt nach Gabe der Vorstufe Tyrosin berichtet. Doch ließ sich in einer Plazebo-kontrollierten Crossover-Doppelblindstudie keine statistisch signifikante Wirkung der Tyrosingabe auf die Informationsverarbeitung (neuropsychologische Tests) nachweisen.

Fett

Die mangelnde Zufuhr tierischer Proteine führt zur geringen Aufnahme von gesättigten Fettsäuren aus den „verborgenen" Fetten, jedoch zu einem hohen Verzehr von Linolsäure aus pflanzlichen Ölen. Daraus ergibt sich zwar keine Veränderung des Linolsäuregehaltes, jedoch eine Erniedrigung des Gehaltes an Arachidonsäure und Fettsäuren der omega 3-Familie (Band 1, S.31ff) in den Plasmalipiden. Wegen der essentiellen biochemischen Wirkungen von langkettigen hochungesättigten Fettsäuren erfordern derartige Imbalanzen eingehendere Studien.

Der Bedarf an Vitamin E erhöht sich mit steigender Zufuhr an Linolsäure. Pro Gramm Linolsäureaufnahme mit der Nahrung wird ein Mehrbedarf von 0,4mg RRR-alpha-Tocopherol angenommen (Band 1, S. 212).

Da in der phenylalaninarmen Diät Milch und Fleisch als wichtigste Quellen für Carnitin entfallen, ist gelegentlich ein sekundärer Mangel beobachtet worden. Möglicherweise ist auch die endogene Synthese aus Methionin und Lysin unzureichend, die als Kofaktoren die Vitamine B_6 und C sowie Eisen benötigt. Der sekundäre Carnitinmangel ist daher auch mit einem alimentär bedingten Eisenmangel (s.u.) in Verbindung gebracht worden.

Spurenelemente

Wie retrospektive Studien gezeigt haben, traten bei mehr als 40% der untersuchten PKU-Kinder im Alter zwischen 4 und 12 Jahren Serumferritinwerte im unteren Normbereich auf, möglicherweise als Folge

Tabelle 7.12 Protokoll der oralen Proteinbelastung[1]

Tag der Belastung	**1** **Vor der Belastung**	**2** **Belastungstage**	**3**	**4**
Phenylalaninzufuhr	Altersentsprechende Ernährung mit berechneter Eiweiß- und Phenylalaninzufuhr	An jedem der drei Tage: – 180 mg Phenylalanin/kgKG/Tag – Natürliches Protein kein phenylalaninfreies Spezialpräparat Berechnungsgrundlage: – 100 ml Trinkmilch = 170mg Phe – 10 g Magermilchpulver = 170mg Phe		
Zeitpunkt der Blutentnahme	Am Abend (etwa 12 Stunden) vor der Belastung	Täglich – etwa 9 Uhr – etwa 17 Uhr	} jeweils 2 Stunden postprandial	
Urinsammlung		Morgenurin	Tage 3 und 4: 24-Stunden-Sammelurin	

[1] Lutz, P., H. Schmidt, U. Batzler: Study design and description of patients. In: Collaborative Study of Children Treated for Phenylketonuria (PKU) in the Federal Republic of Germany. Europ. J. Pediatr. 149 (1990), Suppl. 1, S5–S12

einer verminderten Bioverfügbarkeit und Resorption von Eisen. Dabei lag jedoch die Eisenaufnahme mit den Spezialpräparaten über der empfohlenen Zufuhr. Es wird postuliert, daß Verhaltens-und Entwicklungsstörungen nicht nur durch die Neurotoxizität des Phenylalanins, sondern auch durch einen alimentär bedingten Eisenmangel (Band 1, S. 185ff) verursacht sein könnten. Daher sollten die Serumferritinwerte regelmäßig überprüft und Eisen gfls. substituiert werden.

Wegen des Selens wird zurückverwiesen auf Band 1, S. 222: Aus klinischen Studien ergibt sich, daß der Selenstatus mit der Güte der diätetischen Einstellung korreliert. Die Patienten gehören zu den Risikogruppen mit vermindertem Selenstatus, ohne daß eine verbindliche Aussage darüber möglich ist, bei welchen Selenspiegeln Mangelsymptome zu erwarten sind.

Erstellung und Berechnung eines Diätplanes

Beispiele sind in Tab. 7.**3** dargestellt. Während des ersten Lebenshalbjahres muß die Zufuhr an Energie und Nährstoffen wegen des steigenden Bedarfs im Abstand von 3 bis 4 Wochen neu berechnet werden. Im zweiten Lebenshalbjahr erfolgt die Neuberechnung der Diätpläne im Abstand von 6 bis 8 Wochen. Mit der sich verlangsa-

Tabelle 7.**12** Protokoll der oralen Proteinbelastung[1] (Fortsetzung)

5 „Abklingtag"		**6**
– 5mg Phenylalanin/kgKG als natürliches Protein – ausreichende Energiezufuhr – kein phenylalaninfreies Spezialpräparat		
– etwa 9 Uhr – etwa 17 Uhr	jeweils 2 Stunden postprandial	etwa 9 Uhr (2 Stunden postprandial)
Morgenurin		Morgenurin

Tabelle 7.**13** Deutsche PKU-Verbundstudie – Eiweiß- und Phenylalaninaufnahmen, die zu normalem Wachstum führten[1]

Alter in Monaten	**Anzahl der Säuglinge bzw. Kinder**	**Protein-zufuhr (g/kgKG/Tag)**	**Phenylalanin-zufuhr (mg/kgKG/Tag)**
6	137/136	2,26 ± 0,47	34 ± 7
12	138	2,17 ± 0,42	28 ± 7
18	135	2,20 ± 0,40	26 ± 6
24	137	2,20 ± 0,38	23 ± 5
30	137	2,17 ± 0,32	22 ± 5
36	132	2,12 ± 0,30	20 ± 5
42	133	2,02 ± 0,30	19 ± 5
48	128	1,98 ± 0,28	18 ± 5
54	123	1,98 ± 0,26	17 ± 5
60	108	1,91 ± 0,33	17 ± 5
66	94	1,88 ± 0,25	16 ± 4
72	85	1,81 ± 0,35	15 ± 5

[1] Wendel, U., K. Ullrich, Hildgund Schmidt, U. Batzler:
Six-year follow-up of phenylalanine intakes und plasma phenylalanine concentrations.
Europ. J. Pediatr. 149 (1990), Suppl. 1. S 13 – S 16

menden Wachstumsgeschwindigkeit sinkt die Toleranz für Phenylalanin kontinuierlich ab (Tab. 7.**13**).

Bei Klein-und Schulkindern wird die Energie-und Nährstoffzufuhr im Abstand von etwa 3 Monaten neu berechnet, vom älteren Schulkind an mindestens 2mal im Jahr. Körperliche Aktivität, z.B. sportliche Betätigung, bedarf einer erhöhten Energiezufuhr.

Bei Übergewicht darf keine schnelle Gewichtsabnahme herbeigeführt werden, weil bei katabolen Stoffwechselvorgängen der Phenylalaninspiegel steigt. Es muß über einen längeren Zeitraum eine Gewichtszunahme vermieden werden, so daß ein „Hineinwachsen" in das Sollgewicht erfolgt.

Maßnahmen bei erhöhtem Phenylalaninspiegel aufgrund von Erkrankungen und Diätfehlern

Akuter Durchfall

- Orale Rehydratation mit Glucose-Elektrolyt-Lösung: S. 64
- Realimentation: S. 65; Nahrungspausen vermeiden und schnellstmöglicher Kostaufbau (Diätplan vor dem Durchfall); falls phenylalaninfreies Spezialpräparat vorübergehend abgesetzt werden mußte, Wiedereinführung mit etwa einem Drittel der Tagesdosis und täglicher Steigerung der Dosis bis zur erforderlichen Höhe; Tagesmenge an Phenylalanin vorübergehend reduzieren (Anstieg bei körpereigenem Proteinabbau!); Wiedereinführung der Tagesmenge in Abhängigkeit vom aktuellen Phenylalaninspiegel (Blut, Serum); bei Gewichtsverlust kann sich ein „Nachholbedarf" an Phenylalanin ergeben.

Infekte, z.B. Erkältungskrankheiten

Erläuterungen unter „Diätfehler" für alle Erkrankungen, die nicht mit Durchfall oder Erbrechen einhergehen.

Diätfehler und katabole Stoffwechsellagen

Die rasche Senkung eines über die Norm erhöhten Phenylalaninspiegels, auch im Anschluß an einen im Einzelfall notwendigen Belastungstest (S. 195), läßt sich mit einer extrem phenylalaninarmen Diät erzielen, die jedoch nur für einige Tage beibehalten werden darf. Dabei muß die Energiezufuhr nach den Richtwerten für die Altersstufe oder höher erfolgen und das phenylalaninfreie Spezialpräparat beibehalten werden. Es darf keine Gewichtsabnahme eintreten! Die altersentsprechende empfohlene Proteinzufuhr wird fast ausschließlich über das Spezialpräparat vorgenommen. Für die Phenylalaninzufuhr ergibt sich daraus folgendes:

Säuglinge: Fast phenylalaninfrei; praktisch eiweißfreie Flaschennahrung (Tab. 7.9); gfls. geringe Mengen eiweißarme Babykost (Band 1, Tab. 48b, Glaskonserven), entsprechend etwa 1g Protein und etwa 50mg Phenylalanin, verteilt auf 2 Mahlzeiten.
Vom Kleinkind an: So wenig Phenylalanin als im Einzelfall möglich; maximal bis zur Hälfte der Tagesmenge.

Sobald der Phenylalaninspiegel wieder im Normbereich ist, muß auf den altersentsprechenden Diätplan umgestellt werden.

Maßnahmen bei „Überbehandlung“ bzw. bei unzureichender Behandlung sind in Tab. 7.2 zusammengestellt.

Behandlungsdauer und Prognose

Bis vor wenigen Jahren wurde davon ausgegangen, daß die Myelinisierung des Gehirns im Alter von 10 bis 12 Jahren abgeschlossen ist und daß in diesem Zeitraum die phenylalaninarme Diät durch eine „eiweißarme“ ersetzt („gelockert“) oder sogar beendet werden kann. Doch stieg in den vergangenen Jahren die Zahl der Jugendlichen und jungen Erwachsenen kontinuierlich an, die als Folge des 1968 eingeführten Guthrie-Testes früh erkannt und früh behandelt wurden, so daß sich gegenwärtig folgender Kenntnisstand ergibt:

- Sofortiger Behandlungsbeginn mit der phenylalaninarmen Diät nach Bestätigung der Diagnose und deren konsequente Einhaltung mit Phenylalaninspiegeln im Normbereich verhindern eine geistige und psychomotorische Retardierung. In Deutschland liegt der Behandlungsbeginn durchschnittlich am 15.Lebenstag.
- Häufig wird angenommen, daß ein Phenylalaninspiegel im Normbereich zwangsläufig zu einem normalen Intelligenz-Quotienten (IQ) führt. Dieser zeigt aber auch einen Zusammenhang mit zahlreichen anderen Faktoren, die bedingt abhängig oder unabhängig vom Phenylalaninspiegel sind, u.a. genetischen und psycho-sozialen.
- Die Analyse der individuellen Verläufe von Phenylalaninblutspiegeln während der ersten 9 Lebensjahre von 116 Patienten der Deutschen PKU-Verbundstudie ermöglichte eine Einteilung in 3 Gruppen mit unterschiedlicher Einhaltung der Diät:
  + „Strenge Diäteinhaltung“: Die Phenylalaninblutspiegel liegen im gesamten Beobachtungszeitraum im Mittel unter 6mg/dl.
  + „Mittlere Diäteinhaltung“: Die Phenylalaninblutspiegel steigen im Alter von 2 Jahren über 6mg/dl und erreichen im Alter von 9 Jahren 10mg/dl.
  + „Schlechte Diäteinhaltung“: Die Phenylalaninblutspiegel steigen bereits während der beiden ersten Lebensjahre über 6mg/dl an und erreichen im Alter von 4 Jahren 12-14mg/dl, im Alter von 9 Jahren 16mg/dl.

Die Mittelwerte des IQ liegen bei strenger bzw.mittlerer Diäteinhaltung im Normbereich, bei schlechter dagegen 10 Punkte niedriger, d.h. im unteren Normbereich an der Grenze zur geistigen Retardierung. Zusätzlich üben psychosoziale Faktoren einen Einfluß aus.

- Die Konzentrationsfähigkeit von PKU-Betroffenen, gemessen mit einer Computer-Testbatterie, läßt sich bei langfristig strenger Diäteinhaltung und normalen Phenylalaninblutspiegeln am Testtag mit einer Gruppe gesunder Kinder gleichen Alters vergleichen.
- Nicht nur bei schlechter Diäteinhaltung, sondern auch bei Beendigung der Diät im Alter unter 8 Jahren läßt sich ein deutlicher Abfall des IQ nachweisen.
- Die Strenge der Diäteinhaltung im Alter zwischen 6 und 8 Jahren beeinflußt auch den IQ zwischen 8 und 13 Jahren.
- Als Folge hoher Phenylalaninspiegel (schlechte Einstellung) ließen sich bei Kindern und jungen Erwachsenen neuropsychologische Symptome, z.B. Konzentrationsschwäche, Nervosität, Defizite in feinmotorischen Leistungen (bei Kindern) und verlängerte Reaktionszeiten sowie Störungen im Informationsverarbeitungsprozeß nachweisen. Die im Vergleich zu stoffwechselgesunden Gleichaltrigen gelegentlich beobachtete allgemeine Ängstlichkeit, ferner Kontaktstörungen und depressive Verstimmungen, stehen nicht in Beziehung zum Phenylalaninspiegel, sondern sind wohl eher das Resultat der objektiv erschwerten Lebensbedingungen.

In einigen seit 1989 durchgeführten Nachuntersuchungen bei Kindern und Erwachsenen (12 und 23 Jahre) wurden charakteristische Veränderungen in den T2-gewichteten Sequenzen der kranialen MR-Bildgebung nachgewiesen. Diese Veränderungen in der weißen Substanz zeigen einen gesteigerten Wassergehalt des Myelins an und lassen sich bisher nur als Indiz für eine fortgesetzte Beeinflussung des Myelinstoffwechsels durch hohe Phenylalaninspiegel werten. Die klinische Bedeutung dieser Befunde ist offen.

Aus den gegenwärtig vorliegenden Untersuchungsergebnissen werden folgende Schlußfolgerungen gezogen:

- Einerseits findet die wiederholt ausgesprochene Empfehlung, die phenylalaninarme Ernährungsweise lebensbegleitend beizubehalten, keine uneingeschränkte Zustimmung.
- Andererseits haben sich nach den Daten der PKU-Verbundstudie folgende Phenylalaninblutspiegel bewährt:
  + bis zum 10. Lebensjahr <6mg/dl,
  + von 11 bis 15 Jahren <10mg/dl,
  + über 15 Jahre <15mg/dl.

Doch auch zu diesen Werten gibt es abweichende Empfehlungen.

In Zukunft kann sich herausstellen, daß als Folge zunehmender Kenntnisse und Erfahrungen Modifikationen der diätetischen Maßnahmen notwendig werden. Erforderlich ist eine langfristige diätetische, medizinische und psychosoziale Betreuung der Betroffenen.

Maternale Phenylketonurie: 261 600

Klinik

Seit den achtziger Jahren ergibt sich als Folge der Früherkennung und Frühbehandlung bei einer steigenden Zahl von jungen Frauen das Problem der maternalen Phenylketonurie (maternale PKU). Es wird damit gerechnet, daß in den nächsten knapp 15 Jahren in Deutschland 1 800 bis 2 000 Kinder geboren werden, die potentiell durch maternale PKU gefährdet sind.

Unter maternaler PKU wird eine Embryofetopathie verstanden, die durch erhöhte Konzentrationen von diaplazentar in den fetalen Kreislauf gelangendem und teratogen wirkendem Phenylalanin verursacht wird. Es kommt zu einer Schädigung des Feten, u.a. intrauterine Wachstumsretardierung, Mikrozephalie, körperliche Mißbildungen (insbesondere komplexe Herzfehler) und beim Kind zu geistiger Retardierung. Die Häufigkeit und Schwere dieser Komplikationen nimmt mit steigendem Phenylalaninspiegel der Mutter (>10mg/dl) zu.

Der Transport von Aminosäuren durch die Plazenta führt beim Feten zu höheren Blutspiegeln als bei der Mutter, wobei das Verhältnis für die einzelnen Aminosäuren unterschiedlich ist und bei diesbezüglich untersuchten Fällen von maternaler PKU etwa 1,6:1 betrug. Ein mütterlicher Phenylalaninspiegel von 4mg/dl kann beim Feten z.B. zu 6mg/dl führen.

Jedoch ist nur noch etwa ein Viertel der Mädchen und Frauen den Stoffwechselzentren bekannt und befindet sich in ärztlicher Betreuung. Außerdem erlauben es die restriktiven datenschutzrechtlichen Bestimmungen nicht, eine Erfassung der durch eine Embryofetopathie gefährdeten Frauen vorzunehmen. Daher sollte bei folgenden Frauen an die Möglichkeit einer PKU-Embryofetopathie gedacht werden: Häufige Fehlgeburten; Geburt von Kindern mit Mikrozephalie und/oder Fehlbildungen, z.B. komplexe Herzfehler; familiär auftretende Minderbegabung.

Die PKU-Embryofetopathie kann in ihrem klinischen Bild an das embryofetale Alkoholsyndrom erinnern, so daß im Zweifelsfall eine Phenylalaninbestimmung im Blut der Mutter durchgeführt werden soll.

Definitionen der Behandlungsbedürftigkeit mit Ernährungsmaßnahmen

Die nachfolgenden Definitionen beziehen sich auf erste Ergebnisse einer amerikanisch-kanadisch-deutschen Studie über maternale PKU:

- Frauen mit einer bisher nicht behandlungsbedürftigen Hyperphenylalaninämie:
  + Bei 86 normal entwickelten Frauen (Phenylalaninspiegel zwischen 2.5 und 11.2mg/dl) zeigten sich bei insgesamt 219 Schwangerschaften mit 173 Kindern keine vermehrten Aborte und bei den Kindern keine vermehrten Fehlbildungen. Es fand sich eine bessere Korrelation der kindlichen Intelligenz zum IQ der Mutter als zu deren Phenylalaninspiegel. Jedoch waren Körperlänge und Kopfumfang bei Geburt sowie der im späteren Kindesalter gemessene IQ signifikant kleiner, wenn der Phenylalaninspiegel der Mutter >6mg/dl betrug. Alle Parameter lagen aber noch innerhalb der Norm. Daraus ergibt sich die Schlußfolgerung, daß Frauen mit Phenylalaninspiegeln zwischen 6 und 10mg/dl unter Normalkost diätetisch behandelt werden sollen. Dabei kann zunächst versucht werden, den Phenylalaninspiegel mit einer eiweißberechneten Kost zu senken.
  + Frauen mit Phenylalaninspiegeln <6mg/dl bedürfen in der Schwangerschaft keiner diätetischen Behandlung, jedoch einer Überwachung mit Blutspiegelkontrollen im Abstand von 2 bis 4 Wochen.
- Bei konstant erhöhten Phenylalaninspiegeln >10mg/dl (PKU) ist eine diätetische Behandlung erforderlich (s.u.), und zwar bereits vor der Konzeption. Diese soll jedoch nur in einem mit der phenylalaninarmen Diät vertrauten Zentrum in enger Kooperation mit der Gynäkologie durchgeführt werden.

Ernährungsmaßnahmen

Schwangerschaft

Die Richtwerte für die Energie- und Nährstoffzufuhr bei gesunden Schwangeren sind in Tab. 5.9 zusammengestellt und können nur als Anhaltspunkt dienen:

Energie: Der relativ hohe Bedarf – Erfahrungswerte 35-40kcal/kgKG/Tag – kann nur in Form von Kohlenhydraten und Fetten gegeben werden, die praktisch eiweißfrei sind; nicht überwiegend oder ausschließlich als Saccharose geben; kontinuierliche Gewichtskontrolle erforderlich und Gewichtsabnahme verhindern; zusätzlichen Energiebedarf ab 2.Trimenon beachten.

Eiweiß: Der Bedarf wird zu 70-90% mit einer phenylalaninfreien Aminosäurenmischung der Stufe 4 für Schwangere gedeckt; Einnahme des Spezialpräparates mit reichlich Flüssigkeit im Zusammenhang mit einer kohlenhydrathaltigen Mahlzeit und auf 3-5 Einzelgaben verteilt; Erfahrungswerte für die Gesamteiweißzufuhr (natürliches Nahrungseiweiß plus Stoffwechselpräparate Stufe 3 bzw. 4):

- 1.Trimenon: 1,1g/kgKG/Tag,
- 2.Trimenon: 1,3g/kgKG/Tag, auch höher,
- 3.Trimenon: 1,3g/kgKG/Tag, auch höher.

Phenylalaninspiegel: Einstellungsziel zwischen 2 und 6mg/dl bereits vor der Konzeption und während der Schwangerschaft.

Tyrosinspiegel: Bei Absinken <0,6mg/dl Substitution, erfahrungsgemäß im Grammbereich notwendig.

Wegen der weiteren Nährstoffzufuhr wird auf die vorangegangenen Ausführungen zurückverwiesen. Bisher bleibt aber die Frage der qualitativen Fettzufuhr während der Schwangerschaft offen, z.B. im Hinblick auf eine Supplementierung mit langkettigen hochungesättigten Fettsäuren (Band 1) und deren Bedeutung für den Feten als Komponenten der Membran-und Gehirnlipide.

Hinweise

- Phenylalaninspiegel >10mg/dl führen im 1.Trimenon zum erhöhten Risiko einer angeborenen Organfehlbildung, nach bisherigen Daten aus der genannten Studie z.B. für angeborene Herzfehler 10-15%.
- Bereits mit den gegenwärtig vorhandenen Daten ist nachweisbar, daß es einen Zusammenhang zwischen dem Zeitpunkt des Behandlungsbeginns und der Güte der Diäteinstellung einerseits sowie der physischen und psychischen Entwicklung des Kindes andererseits gibt.
- Bei bereits eingetretener Schwangerschaft muß durch strenge diätetische Behandlung der Phenylalaninspiegel <6mg/dl gesenkt werden. Anschließend wird entsprechend dem individuellen Phenylalaninbedarf weiterbehandelt. Dieser ist sehr unterschiedlich und kann nach der 20.Schwangerschaftswoche stark ansteigen.
- Bei mangelndem Verständnis und Schwangerschaftskomplikationen, z.B. Erbrechen, ist eine stationäre Aufnahme in einem Zentrum mit entsprechender Erfahrung (s.o.) notwendig.

Stillzeit

Richtwerte für die Energie-und Nährstoffzufuhr während der Stillzeit s. Tab. 5.**9**; Eiweißzufuhr über das Spezialpräparat Stufe 4 decken. Der Phenylalaningehalt der Frauenmilch wird durch die Ernährung der Mutter nicht beeinflußt.

Tabelle 7.**14** Hereditäre Störungen in der Biosynthese bzw. Regeneration von Tetrahydrobiopterin (BH_4)[1] – **Anschluß an Tab. 7.10**

Synthese-Defekte

	GTPCH-I-Mangel	PTPS-Mangel
Häufigkeit	– Weltweit 1 – 3% aller Patienten mit persistierender Hyperphenylalaninämie – Neuere Daten aus Screeningprogrammen: etwa 6% – Fortsetzung S. 209	
	3	61
Folge der Störung	– Neopterin- und Biopterinmangel – Neurotransmittermangel	Akkumulation von 7,8-Dihydroneopterintriphosphat im Gewebe
Urin-Ausscheidung	Niedrige Konzentrationen Neopterin und Biopterin	– Biopterin in Spuren – Hohe Konzentrationen Neopterin, Monapterin und andere Metabolite
Klinik	Klinisch ähnliche Verlaufsformen bei unbehandelten Patienten, u.a.: – Entwicklungsverzögerung ab 4. – 5. Monat – Hypotonie der Stamm-Muskulatur und Hypertonie der Extremitäten-Muskulatur; Rigor – Schluckstörungen; Hypersalivation	
Behandlung	– Orale Verabreichung von Tetrahydrobiopterin: 3 – 10 mg/kgKG/Tag in 1 – 3 Einzelgaben – Orale Neurotransmitter-Substitution: + L-Dopa 2 – 10 mg/kgKG/Tag + 5-Hydroxytryptophan 2 – 10 mg/kgKG/Tag + Carbidopa 10% der L-Dopa-Dosis } in 3 – 5 Einzelgaben – Phenylalaninarme Diät: + Phenylalanintoleranz höher als bei „klassischer" PKU + Engmaschige Kontrolle des Phenylalaninspiegels + bei einzelnen Patienten neurologische Symptome bereits bei 6mgPhe/dl!	
Prognose der Störungen	Wegen der insgesamt geringen Patientenzahl, häufig erst spät einsetzenden Behandlung sowie der beobachteten genetischen Heterogenität nicht abschließend zu beurteilen; neurologische Störungen beschrieben	

[1] – Blau, N., B. Thöny, C. W. Heizmann, J.-L. Dhondt: Tetrahydrobiopterin Deficiency: From Phenotype to Genotype. Pteridines 4 (1993) 1 – 10
– Blau, N.: Differentialdiagnose der Hyperphenylalaninämien, LABO LIFE Nr. 5/1994
– Smith, I., K. Hyland, B. Kendall: Clinical Role of Pteridine Therapy in Tetrahydrobiopterin Deficiency. J. Inh. Metab. Dis. 8 (1985), Suppl. 1, 39 – 45

Tabelle 7.14 Hereditäre Störungen in der Biosynthese bzw. Regeneration von Tetrahydrobiopterin (BH_4)[1)] – **Anschluß an Tab. 7.10**

Regenerations-Defekte

DHPR-Mangel	Primapterinurie
– Prozentualer Anteil[2)], bezogen auf die Gesamtzahl der bisher eindeutig diagnostizierten etwa 290 Patienten:	
28	4
– Akkumulation von q-BH2 – Neurotransmittermangel	– Primapterin möglicherweise Abkömmling des Biopterins – Bildung während der PAH-Reaktion?
Hohe Konzentrationen 7,8-Dihydrobiopterin und Biopterin	7-substituierte Pterine (Primapterin)
s. S. 208	– Neonatalperiode unauffällig – motorische Entwicklungsverzögerung
– Orale Verabreichung von Folinsäure[3)]: 10 – 20 mg/Tag in 1 – 3 Einzelgaben – Phenylalaninarme Diät unumgänglich – Neurotransmitter s. S. 208	
Wegen der insgesamt geringen Patientenzahl, häufig erst spät einsetzenden Behandlung sowie der beobachteten genetischen Heterogenität nicht abschließend zu beurteilen; neurologische Störungen beschrieben	

[2)] 4% nicht diagnostiziert

[3)] Folinsäure = N^5 – Formyltetrahydrofolsäure; tritt im Stoffwechsel der Folsäure als Überträger der Formylgruppe auf

Kinder von PKU-Vätern – sog. „paternale PKU"

Eine internationale Umfrage hat ergeben, daß die Fertilität von Vätern durch die PKU offensichtlich nicht beeinflußt wird. Die Embryofetopathie wird durch die Störungen des Phenylalaninstoffwechsels während der Schwangerschaft und nicht durch eine Störung der Zygote verursacht.

Störungen in der Biosynthese bzw. Regeneration von Tetrahydrobiopterin

Diese Störungen und deren Behandlung sind in Tab. 7.**14** zusammenfassend dargestellt. Die Phenylalanintoleranz dieser Patienten liegt im allgemeinen höher als bei der „klassischen" PKU, bedarf aber der engmaschigen Kontrolle und gfls. der bereits erläuterten diätetischen Maßnahmen.

Hereditäre Störungen des Tyrosin-Stoffwechsels

Stoffwechsel des Tyrosins

Tyrosin kommt in allen eiweißhaltigen Lebensmitteln vor. Es stellt definitionsgemäß keine essentielle Aminosäure dar, da es im Körper aus Phenylalanin entsteht. Die normalen Stoffwechselwege des Tyrosins sind in Abb. 7.**6** vereinfacht dargestellt.

Hereditäre Störungen

Es sind 3 Störungen des Tyrosin-Stoffwechsels (Tab. 7.**15**) bekannt:

Tyrosinämie Typ I

Diese Erkrankung geht mit einer progressiven Leberschädigung mit Übergang in Zirrhose und Hepatome, Tubulopathie mit sekundärer hypophosphatämischer Rachitis und Porphyrie-artigen Symptomen einher. Für die toxischen Organwirkungen werden Maleyl- und Fumarylacetoacetat, die Vorstufen von Succinylacetoacetat und Succinylaceton, verantwortlich gemacht. Letzteres wird im Urin ausgeschieden. Zahlreiche Einzelfallbeschreibungen mit sehr unterschiedlichen Angaben zu den beobachteten biochemischen Parametern und klinischen Verläufen zeigen die erhebliche Heterogeneität der Erkrankung auf.

Die Behandlung mit einer phenylalanin- und tyrosinarmen Diät ist wiederholt versucht worden. Durch die sekundäre Hemmung der Adenosylmethionin-Synthase kommt es bei einzelnen Patienten auch zur Erhöhung des Methioninspiegels, so daß die Diät zusätzlich methioninarm sein muß. Biochemische und klinische Kontrolle der Diätbehandlung Tab. 7.**2**.

Doch läßt sich über die Ernährung das Fortschreiten der Lebererkrankung nicht beeinflussen. Daher stellt die orthotopische Lebertransplantation die wirksamste Behandlungsmethode dar, durch die sich die metabolischen Störungen weitgehend, aber nicht vollständig korrigieren lassen und die vor dem Übergang in maligne Hepatome durchgeführt werden sollte.

In der jüngsten Vergangenheit ist an bisher nur wenigen Patienten versucht worden, die Aktivität der 4-Hydroxyphenylpyruvat-Dioxygenase durch 2-(2-Nitro-4-trifluoro-methylbenzoyl)-1,3-cyclohexandion (=NTBC) zu hemmen und dadurch die Bildung von Maleyl-und Fumarylacetoacetat zu verhindern. Doch bedürfen die bisherigen Behandlungsergebnisse der Bestätigung an weiteren Patienten mit längerer Verlaufskontrolle.

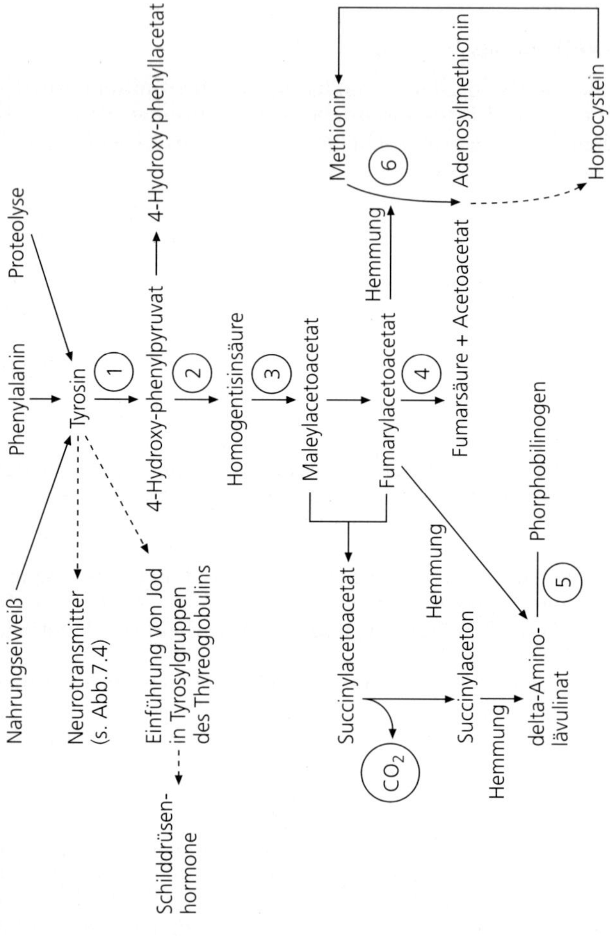

1 Tyrosin-Aminotransferase
2 4-Hydroxy-phenylpyruvat-Dioxygenase
3 Homogentisinsäure-Oxygenase
4 Fumarylacetoacetase
5 delta-Aminolävulinat-Dehydratase
6 Adenosylmethionin-Synthase

Abb. 7.**6** Stoffwechselwege des Tyrosins – schematische Darstellung. Erläuterungen zu den umringten Zahlen Tab. 7.**15**

Tabelle 7.**15** Hereditäre Störungen des Tyrosin-Stoffwechsels – **Anschluß an Abb. 7.6**

Enzym	**Tyrosin-Aminotransferase**	**4-Hydroxyphenyl-pyruvat-Dioxygenase**	**Fumarylaceto-acetase**
Nr. in Abb.	1	2	4
Hereditäre Störung	Tyrosinämie Typ II	Tyrosinämie Typ III	Tyrosinämie Typ I
McKusick-Nummer	276 600	276 710	276 700
Synonyma	– Tyrosin-Amino-transferase-Mangel – Richner-Hanhart-Syndrom		Fumarylacetoacetase-Mangel
Häufigkeit	Sehr seltene Erkrankung in blutsverwandten Familien mit Fallbeschreibungen aus verschiedenen Ländern	Einzelfallbeschreibungen	– Weltweit größte Häufigkeit in Quebec/Kanada (1 : 700) – Sonstige Angaben 1:100 000 –120 000
Erläuterungen	– Mangelnde Enzym-Aktivität im Cytosol der Hepatocyten – freies Tyrosin und einige seiner Metabolite in Körperflüssigkeiten nachweisbar – Maternale Hypertyrosinämie als Risikofaktor einer Embryofetopathie? Behandlung s. Text	Noch wenig bekanntes Krankheitsbild mit geringer geistiger Retardierung	– Mangelnde Enzymaktivität führt zur Akkumulation von Fumarsäure (und Maleylacetoacetat?) – Durch Reduktion und Decarboxylierung Bildung von Succinylaceton (Urinausscheidung) und Hemmung der delta-Aminolävulinat-Dehydratase (Nr. 5 in Abb. 7.**6**) – Weiterhin Hemmung der Adenosylmethionin-Synthase mit der möglichen Folge erhöhter Methioninspiegel

Tyrosinämie Typ II

Diese Erkrankung ist charakterisiert durch schmerzhafte Hornhauttrübungen, durch Hyperkeratose der Handflächen und Fußsohlen sowie durch einen erhöhten Plasmatyrosinspiegel. In unbehandelten Fällen wurde auch geistige Retardierung beobachtet.

Der Typ II kann mit einer phenylalanin-und tyrosinarmen Diät behandelt werden. Bei frühzeitigem Beginn verlaufen körperliche und geistige Entwicklung normal.

Die wenigen Fälle, bei denen eine maternale Tyrosinämie Typ II beschrieben wurde, lassen noch keine endgültige Beurteilung des Risikos erhöhter Tyrosinspiegel während der Schwangerschaft für den Feten zu.

Tyrosinämie Typ III

S.Hinweis in Tab 7.**15**.

Phenylalanin-, tyrosin-(und methionin-)arme Diät – krankheitsspezifische Nährstoffzufuhr

Eiweiß: Die altersentsprechende Zufuhr wird im wesentlichen durch ein phenylalanin-und tyrosinfreies Spezialpräparat gedeckt. Der Serumtyrosinspiegel soll zwischen 2 und 4mg/dl liegen, der Phenylalaninspiegel nicht <1mg/dl absinken. Dies kann gelegentlich die Zulage von L-Phenylalanin in individuell auszutestenden Mengen erforderlich machen.

Sofern gleichzeitig eine Methioninrestriktion notwendig ist, läßt sich diese zweckmäßig über ein phenylalanin,-tyrosin-und methioninfreies Spezialpräparat steuern.

Der Restbedarf an den beiden bzw.den drei genannten Aminosäuren wird nach dem Beispiel der Phenylketonurie über die Zufuhr eiweißarmer Lebensmittel gedeckt.

Die maternale Tyrosinämie Typ II wurde nach dem Vorbild der maternalen PKU mit einem phenylalanin-und tyrosinfreien Spezialpräparat mit Zulage von natürlichem Protein behandelt und die Serumwerte der beiden Aminosäuren in den oben genannten Bereichen zu halten versucht.

Maßnahmen bei „Überbehandlung“ bzw. bei unzureichender Behandlung sind in Tab. 7.**2** zusammengefaßt.

Hereditäre Störungen im Stoffwechsel der verzweigtkettigen Aminosäuren

Stoffwechsel der verzweigtkettigen Aminosäuren

Leucin, Isoleucin und Valin, wegen des chemischen Aufbaus ihres Kohlenstoffgrundgerüstes als „verzweigtkettig" (Band 1, Abb. 2) zusammengefaßt, gehören zu den essentiellen Aminosäuren und kommen in allen eiweißhaltigen Lebensmitteln vor, jedoch in unterschiedlichen prozentualen Anteilen. Der Abbau zeigt große Gemeinsamkeiten (Abb. 7.**7**).

Den ersten Abbauschritt stellt eine reversible Transaminierung im Cytosol zu den 2-Oxosäuren dar. Letztere werden oxidativ in der inneren Mitochondrienmembran decarboxyliert, so daß schließlich Carbonsäuren („organische Säuren") in Form ihrer Coenzym A(CoA)-Derivate anfallen. Die Decarboxylierung erfolgt durch das Multienzym „verzweigtkettigen-Dehydrogenase-Komplex"(Ketosäuren-Decarboxylase, Tab. 7.**16**). Als Kofaktoren der sehr komplexen Reaktionsabläufe treten Thiamindiphosphat und Liponamidderivate auf.

Die nächsten Schritte entsprechen dem Abbau der Fettsäuren über die β-Oxidation, jedoch mit folgenden Modifikationen:

- Aus Leucin entstehen 3-Hydroxy-3-methyl-glutaryl-CoA, das zur Mevalonsäure als Ausgangsprodukt endogener Synthesen reduziert wird, sowie Acetyl-CoA und Acetacetat.
- Aus Isoleucin bilden sich Acetyl-CoA und Propionyl-CoA.
- Aus Valin fällt ebenfalls Propionyl-CoA an.

Acetyl-CoA wird in den Citratcyclus eingeschleust und Propionyl-CoA über Methylmalonyl-CoA (S. 225) abgebaut.

Hereditäre Störungen

Der komplexe Abbau der verzweigtkettigen Aminosäuren mit der Einschleusung der 2-Oxosäuren in den Stoffwechsel, d.h. dem Abbau des Kohlenstoffskeletts zwecks Energiegewinn oder dem Aufbau neuer Körpersubstanzen, unterliegt einer Vielzahl von enzymatisch bedingten Störungen, die in Tab. 7.**16** als Übersicht zusammengestellt sind. Schon vor etwa 40 Jahren erfolgten die ersten Fallbeschreibungen von Patienten, die Urin mit einem charakteristischen würzig-süßlichen Geruch ausschieden. Die zugrundeliegende Störung wurde seinerzeit nach diesem Geruch als „Ahornsirup-Krankheit" bezeichnet. Seitdem sind für fast jeden Abbauschritt Enzymdefekte bekanntgeworden, z.T. in Einzelfallbeschreibungen.

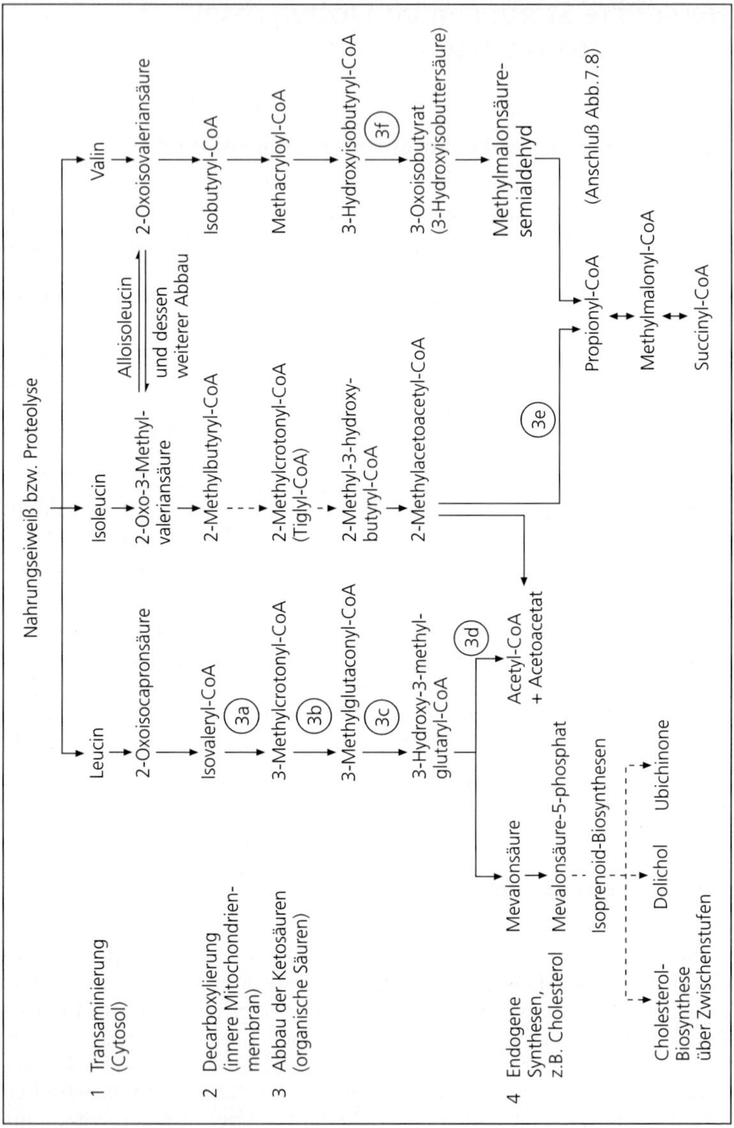

Abb. 7.**7** Stoffwechselwege der verzweigtkettigen Aminosäuren Leucin, Isoleucin und Valin – schematische Darstellung. Erläuterungen zu den umringten Zahlen Tab. 7.**16**

Störungen der Transaminierung

Es wird verwiesen auf Tab. 7.**16**, Teil 1.

Störungen der oxidativen Decarboxylierung: Ahornsirupkrankheit und Varianten

Ergänzungen zu Tab. 7.**16**, Teil 2: Die Störungen der oxidativen Decarboxylierung werden als „Ahornsirupkrankheit" zusammengefaßt. Da mindestens 6 Genloci für den Multienzym-Komplex aus 4 Proteinen und 2 regulatorischen Enzymen kodieren, können Mutationen an jedem einzelnen die Funktionen beeinträchtigen. Es handelt sich also um eine heterogene Stoffwechselstörung, die klinisch in folgende Formen unterteilt wird:

– Klassische Form: Auffälligkeit bereits in der Neugeborenenperiode mit Apathie und Trinkschwäche, Verlust von Reflexen, Krämpfen und Koma, nicht selten mit tödlichem Ausgang in Asphyxie; verzweigtkettige Aminosäuren, deren Keto-und Hydroxysäuren, außerdem Alloisoleucin (Isomer von Isoleucin, Nichtprotein-Aminosäure), in Plasma und Urin erhöht; sehr schnelles Auftreten von irreversiblen Schäden.

Tabelle 7.**16** Störungen im Stoffwechsel der verzweigtkettigen Aminosäuren

Teil 1 Störungen der Transaminierung – Anschluß an Abb. 7.7

Enzym	Verzweigtkettigen-Aminosäuren-Transferasen (branched chain amino acid transaminases = BCT 1 und BCT 2)	
Nr. in Abb.	1	
Hereditäre Störung	Hyperleucin-Isoleucinämie	Valinämie
McKusick-Nummer	238 340 (s. auch 113 520)	277 100 (s. auch 113 530)
Synonyma		Hypervalinämie – Valin-Transaminase-Mangel
Häufigkeit	Einzelfallbeschreibungen	Einzelfallbeschreibungen
Erläuterungen	Durch leucin- und isoleucinarme Ernährung keine Besserung der klinischen Symptomatik	Valinarme Diät(?)

Tabelle 7.**16** Störungen im Stoffwechsel der verzweigtkettigen Aminosäuren
Teil 2 Störungen der oxydativen Decarboxylierung – Anschluß an Abb. 7.7 (Fortsetzung)

Enzym	Verzweigtkettigen-Dehydrogenase-Komplex (branched chain alpha ketoacid dehydrogenase = BCKDH) aus 3 katalytischen Komponenten[1]		
Nr. in Abb.	2		
Hereditäre Störung	Ahornsirupkrankheit „Klassische" Form	Ahornsirupkrankheit Typ 2	Ahornsirupkrankheit Typ 3
McKusick-Nummer	248 600 248 600.0001	248 610 248 610.0001 – 0004	248 611 248 611.0001
Synonyma	– MSUD – Alpha-Ketosäuren-Dehydrogenase-Mangel		
Häufigkeit	1:120 000 mit erheblich abweichenden Daten in Abhängigkeit von den Voraussetzungen für das Neugeborenenscreening sowie von regionalen Besonderheiten (Mennoniten in Pennsylvania; Mittlerer Osten)		
Erläuterungen	s. Text		

[1] Komponenten:
- E1: Verzweigtkettigen alpha-Ketosäuren-Decarboxylase mit 2 Untereinheiten:
  + E1 alpha } – beide spezifisch für BCKDH
  + E1 beta } – Kofaktor von E1 alpha Thiamindiphosphat
- E1 beta-Funktion nicht bekannt
- E2: Dihydrolipoyl-Transacylase: spezifisch für BCKDH; Katalyse des Transfers der Acylgruppe auf Coenzym A
- E3: Dihydroliponamid-Dehydrogenase; auch Komponente von Pyruvat-Dehydrogenase und alpha-Ketoglutarat-Dehydrogenase-Komplexen
- 2 regulatorische Enzyme: spezifische Kinase und Phosphatase, die die Enzymaktivität durch Phosphorylierung und Dephosphorylierung kontrollieren

- Varianten (auch als „intermediär" und „intermittierend" bezeichnet): Bei diesen Patienten finden sich Restaktivitäten des Enzym-Komplexes zwischen 2 und 40%, die mit erhöhter Toleranz für Protein und verzweigtkettige Aminosäuren einhergehen; klinische Symptomatik (u.a.Ataxie und Ketoazidose) weniger schwer als bei der klassischen Form; tritt meist bei katabolen Zuständen, z.B. fieberhaften Infekten, in Erscheinung, außerdem beim Übergang auf höhere Proteinzufuhr.
- Thiamin-abhängige Form: In nur wenigen Fällen beschrieben; Patienten sprachen auf Thiamingabe in pharmakologischen Dosen (10mg/Tag) an.

Tabelle 7.**16** Störungen im Stoffwechsel der verzweigtkettigen Aminosäuren
Teil 3 Störungen der organischen Säuren; Leucinabbau – Anschluß an Abb. 7.7 (Fortsetzung)

Enzym	Isovaleryl-CoA-Dehydrogenase	3-Methylcrotonyl-CoA-Carboxylase	3-Methylglutaconyl-CoA-Hydratase
Nr. in Abb.	3a	3b	3c
Hereditäre Störung	Isovalerianacidämie	β-Methylcrotonyl-glycinurie I	3-Methylglutacon-acidurie
McKusick-Nummer	243 500 243 500.0001-0004	210 200	250 950
Häufigkeit	– Geschätzte Inzidenz aller Störungen der organischen Säuren (Organacidämien) zusammengenommen etwa 1:6 700 – Einzelne Störungen sehr selten		
Erläuterungen	– Zahlreiche Varianten – Diätetische Behandlung s.Text	– Biotin-abhängige und unabhängige Form beobachtet – Diätetische Behandlung mit Restriktion der Eiweißzufuhr versucht	– Bei Nahrungskarenz Hypoglykämie und metabolische Acidose beobachtet – Ernährungsbehandlung: Kein Einfluß von Protein- und Leucinrestriktion auf die klinische Symptomatik

Tabelle 7.**16** Störungen im Stoffwechsel der verzweigtkettigen Aminosäuren
Teil 3 Störungen der organischen Säuren; Leucinabbau – Anschluß an Abb. 7.7 (Fortsetzung)

Enzym	3-Hydroxy-3-methyl-glutaryl-CoA-Lyase
Nr. in Abb.	3d
Hereditäre Störung	3-Hydroxy-3-methyl-glutaracidurie
McKusick-Nummer	246 450
Erläuterungen	– Schlüsselrolle bei der Ketonkörperbildung – Hypoglykämie und metabolische Acidose – Hepatomegalie – Hohe Kohlenhydratzufuhr zur Prävention der Hypoglykämie – Restriktion der Leucinzufuhr – Nahrungsverweigerung beobachtet

Tabelle 7.**16** Störungen im Stoffwechsel der verzweigtkettigen Aminosäuren **– Anschluß an Abb. 7.7**

	Teil 3 Störungen der organischen Säuren		**Teil 4 Störungen endogener Synthesen**
	Isoleucinabbau	Valinabbau	
Enzym	2-Methylacetoacetyl-CoA-Thiolase (β-Ketothiolase)	3-Hydroxyisobutyryl-CoA-Deacylase	Mevalonatkinase (ATP-Mevalonat-5-Phospho-Transferase)
Nr. in Abb.	3e	3f	4
Hereditäre Störung	alpha-Methylaceto-acetacidurie	3-Hydroxy-isobutter-säureacidurie	Mevalonacidurie
McKusick-Nummer	203 750	250 620 (s. auch 236 795)	251 170
Synonyma	– β-Ketothiolase-Mangel – 3-KTD	Methacrylylacidurie	Mevalonatkinase-Mangel
Häufigkeit	– Heterogene Erkrankung mit ketoacidotischen Krisen	– Spezifisches Enzym des Valinstoffwechsels – Methacryloyl-CoA hochtoxisches Zwischenprodukt – Massive Acidose; Hypotonie – Behandlungsversuche mit proteinarmer Ernährung und Carnitin	– Erster Schritt des Stoffwechsels in Richtung endogener Synthesen – Einzelheiten s. Text
Erläuterungen	– Diätetische Behandlung s. Text		

Die verschiedenen Formen bedürfen einer Differentialdiagnose auf der Basis enzymatischer, immunologischer und molekulargenetischer Untersuchungen, um eine adäquate Behandlung in die Wege leiten zu können. Bei Stellung der Diagnose können bereits irreversible Schäden, z.B. psychomotorischer Entwicklungsrückstand, vorliegen.

Die Prognose ist abhängig von der Restaktivität des Multienzym-Komplexes, der frühestmöglichen Diagnose und sofort einsetzenden Behandlung. Letztere muß konsequent durchgeführt werden, um somatisches Wachstum und psychomotorische Entwicklung zu erzielen. Die Intelligenzentwicklung wird beeinflußt von der Dauer der Leucinspiegelerhöhung nach der Geburt und der konsequenten engmaschigen Stoffwechselführung. Katabole Zustände, z.B. bei fieberhaften Infekten, bedürfen einer umgehenden und umfassenden Betreuung.

Leucin-, isoleucin-und valinarme Diät – Krankheitsspezifische Nährstoffzufuhr

Die Behandlung der Ahornsirupkrankheit besteht im wesentlichen in einer Diät nach dem Prinzip der „Substratreduktion", also Leucin, Isoleucin und Valin. Diese Diät muß lebensbegleitend beibehalten werden. Bei der Behandlung sind zu unterscheiden:

Initialbehandlung

Notfallmaßnahmen, u.a.Peritonealdialyse oder Blutaustauschtransfusionen (600ml Blut/kgKG/innerhalb von 15 Stunden). Letztere stellt die schnellste und wirksamste Methode dar, um die toxischen Metaboliten zu eliminieren. Außerdem muß durch hohe Energiezufuhr (10-20%ige Glucoselösung i.v. und kontinuierliche Insulingabe oder Fettinfusionen i.v.) ein Katabolismus verhindert werden, da dieser innerhalb von Stunden den Erfolg der Austauschtransfusion umkehren kann. Schnellstmöglich bei Normalisierung des Plasmaleucinspiegels mit der Zufuhr einer leucin-, isoleucin-und valinfreien Aminosäurenmischung beginnen, gfls.über eine Nasogastralsonde.

Leucin-, isoleucin-und valinarme Diät als Dauerbehandlung

Energie: Nach den Richtwerten oder höher; Gewichtsabnahme und Katabolismus vermeiden.

Eiweiß: Die empfohlene Zufuhr an Eiweiß wird überwiegend durch eine Aminosäurenmischung, die frei von Leucin, Isoleucin und Valin ist, gedeckt. Der Restbedarf an diesen 3 Aminosäuren kommt aus natürlichen Lebensmitteln, wobei eine Auswahl aus den eiweißärmsten gemäß Tab. 7.7 notwendig ist. Er richtet sich nach dem Plasmaspiegel, der eine ständige Kontrolle erfordert, in den ersten Lebensmonaten mehrfach pro Woche, dann in Abständen von 2 bis 4 Wochen. Im Vergleich zu den Bedarfsschätzungen an den 3 Aminosäuren für stoffwechselgesunde Kinder ergeben sich bei der Ahornsirupkrankheit größenordnungsmäßig folgende Werte:

- Leucinbedarf: 50-60% niedriger.
- Isoleucinbedarf: 35-45% niedriger als Leucin.
- Valinbedarf: 20-30% niedriger als Leucin.

Während sich in den beiden ersten Lebensmonaten eine erhebliche interindividuelle Variation im Restbedarf an den drei Aminosäuren zeigt, pendelt sich dieser mit abnehmender Wachstumsgeschwindigkeit allmählich ein. Wegen des unterschiedlichen Gehaltes der Nahrungsproteine an den 3 Aminosäuren führt die Einschränkung der Leucinzufuhr gleichzeitig zu verminderter Aufnahme von Isoleucin und Valin. Größenordnungsmäßig ergeben sich folgende Werte für die Zufuhr von Leucin:

- Säuglinge 100-60mg/kgKG/Tag.
- Kleinkinder 40-20mg/kgKG/Tag.
- Ab Schulkindalter 30-10mg/kgKG/Tag.

Bei den Varianten der Ahornsirupkrankheit werden wegen der Restaktivität des Multienzym-Komplexes höhere Mengen der 3 Aminosäuren toleriert. Es gibt auch Patienten, bei denen nur eine Restriktion der natürlichen Proteinzufuhr notwendig ist. Doch erfordern auch die Varianten eine ständige Kontrolle der Stoffwechselparameter.

Sonstige Nährstoffzufuhr: S. 175; Supplementierung mit Vitamin B_1 nur bei der Thiamin-abhängigen Form wirksam.

Maßnahmen bei „Überbehandlung“ bzw. bei unzureichender Behandlung sind in Tab. 7.**2** zusammengefaßt.

Behandlung von Stoffwechselentgleisungen

Sofern während der Dauerbehandlung akute Erkrankungen auftreten, z.B. fieberhafte Infekte, Erbrechen oder Durchfall, kommt es innerhalb von Stunden zum Katabolismus mit Erhöhung der Plasmaspiegel der 3 Aminosäuren durch Proteolyse von Muskeleiweiß. Es treten Hypoglykämie, Ataxie und Krämpfe auf.

Maßnahmen: Sofortige Energiezufuhr bis zu 120% der Richtwerte (s.Initialbehandlung); Eiweißzufuhr vorübergehend einstellen; im Notfall Austauschtransfusion; bei Wiedereinführung der Diät zunächst nur das Spezialpräparat zusammen mit Kohlenhydraten und Fetten geben; allmählich sich steigernde Leucinzulagen unter ständiger Kontrolle des Plasmaspiegels.

Störungen im Leucinabbau

Ergänzungen zu Tab. 7.**16**, Teil 3:

Isovalerianacidämie

Die defekte Aktivität der Isovaleryl-CoA-Dehydrogenase führt zum Anstau von Isovaleriansäure und ihren Abbauprodukten, u.a. 3-Hydroxy-Isovaleriansäure und Isovalerylglycin. Auch das Auftreten von Alloisoleucin wurde beobachtet. Klinisch werden akute und chronisch-intermittierende Verlaufsformen unterschieden:

- Bei der erstgenannten treten die Symptome schon in der Neugeborenenperiode zwischen dem 3.und 28.Lebenstag mit ketotischen Krisen auf.
- Auch bei der zweiten im Kindesalter beobachteten Form kommt es zu wiederholten ketotischen Krisen.

Retrospektive Untersuchungen deuten auf eine hohe Letalität von etwa 50% der Patienten hin, etwa ein Drittel der überlebenden Kinder ist geistig z.T. schwer retardiert. Es bestehen nur geringe

Kenntnisse über die Effektivität einer Langzeitbehandlung. Die zahlenmäßig geringen Erfahrungen mit einer leucinarmen Diät lassen sich wie folgt zusammenfassen:

Energie: Nach den Richtwerten und höher; Gewichtsabnahme und Katabolismus vermeiden.

Eiweiß: Die empfohlene Zufuhr wird im wesentlichen über eine Aminosäurenmischung, die frei von Leucin ist, gedeckt. Im Säuglingsalter ist auch eine „proteinarme“ Ernährung mit 0,8-1,2g Eiweiß/kgKG/Tag versucht worden. Leucinzufuhr: 80-120mg/kgKG/Tag.

Die Gabe von Glycin (250mg/kgKG/Tag) zur Erhöhung der Ausscheidung von Isovaleriansäure als Isovalerylglycin wird wegen der beobachteten Nebenwirkungen nicht mehr empfohlen.

Carnitin-Supplementierung: 50-100(-200)mg/kgKG/Tag

Häufige kleine Mahlzeiten geben und Nahrungskarenz vermeiden!

Sonstige Nährstoffzufuhr: S. 175.

Maßnahmen bei „Überbehandlung“ bzw. unzureichender Behandlung sind in Tab. 7.**2** zusammengefaßt.

3-Methylglutaconacidurie

Von dieser Störung werden bis zu 4 Typen unterschieden:

- Typ I: 3-Methylglutaconyl-CoA-Hydratase-Mangel: isolierte Sprachentwicklungsverzögerung.
- Typ II: X-chromosomal vererbte Kardiomyopathie und rezidivierende Infekte bei Neutropenie.
- Typ III: Unspezifiziert.
- Typ IV: Schwerer psychomotorischer Entwicklungsrückstand.

3-Hydroxy-3-methyl-glutaracidurie

Die Diät ist eiweiß-und leucinreduziert und zur Prävention der Hypoglykämie kohlenhydratreich (bis zu 70% der täglichen Energiezufuhr). Daraus ergibt sich eine Restriktion der Fettzufuhr auf bis zu 25% der Richtwerte. Katabolie vermeiden durch häufige kleine Mahlzeiten, evtl. auch nachts.

Störungen im Isoleucinabbau

Ergänzungen zu Tab. 7.**16**, Teil 3:

2-Methylacetoacetyl-CoA-Thiolase(β-Ketothiolase)-Defekt

Es lassen sich mindestens 4 Ketothiolasen nachweisen: eine im Cytosol, zwei in den Mitochondrien und eine in den Peroxisomen. Die cytosolische 3-Ketothiolase benötigt Acetoacetyl-CoA bzw. 2-Methylacetoacetyl-CoA als Substrat und weist eine Schlüsselfunktion im extrahepatischen Isoleucinstoffwechsel auf. Die mitochondrialen Enzyme katalysieren den 4.Schritt der β-Oxidation von Fettsäuren.

Der β-Ketothiolase-Defekt tritt mit einer Häufigkeit von etwa 1:180 000 auf und manifestiert sich selten vor dem 6. Lebensmonat. Im Urin lassen sich 2-Methylacetoacetat (nicht zwangsläufig wegen schneller Decarboxylierung), 2-Methyl-3-hydroxybutyrat und Tiglylglycin nachweisen. Im Verlauf von katabolen Zuständen (Infekte, Operationen) kommt es zu schweren metabolischen Krisen.

Bei den wenigen bisher behandelten Säuglingen wurde versucht, die akute Krise durch Einschränkung der Proteinzufuhr auf 0.7g/kgKG/Tag bei ausreichender Energie-und Flüssigkeitszufuhr sowie Pufferung der Acidose mit Natriumbicarbonat zu beherrschen. Aus dem Verlauf der akuten Krise können sich Komplikationen ergeben, u.a. metabolische Encephalopathie mit bleibenden Schäden. Anschließend wurden die Patienten auf eine reduzierte Proteinzufuhr eingestellt. Doch mußte die Ernährung im Einzelfall wegen Proteinaversion modifiziert werden.

Störung endogener Synthesen

Ergänzungen zu Tab. 7.**16**, Teil 4:

Mevalonacidurie

Die Erkrankung wird durch eine defekte Aktivität der Mevalonatkinase verursacht. Durch den Stoffwechselblock ist nicht nur die Synthese von Cholesterol, sondern auch von nicht-steroidalen Isoprenoiden gestört. Zu den letztgenannten gehört auch das Ubichinon 10, das in reduzierter Form als Ubichinol 10 einen wichtigen Radikalfänger darstellt.

Die Erkrankung manifestiert sich in früher Kindheit u.a. mit psychomotorischer Retardierung, Myopathie, Ataxie und Hepatosplenomegalie. Die Patienten entwickeln episodenhafte Krisen, bei denen es u.a. zur Ausscheidung von Mevalonsäure im Urin kommt. Die klinischen Manifestationen der Erkrankung werden der Akkumulation der Mevalonsäure und nicht eindeutig dem Mangel an deren Folgeprodukten im Stoffwechsel zugeschrieben. Eine etablierte Therapie ist bisher nicht bekannt.

Hereditäre Störungen im Propionat- und Methylmalonatstoffwechsel

Propionat-und Methylmalonatstoffwechsel

Der wesentliche Teil des im Stoffwechsel anfallenden Propionats bildet sich beim Abbau von 4 essentiellen Aminosäuren: Isoleucin und Valin (Abb. 7.**8**) sowie Methionin und Threonin. Außerdem trägt in quantitativ geringem Umfang der Katabolismus ungeradzahliger Fettsäuren sowie der der Seitenkette des Cholesterols (vergl. Abb. 4.**1**) zum Propionatstoffwechsel bei.

Propionyl-CoA wird in einer Sequenz von 3 enzymatisch gesteuerten Teilschritten (Abb. 7.**8**) über Methylmalonyl-CoA in Succinyl-CoA übergeführt. Normalerweise finden sich Propion-und Methylmalonsäure nur in Spuren in der extrazellulären Flüssigkeit, stellen aber im Zwischenstoffwechsel der Zellen in Form der Coenzym A-Ester lebenswichtige Metabolite mit weitreichenden Wirkungen auch in andere Stoffwechselwegen dar.

Zwei B-Vitamine wirken als Kofaktoren bei diesen metabolischen Prozessen mit: Biotin bei Propionyl-CoA-Carboxylase und Adenosylcobalamin bei Methylmalonyl-CoA-Mutase.

Hereditäre Störungen

Hereditäre Störungen (Tab. 7.**17**) lassen sich sowohl für die Apoenzyme der Propionyl-CoA-Carboxylase und Methylmalonyl-CoA-Mutase als auch für die Koenzyme Biotin und Adenosylcobalamin nachweisen. Insgesamt handelt es sich um eine sehr heterogene Gruppe von Erkrankungen.

Isoleucin-, valin-, methionin-und threoninarme Diät – krankheitsspezifische Nährstoffzufuhr

Bei dieser Diät müssen die insgesamt 4 in den Propionatstoffwechsel einfließenden Aminosäuren Isoleucin, Valin, Methionin und Threonin individuell bilanziert werden. Entgegen der bisherigen Auffassung ist in der durch Katabolie geprägten Neonatalperiode nicht nur der gesteigerte Proteinabbau als Quelle toxischer Metabolite anzusehen, sondern auch der Fettgewebskatabolismus mit der Mobilisation von ungeradzahligen Fettsäuren. Deren Gehalt im Fettgewebe beträgt bei diesen Patienten 8-10% der Gesamtfettsäuren im Vergleich zu 1% bei stoffwechselgesunden Kontrollen.

Initialbehandlung

- Propionacidämie: Ausschwemmung der Toxine mit Dialyse (3-6mmol Propionsäure/24 Stunden, Abfall der Propionsäure- und Ammoniakspiegel in etwa 36 Stunden).
- Methylmalonacidurie: Ausscheidung der Metabolite über den Urin; durch hohe Clearance Ausscheidung bis zu 6mmol Methylmalonsäure/24 Stunden; keine Korrelation zwischen Methylmalonsäureausscheidung und Urinvolumen.

Dauerbehandlung

Energie: Nach den Richtwerten und höher; Gewichtsabnahme und Katabolismus (Freisetzung von ungeradzahligen Fettsäuren!) vermeiden.

Eiweiß: Nach individueller Toleranz und Stoffwechsellage; ein wesentlicher Teil der täglichen Proteinzufuhr wird durch eine isoleucin-, valin-, methionin- und threoninfreie Aminosäurenmischung gedeckt. Als Richtschnur für die Gesamtproteinzufuhr dient der Serumspiegel von Valin als einem der Vorläufer des Propionatstoffwechsels.

Sonstige Nährstoffzufuhr S. 175.

Supplementierung mit Biotin bzw.Vitamin B_{12} nur bei Coenzymdefekten wirksam. Gelegentlich unspezifische Besserung durch Biotingaben (10mg/Tag) bei Patienten mit nicht-biotinabhängiger Propionacidämie beschrieben.

Bei Propionacidämie im Einzelfall Selenmangel beobachtet und Supplementierung mit 50 µg Selen/Tag empfohlen.

Flüssigkeit: Ausreichende Zufuhr, besonders auch bei Stoffwechselentgleisungen.

Häufige kleine Mahlzeiten geben und Nahrungskarenz vermeiden!

Bei Erbrechen und Nahrungsverweigerung konsequent nachfüttern oder Nahrung kontinuierlich sondieren.

Adjuvante Behandlung: Carnitin oral 100mg/kgKG/Tag; Darmbakterien stellen eine wichtige Propionatquelle dar, so daß die Gabe eines Antibiotikums mit spezifischer Wirkung gegen anaerobe Darmbakterien die Ausscheidung von Propionatmetaboliten mit dem Urin bei Patienten mit Propionacidämie und Methylmalonacidämie bis zu 40% reduziert. Daher wird eine Langzeitbehandlung mit Metronidazol empfohlen.

Maßnahmen bei „Überbehandlung“ bzw. bei unzureichender Behandlung sind in Tab. 7.**2** zusammengefaßt.

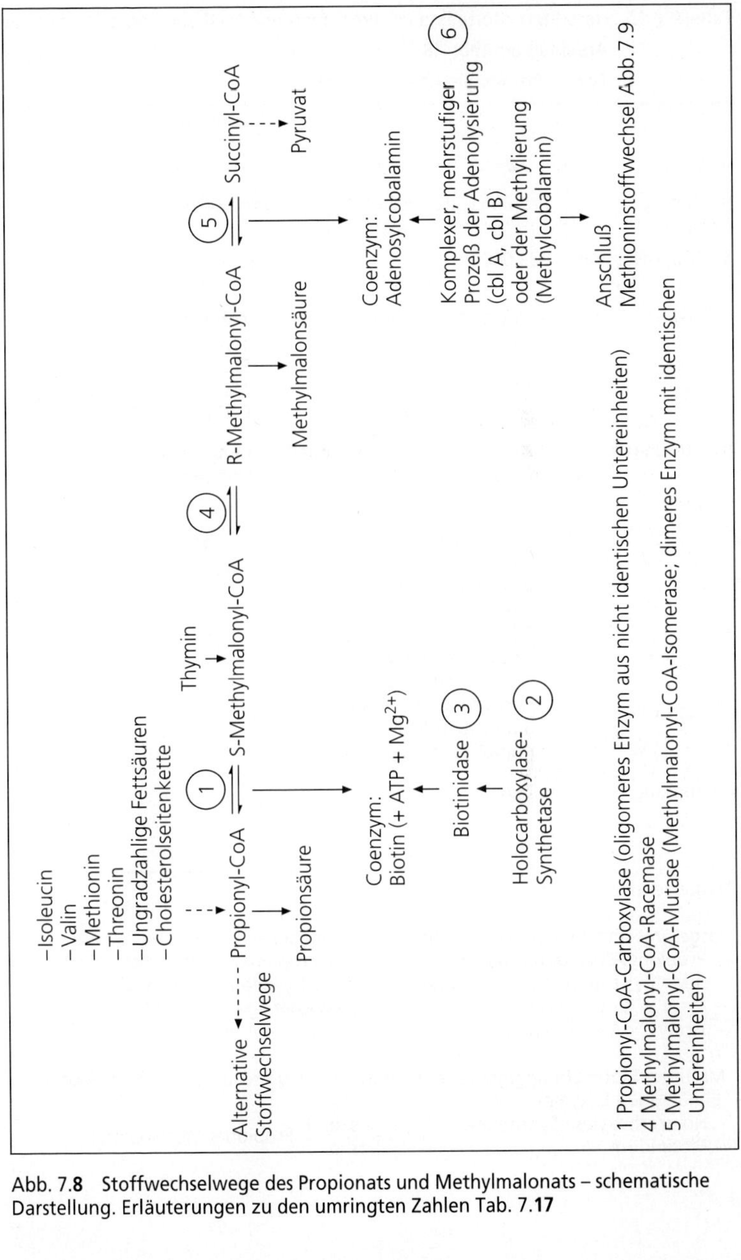

Abb. 7.**8** Stoffwechselwege des Propionats und Methylmalonats – schematische Darstellung. Erläuterungen zu den umringten Zahlen Tab. 7.**17**

Tabelle 7.**17** Hereditäre Störungen des Propionat- und Methylmalonat-Stoffwechsels
Anschluß an Abb. 7.8
Teil 1 Propionyl-CoA-Carboxylase

Apoenzym

Nr. in Abb.	1	1
Hereditäre Störung	Propionacidämie I	Propionacidämie II
McKusick-Nummer	232 000	232 050
Synonyma	– Ketotische Hyperglycinämie Typ I – Propionyl-CoA-Carboxylase-Mangel – PCC-Mangel Typ I	– Ketotische Hyperglycinämie Typ II – Propionyl-CoA-Carboxylase-Mangel Typ II – PCC-Mangel Typ II
Erläuterungen	– Mutation der β-Untereinheit (pccA)	– Mutation der alpha-Untereinheit (pccBC)
	– Akkumulation von Propionat im Blut – Ausscheidung verschiedener Metabolite im Urin – Schwere metabolische Acidose bereits in der Neonatalperiode – Entwicklung einer Kardiomyopathie als schwere Komplikation beobachtet	– s. nebenstehend
Behandlung	s. Text	

[1] Ergänzender Hinweis.

Insgesamt sind 4 Enzyme mit Biotin als Coenzym bekannt:

– Propionyl-CoA-Carboxylase	s. o. Propionat-Stoffwechsel
– 3-Methylcrotonyl-CoA-Carboxylase	s. Leucinabbau Tab. 7.16, 3b
– Pyruvat-Carboxylase	s. Gluconeogenese S. 261
– Acetyl-CoA-Carboxylase	Fettsäure-Synthese

Multipler Biotin-abhängiger Carboxylase-Mangel (gestörte Aktivität der Biotin-abhängigen Enzyme):

– Holocarboxylase-Synthetase	s. o.	Propionat-Stoffwechsel
– Biotinidase	s. o.	Propionat-Stoffwechsel

Tabelle 7.**17** Hereditäre Störungen des Propionat- und Methylmalonat-Stoffwechsels **– Anschluß an Abb. 7.8**
Teil 1 Propionyl-CoA-Carboxylase (Fortsetzung)

Coenzym Biotin[1)]

← 2	→ 3
Holocarboxylase-Synthetase-Mangel	Biotinidase-Mangel
253 270	253 260
Multipler Carboxylase-Mangel: – Holocarboxylase-Synthetase-Mangel – Neonatale Form	– Biotinidase-Mangel – Späteinsetzende Form
– Defekte Bindung von Biotin durch Holocarboxylase-Synthetase an das Apoenzym	– Defekte Rückgewinnung von freiem Biotin aus Biocytin für Carboxylierungsreaktionen
Klinische Symptomatik bereits in den ersten Lebenstagen einsetzend; Ketoacidose; Krämpfe; geistige Retardierung	– Klinische Symptomatik ab 3. Monat einsetzend – Krämpfe; Hypotonie; Entwicklungsrückstand – Alopezie; Hauterytheme
Biotin-Supplementierung in hohen Dosen: 5 – 40 (meist 10) mg/Tag	

Aus 9 Jahren Biotinidase-Screening in Niedersachsen (1985 – 1993, etwa 795 000 Neugeborene) errechnet sich eine Inzidenz von etwa 1: 80 000 für einen schweren und von etwa 1: 36 000 für einen partiellen Biotinidase-Mangel.
Die Behandlung erfolgt mit pharmakologischen Dosen Biotin (s. o.). Frühestmöglicher Behandlungsbeginn ist notwendig, um irreversible neurologische Schäden zu vermeiden.

Tabelle 7.**17** Hereditäre Störungen des Propionat- und Methylmalonat-Stoffwechsels **– Anschluß an Abb. 7.8**

Teil 2 Methylmalonyl-CoA-Mutase (Fortsetzung)

	Apoenzym	Coenzym Adenosylcobalamin
Nr. in Abb.	5	6
Hereditäre Störung	Methylmalonacidurie	Methylmalonacidurie,[2] Vitamin-B_{12}-abhängig
McKusick-Nummer	251 000 251 000.0001–0004	251 100 (cbl A) 251 110 (cbl B)
Erläuterungen	– 4 verschiedene Formen des Enzym-Mangels nachweisbar: + mut°: Apoenzym-Aktivität in der Leber nicht nachweisbar + mut⁻: nur partielle Aktvität nachweisbar + 2 Vitamin-B_{12} abhängige Formen s. nebenstehend – Metabolische Ketoacidose; Gedeihstörungen; Erbrechen; Dehydratation; Muskelhypotonie; Entwicklungsrückstand	Primärer Defekt in der Adenosylcobalamin-Synthese: – Verlust der Holomutase-Aktivität (cbl A) – Spezifischer Defekt der Cob (I) alamin-Adenosyl-transferase (cbl B) – Symptomatik s. nebenstehend
Behandlung	s. Text	Cyanocobalamin- oder Hydroxycobalamin-Gaben (1mg/Woche i.m.)

[2] Ein Mangel an Vitamin B_{12}, z.B. bei streng veganer Ernährung, führt zur Ausscheidung von Methylmalonsäure und kann eine Methylmalonacidurie vortäuschen (Band 1, S. 186)

Hereditäre Störungen des Methioninstoffwechsels

Stoffwechsel des Methionins

Methionin stellt eine essentielle Aminosäure dar und ist ein normaler Bestandteil von eiweißhaltigen Lebensmitteln. Es wird über die Zwischenstufe des S-Adenosylmethionins zunächst in Homocystein umgewandelt. Dieser Metabolit kann in zwei Richtungen weiter umgesetzt werden (Abb. 7.**9**):

– Bei der Kondensation mit der Aminosäure Serin , die in Gegenwart des Enzyms Cystathionin-β-Synthase mit Pyridoxalphosphat als Kofaktor abläuft, entsteht in einer irreversiblen Reaktion Cystathionin. Dieses wird unter Bildung von Cystein gespalten, dem mehrere Stoffwechselwege offenstehen. Sie können zur Bildung

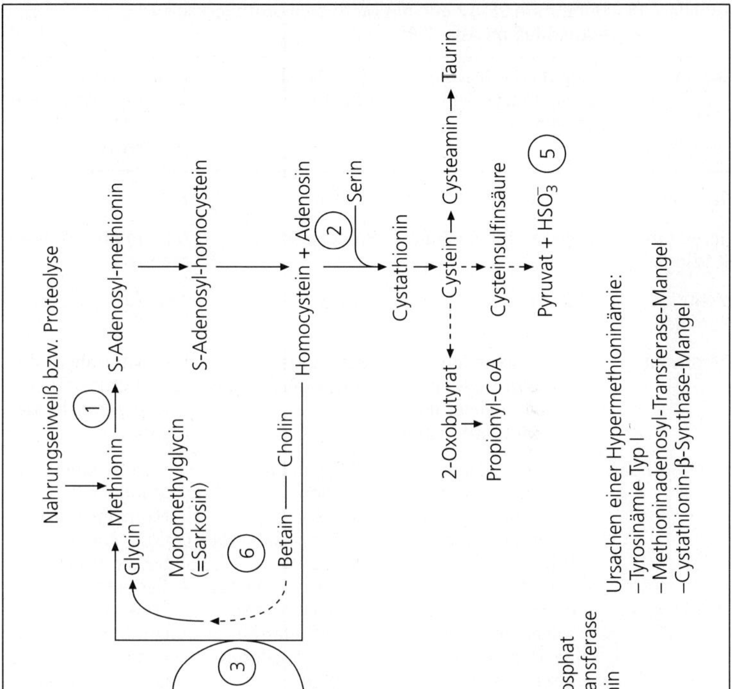

Abb. 7.**9** Stoffwechselwege der schwefelhaltigen Aminosäuren – schematische Darstellung. Erläuterungen zu den umringten Zahlen Tab. 7.**18**

Tabelle 7.**18** Hereditäre Störungen des Methionin-Stoffwechsels – **Anschluß an Abb. 7.9**[1)]

Enzym	**Hepatische Methioninadenosyl-Transferase**	**Cystathionin-β-Synthase**	**Homocystein: 5-Methyltetrahydrofolat-Methyltransferase**
Nr. in Abb.	1	2	3
Hereditäre Störung	Hypermethioninämie	Homocystinurie	Methionin-Synthase-Mangel
McKusick-Nummer	250850	236200	156570
Synonyma	– Methioninadenosyl-Transferase-Mangel – S-Adenosylmethionin-Synthase-Mangel	CBS-Mangel, auch Pyridoxin-abhängig	Methyltetrahydrofolat: L-Homocystein-S-Methyltransferase-Mangel
Erläuterungen	– 3 verschiedene Formen des Enzyms bekannt, alpha- und β-Form nur in der Leber – Persistierende erhöhte Methioninspiegel im Plasma – bei den bisher bekannten Fällen keine klinischen Auffälligkeiten	– 3 Typen beschrieben: + fehlende Enzymaktivität + reduzierte Enzymaktivität bei normaler Affinität für Pyridoxalphosphat + reduzierte Enzymaktivität und Coenzymaffinität – Sehr variable klinische Symptomatik – Wichtigste Symptome in abfallender prozentualer Reihenfolge: Linsendislokation; Osteoporose; psychomotorischer Entwicklungsrückstand (bei etwa der Hälfte der Patienten)	– Auch kombinierter Mangel mit Methylmalonyl-CoA-Mutase beschrieben – Gedeihstörungen; Trinkschwäche; Lethargie; bereits in den ersten Lebensmonaten auftretend; neurologische Manifestationen; Tod im Säuglings- oder frühen Kindesalter

Tabelle 7.**18** Hereditäre Störungen des Methionin-Stoffwechsels – **Anschluß an Abb. 7.9**[1] (Fortsetzung)

Enzym	**Hepatische Methioninadenosyl-Transferase**	**Cystathionin-β-Synthase**	**Homocystein: 5-Methyltetrahydrofolat-Methyltransferase**
Behandlung	Methioninarme Diät (?)	– Vitamin-B_6-unabhängige Form: methioninarme, cystinreiche Diät s. Text – Vitamin-B_6-abhängige Form: Vitamin B_6 in hohen Dosen (50–100mg/Tag per os)	Cobalamin, Pyridoxin und Folsäure (?)

Enzym	**N (5,10)-Methylentetrahydrofolat-Reduktase**	**Sulfit-Oxidase**
Nr. in Abb.	4	5
Hereditäre Störung	Methylentetrahydrofolat-Reduktase-Mangel	Sulfocysteinurie
McKusick-Nummer	236250	272300
Synonyma		Sulfit-Oxidasee-Mangel
Erläuterungen	Sehr heterogene klinische Symptome, u.a. Thromboembolie; keine Linsendisklokation und Osteoporose	– Enzym oxidiert anorg. Sulfit zu Sulfat als letztem Schritt des Schwefel-Stoffwechsels; Kofaktor Molybdän – Linsendislokation; psychomotorischer Entwicklungsrückstand; progressive Spastizität – auch spät-einsetzende Formen beschrieben – auch Kofaktor-Mangel beschrieben – Tod im frühen Kindesalter
Behandlung	Folsäure (?)	Diät mit niedrigem Gehalt an schwefelhaltigen Aminosäuren (?)

[1] Es wurde auch eine isolierte Hyperhomocysteinämie beschrieben und als Risikofaktor für das frühzeitige Auftreten von kardiovaskulären Erkrankungen diskutiert; Folsäuregaben (5mg/Tag) führten zur Senkung des Plasma-Homocysteins

von Taurin, zu Pyruvat, zu 2-Oxobutyrat und Propionyl-CoA sowie über die Zwischenstufe des Sulfits zu Sulfat führen. Am Ende des letztgenannten Stoffwechselwegs steht die Ausscheidung des Schwefels als anorganisches Sulfat mit dem Urin.

- Die Remethylierung des Homocysteins zu Methionin stellt die Verbindung zum Stoffwechsel der Methylgruppen dar. Es handelt sich um eine komplexe Reaktion, die als Apoenzym Methyltransferase sowie die Gegenwart von S-Adenosylmethionin, N^5-Methyltetrahydrofolat und Methylcobalamin als Coenzym erfordert.

Die Methylierung von Homocystein zu Methionin und von Methylmalonyl-CoA zu Succinyl-CoA (Abb. 7.**8**) stellen die einzigen Cobalamin-abhängigen Reaktionen dar, die beim Menschen bekannt sind. Über das Methyltetrahydrofolat erfolgt eine Verknüpfung mit dem Stoffwechsel der Folsäure (Band 1, S. 52).

Hereditäre Störungen

Von den insgesamt seltenen Störungen im Stoffwechsel der schwefelhaltigen Aminosäuren, die in Tab. 7.**18** zusammenfassend dargestellt sind, tritt die Homocystinurie am häufigsten auf. Es wird eine große Variabilität des klinischen Phänotyps beobachtet. Etwa 50% der Patienten sprechen auf eine hochdosierte Vitamin-B_6-Behandlung mit einer Normalisierung der Stoffwechselparameter an. Doch weisen etwa 50% der Patienten eine Vitamin-B_6-unabhängige Form auf und benötigen eine methioninarme, cystinreiche Diät.

Methioninarme, cystinreiche Diät – Krankheitsspezifische Nährstoffzufuhr

Diese Diät nach dem Vorbild der Phenylketonurie ist nicht nur bei der Vitamin-B_6-unabhängigen Homocystinurie erforderlich, sondern wird gelegentlich auch weniger restriktiv bei der Vitamin-B_6-abhängigen Form empfohlen. Nur eine früh einsetzende Behandlung in der Neugeborenenperiode kann die klinische Symptomatik hinauszögern.

Cystin, das als Dimeres aus Cystein entsteht (Band 1, Tab. 3), wird zur essentiellen Aminosäure und muß supplementiert werden. Als Kontrollparameter der Diät dienen die Plasmaspiegel von Methionin und Cystin und die Abwesenheit von Homocystein, auch im Urin.

Energie: Nach den Richtwerten.

Eiweiß:

- Säuglinge: Empfehlenswert ist eine methioninfreie, cystinangereicherte Aminosäurenmischung zusammen mit individuell berechneter Menge Säuglingsanfangsnahrung; Bilanzierung des Restbedarfes an Methionin in Anpassung an die Plasmaspiegel; keine

Sojanahrungen, da diese mit Methionin supplementiert werden müssen (Band 1, S. 130).
- Vom Kleinkindalter an auch Ernährung mit eiweißhaltigen Lebensmitteln mit im Verhältnis zum Proteingehalt niedrigen Methioninmengen (Tab. 7.**7**).
- Cystin: Supplementierung bis zu 200mg/kgKG/Tag.

Sonstige Nährstoffe: Auf ausreichende Zufuhr an Vitamin B_{12} und Folsäure achten (Orientierung der Dosierung am Homocysteinspiegel).

Es wurde auch die Behandlung mit Betain und Folsäure versucht, um die Remethylierung des Homocysteins zu Methionin zu stimulieren, entweder über die Homocystein:5-Methyltetrahydrofolat-Methyltransferase oder über die Homocystein:Betain-Methyltransferase. Doch führt diese Behandlung nicht zur Entfernung von Methionin und Homocystein aus dem Stoffwechsel.

Der Abbau des Methionins über die Transaminierung zu 2-Oxobutyrat und anschließender oxidativer Decarboxylierung zu Propionyl-CoA ist normalerweise von untergeordneter Bedeutung. Ob er durch Kofaktoren (Nicotinsäure, Riboflavin und/oder Thiamin) stimulierbar ist, muß sich noch erweisen.

Maßnahmen bei „Überbehandlung" bzw. bei unzureichender Behandlung sind in Tab. 7.**2** zusammengefaßt.

Hereditäre Störungen im Stoffwechsel von Lysin und Tryptophan

Stoffwechsel von Lysin und Tryptophan

Lysin ist eine essentielle Aminosäure und als solche Bestandteil von eiweißhaltigen Lebensmitteln. Deren Lysingehalte sind mit 1,5 bis 11% der Gesamtaminosäuren sehr unterschiedlich.

Lysin ist metabolisch verhältnismäßig inert und unterliegt nur bei hohem Angebot einem Abbau. Dieser erfolgt über Saccharopin und weitere Zwischenstufen (Abb. 7.**10**), u.a. 2-Oxoadipinsäure und Glutaryl-CoA, schließlich zu Crotonyl-CoA und erreicht damit den Anschluß an die β-Oxidation der Fettsäuren. Lysylreste stellen im Stoffwechsel der kollagenen Fasern und des Elastins wichtige Zwischenstufen dar.

Auch Tryptophan ist eine essentielle Aminosäure, deren Gehalte in Lebensmitteln jedoch sehr niedrig liegen. Daraus folgt auch ein sehr geringer Abbau im Stoffwechsel (Abb. 7.**10**). Dabei sind von physiologischer Bedeutung die Bildung des Serotonins (Abb. 7.**4**) und des Nicotinsäuremononucleotids (vergl. Band 1, S. 51).

Bei der Zwischenstufe der 2-Oxoadipinsäure (2-Ketoadipinsäure) trifft sich der Stoffwechsel des Tryptophans mit dem des Lysins: die gemeinsame Strecke endet dann im 3-Hydroxy-butyryl-CoA.

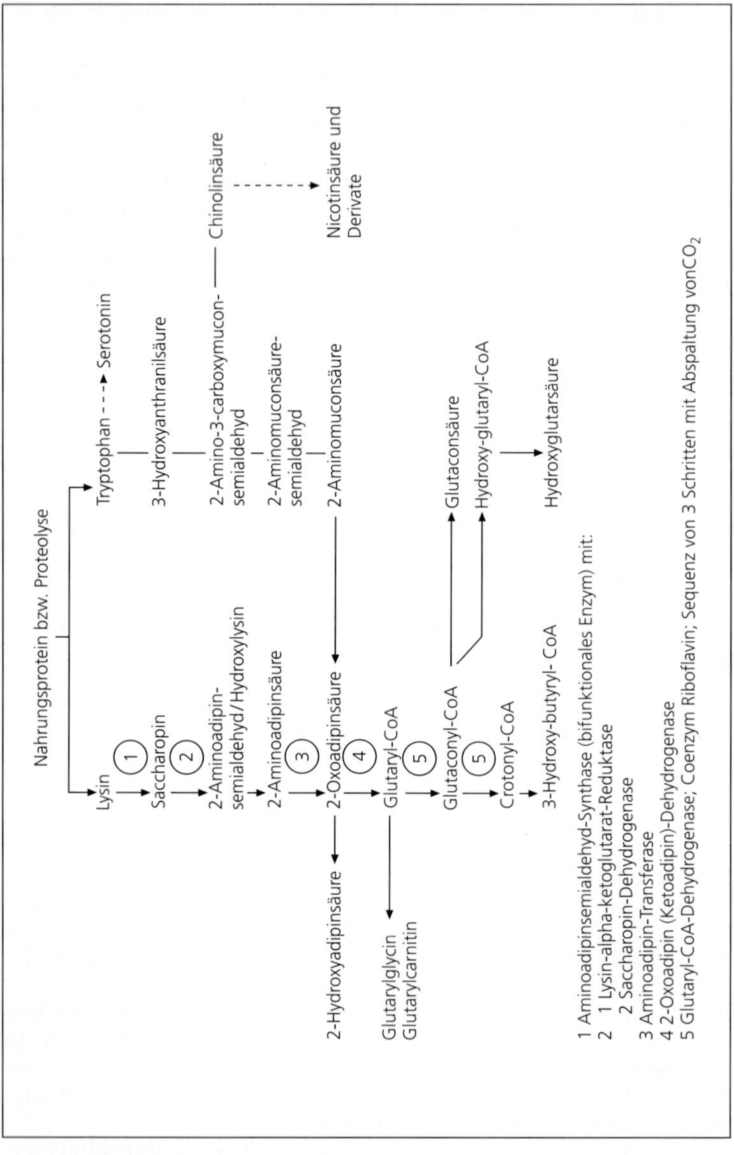

Abb. 7.**10** Stoffwechselwege des Lysins und Tryptophans – schematische Darstellung. Erläuterungen zu den umringten Zahlen Tab. 7.**19**

Hereditäre Störungen

Es sind 5 hereditäre Störungen bekannt, die in Tab. 7.**19** als Übersicht zusammengestellt sind. Sie treten insgesamt selten auf und liegen teilweise nur als Einzelfallbeschreibungen vor.

Für die Glutarazidurie Typ I wird eine Häufigkeit von 1:30 000 postuliert. Da diese Organazidurie mit einem symptomfreien Intervall zumindest in den ersten Lebensmonaten einhergeht, fehlen zunächst die für diese Krankheitsgruppe spezifischen Symptome (s.vorangehende Abschnitte). Daher wird angenommen, daß in der Vergangenheit die Glutarazidurie nicht ausreichend diagnostiziert wurde. Häufigste Fehldiagnose ist eine Enzephalitis. Da als Leitsymptom bei der Geburt bzw. in den ersten Lebensmonaten eine Makrozephalie vorliegt, wird empfohlen, bei Säuglingen bzw.Kleinkindern mit Makrozephalus (Kopfumfang >97.Perzentile) eine gaschromatographische Bestimmung der organischen Säuren im Urin durchzuführen, selbst wenn sie klinisch unauffällig sind.

Lysinarme Diät – Krankheitsspezifische Nährstoffzufuhr

Bei den Erkrankungen des Lysinstoffwechsels wurden Behandlungsversuche mit Proteinrestriktion bzw. mit Ersatz von einem Teil der natürlichen Proteinzufuhr durch eine lysinfreie Aminosäurenmischung beschrieben. Eine Restriktion entsprechend einer Lysinzufuhr von 90mg/kgKG/Tag führte jedoch weder zum deutlichen Absinken des Lysins im Plasma noch im Urin. Selbst nach einer Restriktion auf 40mg Lysin/kgKG/Tag ließ sich nur ein zweifelhafter Effekt feststellen. Es wird bei den Erkrankungen des Lysinstoffwechsels meist nur zu einer moderaten Proteinrestriktion geraten.

Glutarazidurie Typ I

Bei dieser Erkrankung ist eine lysin-und tryptophanarme Diät versucht worden. Dabei ließ sich zwar in Einzelfällen über einen Beobachtungszeitraum von mehreren Monaten eine langsame Besserung beobachten, aber keine Restitution.

Tryptophan trägt jedoch nur ≤20% zur Glutaratproduktion des Körpers bei. Außerdem ist sein Plasmaspiegel nicht regelmäßig durch Aminosäurenanalysen zu überprüfen. Weiterhin lassen sich Nebeneffekte einer Tryptophanrestriktion beobachten, u.a. Schlaflosigkeit, Appetitverlust und Irritabilität, die sich nach isolierter Tryptophansupplementierung wieder bessern. Für eine lysin-und tryptophanarme Diät besteht daher keine Notwendigkeit, sondern nur für eine Proteinrestriktion mit Anpassung der Lysinzufuhr an die Toleranz, gfls. unter Benutzung einer lysinfreien Aminosäurenmischung.

Da Riboflavin den Kofaktor der Glutaryl-CoA-Dehydrogenase darstellt, erfolgte dessen zusätzliche Gabe in Dosierungen von 200-

Tabelle 7.**19** Hereditäre Störungen des Lysin- und Tryptophan-Stoffwechsels **– Anschluß an Abb. 7.10**

Enzym	**Bifunktionales Enzym: s. Erläuterungen**		**2-Aminoadipin-Transferase**
Nr. in Abb.	1	2	3
Hereditäre Störung	Hyperlysinämie Typ I	Hyperlysinämie Typ II	Aminoadipinacidurie
McKusick-Nummer	238700	268700	204750
Synonyma	Lysin: alpha-Ketoglutarat-Mangel	– Saccharopinurie – Saccharopin-Dehydrogenase-Mangel	
Erläuterungen	Bifunktionales Enzym: Aminoadipinsemialdehyd-Synthase mit Lysin: alpha-Ketoglutarat-Reduktase- und Saccharopin-Dehydrogenase-Aktivität		– Erhöhte Urinausscheidung von Adipinsäure – Geistige Retardierung; Hypotonie
	– Mangelnde oder fehlende Aktivität der beiden sukzessiven Enzyme – Plasma-Lysin erhöht – im Urin „Cystinurieähnliche" Aminosäurenausscheidung	– Mangelnde Aktivität von Saccharopin-Dehydrogenase – Plasma-Saccharopin höher als Plasma-Lysin – Citrullin-Ausscheidung im Urin	
Behandlung	– Normale Entwicklung ebenso beschrieben wie psychomotorischer Entwicklungsrückstand – Auch Verzögerung in der Sprachentwicklung und Spastizität beobachtet – Mehrzahl der Fälle Typ I Behandlungsversuche mit Proteinrestriktion und lysinfreier Aminosäurenmischung		Behandlungsversuche mit Proteinrestriktion (Lysinaufnahme 80mg/kg KG/Tag) ohne klinisch sichtbaren Erfolg

300mg/Tag. Außerdem wird Carnitin, das als Glutarylcarnitin mit dem Urin verloren geht, in einer Dosierung bis zu 100mg/kgKG/Tag substituiert. Erst eine Langzeitbeobachtung kann zeigen, ob diese Behandlung Erfolg verspricht.

Tabelle 7.**19** Hereditäre Störungen des Lysin- und Tryptophan-Stoffwechsels (Fortsetzung)

Enzym	**2-Oxoadipin (Ketoadipin)-säure- Dehydrogenase**	**Glutaryl-CoA-Dehydrogenase**
Nr. in Abb.	4	5
Hereditäre Störung	Ketoadipinacidurie	Glutaracidurie Typ I
McKuscik-Nummer	245 130	231 670
Synonyma		Glutaryl-CoA-Dehydrogenase-Mangel[1)]
Erläuterungen	– Erhöhte Plasmaspiegel von 2-Amino-, 2-Oxo- und 2-Hydroxyadipinsäure – Geistige Retardierung; Hypotonie	– Massive Glutaracidurie und -ämie mit erhöhter Ausscheidung von 3-Hydroxyglutarsäure – Zunächst unauffällige psychomotorische Entwicklung – Auftreten enzephalopathischer Krisen im Alter zwischen 6 Monaten und 3 Jahren – s. Text – Nach der Krise Verlust erworbener Fähigkeiten
Behandlung	Behandlungsversuche mit Proteinrestriktion (Lysinaufnahme 80mg/kgKG/Tag) ohne klinisch sichtbaren Erfolg	s. Text

[1)] Auch Störung der peroxisomalen, Riboflavin-abhängigen Glutaryl-CoA-Oxidase beschrieben und als Glutaracidurie Typ III bezeichnet

Energie: Nach den Richtwerten und höher; Gewichtsabnahme und Katabolismus vermeiden.

Eiweiß: Moderate Eiweißrestriktion in Abhängigkeit von individueller Toleranz und Stoffwechsellage (s.o.).

Durchschnittliche Zufuhr:

	Lysin	Tryptophan
Säuglinge:	90-110mg/kgKG/Tag	20-22mg/kgKG/Tag
Kinder:	65- 80mg/kgKG/Tag	10-12mg/kgKG/Tag

Sonstige Nährstoffzufuhr: S. 175; häufige kleine Mahlzeiten und Nahrungskarenz vermeiden!

Maßnahmen bei „Überbehandlung“ bzw. bei unzureichender Behandlung sind in Tab. 7.**2** zusammengefaßt.

Nichtketotische Hyperglycinämie: 238 300, 238 310, 238 330

Stoffwechsel des Glycins

Glycin weist die einfachste chemische Struktur aller Aminosäuren auf (Band 1, Abb. 2) und ist definitionsgemäß eine nichtessentielle Aminosäure, da sie im Körper aus anderen Vorstufen entsteht. Glycin ist in allen eiweißhaltigen Lebensmitteln enthalten.

Glycin fällt im Stoffwechsel aus zwei Quellen an, der Umwandlung von Serin und dem Abbau des Betains als Oxidationsprodukt des Cholins (Abb. 7.**9**). Die biologische Bedeutung des erstgenannten Stoffwechselschritts liegt in der Bereitstellung von C1-Fragmenten, an Tetrahydrofolsäure gebunden, für zahlreiche endogene Synthesen. Der Abbau des Betains erfolgt über die Zwischenstufen des Dimethylglycins und Sarkosins. Glycin selbst unterliegt weiteren Umwandlungen, die zur Bildung von Kohlendioxid, Ammoniak und Methylentetrahydrofolat führen. Das dafür erforderliche „Glycin-spaltende System" (glycine cleavage system, GCS) ist in Leber, Niere und Gehirn nachgewiesen worden.

Der Abbau geht in den Mitochondrien vor sich und erfordert die Gegenwart von 4 Proteinkomponenten:

- P-Protein: Pyridoxalphosphat-abhängige Glycin-Decarboxylase.
- H-Protein: ein Liponsäure-haltiges Protein.
- T-Protein: Tetrahydrofolat-abhängiges Enzym.
- L-Protein: Lipoamid-Dehydrogenase.

Für die enzymatische Bestimmung der Aktivität des „Glycin-spaltenden Systems" sind Blutproben (Lymphoblasten) oder Leberbiopsiematerial erforderlich. Es sind praktisch keine Informationen über dessen Aktivität bei Gesunden bekannt.

Nichtketotische Hyperglycinämie

Diese Erkrankung wird verursacht durch Defekte in dem bezeichneten mitochondrialen Multienzymkomplex. Es werden zwei Formen unterschieden:

- Neonatale, d.h.in der Neugeborenenperiode einsetzende Form.
- Spät einsetzende Form.

Bei der erstgenannten ist die Aktivität des Glycin-spaltenden Systems extrem niedrig oder nicht nachweisbar, bei der zweiten besteht eine Restaktivität. Die bisher durchgeführten Untersuchungen haben gezeigt, daß die Mehrzahl der Patienten einen spezifischen Defekt in der P-Protein-Komponente aufweist und ein kleiner Teil im T-Protein.

Die Erkrankung führt zum Anstieg von Glycin in Serum und Liquor sowie zu dessen massiver Ausscheidung mit dem Urin. In der Neugeborenenperiode entwickelt sich eine rasch fortschreitende neurologische Symptomatik mit häufigen Krampfanfällen, Muskelhypotonie, Apnoe, Lethargie und Koma.

Mit einer diätetischen Behandlung, auch unter Verwendung einer serin-und glycinfreien Aminosäurenmischung, läßt sich der Glycinspiegel im Plasma, nicht jedoch im Liquor, senken. Der klinische Verlauf der Erkrankung wird durch diätetische Maßnahmen nicht beeinflußt.

Es gelten die mehrfach genannten Ernährungsgrundsätze mit der Vermeidung einer Gewichtsabnahme und Katabolie; häufige kleine Mahlzeiten zur Vermeidung von Nahrungskarenz; Natriumbenzoatgabe s.Harnstoffcyclusstörungen.

Hereditäre Störungen des Harnstoffzyklus und des Ornithinstoffwechsels

Stoffwechsel des Harnstoffs – sog.Harnstoffzyklus

Außer Kohlendioxid und Wasser fällt aus dem Abbau der Aminosäuren zusätzlich Stickstoff als Ammoniak oder Ammoniumionen (NH_4^+) an. Größenordnungsmäßig ergeben sich aus dem Umsatz von 100g Eiweiß folgende Mengen an Stoffwechselendprodukten:

- 1000mmol Ammoniumionen (NH_4^+).
- 1000mmol Bicarbonationen (HCO_3^-).
- 4000mmol Kohlendioxid (CO_2).
- 20mmol Sulfationen (SO_4^{2-}).

Da Ammoniak schon in geringen Konzentrationen als Zellgift wirkt, muß es zu anderen Verbindungen umgesetzt und ausscheidungsfähig gemacht werden:

- In vielen Organen läuft die kapazitätsmäßig begrenzte Bildung von Glutamin aus Glutamat und Ammoniumionen ab. Glutamin liefert einerseits Aminogruppen für körpereigene Synthesen und andererseits durch Hydrolyse wieder Glutamat und Ammoniumionen, so daß letztere mit dem Urin ausgeschieden werden können.
- Die wesentliche „Entgiftungsreaktion" verläuft in der Leber durch Harnstoffbildung im sog.Harnstoffzyklus (Abb. 7.**11**). Im Endergebnis handelt es sich dabei um eine Neutralisationsreaktion zwischen Bikarbonat-und Ammoniumionen.

Harnstoff, das Diamid der Kohlensäure, ist chemisch inert und nicht toxisch. Als ungeladenes kleines Molekül passiert er leicht biologische Membranen und kann daher über die Niere mit dem Urin ausgeschieden werden. Energetisch betrachtet ist die Harnstoffbildung ein stark energieverbrauchender (endergoner) Prozeß, den der Körper vollbringen muß, um eine Anhäufung von Ammoniak zu vermeiden. Das wichtigste der dafür erforderlichen energiereichen Zwischenprodukte ist das Carbamoylphosphat. Dessen Synthese in Gegenwart von Carbamoylphosphat-Synthase wird durch die Konzentration von N-Acetylglutamat reguliert. Dieses entsteht seinerseits aus Acetyl-CoA und Glutamat.

Der Harnstoffzyklus läuft teilweise in der Mitochondrienmatrix und teilweise im Cytosol ab. Die unmittelbare Vorstufe des Harnstoffs stellt das Arginin dar, aus dem als Intermediärprodukt die Aminosäure Ornithin entsteht (Band 1, Tab.3). Dieses kondensiert in der Mitochondrienmatrix mit Carbamoylphosphat zu Citrullin und wird in dieser Form aus den Mitochondrien ausgeschleust.

Im Cytosol erfolgt anschließend dessen Umsetzung mit Aspartat als zweitem Aminogruppendonator zu Argininosuccinat, das in Arginin und Fumarat gespalten wird. Aus Arginin wird dann der Harnstoff gebildet, so daß Ornithin wieder in die Mitochondrienmatrix eingeschleust und erneut in den Zyklus eingehen kann. Für diesen Import ist ein hochspezifisches Transportsystem erforderlich (S. 248).

Gewonnen aus Aspartat und Ammoniumionen, werden zwei Stickstoffatome mit einem Harnstoffmolekül ausgeschieden, während weder ein Gewinn noch ein Verlust an Ornithin stattgefunden hat.

Die Enzyme des Harnstoffzyklus sind schon in der 13.Schwangerschaftswoche nachweisbar und erreichen in der 36.Schwangerschaftswoche bereits 90% der Erwachsenenaktivität.

Hereditäre Störungen

Von allen am Harnstoffzyklus beteiligten Enzymen sind hereditäre Störungen bekannt und in der Tab. 7.**20** als Übersicht dargestellt. Aus Screeningdaten ergibt sich eine Häufigkeit von 1:46 000 bis 1: 70 000 für alle Störungen zusammengenommen. Die häufigste Ursache der möglichen Störungen ist der Ornithin-Carbamoyl-Transferase-Mangel, der als einziger der 6 Erkrankungen X-chromosomal vererbt wird. An zweiter Stelle steht aufgrund des vorhandenen Datenmaterials der Argininosuccinat-Lyase-Mangel. Da die schweren Formen schon im frühen Säuglingsalter letal verlaufen, werden möglicherweise nicht alle Fälle erfaßt, so daß die Angaben zur Häufigkeit zu niedrig liegen.

Das herausragende klinische Symptom der hereditären Störungen mit Ausnahme der Hyperargininämie ist die Hyperammonämie.

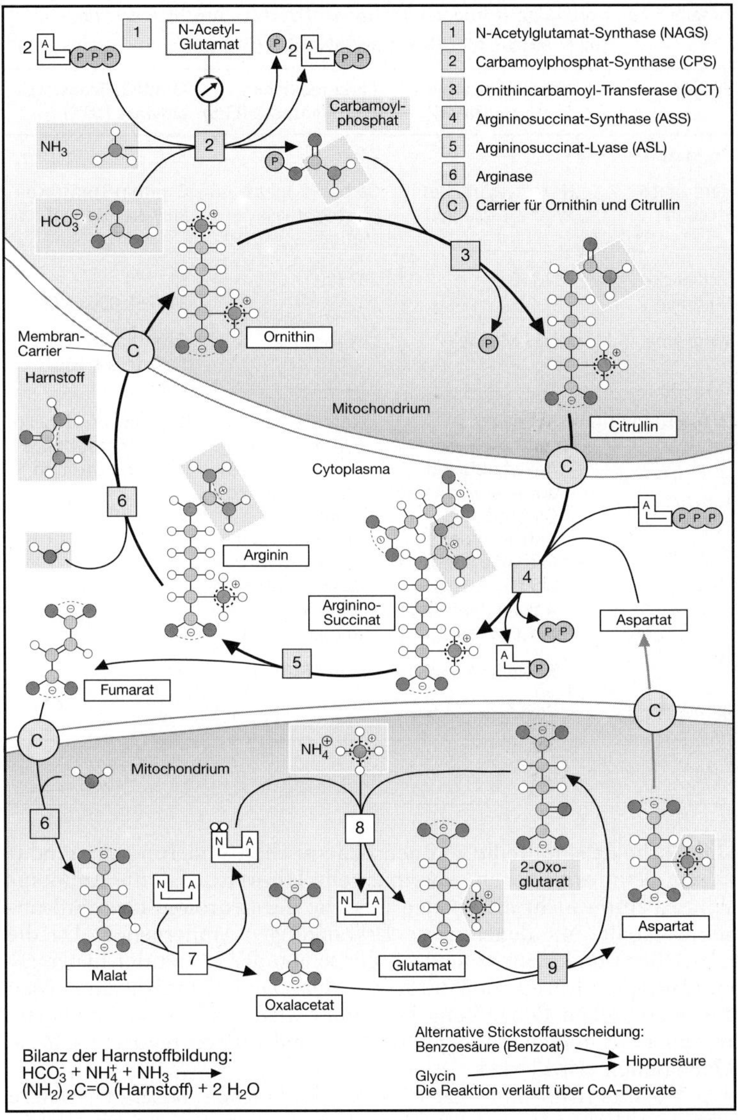

Abb. 7.**11** Harnstoffcyclus – schematische Darstellung. Erläuterungen zu den umringten Zahlen Tab. 7.**20** (in Anlehnung an : Koolman, J., K.-H. Röhm: Taschenatlas der Biochemie. Thieme, Stuttgart 1993 [Abb. A, S. 283])

Tabelle 7.**20** Hereditäre Störungen des Harnstoffzyklus – Anschluß an Abb. 7.11

Teil 1 In den Mitochondrien lokalisierte Enzyme

Enzym	**N-Acetylglutamat-Synthase (NAGS)**	**Carbamoylphosphat-Synthase (CPS)**	**Ornithin-Transcarbamylase (OTC)**
Nr. in Abb.	1	2	3
Hereditäre Störung	N-Acetylglutamat-Synthase-Mangel	Carbamoylphosphat-Synthase-Mangel	Ornithin-Transcarbamylase-Mangel
McKusick-Nummer	237 310	237 300	311 250 311 250.0001–0015
Synonyma	NAGS-Mangel	CPS I-Mangel[1)]	Ornithin-Carbamoyl-Transferase (OCT)-Mangel
Erläuterungen	– Katalyse der Synthese von Acetylglutamat aus AcetylCoA und Glutamat – Aktivator der Carbamoylphosphat-Synthase – Anzahl der Fälle nicht bekannt	– Katalyse der Synthese von Carbamoylphosphat aus Ammonium- und Bicarbonationen – 15–20% der Gesamtmatrixproteine der Lebermitochondrien	Bildung von Citrullin aus Carbamoylphosphat und Ornithin
	– Klinische Symptomatik der Störungen: s. Text		
Behandlung	s. Text		

Diese scheint eine Reihe von neurochemischen Änderungen zu induzieren, denn es bestehen experimentelle Hinweise, daß die Ammoniakintoxikation nicht die einzige Ursache der neurologischen Störungen darstellt, mit denen diese Erkrankungen einhergehen. Da die Überlebens-und Entwicklungsprognose von der Dauer der hyperammonämischen Enzephalopathie sowie der adäquaten medikamentösen und diätetischen Behandlung beeinflußt wird, sind bei einer Hyperammonämie umgehende diagnostische und differentialdiagnostische Maßnahmen erforderlich.

Es sind früh-und spät-einsetzende Formen bekannt: Erstere äußern sich bereits in der Neugeborenenperiode, u.a.mit Trinkschwäche, Lethargie, Erbrechen und Koma; letztere zeigen mildere Verläufe und treten u.a. bei Katabolie, z.B. bei Infekten, in Erscheinung. Es liegt eine erhebliche genetische Heterogeneität vor.

Tabelle 7.**20** Hereditäre Störungen des Harnstoffzyklus – Anschluß an Abb. 7.11
Teil 2 Im Cytosol lokalisierte Enzyme (Fortsetzung)

Enzym	**Argininosuccinat-Synthase (ASS)**	**Argininosuccinat-Lyase (ASL)**	**Arginase**
Nr. in Abb.	4	5	6
Hereditäre-Störung	Argininosuccinat-Synthase-Mangel	Argininosuccinat-Lyase-Mangel	Arginase-Mangel
McKusick-Nummer	215 700	207 900 207 900.0001–0002	207 800
Synonyma	– Citrullinämie – ASS-Mangel	Argininbernsteinsäurekrankheit	– Hyperargininämie – Argininämie
Erläuterungen	Kondensation von Citrullin mit Aspartat zu Argininosuccinat	Hydrolyse von Argininosuccinat zu Arginin und Fumarat	– Hydrolyse von Arginin zu Ornithin und Harnstoff (über Isoharnstoff) – 2 Isoenzyme ARG I und II – Bei Argininämie keine Aktivität von ARG I nachweisbar
	Klinische Symptomatik der Störungen s. Text		
Behandlung	s. Text		

[1] Aus historischen Gründen wird das im Cytosol lokalisierte Enzym (Carbamoylphosphat für die Pyrimidinsynthese) noch immer als CPS II bezeichnet

Etwa ein Drittel der männlichen Patienten mit Ornithin-Carbamoyl-Transferase-Mangel weist eine früh-einsetzende Form mit schweren und lethalen Verläufen auf. Überlebende Patienten zeigen schwere geistige Retardierung und neurologische Störungen. Bei weiblichen Heterozygotenträgern wird eine große Bandbreite klinischer Erscheinungen mit asymptomatischen über milde bis zu schweren Verläufen beobachtet.

Es gibt bereits vereinzelte Berichte über orthotopische Lebertransplantationen beim Carbamoylphosphat-Synthase I- und beim Ornithin-Carbamoyl-Transferase-Mangel. Bei diesen Patienten persistierte eine Hypocitrullinämie, sodaß die Arginin-Substitution erforderlich war.

Behandlung und krankheitsspezifische Nährstoffzufuhr

Sofortmaßnahmen bei Diagnose einer Hyperammonämie

Energie: Parenterale Glucosezufuhr als 20%ige Lösung (6-8mg/kgKG/Minute),gfls.mit Insulin; außerdem Argininhydrochlorid (2mmol/kgKG/2 Stunden, dann 2mmol/kgKG/ Tag); Carnitin (150mg/kgKG/Tag); Kontrolle des Säure-Basen-Haushalts und des Laktatspiegels und gfls.Korrektur.

Eiweiß: Sofortiger Stop der Proteinzufuhr.

Sofortmaßnahmen nach Diagnose einer Störung des Harnstoffzyklus in der Neugeborenenperiode

Die Behandlung wird nun spezifischer den Störungen angepaßt:

- Natriumbenzoat-Infusion als 3%ige Lösung:
  + In den ersten 2 Stunden 250mg/kgKG.
  + Erhaltungsdosis 350-500mg/kgKG/Tag.
  + Laufende Kontrolle von Natrium-und Benzoatplasmaspiegeln.
  + Hämodialyse (Hämofiltration) erforderlich, wenn der Ammoniakspiegel nach 24stündiger Benzoat-Verabreichung nicht absinkt.
- Argininzufuhr (berechnet als Base):
  + NAGS-, CPS-und OCT-Mangel: 2mmol/kgKG/Tag.
  + ASS-und ASL-Mangel: 4mmol/kgKG/Tag.
  + Arginase-Mangel: Argininzufuhr stoppen.
- Lipide intravenös: 1-3g/kgKG/Tag.
- Nach Absinken des Ammoniakspiegels <250 µmol/l: Essentielle Aminosäurenmischung entsprechend 0,3-0,5g Protein/kgKG/Tag; zusätzliche Energiezufuhr als Maltodextrin.
- Anhebung der Energiezufuhr auf 120% und mehr der Richtwerte durch Zufuhr von Maltodextrin und Pflanzenöl, z.B. Maiskeim- oder Sonnenblumenöl.
- Einführung von natürlichem Nahrungseiweiß (Frauenmilch, Säuglingsanfangsnahrung) bis zu einer Gesamtproteinmenge von 1,5-1g/kgKG/Tag.
- Übergang zu oraler Gabe von Natriumbenzoat: 300-350mg/kgKG/Tag zusammen mit den Mahlzeiten.
- Anzahl der Mahlzeiten: Mit 10-12 beginnen und langsam auf 5-6 reduzieren; Nahrungskarenz vermeiden.

Langzeitbehandlung

Energie: Zufuhr über den Richtwerten; Gewichtsverlust und Katabolie vermeiden.

Eiweiß: Aufnahme von natürlichem Nahrungsprotein begrenzen auf individuelle Toleranz (etwa 0,5g/kg KG/Tag im Säuglingsalter);

zur Erzielung von Wachstum zusätzlich eine Mischung aus essentiellen Aminosäuren geben (0,3-0,5g Protein-Äquivalent/kg KG/Tag).

- Als Folge der Stoffwechseldefekte mit Ausnahme der Hyperargininämie keine endogene Argininsynthese; dieses wird zur essentiellen Aminosäure; mit Ausnahme der Hyperargininämie Supplementierung von Arginin (berechnet als Base) erforderlich: 350mg (2mmol)/kgKG/Tag; erhöhter Bedarf von 3-4mmol/kgKG/Tag bei ASS-und ASL-Mangel.
- Citrullin: 350mg/kgKG/Tag bei ASL-Mangel; bei niedrigem Citrullinspiegel auch bei OCT-Mangel
- Erhöhung der Stickstoffausscheidung zusätzlich durch medikamentöse Maßnahmen:
  + Die nichtessentielle Aminosäure Glycin konjugiert mit Natriumbenzoat zu Hippursäure (Abb. 7.**11**), mit der dann Stickstoff ausgeschieden wird; 250-350mg/kgKG/Tag unter ständiger Kontrolle der Plasmanatrium-und Benzoatkonzentration.
  + Stickstoff aus Glutamat und Aspartat (Abb. 7.**11**) läßt sich an Natriumphenylbutyrat oder-phenylacetat binden, so daß 2 Mol.Stickstoff als Phenylacetylglutamin (Abb. 7.**3**) im Urin ausgeschieden werden; Dosierung 250-500mg/kgKG/Tag mit reichlicher Flüssigkeitszufuhr; Nachteil dieser Behandlung ist der widerliche Geruch der beiden genannten Substanzen.
- Mit diesen Maßnahmen angestrebte Behandlungsziele:
  + Postprandialer Blutammoniakspiegel <60 µmol/l.
  + Plasmaargininspiegel zwischen 60 und 100 µmol/l.
  + Verzweigtkettige Aminosäuren im Plasma: Normalwerte.
  + Plasmatryptophanspiegel >40 µmol/l.
- Akuter Katabolismus: Anstieg der 3-Methylhistidinausscheidung im Urin >25 µmol/mol Kreatinin.

Kohlenhydrate: s.Energiezufuhr.

Fette: Zur Vermeidung von Katabolismus Fettzufuhr nach den Richtwerten oder höher; Carnitin-Supplementierung 30-50mg/kg KG/Tag.

Vitamine, Mineralstoffe, Spurenelemente: Wegen der Proteinrestriktion mangelnde Versorgung; auf ausreichende Supplementierung, auch mit Calcium und Eisen, achten; Diätpläne diesbezüglich rechnerisch überprüfen.

Flüssigkeitszufuhr: Über den Richtwerten, besonders bei Stoffwechselentgleisungen.

Anzahl der Mahlzeiten: 5-6 und mehr unter Vermeidung von Nahrungskarenz; bei Nahrungsverweigerung nachfüttern,gfls. Nahrung sondieren.

Maßnahmen bei „Überbehandlung“ bzw. bei unzureichender Behandlung sind in Tab. 7.**2** zusammengefaßt.

Akute Stoffwechselentgleisungen

s. unter Sofortmaßnahmen

Appetitmangel und Nahrungsverweigerung

Bei Patienten mit Störungen des Harnstoffzyklus tritt häufig Appetitmangel auf, der sich auf verschiedene Ursachen zurückführen läßt, u.a. Mangel an Energie und Nährstoffen, schlechte Stoffwechselkontrolle, Überdosierungen der angeführten Medikamente und psychomotorische Störungen.

Möglicherweise spielt bei der Appetitregulation die Höhe der Zufuhr an Tryptophan eine Rolle. Es wird durch die Blut-Hirn-Schranke aufgenommen und stellt die Vorstufe des Serotonins dar (Abb. 7.**4**). Diesem Neurotransmitter kommt eine zentrale Bedeutung bei der Regulation der Nahrungsaufnahme zu. Bei den Erkrankungen des Harnstoffzyklus scheint die Bindung des Serotonins an einen spezifischen Rezeptor gestört zu sein. Für die Beteiligung des Tryptophans an der Appetitregulation spricht jedenfalls, daß bei Patienten mit Störungen des Harnstoffzyklus eine Verminderung der Tryptophanzufuhr – jedoch nicht unter 30mg/kg KG/Tag – den Appetit verbessert. Der Effekt von Serotoninantagonisten hält nach Absetzen der Medikation nicht an.

Hereditäre Störungen des Ornithinstoffwechsels

Stoffwechsel des Ornithins

Das im Harnstoffzyklus gebildete Ornithin (Abb. 7.**11**) stammt praktisch ausschließlich aus Arginin und wird über ein spezifisches Transportsystem vom Cytosol durch die Mitochondrienmembran in die Matrix eingeschleust. Anschließend steht es für den Harnstoffzyklus wieder zur Verfügung.

Der Abbau von Ornithin erfolgt über Pyrrolin-5-carboxylat zum Prolin und wird von der Ornithin-delta-Aminotransferase, einem ebenfalls in der Mitochondrienmatrix lokalisierten Enzym, katalysiert. Kofaktor dieses Enzyms ist Pyridoxylphosphat. Nur ein geringer Teil des Ornithins wird über einen besonderen Regulationen unterliegendem Stoffwechselweg zu Putrescin (Tab. 5.**2**) decarboxyliert.

Hereditäre Störungen

Hyperornithinämie (Gyratatrophie der Chorioidea): 258 870 und 258 870.0001-0023

Die verminderte oder fehlende Aktivität der Ornithin-delta-Aminotransferase führt zu erhöhter Plasmaornithinkonzentration, die für die klinische Symptomatik der seltenen Gyratatrophie der Chorioidea verantwortlich ist. Zur Erklärung wird eine verminderte Biosynthese von Kreatin herangezogen.

Als erste Symptome zeigen sich schon in früher Kindheit Nachtblindheit und ein eingeschränktes Gesichtsfeld. Bei einigen Patienten treten weitere Symptome, u.a. Muskelhypotonie, auf.

Als Folge des progressiven Funktionsverlustes der Retina erblinden die Patienten meist im Alter zwischen 40 und 55 Jahren, gelegentlich auch wesentlich früher.

Die Gabe von Vitamin B_6 in hohen Dosen (bis zu 600mg/Tag) führte bei einigen Patienten zur Senkung des Ornithinspiegels. Es wird auch über Behandlungsversuche mit eiweiß-und argininreduzierter Diät berichtet. Dabei besteht der Proteinanteil etwa zur Hälfte bis zu zwei Drittel aus natürlichem Nahrungsprotein. Da nicht für jedes Lebensmittel Angaben über dessen Arginingehalt verfügbar sind, muß auf eiweißarme diätetische Lebensmittel ausgewichen werden. Der restliche Proteinbedarf wird mit einer Mischung aus den essentiellen Aminosäuren gedeckt. Doch ergeben sich dadurch Defizite in der Zufuhr essentieller Nährstoffe, insbesondere Calcium, Eisen und B-Vitamine.

Eine zu weitgehende Argininrestriktion muß vermieden werden, weil es sonst zu Hyperammonämie infolge mangelnder Harnstoffbildung kommt.

Unter der Diät tritt nach 1-2 Wochen eine Senkung der Plasmaornithin-und Argininspiegel auf. Doch wird nur gelegentlich über eine Besserung der Sehfunktion berichtet. Bei den meisten Patienten kommt es trotz Diät zur Progression des Sehverlustes.

Hyperammonämie-Hyperornithinämie-Homocitrullinurie (HHH)-Syndrom: 238 970

Dieses bisher nur extrem selten beobachtete Syndrom wird zurückgeführt auf einen Defekt in dem spezifischen Transportsystem der Mitochondrienmembran für den Import von Ornithin. Dadurch kommt es zu einem funktionellen Mangel an Ornithincarbamoyl-Transferase. Aus diesen Störungen resultieren Hyperornithinämie und Hyperammonämie. Außerdem tritt eine erhöhte Urinausscheidung von Homocitrullin, einem Lysinderivat, auf. Die klinische Symptomatik entspricht der der Störungen des Harnstoffzyklus. Doch treten im allgemeinen keine Augenveränderungen auf.

Die Behandlungsprinzipien folgen denen der Harnstoffzyklus-Störungen mit Proteinrestriktion sowie Supplementierung von Arginin und Citrullin in niedrigen Dosen.

Lysinurische Proteinintoleranz

Diese Störung unter Beteiligung des Ornithins wurde bei den Störungen des Aminosäurentransports erläutert.

8 Hereditäre Störungen des Kohlenhydratstoffwechsels

Hereditäre Störungen des Glucosestoffwechsels

Biochemische Grundlagen des Glucosestoffwechsels

Nach dem Durchtritt durch die Basolateralmembran der Enterocyten gelangen die Monosaccharide Glucose, Fructose und Galaktose in den Blutstrom und unterliegen anschließend im Kohlenhydratstoffwechsel einer Vielzahl von Umwandlungen. Im Mittelpunkt steht dabei die Glucose, in deren Stoffwechsel die beiden anderen Zucker und auch der Zuckeralkohol Sorbitol einmünden (Abb. 8.**1**).

Alle Zellen, Gewebe und Organe können Glucose als Energielieferanten umsetzen. Dabei sind Nervengewebe, Erythrocyten und die Zellen des Nierenmarks obligat auf Glucose als Quelle chemischer Energie angewiesen, während andere Organe und Gewebe auch auf die aus dem Abbau von Fettsäuren gewonnene Energie zurückgreifen können (vergl.Band 1, S.80-83). Ein Erwachsener benötigt pro Tag etwa 180g (1mol) Glucose, davon allein etwa 140g für den Bedarf des Gehirns an chemischer Energie. Der Körper verfügt über komplexe Regulationsmechanismen, um die Glucosekonzentration im Blut konstant zu halten. Als Minimum der Kohlenhydratzufuhr werden etwa 150g/Tag angesehen, größenordnungsmäßig dem Bedarf des Erwachsenen für die obligat glucoseabhängigen Gewebe entsprechend.

Bevor Glucose ihre vielfältigen Aufgaben im Stoffwechsel erfüllen kann, muß sie aus dem Blut in die Zellen aufgenommen werden. Dabei erhöht Insulin die Permeabilität der Zellmembran und damit die Einschleusung in den intrazellulären Stoffwechsel. Im Cytosol wird die Glucose in 6-Stellung mit ATP als Phosphat-Donator in Gegenwart von Hexokinasen phosphoryliert. Dazu gehört auch Glucokinase, die ausschließlich in der Leber und in den Betazellen des Pankreas exprimiert wird und die Umsatzrate der Glucose in diesen Organen reguliert. Das Produkt der enzymatischen Reaktionen stellt Glucose-6-phosphat als stoffwechselaktive Form dar, bei der die weiteren Umsetzungen beginnen.

Bei der Energielieferung in Geweben, die Glucose an das Blut abgeben, nämlich Leber, Niere und Dünndarmepithel, muß Glucose-

6-phosphat wieder in Glucose und Phosphat gespalten werden. Dies geschieht in Gegenwart der Glucose-6-Phosphatase, einem Enzymsystem aus mindestens 5 verschiedenen Komponenten. Da diese gegenwärtig noch nicht alle identifiziert und isoliert sind, ergeben sich möglicherweise bei dem in Abb. 8.2 dargestellten Modell der molekularen Organisation dieses Systems noch Veränderungen.

Die Oxidation der Glucose führt zur Bildung von Glucuronsäure (Abb. 8.5), die wichtige Funktionen im Entgiftungsstoffwechsel der Leber übernimmt. Auf diesen Aspekt des Glucosestoffwechsels wurde im Zusammenhang mit der Bilirubinentgiftung bereits eingegangen (Band 1, S. 81).

Über die Bildung von Acetyl-CoA aus dem Pyruvatstoffwechsel besteht der Anschluß an die endogene Synthese von Lipiden.

Alle Stoffwechselwege der Glucose können von hereditären Störungen betroffen sein:

- Glycolyse mit dem sich anschließenden Stoffwechsel des Pyruvats.
- Gluconeogenese.
- Glycogenstoffwechsel.
- Direkte Oxidation zum Pentosephosphat-Weg.

Hereditäre Störungen der Glycolyse

Normale Glycolyse

Der energieliefernde Abbau von Glucose über zahlreiche Zwischenstufen bis zum Pyruvat wird als Glycolyse bezeichnet. Bei der weiteren Umwandlung des Pyruvats (S. 254) trennen sich die Stoffwechselwege:

- Bei ausreichender Verfügbarkeit von Sauerstoff, dem aeroben Abbau, mündet der Pyruvatstoffwechsel in den Citronensäurezyklus und in die Atmungskette, so daß letztlich Kohlendioxid und Wasser entstehen.
- Bei mangelnder Verfügbarkeit von Sauerstoff, dem anaeroben Abbau, wird Pyruvat in der Muskulatur zu Lactat (Milchsäure) reduziert und letzteres an das Blut abgegeben.

In Abhängigkeit von der Verfügbarkeit an Sauerstoff ist die Energiebilanz aus diesem Abbau unterschiedlich:

- Die vollständige aerobe Oxidation liefert 675kcal/mol Glucose.
- Die anaerobe Oxidation zu Lactat liefert dagegen nur 36kcal/mol Glucose.

Demnach ist der Energiegewinn in Gegenwart von Sauerstoff etwa 18mal höher. Verwertbar für den Körper ist jedoch nur die Ausbeute

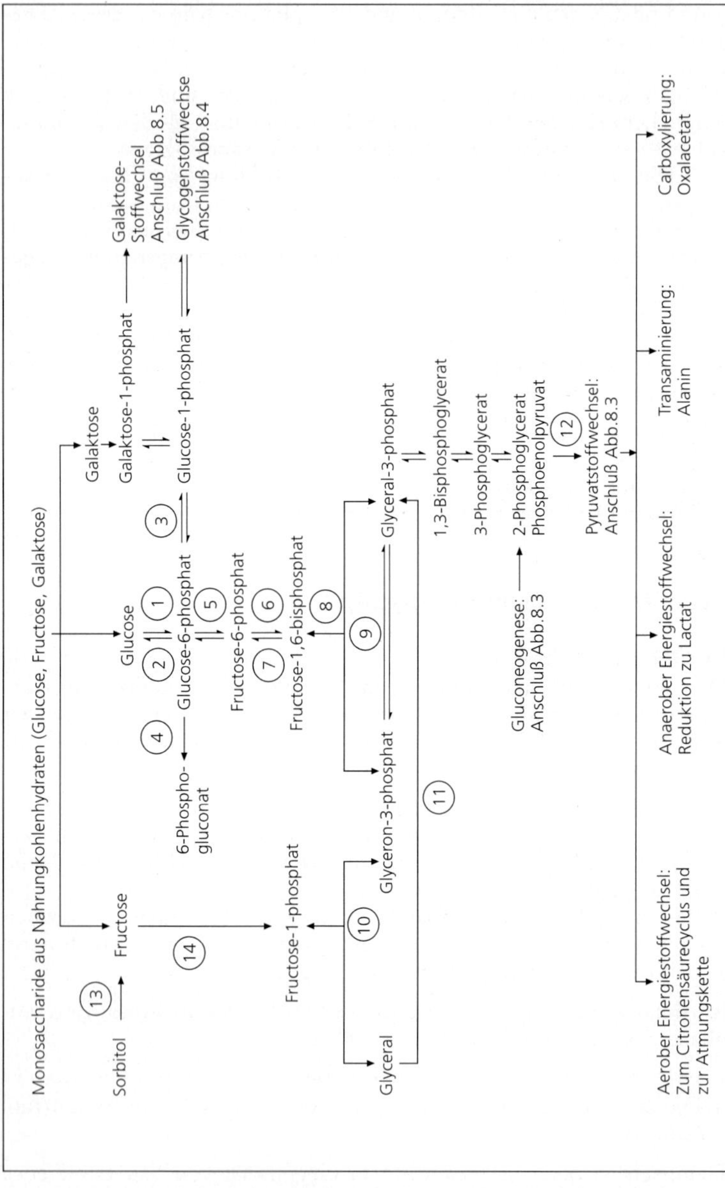

Abb. 8.1 Stoffwechselwege der Monosaccharide – schematische Darstellung

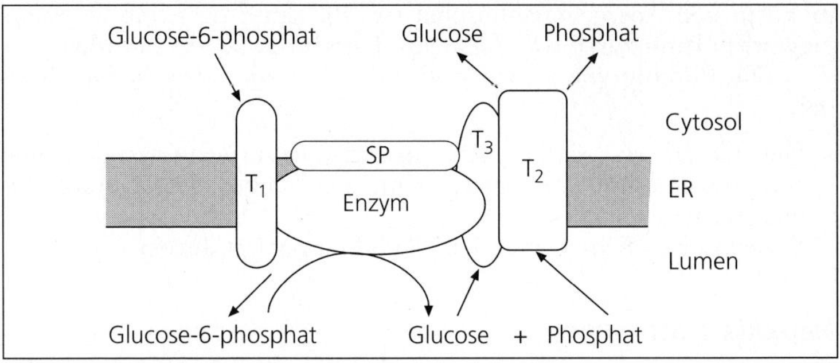

Abb. 8.**2** Modell der molekularen Organisation des Glucose-6-Phosphatase-Enzymsystems zur Freisetzung von Glucose (aus: Moses, S.W., Y. Shin, G.P.A. Smit, K. Ullrich (Herausg.): Glycogen Storage Disease Typ I. Europ. J. Pediatr., Suppl. to Volume 152, 1993; Nordlie, R.C., K.A. Sukalski, W.T. Johnson: Human microsomal Glucose-6-phosphatase system. l.c. S. S2–S6)

Enzym = Katalytisch aktive Untereinheit im Lumen des endoplasmatischen Reticulums (26,5kDa)
ER = Endoplasmatisches Reticulum
SP = „Stabilisierendes Protein": Calciumbindendes, dem Cytosol zugewandtes Regulatorprotein (21kDa)
T_1 = Spezifische Translocase für Glucose-6-phosphat
T_2 = Translocase für reversiblen Transport von Phosphat- und Pyrophosphationen sowie Carbamylphosphat
T_3 = Tranlocase für Glucose

(T_1–T_3:) Transport durch die Membran des ER

---

1 Hexokinase
2 Glucose-6-Phosphatase-System
3 Phosphogluco-Mutase
4 Glucose-6-phosphat-Dehydrogenase
5 Glucose-6-phosphat-Isomerase (Phosphogluco-Isomerase)
6 6-Phosphofructo-Kinase
7 Fructose-1,6-bisphosphatase
8 Fructose-bisphosphat-Aldolase
9 Triosephosphat-Isomerase
10 Fructose-1-phosphat-Aldolase
11 Triokinase
12 Pyruvat-Kinase
13 Sorbit-Dehydrogenase
14 Ketohexokinase

Hinweis:
Mangelnde Aktivität folgender Enzyme verursacht Hypoglykämie:
– Glucose-6-Phosphatase
– Fructose-1,6-bisphosphatase
– Pyruvat-Carboxylase(nicht obligatorisch)
– PEPCK

in Form von Adenosintriphosphat (ATP). Ein Überschuß an Energiegewinn kann zur Biosynthese von Fettsäuren benutzt werden.

Die Bildung von Lactat stellt eine Sackgasse des Stoffwechsels dar:

- Der Herzmuskel kann Lactat in Pyruvat zurückverwandeln und anschließend unter Energiegewinn aerob über den Citratzyklus umsetzen.
- In der Leber dient Lactat der Neubildung von Glucose.

Hereditäre Störungen

Störungen in der Glycolyse verkürzen die Lebensdauer der Erythrocyten, die normalerweise etwa 120 Tage beträgt, und führen zu kongenitalen hämolytischen Anämien. Für 7 Enzyme der Glycolyse scheint der Zusammenhang gesichert. Die Störungen treten insgesamt selten auf.

Die häufigste Störung ist der Pyruvat-Kinase-Mangel (266 200 und 266 200.0001-0004), der in Deutschland bei etwa 40 Kindern pro Jahr die Ursache einer hämolytischen Anämie darstellt und in verschiedenen Schweregraden auftritt. Die Behandlung besteht in Bluttransfusionen und bei schweren Verlaufsformen in einer Splenektomie. Besondere Ernährungsmaßnahmen sind nicht bekannt.

Hereditäre Störungen des Pyruvatstoffwechsels

Pyruvatstoffwechsel

Wie bereits erwähnt, stellt Pyruvat das Endprodukt der Glycolyse dar, das auf mehreren Wegen weiter umgesetzt werden kann (Abb. 8.**3**):

- Die Lactat-Dehydrogenase katalysiert die reversible Reduktion von Pyruvat zu Lactat.
- In Gegenwart von ausreichenden Mengen Sauerstoff erfolgt der Transport durch die innere Mitochondrienmembran, dem zwei Schlüsselreaktionen des Stoffwechsels folgen:
  + Der Pyruvat-Dehydrogenase-Komplex katalysiert die oxidative Decarboxylierung von Pyruvat zu Acetyl-CoA. Letzteres wird dann in den Citronensäure-Zyklus und in die Atmungskette eingeschleust, so daß letztlich die Kohlenstoffatome zu Kohlendioxid und die Wasserstoffatome zu Wasser als Stoffwechselendprodukten umgesetzt werden. Der Komplex besteht aus mindestens 7 Komponenten, von denen drei eine katalytische und zwei eine regulatorische Funktion ausüben.

+ Die Pyruvat-Carboxylase, ein Biotin-abhängiges Enzym, katalysiert die Carboxylierung von Pyruvat zu Oxalacetat und damit den ersten Schritt, der schließlich über zahlreiche Zwischenreaktionen zur Gluconeogenese (S. 261) führt. Durch diese Reaktion wird Oxalacetat auch für den Citronensäurezyklus bereitgestellt.

Zusammen mit Glutamat steht Pyruvat im Gleichgewicht mit Alanin und alpha-Ketoglutarat.

Hereditäre Störungen

Jede Störung des Pyruvatstoffwechsels wirkt sich auf die Laktat-und Alaninspiegel aus. Eine Hyperlaktatämie stellt den ersten Hinweis dar, daß ein biochemischer Defekt vorliegt, der direkt oder indirekt mit dem Pyruvatstoffwechsel zusammenhängt. Insgesamt 3 biochemische Defekte betreffen ihn direkt:

- Laktat-Dehydrogenase-Mangel.
- Pyruvat-Dehydrogenase Mangel.
- Pyruvat-Carboxylase-Mangel.

Einzelheiten sind in der Tab. 8.**1** zusammengestellt.

Pyruvat-Dehydrogenase-Mangel

Der prozentuale Anteil des Enzymkomplexes, der in aktivierter Form vorliegt, ist in einzelnen Organen und Geweben unterschiedlich: Unter Normalbedingungen beträgt er im Gehirn etwa 70%, im Herzmuskel etwa 40% und in der Leber etwa 10% der Aktivität. Selbst ein geringer Defekt hat daher weitreichende Auswirkungen auf das Zentralnervensystem. Auch in anderen Organen ergeben sich noch signifikante Veränderungen.

Klinisch äußert sich die Störung in schwerer metabolischer Azidose, Gedeihstörungen, Hypotonie, Krämpfen und fortschreitenden neuropathologischen Veränderungen.

Die Fettsäureoxidation liefert u.a. Ketonkörper (β-Hydroxybutyrat, Acetoacetat), die in den Mitochondrien zu Acetyl-CoA metabolisiert werden. Da das Gehirn bei mangelnder Glucosezufuhr in beschränktem Umfang Ketonkörper als alternative Energiequelle umsetzt (vergl. Band 1, S. 81), ist eine Ernährungsweise mit hohem Fettgehalt (etwa 65% der Gesamtenergiezufuhr) versucht worden. Diese „ketogene Diät“ (Tab. 8.**2**) hat in Einzelfällen zum signifikanten Absinken des Pyruvat-, Laktat-und Alaninspiegels in Plasma und Zerebrospinalflüssigkeit sowie zur klinischen Besserung der neurologischen Erscheinungen (Muskeltonus) geführt. Doch stehen für die langfristige Wirksamkeit dieser Ernährungsmaßnahmen die Beweise noch aus.

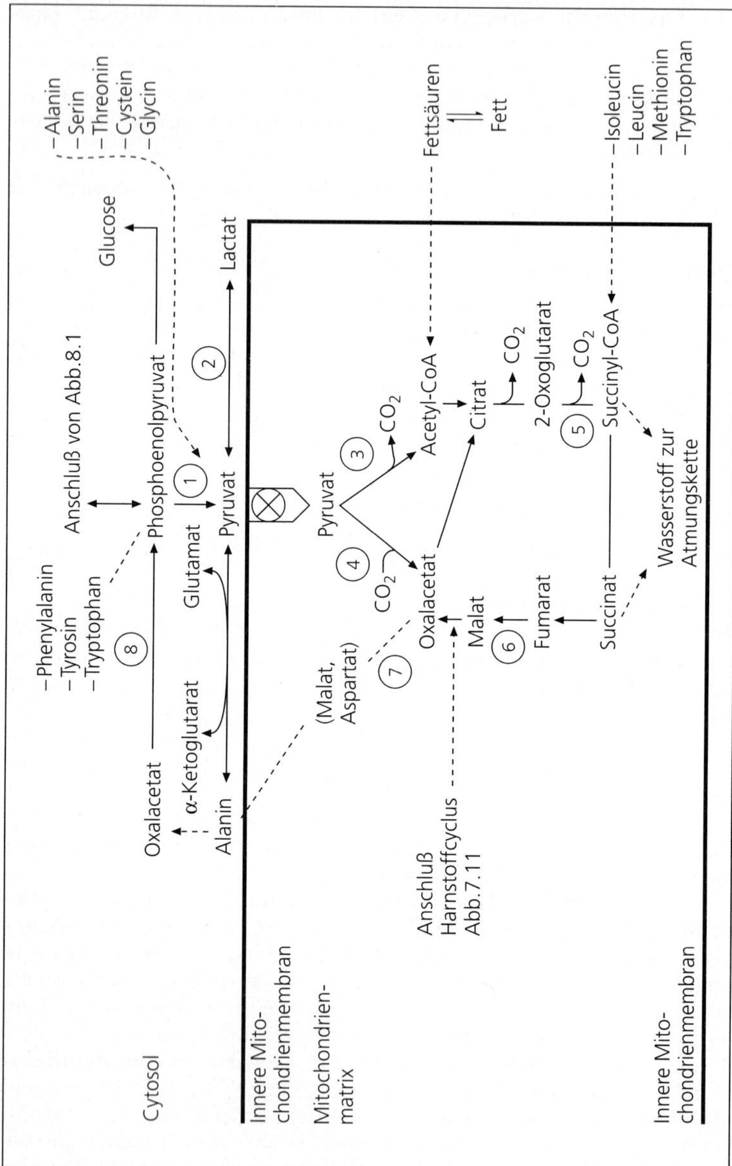

Abb. 8.3 Stoffwechselwege des Pyruvats – schematische Darstellung

▲

Abb. 8.3

1 Pyruvat-Kinase (Nr.12 in Abb.8.1)
2 Lactat-Dehydrogenase
3 Pyruvat-Dehydrogenase-Komplex:
 – Pyruvat-Dehydrogenase (E1); Thiamin-abhängig; 2 Untereinheiten 2α und 2β) Katalytische
 – Dihydroliponamid-Acetyltransferase (E2))
 – Dihydroliponamid-Dehydrogenase (E3): auch Komponente der verzweigtkettigen α-Ketosäuren-Dehydrogenase; vergl. Tab.7.16, Teil 2) Funktion
 – Pyruvat-Dehydrogenase-Kinase) Regulatorische
 – Pyruvat-Dehydrogenase-phosphat-Phosphatase) Funktion
 – Protein X) Unbekannte Funktion
4 Pyruvat-Carboxylase, Biotin-abhängig
5 2-Oxoglutarat-Dehydrogenase-Komplex
6 Fumarase (Fumarat-Hydratase)
7 Mitochondriale Phosphoenolpyruvat-Carboxykinase
8 Cytosolische Phosphoenolpyruvat-Carboxykinase

Tabelle 8.1 Hereditäre Störungen des Pyruvat-Stoffwechsels – **Anschluß an Abb. 8.3**

Enzym	**Lactat-Dehydrogenase**	**Pyruvat-Dehydrogenase-Komplex**	**Pyruvat-Carboxylase**
Nr. in Abb.	2	3	4
Hereditäre Störung	Lactat-Dehydrogenase-Mangel	Pyruvat-Dehydrogenase-Mangel	Pyruvat-Carboxylase-Mangel
McKusick-Nummer	150 000 150 000.0001–0002 150 100 150 150	208 800	266 150
Synonyma		– Pyruvat-Decarboxylase-Mangel – Ataxie mit Lactacidose I	Ataxie mit Lactacidose II
Erläuterungen	– Tetrameres Enzym mit mindestens 2 (hypothetisch 5) Untereinheiten – Organspezifische Expression der einzelnen Untereinheiten – Einzelfallbeschreibungen mit unterschiedlichen klinischen Symptomen, u.a. Myoglobinurie und leichte Ermüdbarkeit nach körperlicher Belastung	– Defekte in verschiedenen Untereinheiten berichtet – Mutationen der E1-alpha-Untereinheit am häufigsten – X-chromosomale Vererbung – Große Variabilität der biochemischen Befunde und klinischen Symptome – Weitere Einzelheiten s. Text	Möglicherweise verschiedene Formen in Abhängigkeit von Apoenzym- und/oder Coenzymdefekten
Behandlung	Regelmäßige und leichte körperliche Übungen	s. Text	s. Text
		Bei beiden Störungen schlechte Prognose; mildere Verlaufsformen mit längerer Lebenserwartung; progressive neurologische Störungen	

Tabelle 8.2 Beispiel eines Ernährungsplanes für ketogene Kost

Energie:	2000kcal/Tag
% der Energie als Eiweiß	13
% der Energie als Kohlenhydrate	22
% der Energie als Fett	65
Frühstück	
Getränk aus:	
Vollmilch 3,5% Fett	125g
Sahne, süß	60g
Kakaogetränkepulver	20g
Weizenmischbrot	60g
Nußnougatcreme	15g
Zwischenmahlzeit	
Fruchtquark aus:	
Obst, z.B. Apfel	100g
Speisequark 40% Fett	100g
Mittagessen	
z.B. Frikadelle aus:	
Schweinehackfleisch	100g
Hühnerei $^{1}/_{2}$ Stück	30g
Gemüse, z.B.	
Blumenkohl	200g
Kartoffelbrei	150g
Koch- u. Bratfett	20g
Gewürze und Kräuter nach Geschmack	
Zwischenmahlzeit	
z.B. Fruchtspeise aus:	
Mascarpone 47,5% Fett	60g
Obst, z.B. Erdbeeren	100g
Abendessen	
Weißbrot	50g
Pflanzenmargarine	15g
Fleischwurst	35g
Gemüse z.B. Radieschen	30g
Getränke über den Tag verteilt, z.B. Mineralwasser, Tee	

Hinweise:
- Zum Süßen von Speisen und Getränken kalorienfreie Süßungsmittel verwenden.
- Da die Auswirkungen auf den Fett- und Kohlenhydratstoffwechsel bei längerfristiger Anwendung nicht bekannt sind, empfiehlt es sich, die ketogene Diät nicht länger als 8–12 Wochen zu geben.

Hinweis: Infusionslösungen mit Glucose, Fructose und/oder Sorbitol verstärken die Laktazidose und verschlechtern die klinischen Symptome!

Pyruvat-Carboxylase-Mangel

Auch hier handelt es sich um eine lebensbedrohliche Erkrankung, die bereits in der ersten Lebenswoche auftritt und mit schwerer metabolischer Azidose, Gedeihstörungen, Hypotonie und psychomotorischer Retardierung einhergeht. Die metabolische Azidose wird durch Laktat und Ketonkörper verursacht; die Aktivität des Citronensäurezyklus ist ebenfalls beeinträchtigt; eine Hypoglykämie tritt nicht obligatorisch auf.

Die Behandlungsmöglichkeiten sind sehr begrenzt. Biotingaben (1-10mg/Tag) zeigten keine erkennbaren Wirkungen. Versucht wurde eine Diät mit hohem Protein-und Kohlenhydrat-und niedrigem Fettgehalt (vergl.Glycogenose Typ I). Jedoch gibt es keine systematischen Studien, die die Wirksamkeit dieser Behandlungsmaßnahme belegen können.

Der mangelnde Anfall an Oxalacetat, dessen Verfügbarkeit essentiell für den Citronensäurezyklus ist, führt sekundär zum Mangel an Aspartat, das in mehrfacher Weise in den Metabolismus eingreift. Im Einzelfall ist daher die Supplementierung mit Aspartat versucht worden. Eine abschließende Beurteilung dieser Maßnahme ist nicht möglich.

Hereditäre Defekte des Citronensäurecyklus

Für diese Defekte liegen nur Einzelfallbeschreibungen vor:

– Dihydrolipoyl-Dehydrogenase-Mangel: 246 900.

Dieses Enzym ist Untereinheit des Pyruvat-Dehydrogenase-Komplexes (Erläuterung auf Abb. 8.**3**), des verzweigtkettigen Dehydrogenase-Komplexes (Erläuterung auf Tab. 7.**16**, Teil 2) und des 2-Oxoglutarat-Dehydrogenase-Komplexes. Dieser katalysiert im Citronensäurecyclus die oxidative Decarboxylierung von 2-Oxoglutarat zu Succinyl-CoA.

– Fumarase-Mangel: 136 850.

Dieses Enzym kommt in Mitochondrien und im Cytosol vor und katalysiert die Umwandlung von Fumarat in Malat.

Außer der Hyperlaktatämie wurde Glucose-Intoleranz, aber selten Hypoglykämie beobachtet. Da die Patienten im Säuglingsalter verstarben, sind Aussagen über Behandlungsmöglichkeiten nicht möglich.

Hereditäre Störungen der Gluconeogenese

Normale Gluconeogenese

Eine Neusynthese von Glucose (Abb. 8.**3**) findet vorwiegend in der Leber statt. In den Tubuluszellen der Niere macht sie nur etwa 10% der Gesamtsynthese aus. Vorstufen für die Gluconeogenese sind

- das in Erythrocyten und bei Sauerstoffmangel in der Muskulatur gebildete Lactat.
- Aminosäuren aus der Muskulatur.
- Glycerol aus dem Abbau von Fett.

Der menschliche Organismus kann durch Gluconeogenese täglich bis zu 250g Glucose bilden, auf deren ständige Zufuhr Gehirn und Erythrocyten angewiesen sind. Bei längerem Fasten kommt es zum massiven Abbau von Muskelprotein, denn alle Aminosäuren, deren Katabolismus in den Citratcyclus mündet oder Pyruvat liefert, können der Synthese von Glucose dienen (sog. „glucogene" Aminosäuren).

Das aus dem Pyruvatstoffwechsel anfallende Oxalacetat wird in der Mitochondrienmatrix durch mitochondriale Phosphoenolpyruvat-Carboxykinase zu Malat reduziert oder durch eine Transaminase zu Aspartat transaminiert. Anschließend werden diese Metabolite in das Cytosol geschleust, in dem die Reaktionen unter Bildung von Oxalacetat in umgekehrter Richtung ablaufen. Dieses wird in Gegenwart der cytosolischen Phosphoenolpyruvat-Carboxykinase zu Phosphoenolpyruvat phosphoryliert. Die beiden in Mitochondrien und im Cytosol lokalisierten Isoenzyme sind in Leber und Niere vorhanden.

Mit dem Phosphoenolpyruvat ist die Schlüsselsubstanz der Gluconeogenese erreicht. Von hier aus werden die Reaktionen der Glycolyse bis zum Fructose-1,6-bisphosphat rückwärts durchlaufen.

Im Mittelpunkt der Regulationsvorgänge von Glycolyse und Gluconeogenese steht Fructose-1,6-Bisphosphatase (Abb. 8.**1**): Sie katalysiert die Dephosphorylierung von Fructose-1,6-bisphosphat zu Fructose-6-phosphat. Die Regulation der Stoffwechselrichtung erfolgt dabei in enger Beziehung zur 6-Phosphofructokinase, die ihrerseits den Eintritt von Fructose-6-phosphat in die Glycolyse über die Phosphorylierung zu Fructose-1,6-bisphosphat katalysiert. Beide Enzyme sind einem komplexen System der Aktivierung und Hemmung unterworfen.

Hereditäre Störungen

Es sind zwei hereditäre Störungen beschrieben worden:

Phosphoenolpyruvat-Carboxykinase(PEPCK)-Mangel: 261 650 (Mitochondrien); 261 680 (Cytosol)

Fructose-1,6-Bisphosphatase-Mangel: 229 700
Als Folge der mangelnden Neubildung von Glucose kommt es zu Hypoglykämie, Azidose, Ketonämie und Hyperventilation. Bis zum Alter von etwa 3 Jahren können akute metabolische Krisen bedrohlich verlaufen. Im späteren Lebensalter scheint sich die akute Symptomatik zu bessern.

Behandlung der akuten Hypoglykämie: Glucoseinfusionen (4-8mg Glucose/kgKG/Minute); beim Fructose-1,6-Bisphosphatase-Mangel keine Sorbit-und/ oder Fructoseinfusionen; Notfallausweis für dieses Verbot auch im Erwachsenenalter!

Langzeit-Ernährungsbehandlung: Das wesentliche Ziel der Ernährungsbehandlung besteht in der Vermeidung der Hypoglykämie:

Energie: Nach den Richtwerten.

Eiweiß: Nach den altersentsprechenden Empfehlungen.

Kohlenhydrate: Bis zu 70% der Gesamtenergie unter Bevorzugung stärkereicher Lebensmittel; bei Säuglingen fructose-und galaktosearm; im Kleinkindalter geringe Liberalisierung der Fructosezufuhr (s.hereditäre Fructoseintoleranz) möglich.

Fett: Nur 20-25% der Gesamtenergie; essentielle Fettsäuren etwa 3% der Gesamtenergie

Vitamine, Mineralstoffe, Spurenelemente, Flüssigkeit: Nach altersentsprechenden Empfehlungen:

Anzahl der Mahlzeiten: Im Säuglingsalter kurze Zeitabstände zwischen den Mahlzeiten; keine Nahrungskarenz aufkommen lassen; bei Erkrankungen Katabolie durch Energiezufuhr (Glucose) vermeiden; auch bei älteren Patienten Nüchternperioden und Katabolie vermeiden; Fructose (Saccharose) nach individueller Toleranz.

Hereditäre Störungen des Glycogenstoffwechsels

Glucosespeicherung als Glycogen

Da aus osmotischen Gründen Glucose nur in begrenzten Mengen in Lösung gehalten werden kann, muß diese in der hochmolekularen Form des Glycogens (Band 1, S.19-20) vorübergehend gespeichert werden. Besonders reich an Glycogen sind Leber und Skelettmuskulatur.

Die Grundzüge des Glycogenstoffwechsels und die ihn katalysierenden Enzyme – Biosynthese, Speicherung und Abbau – sind in Abb. 8.4 und Tab. 8.3 zusammengestellt. Der menschliche Organismus kann unter normalen Ernährungsbedingungen bis zu 450g Glycogen speichern, davon etwa ein Drittel in der Leber und fast den ganzen Rest in der Muskulatur. Während der Glycogenvorrat der Leber im wesentlichen der Regulation des Blutzuckerspiegels dient, benutzt die Muskulatur die bereitgestellte Energie für die Muskelarbeit. Der gesamte Glycogenvorrat bei gutem Ernährungszustand reicht aus, um größenordnungsmäßig den Grundumsatz eines Tages zu decken.

Hereditäre Störungen

Die hereditären Störungen des Glycogenstoffwechsels, beginnend bei der Glycogen-Synthetase und endend bei der Glucose-6-Phosphatase, werden als „Glycogenspeicherkrankheiten" („glycogen storage diseases"= GSD) oder Glycogenosen bezeichnet. Die Tab. 8.**4** beinhaltet eine Übersicht über diese Krankheitsbilder. Als Glycogenspeicherung werden definiert:

Leber:	>6g Glycogen/100g Feuchtgewicht
Muskulatur:	>2g Glycogen/100g Feuchtgewicht

Basierend auf den Erstbeschreibungen, liegt auch eine Einteilung und Numerierung nach „Typen" vor, die jedoch mit den biochemischen Abläufen bei Synthese, Speicherung und Abbau des Glycogens sowie der Freisetzung von Glucose nicht übereinstimmen.

Wie die Übersicht erkennen läßt, handelt es sich um eine sehr heterogene Gruppe von Erkrankungen, teilweise mit früh-und späteinsetzenden Formen und mit unterschiedlich schweren Verläufen, deren klinische Symptomatik sich hauptsächlich in Leber und/oder Muskulatur manifestiert. Doch können sich auch in Zentralnervensystem, Herzmuskel, Niere und zellulären Elementen des Blutes pathophysiologische Veränderungen finden. Die Hypoglykämie als Leitsymptom ist je nach Lokalisation des Enzymdefektes unterschiedlich ausgeprägt (oder fehlt).

Die Vererbung der Störungen erfolgt autosomal-rezessiv mit Ausnahme des Phosphorylase-Kinase-Mangels, der X-chromosomal vererbt wird. Über die Häufigkeit der Defekte insgesamt in verschiedenen Ländern und ethnischen Gruppen sowie über die der einzelnen Störungen gibt es kein zuverlässiges Datenmaterial. Für Deutschland wird eine Häufigkeit von 1: 113 000 Neugeborene für Typ I angenommen.

Ernährungsempfehlungen werden für folgende Störungen gegeben:

- Leber-Phosphorylase-Mangel (GSD Typ VI).
- Amylo-1,6-Glucosidase-Mangel (GSD Typ III).
- Glucose-6-Phosphatase-Mangel (GSD Typ I).

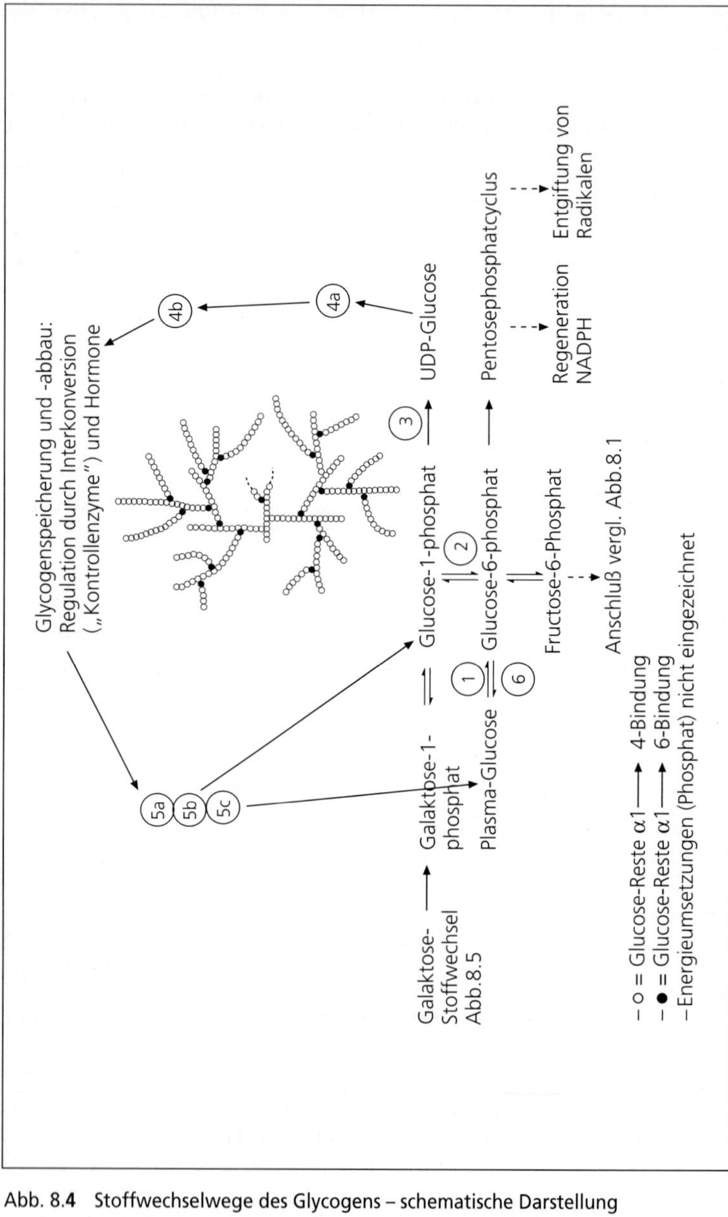

Abb. 8.4 Stoffwechselwege des Glycogens – schematische Darstellung

▲

Abb. 8.**4**

1 Hexokinase
2 Phosphogluco-Mutase
3 Glucose-Aktivierung:
UTP-Glucose-1-phosphat-uridyl-Transferase: Bildung von UDP-Glucose als „aktivierte Form"
4 Glycogen-Synthese:
4a: Glycogen-Synthase: Verlängerung der unverzweigten Kette durch Verknüpfung der Glucose-Reste in $\alpha 1 \rightarrow 4$-Bindung
4b: Glucan-verzweigendes Enzym (branching enzyme): Abspaltung eines Oligosaccharids aus 6-7 Glucose-Resten und Anknüpfung an vorhandenes Glycogen in $\alpha 1 \rightarrow 6$-Bindung
5 Glycogen-Abbau:
5a: Glycogen-Phosphorylase: Abspaltung von Glucose-Resten als Glucose-1-phosphat; Abbau kommt bei 4 Glucose-Resten vor Verzweigungen zum Stillstand
5b: 4α-Glucano-Transferase: Verlagerung eines Trisaccharids von der Seitenkette an das Ende der Hauptkette
5c: Amylo-1,6-Glucosidase (debranching enzyme): Abspaltung von freier Glucose (Plasma-Glucose)
6 Glucose-Freisetzung:
Glucose-6-Phosphatase (Abb. 8.2)

Tabelle 8.**3** Enzyme des Glycogenstoffwechsels – Ergänzung zu Abb. 8.**4**[1)]

Nr. in Abb.	Enzyme	Katalysierte Reaktionen
4a	Glycogen-Synthase	– Wichtigstes Enzym der Glycogen-Biosynthese – Übertragung von Glucose-Einheiten (Glycosyl-Reste) der UDP-Glucose auf bereits vorhandene Ketten
4b	Glucan-verzweigendes Enzym (branching enzyme)	– Abspaltung eines Oligosaccharids aus 6-7 Resten und Anfügung an benachbarte Ketten – Anschließend erneute Verlängerung der Ketten durch Synthase
5a	Glycogen-Phosphorylase	– Abspaltung von Glucose-Resten als Glucose-1-phosphat
5b	4-alpha-Glucanotransferase	– Verlagerung eines Trisaccharids von der Seitenkette an das Ende der Hauptkette
5c	Amylo-1,6-Glucosidase (debranching enzyme)	– Abspaltung von freier Glucose – Verbleib einer unverzweigten Kette, die der Phosphorylase wieder zugänglich ist
2	Phosphoglucomutase	– Reversible Umwandlung von Glucose-1-phosphat in Glucose-6-phosphat – Einschleusung in die Glycolyse
6	Glucose-6-Phosphatase	– Spaltung von Glucose-6-phosphat in Glucose und anorganisches Phosphat – Abgabe von Glucose an das Blut als „Blutzucker"

[1)] Diese Auflistung richtet sich nach der Reihenfolge der katalysierten Reaktionen, beginnend bei der Glycogen-Biosynthese und endend bei der Bereitstellung von freier Glucose an das Blut

Leber-Phosphorylase-Mangel

Der bei diesen Patienten beobachtete Wachstumsrückstand wird pubertär häufig spontan aufgeholt. Zur Vermeidung der Hypoglykämie sind häufige kleine Mahlzeiten (etwa 6-8/Tag) und eine Spätmahlzeit mit roher Stärke (Einzelheiten bei Typ I) erforderlich. Eine nächtliche Sonde ist im allgemeinen nicht notwendig. Unmittelbar nach dem Aufstehen empfiehlt sich das Trinken einer Maltodextrin-Lösung.

Amylo-1,6-Glucosidase-Mangel

Auch bei dieser Störung ist die Ernährung darauf ausgerichtet, durch häufige kleine Mahlzeiten die Hypoglykämie zu vermeiden. Im allgemeinen sind zwei nächtliche Mahlzeiten oder eine Sonde über Nacht erforderlich, zubereitet aus roher Stärke und eiweißhaltigen Lebensmitteln, z.B. Quark oder Joghurt.

Energie: Nach altersentsprechenden Richtwerten.

Eiweiß: 15 bis 20% der Gesamtenergie; fettarme Eiweißträger bevorzugen und auf alle Mahlzeiten, auch nachts, verteilen.

Kohlenhydrate: 55 bis 65% der Gesamtenergie; langsam resorbierbare Kohlenhydrate bevorzugen und gleichmäßig auf alle Mahlzeiten, auch nachts, verteilen; Fructose und Galaktose, auch als Disaccharide, können in der Nahrung enthalten sein, da der Stoffwechsel dieser beiden Zucker durch die Störung nicht beeinflußt wird; Ballaststoffzufuhr gut zu decken.

Fett: 20-25% der Gesamtenergie; Zusammensetzung nach den Grundsätzen der lipidsenkenden Diäten.

Vitamine: Wegen der reduzierten Fettzufuhr keine ausreichende Deckung mit fettlöslichen Vitaminen, daher Substitution erforderlich.

Glucose-6-Phosphatase-Mangel

Grundlagen der Ernährungsbehandlung

Möglicherweise weist der Typ I von allen Glycogenspeicherkrankheiten die größte Häufigkeit auf. Da die Defekte des Enzymsystems (Abb. 8.**2** u. Tab. 8.**3**) die Abgabe von freier Glucose als „Blutzucker“ aus Leber, Niere und Dünndarmepithel blockieren, ergibt sich eine tiefgreifende Störung der Glycogenolyse und der Gluconeogenese, die sich klinisch in schwerer Hypoglykämie und Hyperlaktatämie äußert.

Wie bereits erwähnt, münden Fructose und Galaktose ebenfalls in den Glucosestoffwechsel ein (Abb. 8.**1**). Fructose wird nach ihrer Phosphorylierung (S. 277) und Spaltung in der Glycolyse, Gluconeogenese und Triglyceridsynthese umgesetzt. Über einen erhöhten Nukleotidumsatz kommt es außerdem zur Harnsäurebildung.

Die Behandlung besteht im wesentlichen in der Vermeidung von Hypoglykämie und Hyperlaktatämie, deren Beherrschung den Krankheitsverlauf entscheidend bestimmen. Dies wird durch eine kohlenhydratreiche Ernährung und fast vollständigem Ausschluß von Fructose und Galaktose sowie durch Verteilung der Kohlenhydrate auf viele kleine Mahlzeiten zu erzielen versucht. Die Kohlenhydratzufuhr muß auch über Nacht erfolgen.

Tabelle 8.**4** Hereditäre Störungen des Glycogenstoffwechsels

Enzyme	**Glycogen-Synthase**	**Glucan-verzweigendes Enzym**	**Glycogen-Phosphorylase**
Nr. in Abb.	4a	4b	5a
Hereditäre Störung	Hypoglykämie mit Glycogen-Synthase-Mangel der Leber	Glycogenspeicherkrankheit IV	Glycogenspeicherkrankheit V
McKusick-Nummer	240 600	232 500	232 600
Synonyma	GSD-0	GSD-IV (Andersen)	– GSD-V (McArdle) – Muskelglycogen-Phosphorylase-Mangel
Erläuterungen	– Unklarer, sehr selten beschriebener Enzymdefekt mit Nüchternhypoglykämie, mäßiger bis ausgeprägter Hepatomegalie und Muskelhypotonie – Glycogen-Synthase der Muskulatur möglicherweise anderes Enzym (vgl. McKusick 138 570) – Glycogen ziemlich einheitlich im Cytoplasma verteilt – Schwere Nüchternhypoglykämie	– Selten beschriebene Störung eines nicht normal strukturierten Glycogens („Amylopektinähnliche Struktur") – Induktion einer Bindegewebswucherung – Zunehmende Leberzirrhose mit Ascites und portaler Hypertension – Tod im Kleinkindalter durch Leberversagen – In Einzelfällen Lebertransplantation beschrieben – Keine Hypoglykämie, da Abbau von Teilen des Glycogens durch Phosphorylasen nicht gestört ist	– Störung des Glycogenabbaus zu Glucose-1-phosphat ausschließlich in der Muskulatur – Mehrere Formen (?) – Muskelschwäche, rasche Ermüdbarkeit, auch Muskelkrämpfe – Symptome meist erst im Erwachsenenalter auffällig

Tabelle 8.4 Hereditäre Störungen des Glycogenstoffwechsels (Fortsetzung)

Enzyme	Glycogen-Phosphorylase[1]	Amylo-1,6-Glucosidase
Nr. in Abb.	5a	5c
Hereditäre Störung	Glycogenspeicherkrankheit VI	Glycogenspeicherkrankheit III
McKusick-Nummer	232 700	232 400
Synonyma	– GSD-VI (Hers) – Leberglycogen-Phosphorylase-Mangel	– GSD-III (Forbes, Cori) – „Debrancher"-Mangel
Erläuterungen	– Störung des Glykogenabbaus zu Glucose-1-phosphat in der Leber[1] – Skelett- und Herzmuskel nicht betroffen – Milde Hypoglykämie und Ketose; extreme Hepatomegalie; Wachstumsrückstand – Einzelheiten s. Text	– 2 unterschiedliche, voneinander unabhängige katalytische Aktivitäten nachgewiesen: + Amylo-1,6-Glucosidase + Oligo-1,4–1,4-glucan-Transferase – Unterschiedliche klinische Bilder: + Defekt in der Leber mit Hypoglykämie und Hepatomegalie; kohlenhydratinduzierte Lipogenese + Defekt in der Muskulatur mit chronisch-progressiver Myopathie + Bei mangelnder Enzymaktivität in Leber und Muskulatur Leberbeteiligung und Myopathie – Milde Hypoglykämie, da Abbau durch Phosphorylasen möglich bleibt – Einzelheiten s. Text

[1] Im Zusammenhang mit den in der Leber vorkommenden Phosphorylasen gibt es unterschiedliche Numerierungen der einzelnen Glycogenose-Typen: Als Typ VIa bzw. als Typ VIII wird der Phosphorylase-Kinase-Mangel (McKusick 306 000) bezeichnet. Im Zusammenhang mit Phosphorylierungsreaktionen sind etwa 100 derartige Kinasen beschrieben. Glycogen-Phosphorylase wird durch Phosphorylase-Kinase von der inaktiven b-Form in die aktive a-Form übergeführt und kann erst nach dieser Aktivierung Glucose-1-phosphat aus Glycogen freisetzen. Bei dem Kinase-Mangel handelt es sich um eine leichte Verlaufsform, bei der die von den Glycogenosen bekannten Symptome mit zunehmendem Alter verschwinden. Erwachsene sind im allgemeinen asymptomatisch.

Tabelle 8.4 Hereditäre Störungen des Glycogenstoffwechsels (Fortsetzung)

Enzyme	**alpha-1,4-Glucosidase**	**Glucose-6-Phosphatase (Enzym-System)[2)]**
Nr. in Abb.	–	6
Hereditäre Störung	Glycogenspeicherkrankheit II	Glycogenspeicherkrankheit I (Ia)
McKusick-Nummer	232 300 232 300.0001–0003	232 200
Synonyma	– GSD-II (Pompe) – Saurer Maltase-Mangel[1)]	– GSD-I (von Gierke) – Glucose-6-Phosphatase-Mangel – Hepatorenale Glycogenose
Erläuterungen	– Auf Lysosomen beschränkter Defekt mit Glycogeneinschluß in lysosomale Membranen – Offensichtlich heterogene Erkrankung – Früh einsetzende (infantile) Form mit mäßiger Hepatomegalie, schwerer Kardiomegalie und Muskelhypotonie; in klassischen Fällen Tod in früher Kindheit – Spät einsetzende Formen hauptsächlich mit Beeinträchtigung des Muskelstoffwechsels – Wegen der Beschränkung des Defektes auf Lysosomen keine Hypoglykämie – In Einzelfällen Ernährung mit hohem Protein- und niedrigem Kohlenhydratgehalt versucht	– Genetisch heterogene Erkrankung mit defekter Enzymaktivität in Leber und Niere – Schwere Hypoglykämie; Lactacidämie; Hepatomegalie; hepatozelluläre Karzinome im Erwachsenenalter beobachtet – Hyperlipidämie; Xanthelasmen – Hyperurikämie; Gichttophi – Persistierende Proteinurie und Hämaturie beobachtet – in Einzelfällen Lebertransplantation beschrieben – Einzelheiten s. Text

[1)] Auch Glycogenspeicherkrankheit IIB (McKusick 232 330) ohne Mangel an saurer Maltase bekannt

[2)] Einzelheiten s.S. 267 u. Abb. 8.**2** mit Erläuterungen; Nomenklatur der Komponenten:
- GSD 1a = Defekte von 5 möglichen Komponenten
- GSD 1a SP = Defekt des Regulatorproteins
- GSD 1b = Defekt der Translokase T_1 (Glucose-6-phosphat-Transport-Defekt)
- GSD 1c = Defekt der Translocase T_2 (McKusick 232 240)

Tabelle 8.4 Hereditäre Störungen des Glycogenstoffwechsels (Fortsetzung)

Enzyme	**Glucose-6-Phosphatase (Enzymsystem)**	**6-Phosphofructo-Kinase (Muskel)**
Nr. in Abb.	6	Nr. 6 in Abb. 8.1
Hereditäre Störung	Glycogenspeicherkrankheit Ib	Glycogenspeicherkrankheit VII
McKusick-Nummer	232220	232800
Synonyma	Glucose-6-phosphat-Transport-Defekt	Muskel-Phosphofructo-Kinase-Mangel
Erläuterungen	- Defekt der spezifischen Translocase für Glucose-6-phosphat (T_1) - zusätzlich zu den Symptomen Typ Ia rezidivierende Infekte und Neutropenie; verminderte Chemotaxis bei Granulocyten und Monocyten	- Klinisches Bild ähnlich Typ V - Muskelhypotonie; auch Muskelkrämpfe - Einzelfallbeschreibungen

Als Behandlungsziele werden angestrebt:

- Blutzucker >40 (bis 60)mg/dl (2,2-3,3mmol/l) tagsüber unmittelbar vor einer Mahlzeit.
- Blutzucker >70 mg/dl nachts während der oralen (nasogastralen) Ernährung.
- Plasmalaktat 27-54 mg/dl (3-6mmol/l) tagsüber unmittelbar vor einer Mahlzeit und zwei Stunden nach Beginn der nächtlichen Ernährung (meist orale Dauertropfinfusion).

Krankheitsspezifische Nährstoffzufuhr

Energie: Nach altersentsprechenden Richtwerten; bei hohem Kohlenhydratbedarf auch darüber.

Eiweiß: Etwa 10% der Energiezufuhr mit Auswahl lactose-und purinarmer Eiweißträger; beim Säugling lactosefreie Sojanahrungen (Band 1, S.127).

Kohlenhydrate: Etwa 65% der Energiezufuhr; Glucose wegen der raschen Resorption, nur kurzfristigen Blutzuckererhöhung und der Auslösung von Gegenregulationen nicht geeignet; Kohlenhydratzufuhr aus Oligo-und Polysacchariden einschließlich roher Stärke (letztere wegen der verlangsamten, über etwa 6 Stunden anhaltenden

Tabelle 8.5 Anhaltspunkte für die Kohlenhydratzufuhr sowie für Anzahl und Verteilung der Mahlzeiten bei Glycogenose Typ I

Alter	**Körpereigene Glucoseproduktion**[1] **(mg/kgKG/Minute)**	**Anzahl und zeitliche Verteilung der Mahlzeiten**
0 – 12 Monate	7 – 9 (≙ 6 ± 0,5)	in Abständen von 2 – 3 Stunden, auch nachts
1 – 2 Jahre	7	– 3 Hauptmahlzeiten – 2 Zwischenmahlzeiten
3 – 6 Jahre	7 – 6	– 3 Hauptmahlzeiten – 2 Zwischenmahlzeiten
6 – 14 Jahre	6 – 5	– 3 Hauptmahlzeiten – 2 Zwischenmahlzeiten – 1 Spätmahlzeit
Jugendliche und Erwachsene	5 – 3	– 3 Hauptmahlzeiten – 1 – 2 Zwischenmahlzeiten – 1 Spätmahlzeit

[1] Berechnungsbeispiel:

- Alter 12 Monate; Gewicht ≙ 9 kg; Richtwert für die Energiezufuhr 800kcal/Tag
- von 800 kcal/Tag etwa 65% als Kohlenhydrate: 520 kcal
- von 520 kcal etwa 35% in 12 Stunden als nächtliche Sonde ≙ 182 kcal ≙ 45 g Kohlenhydrate

Glucosebedarf:

x mg /	kgKG /	Minute /	Stunde /	12 Stunden
7 mg /	9 kgKG /	63 mg Minute /	3,78 g Stunde /	≙ 45 g / 12 Stunden, berechnet als Glucose

Beide Werte
- Berechnung aus dem Richtwert für den Energiebedarf
- Berechnung aus der körpereigenen Glucoseproduktion stimmen gut überein

Tabelle 8.5 Anhaltspunkte für die Kohlenhydratzufuhr sowie für Anzahl und Verteilung der Mahlzeiten bei Glycogenose Typ I (Fortsetzung)

Art der Kohlenhydrate	**Besondere Hinweise**
– Maltodextrin – vorgekochte Stärke (s. Text)	– Lactosefreie Sojanahrungen – Maltodextrin (25%ige Lösung) – Nächtliche Nasogastralsonde (Mischung aus Sojanahrung und Maltodextrin) mit Nahrungspumpe
– Maltodextrin – Getreideerzeugnisse, auch Brot – Reis – Fructosegehalt von Gemüse berechnen	– Regelmäßige Mahlzeitenfolge beibehalten – etwa 35% der Gesamtkohlenhydrate als nächtliche Nasogastralsonde in 12 Stunden
– Rohe Maisstärke[2)] (1-1,5 g/kgKG) als Ersatz für 1 bzw. 2 Zwischenmahlzeiten – Übrige Kohlenhydratzufuhr s. o.	– s. vorstehende Hinweise – gegebenenfalls Ersatz der Sondennahrung durch rohe Maisstärke (1,5 – 2 g/kgKG) um Mitternacht versuchen
– Rohe Maisstärke (1-1,5 g/kgKG) bei 2 Mahlzeiten – Übrige Kohlenhydratzufuhr s. o.	– s. vorstehende Hinweise – etwa 30% der Gesamtkohlenhydrate als nächtliche Nasogastralsonde in 10 Stunden
– s. vorstehende Hinweise	– s. vorstehende Hinweise – bei Jugendlichen etwa 30% der Gesamtkohlenhydrate als nächtliche Nasogastralsonde in 8 Stunden – bei Erwachsenen rohe Maisstärke (1,5 – 2 g/kgKG) um Mitternacht

[2)] – In kaltem Wasser oder Tee anrühren und sofort trinken oder zusammen mit Mahlzeiten geben
– Verabreichte Stärkemenge in die Kohlenhydratzufuhr einberechnen und keine anderen Kohlenhydrate gleichzeitig geben
– Mit dieser Maßnahme kann der Blutzuckerspiegel nur maximal 6 Stunden gehalten werden (s. Text Behandlungsziele)
– Gegen Morgen kann der Blutzuckerspiegel sehr niedrig sein, so daß gegebenenfalls noch vor dem Frühstück eine 5%ige Glucoselösung getrunken werden muß

Freisetzung von Glucose); Fructose frühestens gegen Ende des ersten Lebensjahres, etwa 0,5g/Tag und bis in das Erwachsenenalter 3g/Tag nicht überschreitend; Saccharose vollkommen vermeiden; Galaktose entsprechend Fructose; Fructose und Galaktose auf mehrere Mahlzeiten verteilen..

Beim Säugling ist im Hinblick auf die Kohlenhydratzufuhr aus roher Stärke ein Kompromiß notwendig: Die Aktivität der Pankreasamylase, die für die Stärkeverdauung erforderlich ist (Band 1, S.74), steigt im ersten Lebensjahr erst allmählich an, so daß mit der Verabreichung roher Stärke frühestens im zweiten Lebensjahr begonnen werden kann. Im ersten Lebensjahr erfolgt die Kohlenhydratzufuhr durch Maltodextrin und kleine Mengen vorgekochter Stärke (2g/100ml, vergl. Band 1, S. 130).

Wegen der mangelnden Aufnahme von Obst und Gemüse ist die Ballaststoffzufuhr kaum zu decken; vom Kleinkindalter an Haferflocken und Vollkornbackwaren in die Ernährung einführen (vergl. Band 1, S. 20-23).

Anhaltspunkte für die Zufuhr an Kohlenhydraten sind in Tab. 8.**5** zusammengestellt. Sie müssen die altersabhängige körpereigene Glucoseproduktion berücksichtigen und durch 24-Stunden-Blutzuckerprofile überprüft werden. Die Tab. 8.**6** beinhaltet eine Auflistung von saccharose-und fructosearmen Lebensmitteln.

Fett: Über Lipacidogenese führt eine kohlenhydratreiche Ernährung zu einem „kohlenhydratinduzierten“ Anstieg der Serumtriglyceride. Daraus und aus der Stoffwechselstörung resultiert eine Hypertriglyceridämie, häufig begleitet von einer Hypercholesterolämie. Empfohlen wird eine Fettzufuhr von 20-25% der täglichen Energie nach den Grundsätzen der lipidsenkenden Diäten. Daraus folgt auch, daß die Zufuhr der Kohlenhydrate auf die geringste Menge zu begrenzen ist, die den Blutzucker noch stabilisiert.

Vitamine: Substitution mindestens der fettlöslichen Vitamine und von Vitamin C.

Mineralstoffe und Spurenelemente: Wegen der geringen Mengen an Milch und Milchprodukten wird Calcium zum kritischen Nährstoff; mindestens 50% der täglichen Zufuhr substituieren; wegen der sonstigen Beschränkungen in der Lebensmittelauswahl auch Spurenelemente substituieren.

Anzahl der Mahlzeiten: Anzahl und zeitliche Verteilung in Abhängigkeit vom Lebensalter sind in der Tab. 8.**5** zusammengestellt.

Medikamente: Gfls. Behandlung der Hyperurikämie mit Allopurinol; alle Medikamente und Substitution von Vitaminen, Mineralstoffen und Spurenelementen nur in saccharose (fructose)- und lactose (galaktose)freier Zubereitung (s. „Rote Liste“ bzw. Nachfrage beim Hersteller)!

Prognose

Eine retrospektive Studie an 41 Patienten mit mindestens fünfjähriger Behandlungsdauer, die aus 5 verschiedenen europäischen Ländern kommen, zeigte, daß fast alle eine Hepatomegalie und etwa ein Viertel Leberadenome aufwiesen. Trotz der erläuterten Behandlungsmaßnahmen persistierte die Hypoglykämie bei 15% der Patienten. Während die Tendenz zur Hypoglykämie mit zunehmendem Alter abnimmt, steigt sie für die Hyperlipidämie an. Mit zunehmender Dauer der Störung kommt es auch zur fokalen Glomerulosklerose.

Hereditäre Störungen der direkten Glucose-6-phosphat-Oxidation – Glucose-6-phosphat-Dehydrogenase-Mangel: 305 900 und 305 900.0001-.9999

Glucose-6-phosphat stellt die Schlüsselsubstanz für einen weiteren Stoffwechselweg (Abb. 8.**1**) dar, der über die direkte Glucoseoxidation Pentosephosphate zum Aufbau von Nukleinsäuren („Pentosephosphat-Zyklus“) liefert und der NADPH bereitstellt, u.a. zur Synthese von Fettsäuren und Cholesterol. Eine weitere Bedeutung dieses Stoffwechselweges liegt in der Regulation der Glutathion-Peroxidase-Aktivität und damit in der Entgiftung von Radikalen. In reifen Erythrocyten werden etwa 90% der vorhandenen Glucose über die Glycolyse und etwa 10% über den Pentosephosphat-Zyklus umgesetzt. Zusammen mit den Membranlipiden stellt die Entgiftung der Radikale einen wirksamen Schutz für die Integrität der Erythrocytenmembran dar.

Der erste Schritt der direkten Oxidation von Glucose-6-phosphat zu 6-Phosphogluconat wird durch Glucose-6-phosphat-Dehydrogenase (G-6-PD) katalysiert. Eine mangelnde Aktivität dieses Enzyms stellt den weltweit häufigsten Stoffwechseldefekt dar, von dem gegenwärtig knapp 400 Varianten bekannt sind. Die Zahl der Genträger wird auf über 100 Millionen geschätzt. Die Prävalenz in Deutschland beträgt etwa 1: 720, liegt aber in einigen Ländern des Mittelmeergebietes sowie in Afrika und Asien weitaus höher.

Der Erbgang verläuft X-chromosomal, so daß eine Differentialdiagnose bei bestehender Anämie (s.u.) im wesentlichen beim männlichen Geschlecht infrage kommt, während bei den weiblichen Heterozygoten klinische Erscheinungen selten sind.

In Deutschland muß bei etwa 25% der defizienten Personen damit gerechnet werden, daß Noxen in Form von oxidativem Streß der Erythrocyten eine Hämolyse verursachen. Beim Neugeborenen kommt es zu verlängertem Ikterus. Eine hämolytische Anämie, deren klinische Erscheinungen nach 1 bis 3 Tagen auftreten, kann durch Medikamente induziert sein oder durch Nahrungsbestandteile her-

Tabelle 8.6 Saccharose- und fructosearme Obst- und Gemüsesorten

	g Saccharose/ 100g	**g Fructose/ 100g**
Aubergine	0,28	1,71
Bleichsellerie	2,8	1,14
Blumenkohl	0,48	1,75
Bohnen grün, frisch	0,53	1,62
Broccoli	1,04	1,74
Champignons	0,48	1,84
Chicoree	0,87	1,84
Endivie	0,07	0,2
Erbsen grün, frisch	1,42	0,9
Feldsalat	0,04	0,22
Gurke	0,06	0,95
Kartoffel	0,8	0,93
Kopfsalat	0,13	1,45
Mangold	0,21	0,38
Okra	0,9	1,6
Radieschen	0,23	0,85
Rettich	0,15	0,76
Rhabarber	0,42	1,01
Sauerkraut	0,14	0,28
Schnittlauch	0,18	0,85
Schwarzwurzel	1,56	1,52
Sellerie, Knolle	1,71	0,96
Spargel	0,59	1,7
Spinat	0,23	0,26
Steinpilze	0	0,26
Tomaten	0,14	1,77
Tomatensaft	0	1,56
Weiße Rübe	0,54	1,78
Wirsing	0,7	1,25
Zucchini	0,13	1,16
Bohnen, getrocknet	1,58	1,77
Linsen, getrocknet	1,16	1,22
Kichererbsen, getr.	1,1	1,33

vorgerufen werden. Dazu gehört auch – wegen des Gehaltes an Anthrachinon – der Verzehr von Sau-oder Puffbohnen (Vicia faba maior), gekocht auch Speckbohnen genannt. Die Auslösung der hämolytischen Krise durch diese Bohnen hat der Erkrankung auch den Namen „Favismus“ (von Faba=Bohne) gegeben. Besonders verbreitet ist der Favismus bei Angehörigen der Mittelmeervölker.

Die Betroffenen sollten eine Liste mit denjenigen Medikamenten, die eine hämolytische Anämie hervorrufen können (Tab. 8.7) sowie den Hinweis auf den Favismus bei sich tragen.

Tabelle 8.**6** Saccharose- und fructosearme Obst- und Gemüsesorten (Fortsetzung)

	g Saccharose/ 100g	**g Fructose/ 100g**
Avokado	0,1	0,3
Birne	2,5	0,9
Brombeeren	0,5	3,6
Erdbeeren	1,1	3,4
Guave	0,3	3,6
Himbeeren	1,5	3,7
Johannisbeeren, rot	0,5	3,3
Karambole	0,7	1,6
Limone	0,3	1,0
Orange	2,3	3,0
Papaya	1,0	0,9
Passionsfrucht	3,1	4,4
Pflaume	3,4	3,7
Preiselbeeren	0,1	3,4
Zitrone	0,4	1,6
Zitronensaft	0,5	1,4

Hinweise:

- Zur Berechnung des Gesamtgehaltes an Fructose s. Tab. 8.**8**
- Saccharosegehalte stellen den Höchstwert an freier Saccharose dar
- Berechnungsgrundlagen l.c. Tab. 7.**6**

Hereditäre Störungen des Fructosestoffwechsels

Stoffwechsel der Fructose

Aus tierexperimentellen Untersuchungen läßt sich die Schlußfolgerung ziehen, daß Fructose beim Transport durch das Dünndarmepithel an einen Carrier gebunden wird, der vom Glucose- (und Galaktose-) Natrium-Kotransporter verschieden ist.

Über die Pfortader gelangt Fructose in die Leber, wird jedoch auch bis zu etwa 20% der verabreichten Menge von der Niere aufgenommen. Das erste, für den Fructosestoffwechsel (Abb. 8.**1**) spezifische Enzym, die Ketohexokinase, katalysiert die Phosphorylierung zu Fructose-1-phosphat. Dieser Metabolit unterliegt in Gegenwart von Fructose-bisphosphat-Aldolase der Spaltung in Glyceron-3-phosphat und Glyceral. Insgesamt sind 3 Aldolasen vorhanden: Aldolase A im Muskel, B in Leber, Niere und Intestinum sowie C im Nervengewebe.

Das bei der Glycolyse entstehende Intermediärprodukt des Glucosestoffwechsels, das Fructose-1,6-bisphosphat, wird durch Fructose-1,6-bisphosphat-Aldolase ebenfalls in Glyceron-3-phosphat

Tabelle 8.7 Glucose-6-phosphat-Dehydrogenase-Mangel – Medikamentenliste[1)]

Arzneimittel	Bemerkungen
Acetaminophen (Paracetamol)	– Analgetikum, Antipyretikum – bei normaler Dosierung wird Risiko als gering eingestuft
Acetanilid	– Analgetikum, Antipyretikum – Hauptmetabolit Acetaminophen, s. vorstehenden Hinweis
Acetazolamid	– Sulfonamid – Hohes Risiko; Karenzprophylaxe
Acetylsalicylsäure (ASS)	– Analgetikum, Antipyretikum – bei normaler Dosierung wird Risiko als gering eingestuft
Chloramphenicol	– Antibiotikum – Risiko nicht einschätzbar; Karenzprophylaxe
Chloroquin	– Antimalariamittel; Antirheumatikum – Risiko nicht einschätzbar; Karenzprophylaxe
Deferoxamin	– Antidot bei Eisenvergiftungen – Risiko nicht einschätzbar; Karenzprophylaxe
Doxorubicin	– Zytostatikum – bei normaler Dosierung wird Risiko als gering eingestuft
Levodopa	– Behandlung des Parkinson – bei normaler Dosierung wird Risiko als gering eingestuft
Metamizol	– Analgetikum – Hohes Risiko; Karenzprophylaxe
Methylthioniumchlorid	– Methylenblau für Magenfunktionstest – Hohes Risiko; Karenzprophylaxe
Nalidixinsäure	– Chemotherapeutikum – Hohes Risiko; Karenzprophylaxe
Naphthalin	– Mottenmittel
Nitrofurantoin	– Chemotherapeutikum – Hohes Risiko; Karenzprophylaxe

Tabelle 8.7 Glucose-6-phosphat-Dehydrogenase-Mangel – (Fortsetzung)

Arzneimittel	Bemerkungen
para-Aminosalicylsäure	– Vitamin-K-Antagonist – bei normaler Dosierung wird Risiko als gering eingestuft
Phenazopyridin	– Harnantiseptikum
Phenylhydrazin	– hochtoxisches Blutgift
Phytomenadion	– Antihämorrhagikum (Vitamin K_1) – Normale Dosierung kann als Prophylaxe gegeben werden; Risiko wird als gering eingestuft
Primaquin	– Antimalariamittel – Hohes Risiko (sofern im Handel noch erhältlich)
Probenecid	– Urikosurikum – bei normaler Dosierung wird Risiko als gering eingestuft
Quinacrine	– Antimalariamittel – bei normaler Dosierung wird Risiko als gering eingestuft
Sulfaethidol	– Sulfonamid
Sulfaguanol	– Sulfonamid
Sulfalen	– Sulfonamid
Sulfamerazin	– Sulfonamid
Sulfamethizol/ Sulfamethoxazol	– Sulfonamid – Hohes Risiko; Karenzprophylaxe
Sulfametrol	– Sulfonamid
Toloniumchlorid	– Hämostatikum (Toluidinblau)
Vitamin C	– in normaler Dosierung unbedenklich

[1)] Die Liste wurde zur Verfügung gestellt von Herrn PD Dr. med. E. Solem, Klinikum der Johann-Wolfgang-Goethe-Universität, Zentrum der Kinderheilkunde, Pädiatrische Laboratorien, 60590 Frankfurt am Main.
Die Liste dient der Vorbeugung von Nebenwirkungen in Form von hämolytischer Anämie bei Glucose-6-phosphat-Dehydrogenase-Mangel; es sind alle Medikamente enthalten, die dabei eine hämolytische Anämie hervorrufen können (Stand 1994, Rote Liste); vor der Anwendung sollte ein G-6-PD-Mangel ausgeschlossen werden (evtl. mit einem Schnelltest).
Verzehr von Bohnen (s. Text) kann bei G-6-PD-Mangel ebenfalls Hämolyse auslösen!

und Glyceral-3-phosphat gespalten. Der einzige Unterschied zwischen den beiden reversiblen Reaktionen besteht also darin, daß bei der Glycolyse das Glyceral phosphoryliert ist. Daher wird im Fructosestoffwechsel ein drittes spezifisches Enzym erforderlich, die Triokinase, um durch Phosphorylierung des Glycerals einen Teil seiner weiteren Umsetzungen einzuleiten: Je nach Stoffwechsellage wird über die Bildung von Fructose-1,6-bisphosphat der Anschluß an die Gluconeogenese und Glycogensynthese erreicht oder der Glycolyseweg eingeschlagen. Aus experimentell ermittelten Daten ergibt sich, daß im Nüchternzustand von einer Fructosegabe etwa 66% in Glucose, bis zu 8% in Glycogen und etwa 25% in Laktat umgewandelt werden (in Abhängigkeit von den Untersuchungsmethoden in der Literatur auch Mitteilungen von abweichenden Werten). Dabei kommt es vorübergehend zu einer signifikanten Erhöhung der Fructose-1-phosphat-Konzentration in den Hepatocyten.

Fructosegaben wirken sich auch auf andere Stoffwechselwege aus:

- Im Fettstoffwechsel ergeben sich kurz-und langfristige Effekte, da einerseits Glycerolphosphat und andererseits Metabolite aus dem Pyruvatstoffwechsel die Lipogenese und gfls. die Bildung von Ketonkörpern fördern. Wenn auch zahlreiche Studien gezeigt haben, daß sich beim Stoffwechselgesunden der Saccharose- und Fructosegehalt einer normalen und bedarfsgerechten Mischkost kaum auf die Plasmatriglyceride auswirkt, so können doch bei Störungen des Fett-und Kohlenhydratstoffwechsels schon geringe Fructosemengen eine Hypertriglyceridämie und – in Kombination mit dem Verzehr gesättigter Fettsäuren – eine Hypercholesterolämie hervorrufen.
- In Serum und Harn erhöht sich der Harnsäurespiegel: Die hohe Ketohexokinase-Aktivität mit der raschen Phosphorylierung zu Fructose-1-phosphat führt über eine Reihe von Stoffwechselschritten zur erhöhten Konzentration von Inosin als einem Vorläufer der Harnsäure und zur Entleerung des Adenosinnukleotid-Pools. Selbst Stoffwechselgesunde weisen das Risiko eines erhöhten Harnsäurespiegels im Serum auf, wenn in einer Mischkost der Gehalt an Saccharose mehr als 18% bzw. an Fructose mehr als 9% der Gesamtenergieaufnahme beträgt. Bei Gichtpatienten sinkt dementsprechend der Harnsäurespiegel unter fructosearmer Ernährung ab.

Der Zuckeralkohol Sorbitol wird in der Leber durch das Enzym Sorbit-Dehydrogenase zu Fructose dehydriert und anschließend wie diese verstoffwechselt.

Hereditäre Störungen

Es sind zwei hereditäre Defekte des Fructosestoffwechsels bekannt:

- Fructosurie.
- Hereditäre Fructoseintoleranz.

Der Fructose-1,6-Bisphosphatase-Mangel betrifft nicht die Einschleusung von Fructose in den Stoffwechsel, sondern einen Teilschritt der Gluconeogenese und wurde unter diesem Aspekt bereits erläutert (S. 262).

Fructosurie

Die Fructosurie ist ein autosomal-rezessiv vererbter Defekt der Fructokinase-Aktivität, der in der Leber nachgewiesen wurde und mit einer Häufigkeit von 1: 120 000 auftreten soll. Die Ausscheidung von Fructose mit dem Urin wird meist zufällig bei einer Urinuntersuchung entdeckt.

In Abwesenheit von Fructokinase-Aktivität kann Fructose durch Hexokinase zu Fructose-6-phosphat anstelle von Fructose-1-phosphat phosphoryliert werden. Wenn auch in Gegenwart von Glucose die Umsatzgeschwindigkeit dieser Reaktion gering ist, so scheint sie doch ausreichend zu sein, um einen benignen Verlauf dieser Störung zu ermöglichen. Die Betroffenen sind klinisch gesund und bedürfen keiner besonderen Behandlung.

Hereditäre Fructoseintoleranz

Die hereditäre Fructoseintoleranz wird verursacht durch eine mangelnde Aktivität von Fructose-bisphosphat-Aldolase B. Es handelt sich um eine genetisch heterogene Störung, bei der Enzymaktivitäten von 0-15% der Norm gemessen wurden. Die Stoffwechselstörung manifestiert sich klinisch erst dann, wenn der Säugling mit der Nahrung Saccharose bzw. Fructose aufnimmt. Die Inzidenz wurde in der Schweiz auf 1: 20 000 geschätzt. Doch ist möglicherweise die Dunkelziffer hoch.

In Abwesenheit der Aldolase-Aktivität verläuft die Phosphorylierung von Fructose in Gegenwart von Ketohexokinase unreguliert und führt zur weitgehenden Erschöpfung des ATP-Vorrates der Leber. Dann erscheint Fructose im Blut und wird im Urin ausgeschieden. Der Akkumulation von Fructose-1-phosphat werden die toxischen Auswirkungen auf Leberzellen und proximalen Nierentubulus zugeschrieben.

Die akuten Symptome der Erkrankung stellen die Folgen einer Hypoglykämie dar: Zittern, Übelkeit, Erbrechen, Schweißausbrüche, Benommenheit bis Bewußtlosigkeit. Als Folge einer chronischen Fructoseexposition kommt es zu Hepatomegalie, Gedeihstörungen,

Erbrechen, Lebercirrhose, Blutungen und Krämpfen. Unbehandelte Träger der Anomalie entwickeln eine Aversion gegen alle süßen Lebensmittel und deuten diese als „Zuckerallergie".

Grundlagen der Ernährungsbehandlung

Der Säugling im ersten Lebenshalbjahr soll fructosefrei ernährt werden. Da wenig zuverlässiges Datenmaterial vorliegt, ist die Frage nach der Toleranz im späteren Lebensalter kaum zu beantworten. Es wird im allgemeinen davon ausgegangen, daß vom 7.Lebensmonat bis zum Alter von etwa 1 1/2 Jahren 1g Fructose/Tag auf 2 Mahlzeiten verteilt toleriert wird, danach bis etwa 4 Jahre 2g/Tag und bis etwa 10 Jahre bis zu 4g/Tag, verteilt auf mehrere Mahlzeiten. Doch stützen sich diese Angaben auf keine wissenschaftlichen Befunde und können nur durch Bestimmung der Transaminasen als Routine-Laborparameter überprüft werden.

Fructose ist sowohl als Monosaccharid als auch als Di- und Oligosaccharid in der Natur weit verbreitet und wird mit vielen Lebensmitteln aufgenommen, besonders reichlich in Form von Saccharose. Dieser Zucker ist daher vollkommen aus der Nahrung zu eliminieren. In den ersten 6 Lebensmonaten darf auch keine Fructose in Form von Obst und Gemüse gegeben werden. Danach richtet sich die tägliche Fructosemenge aus kleinen Mengen Gemüse und anderen Lebensmitteln (Tab. 8.**8**) nach der individuellen Toleranz, d.h. nach der Leberfunktion. Da einige Oligosaccharide, die in Hülsenfrüchten vorkommen, ebenfalls Fructose enthalten (Band 1, Tab.8), müssen diese Lebensmittel ebenfalls gemieden werden. Die vorhandene Aversion gegen den Süßgeschmack sollte erhalten bleiben, so daß auch keine kalorienfreien Süßungsmittel (Tab. 10.**3**) und zuckerhaltige Arzneimittel Verwendung finden sollen.

Die Patienten benötigen einen Notfallausweis, in dem die speziellen Ernährungserfordernisse vermerkt sein müssen, desgleichen ein Warnhinweis gegen die Verwendung von sorbitol-und/oder fructosehaltigen Infusionslösungen! Es gibt bei homozygoten Trägern des Enzymdefektes keine Grenzdosis, unter der Fructose und/oder Sorbitol unschädlich sind. Selbst nach mehrjähriger Diät normalisiert sich nur bei einem Teil der Patienten die Lebergröße.

Krankheitsspezifische Nährstoffzufuhr

Energie: Nach altersentsprechenden Richtwerten.

Eiweiß: Frei zur Verfügung stehen Milch, alle mageren Sorten Fleisch und Fleischwaren, Fisch, Geflügel und Wild, Eier; keine industriell hergestellten Milchprodukte, z.B. Fruchtjoghurt und Quarkspeisen verwenden; der Eiweißkonsum liegt meist weit über den Empfehlungen.

Tabelle 8.**8** Fructose in Lebensmitteln, jeweils auf einen Gehalt von 1g berechnet

Gemüse:
60g Aubergine
85g Bleichsellerie
60g Bohnen grün, frisch
55g Blumenkohl
55g Brokkoli
135g Champignons, frisch
55g Chicoree
170g Chinakohl
500g Endivien
110g Erbsen grün, frisch
70g Erbsen grün, Dose
455g Feldsalat
45g Grünkohl
105g Gurke
110g Kartoffel
50g Kohlrabi
70g Kopfsalat
40g Kürbis
265g Mangold
25g Möhre
50g Paprika
30g Petersilienwurzel
310g Petersilienblatt
40g Porree (Lauch)
115g Radieschen
130g Rettich
20g Rote Bete
40g Rosenkohl
100g Rhabarber
45g Rotkohl
355g Sauerkraut
115g Schnittlauch
65g Schwarzwurzel
105g Sellerie, Knolle
60g Spargel
385g Spinat
40g Squash
385g Steinpilze
55g Tomate
65g Tomatensaft
55g Weiße Rübe
45g Weißkohl
80g Wirsing
85g Zucchini
55g Zuckermais
30g Zwiebel

Hülsenfrüchte, getrocknet:
55g Bohnen, weiß
55g Erbsen
80g Linsen

Getreide:
665g Buchweizengrütze
105g Gerste, Korn
150g Hafer, Korn
285g Haferflocken
205g Hafermehl
95g Hirse, Korn
100g Mais, Korn
335g Reis, unpoliert
665g Reis, poliert
200g Roggen, Korn
175g Weizen, Korn
885g Weizenmehl, Typ 405
270g Weizenmehl, Typ 630
210g Weizenmehl, Typ 812
10g Weizenkeime
30g Sojamehl

Brot:
445g Brötchen
120g Grahambrot
145g Roggenbrot
195g Roggenmischbrot
85g Roggenvollkornbrot
225g Weizenmischbrot

Getränke:
65ml Zitronensaft
ca.
400ml Rotwein, trocken
250 ml Weißwein, trocken
250ml Apfelwein/Cidre, trocken
200ml Nährbier

Nüsse:
20g Haselnüsse
60g Erdnüsse

Küchenkräuter:
Schnittlauch, Petersilie, Basilikum, Thymian – je 10g enthalten 0,1–0,3g Fructose

Hinweis:
Der Gehalt an Fructose – 1g in der jeweils angegebenen Menge eines Lebensmittels – ist aus folgenden Einzelkomponenten berechnet worden:
- Gehalt an freier Fructose
- Fructoseanteil der Saccharose
- Fructoseanteil von Raffinose und Stachyose (Band 1, Tab. **8**)

Für Nüsse ist kaum Datenmaterial vorhanden.

Fructosegehalt von Biersorten:

700ml Weiß-/Weizenbier	0,1g
1000ml Vollbier	0,02g

Kohlenhydrate: S. Grundlagen der Ernährungsbehandlung; es müssen alle Lebensmittel gemieden werden, die Zucker in reiner oder versteckter Form enthalten; dazu gehören auch Brot, Backwaren, Kuchen und andere Gebäcke, Pudding, Cremespeisen, Eis, Schokolade, Bonbons u.a. Süßigkeiten; bei Säuglingsmilchnahrungen unbedingt auf die Deklaration achten wegen der Veränderungen, die sich aus der EG-Richtlinie ergeben haben! Ballaststoffzufuhr nicht zu decken.

Fett: Nach den altersentsprechenden Richtwerten.

Vitamine: Wegen des Mangels an Obst und Gemüse nicht zu decken! Wasserlösliche Vitamine substituieren!

Häufige kleine Mahlzeiten; küchentechnische Zubereitung: Brot und Backwaren selbst backen aus niedrig ausgemahlenen Mehlen ohne Schalenanteile und ohne Keimlinge.

Hereditäre Störungen des Galaktosestoffwechsels

Stoffwechsel der Galaktose

Der intermediäre Stoffwechsel der Galaktose (Abb. 8.5) beginnt mit ihrer Phosphorylierung zu Galaktose-1-phosphat in Gegenwart des Enzyms Galaktokinase. Der nächste Schritt besteht in der Bildung von Uridindiphosphat(UDP)-Galaktose und Glucose-1-phosphat, katalysiert durch das Enzym Galaktose-1-phosphat-uridyl-Transferase. In Gegenwart von UDP-Galaktose-4-Epimerase erfolgt die Rückverwandlung von UDP-Galaktose in UDP-Glucose. Die endgültige Einschleusung der Galaktose in den Stoffwechsel erfolgt demnach über die Bildung von Glucose-1-phosphat. Galaktose kann außerdem in Gegenwart von Aldose-Reduktase zum entsprechenden Alkohol, dem Galaktitol, reduziert werden.

Hereditäre Störungen

Es sind 3 hereditäre Störungen bekannt, die in unterschiedlichen Schweregraden auftreten:

- Galaktokinase-Mangel.
- Galaktose-1-phosphat-uridyl-Transferase-Mangel, sog. Galaktosämie.
- UDP-Galaktose-4'-Epimerase-Mangel.

Aus den von 1969 bis 1993 in Deutschland im Rahmen des Massenscreenings von Neugeborenen erhobenen Daten ergibt sich für die Galaktosämie eine Häufigkeit von 1:40 000. Diese wird für den

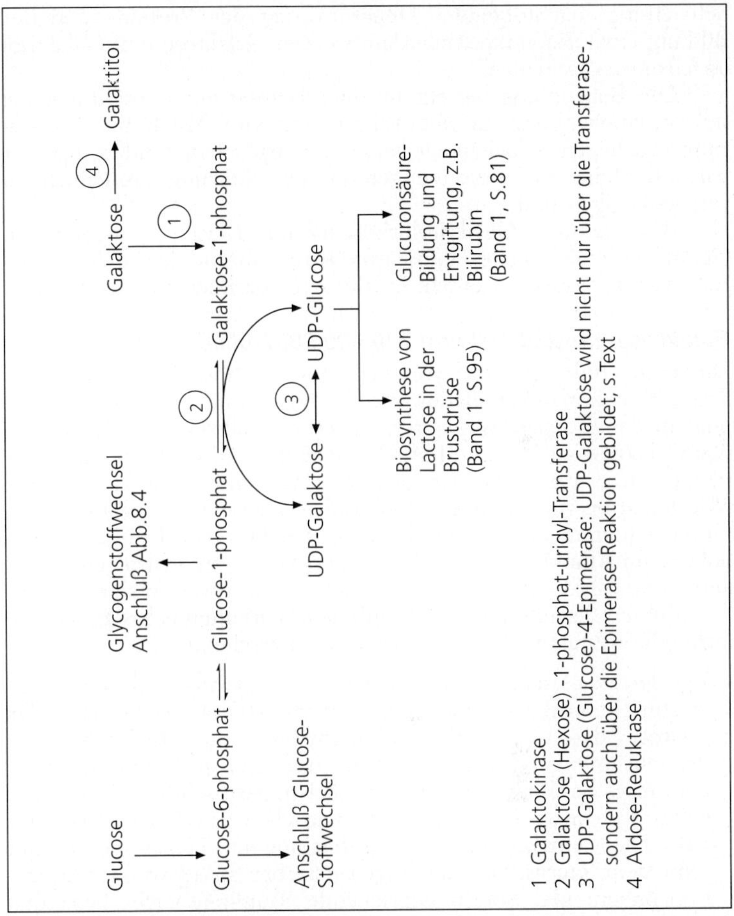

Abb. 8.5 Stoffwechselwege der Galaktose – schematische Darstellung

Galaktokinase-Mangel in der internationalen Literatur mit etwa 1:400 000 angegeben. Für den Epimerase-Mangel liegen Einzelfallbeschreibungen vor.

Galaktokinase-Mangel: 230 200

Die als Folge des Enzymdefektes nicht phosphorylierte Galaktose akkumuliert in Körperflüssigkeiten und wird teilweise zu Galaktitol reduziert, u.a. in der Augenlinse. Dies führt zu osmotisch bedingter

Schwellung, nachfolgender Denaturierung der Proteine und der Bildung einer Katarakt. Außerdem werden Galaktose und Galaktitol im Urin ausgeschieden.

Die Behandlung besteht in einer lactosefreien Ernährung, die sich möglicherweise auf die Elimination von Milch beschränken kann. Es liegen jedoch noch keine systematischen Studien darüber vor, ob kleine Galaktosemengen in der Nahrung tatsächlich zu vernachlässigen sind.

Bei alleiniger Galaktitolerhöhung mit Linsenschädigung von Geburt an müßte eine galaktosearme Kost während der beiden ersten Lebensjahre versucht werden. Erfahrungen darüber liegen kaum vor.

Galaktosämie: 230 400 und 230 400 0001-0006

Die mangelnde Aktivität von Galaktose-1-phosphat-uridyl-Transferase führt zur Akkumulation von Galaktose und Galaktose-1-phosphat in den Körperflüssigkeiten, außerdem teilweise zur Reduktion von Galaktose zu Galaktitol. Als Ursache der toxischen Organschädigungen, u.a. Störungen der Leberfunktion und Katarakt, wird die Akkumulation von Galaktose-1-phosphat angesehen. Eine Reihe von Untersuchungen hat sich mit der Frage befaßt, ob auch andere Metabolite zum Krankheitsbild und besonders zu dessen Spätfolgen beitragen, ohne daß die Ergebnisse abschließend zu bewerten sind.

Bei der Galaktosämie sind zahlreiche Varianten bekannt, die sich durch die Restaktivität der Transferase unterscheiden:

- Bei der „klassischen“ Form läßt sich in Erythrozyten oder kultivierten Hautfibroblasten keine Enzymaktivität nachweisen. Da Lactose das wesentliche Kohlenhydrat von Milchnahrungen darstellt und von der ersten Milchfütterung an aufgenommen wird, kommt es bei homozygoten Merkmalsträgern schon am Ende der ersten Lebenswoche zu einem dramatischen Krankheitsverlauf mit Erbrechen, erheblicher Gewichtsabnahme und Hepatomegalie mit schwerem Ikterus. Die Säuglinge versterben an Sepsis oder Aspirationspneumonie. Sofern überlebende Säuglinge nicht behandelt werden, entwickeln sich chronische Leberschädigungen mit Cirrhose, geistige Retardierung und eine Katarakt.
- Bei den als „compound“-heterozygot bezeichneten Merkmalsträgern (Duarte-und Galaktosämie-Allelen) finden sich in den Erythrozyten bis zu 75% der normalen Enzymaktivität.

Die Behandlung der klassischen Form besteht in einer strikt lactose- und galaktosefreien Ernährung. Bei „compound“-heterozygoten Merkmalsträgern normalisieren sich erhöhte Blutgalaktosewerte innerhalb von einigen Wochen oder Monaten unter der Ernährungsbehandlung.

Lactose-und galaktosefreie Diät

Galaktose ist, gebunden in Form von Galaktosylresten, weit verbreitet, u.a. in Galaktolipiden und Galaktanen in Zellwänden von tierischen bzw.pflanzlichen Lebensmitteln.

Als Disaccharid Lactose kommt Galaktose in allen Säugetiermilchen, also auch in Frauenmilch und in Kuhmilch, vor (Band 1, S. 95). Sie findet sich demnach auch in den aus oder mit Kuhmilch hergestellten Erzeugnissen.

In pflanzlichen Lebensmitteln lassen sich außerdem Oligosaccharide nachweisen, die Galaktose als Baustein enthalten, u.a. Stachyose in Sojabohnen.

Bisher ist nicht sicher bekannt, in welcher Menge Galaktosylreste aus hochmolekularen Verbindungen in Lebensmitteln bei der Darmpassage bzw. durch die Mikroflora des Darmes oder durch Durchfallerreger freigesetzt werden. Nur mit einer Hochrechnung läßt sich abschätzen, daß selbst bei einer streng „galaktosefreien" Ernährung pro Tag etwa 100mg Galaktose aufgenommen werden, die als Galaktosylreste aus hochmolekularen Nahrungsbestandteilen oder als „freie" Galaktose aus Obst und Gemüse stammen. Demnach läßt sich in der Praxis nur eine möglichst galaktosearme Ernährungsweise anstreben. Damit hängt auch zusammen, daß selbst bei optimaler Kontrolle der Ernährungsmaßnahmen der Galaktose-1-phosphat-Gehalt der Erythrozyten nicht auf den Normalwert <2mg/dl absinkt und sich auch Galaktitol in erhöhter Konzentration nachweisen läßt.

Krankheitsspezifische Nährstoffzufuhr

Energie: Nach altersentsprechenden Richtwerten

Eiweiß: Nach altersentsprechenden Empfehlungen unter strikter Vermeidung von Milch und allen aus oder mit Milch hergestellten Erzeugnissen; auf Milchpulververwendung bei industriell hergestellten Lebensmitteln achten!

Kohlenhydrate: Nach altersentsprechenden Richtwerten unter strikter Vermeidung der Lactosezufuhr, auch in „verborgener" Form, in industriell hergestellten Lebensmitteln oder in Arzneimitteln; Obst und Gemüse enthalten sog. „freie" Galaktose (Tab. 8.**9**); Ballaststoffzufuhr durch Getreideerzeugnisse (Zubereitung ohne Milch) im allgemeinen zu decken.

Fett: Reine Pflanzenmargarine (ohne Milchpulver), pflanzliche Öle.

Vitamine: Zufuhr an Vitamin D_3 in lactosefreier Form.

Mineralstoffe: Wegen der mangelnden Zufuhr an Milch und Milchprodukten wird Calcium zum kritischen Nährstoff und muß in lactosefreier Form substituiert werden!

Es ist dringend notwendig, im Zweifelsfall beim Hersteller nachzufragen, da sich nicht alle Einzelheiten der Zusammensetzung zwangsläufig aus der Deklaration ergeben müssen.

Tabelle 8.9 Gehalt an „löslicher" Galaktose in Obst, Gemüse und Salatpflanzen[1)]

mg „lösliche" Galaktose/ 100g Frischgewicht	**Obst**	**Gemüse Salatpflanzen**
Nicht nachweisbar bis 5mg	– Apfelsinen (Orangen) – Aprikosen – Grapefruit – Honigmelonen – Weintrauben (grün)	– Artischocken – Auberginen – Avokado – Blumenkohl – Champignons – Erbsen, grün – Gurken – Kartoffeln – Kohlsorten – Kopfsalat – Maiskörner – Oliven, grün – Radieschen – Rote Beete – Sellerie – Spargel – Spinat – Zucchini
6–10mg	– Äpfel – Bananen – Birnen – Kiwi	– Broccoli – Karotten (Möhren) – Kürbis – Rosenkohl – Süßkartoffeln – Zwiebeln
11–20 mg	– Datteln – Wassermelonen	
>21 mg	– Papaya	– Tomaten

[1)] Zusammengestellt nach Gross, K.C., P.B. Acosta: Fruits and Vegetables are a Source of Galactose: Implications in Planning the Diets of Patients with Galactosaemia. J. Inher. Metab.Dis. 14 (1991) 253–258; Werte gerundet

Sofern eine Frau bereits ein an Galaktosämie erkranktes Kind hat, wird bei erneuter Schwangerschaft die Einhaltung einer lactose- und galaktosearmen Ernährung empfohlen, um eine Schädigung des Feten zu vermeiden. Doch wird auch berichtet, daß diese Maßnahme ohne Einfluß auf den Stoffwechsel des Kindes ist, da dessen Schädigung postnatal jederzeit einsetzen kann.

Prognose

Einige Langzeitstudien über die Behandlung von Kindern mit klassischer Galaktosämie haben gezeigt, daß trotz frühzeitigem Behandlungsbeginn und guter Einhaltung der Diätmaßnahmen die Ergebnisse unbefriedigend sind. Bereits 1970 wurde erstmals darauf hingewiesen, daß die mentale Entwicklung der Kinder unter dem Durchschnitt der Allgemeinbevölkerung lag. Seitdem mehren sich die Berichte in der Literatur, wonach es mit zunehmendem Alter als Ausdruck einer langsam progredienten Hirnschädigung zu einem Abfall des Intelligenzquotienten kommt. Es treten auffällige Störungen der Sprachentwicklung (Dyslalie, Dyspraxie) sowie der visuellen Perzeption, ferner eine Rechenschwäche auf. Bei weiblichen Patienten zeigt sich ein hypergonadotroper Hypogonadismus mit ovarieller Atrophie. Daher sind auch nur selten Schwangerschaften beobachtet worden.

Für diese langfristig unbefriedigenden Behandlungsergebnisse werden mehrere Gründe angeführt:

- Wegen der diätetisch nicht durchführbaren vollkommen „galaktosefreien" Ernährung wird zurückverwiesen auf S. 287.
- UDP-Galaktose wird nicht nur aus Galaktose-1-phosphat über die Transferase-Reaktion gebildet, sondern auch aus UDP-Glucose über die Epimerase-Reaktion (Abb. 8.**5**). Dies wird als „Selbstvergiftung" mit Galaktose gedeutet. Als weitere endogene Quelle kommt der Abbau von Glycoproteinen und komplexen Lipiden, die Galaktosylreste enthalten, infrage.

Noch offen ist, ob ein Mangel an Uridindiphosphat-Galaktose für die Langzeitkomplikationen der Galaktosämie mitverantwortlich ist und ob die Gabe von Uridin die Prognose verbessert.

UDP-Galaktose-4-Epimerase-Mangel: 230 350

Der Epimerase-Defekt kommt in zwei Verlaufsformen vor:

- Eine milde Form, bei der möglicherweise nur die Erythrozyten von der mangelnden Enzymaktivität betroffen sind.
- Eine schwere Form, bei der der Enzymdefekt möglicherweise zahlreiche Gewebe betrifft.

Nach den wenigen bisher vorliegenden Erfahrungen scheint die milde Form keiner diätetischen Behandlung zu bedürfen. Jedoch soll die psychomotorische Entwicklung der Betroffenen unter Kontrolle behalten werden.

Dagegen erwies sich die Behandlung der schweren Verlaufsformen als schwierig. Da die Patienten Galaktose nicht aus Glucose synthetisieren können (Abb. 8.**5**), werden sie „galaktoseabhängig" für die Biosynthese von Galaktolipiden und Galaktoproteinen. Berichtet wird über die Entwicklung von Taubheit und geistiger Retardierung.

Als Maßnahme ist eine lactose-und galaktosearme Diät erforderlich, deren Galaktosezufuhr durch biochemische Parameter kontrolliert werden muß, und zwar Galaktose-1-phosphat und möglichst UDP-Galaktose.

9 Hereditäre Störungen des endogenen Lipidstoffwechsels

Endogener Lipidstoffwechsel

Der endogene Lipidstoffwechsel beginnt mit der Aufnahme der Chylomikronen-Remnants (S. 139) über deren Apoprotein E in die Leberzellen durch Bindung an die Apo-E-Rezeptoren. Dieser Lipidstoffwechsel betrifft im wesentlichen die Triglyceride bzw. freien Fettsäuren sowie das Cholesterol. Über die einzelnen Lipoproteinfraktionen (Tab. 6.**4**) bleiben diese Komponenten miteinander gekoppelt, wenn auch in sich verändernden prozentualen Anteilen.

Stoffwechsel der Triglyceride und freien Fettsäuren

Die in den Lipoproteinen gebundenen Triglyceride stammen aus verschiedenen Quellen (Abb. 9.**1**):

- Der Abbau der Chylomikronen in Gegenwart von Apo CII als Kofaktor der endothelgebundenen Lipoproteinlipase wurde bereits im Rahmen des exogenen Lipidtransportes (S. 139) dargestellt.
- Die Leber entnimmt dem Plasma freie Fettsäuren und synthetisiert Triglyceride, vermutlich 30-50g/Tag beim Erwachsenen. Normalerweise findet in der Leber keine Fettspeicherung statt, so daß die Triglyceride zusammen mit Apoproteinen B, C und E als VLDL in die Lebervenen sezerniert werden. Die wesentlichen Zielorgane sind Fettgewebe und Muskulatur.
- Als Lipacidogenese wird ein in Leber und Fettgewebe ablaufender Prozeß bezeichnet, bei dem aus Kohlenhydraten, z.B. Glucose und Fructose, über Acetyl-CoA und verschiedene Zwischenstufen schließlich Triacylglycerole gebildet werden. Bei steigendem Kohlenhydratverzehr erreicht zunächst die Glucoseoxidation mit 400-500g/Tag ein Maximum. Eine über etwa 500 g/Tag hinausgehende Zufuhr an Kohlenhydraten führt zur Lipacidogenese und schließlich zur meßbaren Fettakkumulation.

Unabhängig von ihrer Herkunft unterliegen die Triglyceride der Aktivität der Lipoproteinlipase , so daß freie Fettsäuren entstehen, die in zwei Richtungen umgesetzt werden:

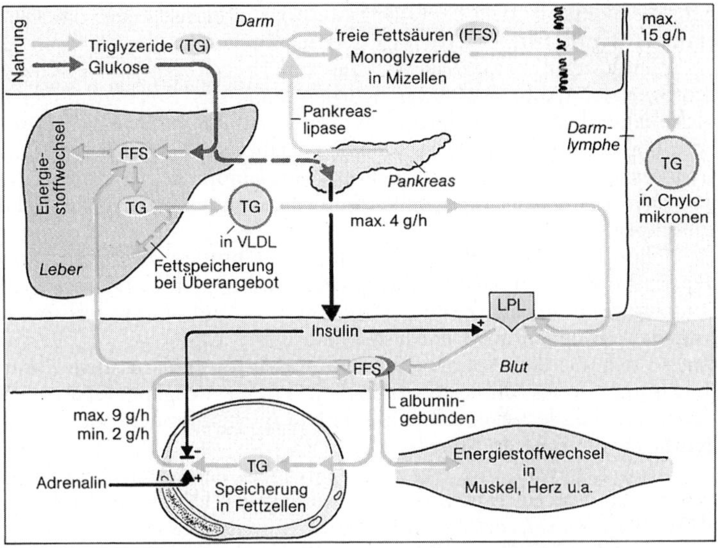

Abb. 9.**1** Stoffwechselwege der Triglyceride und freien Fettsäuren – schematische Darstellung (Anschluß an Abb. 6.**1**) (aus Silbernagl, S., A. Despopoulos: Taschenatlas der Physiologie, 4. Aufl. Thieme, Stuttgart 1991 [Abb. B, S. 221])
TG = Triglyceride
FFS = Freie Fettsäuren

- Energielieferung in der Muskulatur und anderen Organen durch Abbau in den Mitochondrien (β-Oxidation der Fettsäuren, S. 307ff).
- Energiespeicherung durch Veresterung zu Triglyceriden im Fettgewebe (Lipogenese) und Abbau bei verminderter Nahrungszufuhr oder erhöhtem Energiebedarf.

Auch bei diesen Umbauvorgängen fallen wieder Remnants an, die teilweise die Leber aufnimmt, die aber vermutlich etwa zur Hälfte über Zwischenstufen in LDL übergehen.

Eine hyperkalorische Ernährung führt aufgrund unterschiedlicher metabolischer Vorgänge zur Fettablagerung, gleichgültig, ob die Triglyceride letztlich aus Nahrungsfetten oder aus Kohlenhydraten stammen.

Stoffwechsel des Cholesterols

Das als Begleitstoff von Lebensmitteln tierischer Herkunft mit der Nahrung aufgenommene freie oder veresterte Cholesterol (Band 1, S. 34) wird zu 20-50% resorbiert und gelangt mit den Chylomikronen-Remnants in die Leber. Das Sterolgrundgerüst kann außerdem endogen synthetisiert werden (S. 224 u. Abb. 7.**7**).

Cholesterol bzw. dessen Ester unterliegen einem vielseitigen Stoffwechsel (Abb. 9.**2**): Der Körper kann das Sterolgrundgerüst nicht katabolisieren, sondern muß es in Form von neutralen Sterolen oder Gallensäuren (S. 51) ausscheiden. Daher sind Transportsysteme erforderlich, die Cholesterol in Form von Lipoproteinen zu extrahepatischen und endokrinen Zellen befördern und es wieder zur Leber zurückbringen.

Hauptvehikel für die Anlieferung der Cholesterolester an extrahepatische Zellen mit LDL-Rezeptoren sind die LDL. Diese werden endozytotisch in die Zellen aufgenommen und durch lysosomale Enzyme, zu denen auch die lysosomale saure Lipase gehört, gespalten, so daß aus den Apoproteinen Aminosäuren und aus den Cholesterolestern freies Cholesterol anfallen. Dieser Vorgang versorgt die Zellen mit Cholesterol, z.B. zum Einbau in Membranen oder für die Synthese von anderen Sterolen.

Den Rücktransport von überschüssigem Cholesterol zur Leber (reverse cholesterol transport) vermitteln die HDL: Beim Einbau in HDL-Präkursoren erfolgt im Plasma in Gegenwart des Enzyms Lecithin-Cholesterolacyl-Transferase (LCAT) die Umwandlung des Cholesterols in dessen Ester. Dabei wird auch Cholesterol aus Chylomikronen-und VLDL-Remnants sowie aus abgestorbenen Zellen übernommen und verestert. Die Cholesterolester der HDL können wieder über VLDL auf LDL übertragen sowie durch Endocytose von den Hepatocyten aufgenommen werden. Hohe HDL-Konzentrationen bewirken also einen schnellen Abtransport der Cholesterolester.

Nahrungscholesterol und endogene Cholesterolsynthese werden normalerweise auf 3 Ebenen geregelt:

- Eine erhöhte Zufuhr geht mit verminderter Resorption im Darm einher.
- Eine Ernährungsweise, die reich an Cholesterol und gesättigten Fettsäuren ist, führt zur Verminderung der LDL-Rezeptor-Aktivität. Dadurch kommt es zur verringerten Aufnahme von LDL-Cholesterol aus dem Plasma in die Zelle, gefolgt von einem Anstieg der Cholesterolkonzentration im Plasma. Außerdem nimmt die Aktivität der LDL-Rezeptoren mit zunehmendem Lebensalter ab.
- Das Schlüsselenzym der endogenen Cholesterolsynthese stellt die 3-Hydroxy-3-methyl-glutaryl(HMG)-CoA-Reduktase dar: Bei ausreichender Konzentration in der Zelle unterdrückt Cholesterol seine eigene Biosynthese, indem es als Repressor auf dieses Enzym wirkt. Gleichzeitig findet eine reziproke Stimulierung der Cholesterolestersynthese statt.

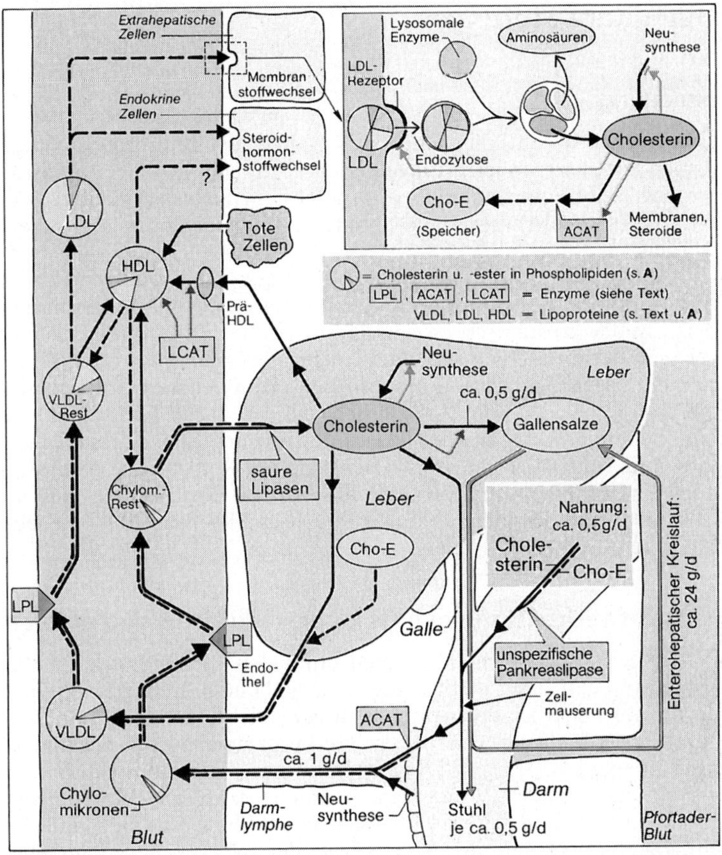

Abb. 9.**2** Stoffwechselwege des Cholesterols – schematische Darstellung (Anschluß an Abb. 6.**1**). Erläuterung der Abkürzungen im Text (aus Silbernagl, S., A. Despopoulos: Taschenatlas der Physiologie, 4. Aufl. Thieme, Stuttgart 1991 [Abb. B, S. 223])

Da der Körper ständig geringe Mengen des Cholesterolgrundgerüstes für körpereigene Biosynthesen benötigt, hält die Leber stets einen gewissen Bestand aufrecht.

Die Aufnahme mit der Nahrung liegt in Abhängigkeit von den Ernährungsgewohnheiten bei 300-800mg/Tag. Wegen der körpereigenen Umsetzungen wird zurückverwiesen auf die Fußnote in Abb. 4.**1**.

Hereditäre Störungen

Einleitung

Dieser außerordentlich komplexe, vorstehend nur in groben Zügen dargestellte und in vielen Einzelheiten noch nicht geklärte Lipidstoffwechsel unterliegt zahlreichen genetisch bedingten Störungen, die teils autosomal-rezessiv und teils autosomal-dominant vererbt werden.

Auch heute wird für diese Störungen noch gelegentlich die früher übliche Einteilung in „Typen" benutzt, die auf der Anamnese, der Lipidelektrophorese sowie Plasmatriglycerid-und Cholesterolspiegeln beruhte. Doch sind jetzt einige Störungen ganz oder teilweise molekulargenetisch und biochemisch charakterisiert. Insbesondere bei den Typen IV und V zeigt sich, daß sie durch Umweltfaktoren und Sekundärerkrankungen beeinflußbar sind. Die Zusammenstellung in der Tab. 9.**1** geht vereinfacht von der Reihenfolge des Auftretens der einzelnen Lipoproteinfraktionen im Stoffwechsel aus und berücksichtigt, soweit vorhanden, die Klassifizierung auf biochemischer Basis.

Fettstoffwechselstörungen als kardiovaskuläre Risikofaktoren

Fettstoffwechselstörungen nehmen unter den kardiovaskulären Risikofaktoren eine zentrale Stellung ein. Die heutige Lehrmeinung geht davon aus, daß Lipoproteine niedriger Dichte in der Gefäßwand durch freie Radikale, über deren Herkunft noch wenig bekannt ist, oxidiert werden. Diese LDL-Partikel binden sich an sog. „Scavenger"(Radikalfänger)-Rezeptoren, werden dann in Makrophagen aufgenommen und leiten schließlich die Bildung von Schaumzellen ein. Letztere werden als erster Schritt der Atherogenese angesehen. Es gibt Hinweise, daß die Anfälligkeit der LDL-Partikel von ihrem Fettsäuremuster abhängt (S. 301).

Normalerweise vollzieht sich die Atherogenese innerhalb von Jahrzehnten und bleibt lange Zeit symptomlos. Symptomatisch wird sie erst dann, wenn durch eine Verengung von Gefäßlumen die abhängigen Körperpartien einer Mangelversorgung mit Sauerstoff und Nährstoffen unterliegen.

Aus der Übersicht in der Tab. 9.**1** ergibt sich jedoch, daß einige hereditäre Störungen des Lipidstoffwechsels mit frühzeitiger Atherosklerose einhergehen, besonders ausgeprägt z.B. bei der familiären Hypercholesterolämie. Außerdem haben zahlreiche Studien ergeben, daß Kinder, Jugendliche und junge Erwachsene schon Lipidwerte im Risikobereich aufweisen können:

- Autopsiestudien zeigten, daß sich bei Adoleszenten in Abhängigkeit vom LDL-Cholesterolspiegel bereits Ablagerungen in den Arterienwänden („fatty streaks“) finden und daß die Atherogenese häufig sogar im Kindesalter beginnt.
- Kinder mit erhöhtem Plasmacholesterol, hauptsächlich LDL-Cholesterol, kommen häufig aus Familien mit vorzeitigem („premature“) Auftreten von kardiovaskulären Erkrankungen (koronare Herzkrankheit, akuter Myokardinfarkt), definiert als dokumentierte Erkrankung im Alter von 55 Jahren oder jünger.
- Kinder und Jugendliche mit hohem Cholesterolspiegel weisen häufiger als die Durchschnittsbevölkerung auch als Erwachsene hohe Konzentrationen auf.

Die Fülle der vorhandenen Befunde hat dazu geführt, daß nicht nur Empfehlungen zur Diagnostik und Behandlung von Fettstoffwechselstörungen bei Erwachsenen gegeben werden, sondern auch für das diagnostische Vorgehen und die Intervention bei Hyperlipidämien im Kindesalter.

Definition der Risikopatienten

Die heutigen Definitionen gehen davon aus, daß keine isolierte Betrachtung eines einzelnen Risikofaktors möglich ,sondern stets deren Gesamtheit zu bewerten und zu behandeln ist. Das Risiko einer koronaren Herzkrankheit steigt mit dem Grad der Ausprägung und dem Vorliegen weiterer Faktoren an. Es werden klassifiziert:

- Primäre Hyperlipidämien, unterteilt in:
  + Hypercholesterolämie,
  + kombinierte Hyperlipidämie mit Hypercholesterol- und Hypertriglyceridämie,
  + Hypertriglyceridämie.
- Sekundäre Hyperlipidämien als Folge einer anderen Grundkrankheit, z. B. Diabetes mellitus, Hypothyreose, Glucose-6-Phosphatase-Enzym-Komplex-Mangel (S. 274) und chronische Niereninsuffizienz (S. 342).

Die Empfehlungen einer deutschen Expertenrunde „Hyperlipidämien im Kindesalter“ zum Screening und diagnostischen Vorgehen zur Erfassung der Risikopatienten sowie zur Intervention sind in Tab. 9.2 zusammengestellt.

Es empfiehlt sich, Kinder und Jugendliche, bei denen keine Familienanamnese vorliegt, bei denen aber andere Risikofaktoren bekannt sind, z.B. Übergewicht, Hypertonie, Rauchen und Verzehr von großen Mengen Fett mit hohem Gehalt an gesättigten Fettsäuren, im Hinblick auf die Plasmalipide ebenfalls sorgfältig zu überwachen.

Tabelle 9.1 Hereditäre Störungen des endogenen Lipidstoffwechsels[1]

Klasse	VLDL		IDL
Hereditäre Störungen	Familiäre Hypertriglycerid-ämie	– Hyperlipoprotein-ämie – Hyperlipidämie	– Hyperlipo-proteinämie – Dysbetalipo-proteinämie
Typ-Bezeichnung	IV	V	III
McKusick-Nummer	145750 144600	144650 238400	107741 107741.0001–0013
Triglyceride	erhöht	erhöht	erhöht (β-VLDL)
Cholesterol	normal oder erniedrigt	normal oder leicht erhöht	erhöht
Glucosetoleranz	häufig erniedrigt	häufig erniedrigt	häufig erniedrigt
Xanthome	tuberoeruptiv	tuberoeruptiv	plan, tuberoeruptiv
Erläuterungen	– Erhöhte hepatische Triglycerid- und Apo B100-Synthese – heterogene Erkrankung – Phänotyp durch Umweltfaktoren (Kohlenhydrat- und Alkoholkonsum) und Sekundärerkrankungen beeinflußt	– Störung des Katabolismus der VLDL (?) – Phänotyp-Beeinflussung s. nebenstehend	– Durch Defekt im Apoprotein E gestörte Bindung von Chylomikronen- und VLDL-Remnants an hepatische Lipoproteinrezeptoren – Sekundär durch andere Grundkrankheiten (Hypothyreose; systemischer Lupus erythematosus u.a.) – frühzeitige koronare Herzerkrankung

[1] Zusammensetzungsmerkmale der Lipoproteine s. Tab. 6.**4**

Ernährungsmaßnahmen bei Hyperlipidämien

Grundlagen der Ernährungsbehandlung

Seit dem Anfang der sechziger Jahre, als die ersten Empfehlungen zur Durchführung sog. „lipidsenkender Diäten" erschienen, sind diese mehrfach überarbeitet worden. In den achtziger Jahren gab es

Tabelle 9.1 Hereditäre Störungen des endogenen Lipidstoffwechsels (Fortsetzung)

Klasse	LDL	
Hereditäre Störungen	Familiäre Hypercholesterolämie	Hyperlipoproteinämie
Typ-Bezeichnung	IIa (LDL-Rezeptor)	IIb
McKusick-Nummer	143890 143890.0001–0044	144400
Triglyceride	normal	erhöht
Cholesterol	erhöht: – Heterocygote 250–450mg/dl – Homocygote >500mg/dl	erhöht
Glucosetoleranz	normal	häufig erniedrigt
Xanthome	tendinös, tuberös	tendinös, tuberös
Erläuterungen	– Häufigkeit: + Homocygote 1:1 Million + Heterocygote 1:500 – Defekt des Zellmembranrezeptors für LDL: + negativ: <2% der normalen Aktivität + defektiv: 2–30% der normalen Aktivität + heterocygot: 50% der normalen Aktivität – 4 funktionelle Möglichkeiten der Rezeptorstörung (Synthese, Transport, Bindung und Einschleusung) – Bei Homocygoten schwere atherosklerotische Veränderungen – Tod in der Kindheit durch Herzinfarkt	– Im Gegensatz zu Typ IIa biochemisch nicht ausreichend charakterisiert – keine Rezeptorstörung – Regulationsstörung der HMG-CoA-Reduktase (?) – Atherosklerose

schließlich eine Einteilung in 5 verschiedene Hyperlipämie-Diäten, die der der sog. „Typen“ entsprach. Im Jahre 1992 wurde diese Klassifikation von der Europäischen Atherosklerose-Gesellschaft sowie im Rahmen einiger Konsensus-Konferenzen zugunsten von praxisgerechten Ernährungsempfehlungen aufgegeben.

Bei der Behandlung der primären Hyperlipidämien wird zunächst grundsätzlich von nichtmedikamentösen Maßnahmen ausgegangen. Im Mittelpunkt stehen dabei eine Gewichtsreduktion

Tabelle 9.1 Hereditäre Störungen des endogenen Lipidstoffwechsels (Fortsetzung)

Klasse	HDL	
Hereditäre Störungen	Hypoalphalipoproteinämie	– Wolman-Syndrom – Cholesterolester-Speicherkrankheit
McKusick-Nummer	107 680 107 680.0001-0015	278 000
Erläuterungen	– Apo AI wesentliches Apoprotein von HDL – Kofaktor für LCAT – Verschiedene Krankheitsbilder + Familiäre Hypoalphalipoproteinämie: biochemisch nicht definiert; Prä-pro-Apo AI-Defekt (?) + Tangier-Krankheit (205 400): strukturelle AI-Mutation (?) + LCAT-Mangel (245 900): niedrige Enzymaktivität – für keine dieser Erkrankungen Ernährungsbehandlung bekannt	– 2 allele (?) Erkrankungen, die möglicherweise durch Mutationen eines Gens auf Chromosom 10 verursacht werden: + schwere früh einsetzende Form: Wolman-Syndrom + mildere spät einsetzende Form: Cholesterolester-Speicherkrankheit – Ernährungsbehandlungen nicht bekannt

bei vorhandenem Übergewicht sowie Veränderungen im Ernährungsverhalten. Bei den sekundären Hyperlipidämien muß die Behandlung des Grundleidens erfolgen.

Vor einer allgemeinen oder gezielten Intervention ist ein vollständiges Lipidprofil (nüchtern) mit Gesamtcholesterol, Triglyceriden, LDL und HDL zu erheben. Erkrankungen, die Ursache einer sekundären Hyperlipidämie sein können, sind dabei auszuschließen.

Hypertriglyceridämie

Es ist bisher nicht eindeutig geklärt, ob eine Hypertriglyceridämie einen unabhängigen Risikofaktor für eine koronare Herzkrankheit darstellt. Doch geht sie häufig mit niedrigem HDL-Cholesterol und in dieser Kombination mit einem erhöhten Risiko einher.

Wichtigstes Behandlungsziel von Ernährungsmaßnahmen ist die Normalisierung des Körpergewichtes. Dazu gehört auch ein der körperlichen Leistungsfähigkeit angepaßtes Ausdauertraining, z.B. Schwimmen, Radfahren und Rudern. Dies führt zum Abbau von Triglyceriden und dem Umsatz freier Fettsäuren als Energielieferanten in der Muskulatur.

Der Konsum an Saccharose (Band 1, S. 174) ist zugunsten komplexer Kohlenhydrate mit hohem Ballaststoffgehalt einzuschrän-

Tabelle 9.2 Empfehlungen einer deutschen Expertenrunde „Hyperlipidämien im Kindesalter“[1)]

Diagnostisches Vorgehen

Gesamtcholesterin	<175 mg/dl:	akzeptabel, bei negativer Familienanamnese keine Konsequenzen, Kontrolle nach 3 bis 5 Jahren
	>175 mg/dl:	Kontrolle nüchtern einschließlich HDL, LDL, Triglyceride; Familienanamnese, in jedem Fall Ausschluß einer Erkrankung, die Ursache einer sekundären Hyperlipidämie sein könnte
	>200 mg/dl:	Zwingende Differentialdiagnostik und gfls. Intervention
bzw. LDL-Cholesterin	>130 mg/dl.	

Screening

- Kein neonatales Massenscreening
- Selektives Screening bei positiver Familienanamnese im Kindergartenalter
- Gesamtcholesterin-Bestimmung als Bestandteil der Vorsorgeuntersuchung U9
- Gesamtcholesterin-Bestimmung als Bestandteil der letzten Reihenuntersuchung in der Schule (unterschiedlich in den einzelnen Bundesländern)
- Cholesterin-Bestimmung in der Untersuchung des Jugendarbeitsschutzes
- Untersuchung bei der Musterung
- „Check-up 18“, wie auch immer möglich

Allgemeine Intervention

- Keine Intervention in den ersten beiden Lebensjahren
- individuelle Beratung für eine fettreduzierte und fettmodifizierte Ernährung

Gezielte Intervention

LDL-Cholesterin	>130 mg/dl: >160 mg/dl:	Ernährungsumstellung und/oder medikamentöse Behandlung
sowie positive Familienanamnese bzw. ab	190 mg/dl:	kurze diätetische Maßnahmen, danach medikamentöse Behandlung

[1)] Klör, K.U.: Hyperlipidämien bei Jugendlichen. Hautnah Pädiatrie 5 (1992) 288–292

ken. Die kurz-und langfristigen Effekte der Fructose auf den Lipidstoffwechsel wurden bereits in anderem Zusammenhang (S. 280) dargestellt.

Hypercholesterolämie

Wenn für die Pathogenese der Atherosklerose heute auch eine Vielzahl von Faktoren herangezogen wird, so stellt doch nach einer weitgehend übereinstimmenden Auffassung eine Erhöhung des Cholesterols, besonders des LDL-Cholesterols, einen Risikofaktor erster Ordnung dar. In einer Vielzahl von kontrollierten und randomisierten Langzeitstudien wurde versucht, den Nutzen einer Senkung erhöhter Cholesterolwerte, u.a. im Hinblick auf die Lebenserwartung, zu objektivieren. Die Ergebnisse derartiger Untersuchungen, in deren Mittelpunkt immer wieder der Stellenwert gesättigter Fettsäuren und des Nahrungscholesterols steht, lösen bis heute kontroverse Diskussionen aus.

Familiäre Hypercholesterolämie

Die Lehrmeinung, wonach Lipoproteinen geringer Dichte eine zentrale Bedeutung bei der Atherogenese zukommt, erfährt eine gewisse Stütze durch die bei der familiären Hypercholesterolämie (Tab. 9.**1**) auftretenden Folgen:

Bei der **homozygoten** Form dieser Erkrankung liegt ein LDL-Rezeptordefekt mit einer Aktivität <2% („negativ“) bzw. zwischen 2 und 30% („defektiv“) der normalen Aktivität vor. Die Krankheit manifestiert sich bereits innerhalb der beiden ersten Lebensjahre mit massiver Hypercholesterolämie (>500mg Gesamtcholesterol/dl) sowie mit Haut-und Sehnenxanthomen. Ohne Behandlung versterben die Patienten noch vor Erreichen des 20.Lebensjahres an den Folgen einer Aortenstenose und eines Myokardinfarktes.

Die **heterozygote** Form der Hypercholesterolämie stellt eine der häufigsten angeborenen Stoffwechselerkrankungen überhaupt dar, von der eine Vielzahl von Mutationen bekannt ist. Da die Betroffenen etwa 50% der Rezeptoraktivität besitzen, kann LDL aus der peripheren Zirkulation entfernt werden. Doch liegen die LDL-Plasmakonzentrationen bis zu 3mal höher als in der Allgemeinbevölkerung. Die heterozygote Form verläuft im allgemeinen bis zum Erwachsenenalter asymptomatisch, äußert sich aber in schweren Fällen (10-15% der Betroffenen im Alter zwischen 10 und 19 Jahren) in Xanthomen, im allgemeinen zuerst an der Achillessehne. Schon vom 3.Lebensjahrzehnt an kann sich eine koronare Herzkrankheit entwickeln.

Trans-Fettsäuren

Die in verschiedenen Lebensmitteln vorkommenden Trans-Fettsäuren (Band 1, S. 30 u. 205) sind mehrfach mit dem Plasmacholesterol in Beziehung gebracht worden. Die höchsten Gehalte finden sich mit maximal 10,6% in Margarine, 11% in Nougatcremes, 5,4% in Butter, 4% in Käse und 6,4% in Wurst.

Besonders kontrovers werden die 1993 veröffentlichten Ergebnisse der „Nurses Study" diskutiert, bei der in den USA etwa 85 000 Krankenschwestern über einen Zeitraum von 8 Jahren mit dem Ziel beobachtet wurden, Korrelationen zwischen der Aufnahme von trans-Fettsäuren mit der Nahrung und dem Risiko koronarer Herzerkrankung herzustellen. Doch zeigen diese und andere Studien, auch aufgrund methodischer Mängel, daß es bisher nicht möglich ist, spezifische Effekte der trans-Fettsäuren nachzuweisen. Doch kann die Zufuhr von trans-Fettsäuren mit der Nahrung durch geeignete Lebensmittelauswahl reduziert werden.

Einfluß der Mahlzeitenhäufigkeit auf die endogene Cholesterolsynthese

Ein erheblicher Anteil des Cholesterols wird endogen synthetisiert. An der Steuerung dieser Synthese sind verschiedene Hormone beteiligt, darunter Insulin und das von der Darmschleimhaut freigesetzte glucoseabhängige insulinotrope Polypeptid (GIP). Diese unterliegen in Analogie zum Blutzuckerspiegel starken Schwankungen in Abhängigkeit von der Häufigkeit der Mahlzeiten. Aus Untersuchungen an gesunden Probanden ergeben sich Anhaltspunkte, daß mehrere kleine Mahlzeiten zu parallelen Verschiebungen von Insulin, GIP und endogener Cholesterolsynthese führen und sich günstig auf den Cholesterolspiegel auswirken.

Restitution der LDL-Rezeptor-Aktivität

Eine Reihe von Untersuchungen in den vergangenen Jahren hat gezeigt, daß die LDL-Rezeptor-Aktivität mit den Nahrungsfettsäuren zusammenhängt und daß ein erhöhtes Angebot an gesättigten Fettsäuren zu einer Suppression der Aktivität führt. Dagegen bewirken einfach und mehrfach ungesättigte Fettsäuren eine Restitution der LDL-Rezeptor-Aktivität. Außerdem sprechen erste Anzeichen für eine geringere Oxidation der LDL in Gegenwart von Monoensäuren.

„Lipidsenkende Kost" – Nährstoffzufuhr

Für eine lipidsenkende Kost gelten heute folgende allgemeine Grundsätze:

Energie: Altersentsprechende Energiezufuhr nach den Richtwerten; bei Übergewicht langsames „Hineinwachsen" in die der Körperlänge entsprechende Perzentile (Band 1, S. 231ff).

Eiweiß: Nach altersentsprechenden Empfehlungen; fettarme Eiweißträger; als Ersatz von tierischem Protein auch Sojaprotein (LDL-Cholesterolsenkung), jedoch Methionin als limitierende Aminosäure beachten (Band 1, S. 130).

Kohlenhydrate: Mehr als 50% der Gesamtenergie in Form von hochmolekularen Kohlenhydraten mit gleichzeitig hohem Ballaststoffgehalt; Ballaststoffdichte bei Kindern etwa 12,5g/1 000kcal; ältere Kinder und Jugendliche >30g Ballaststoffe/Tag; Saccharose weitgehend einschränken (nicht mehr als 10% der Energiezufuhr, Band 1, S. 203), besonders bei Hypertriglyceridämie.

Fette: Bei Kindern von 3 bis unter 4 Jahre 30-35% der Energie; ab 4 Jahre etwa 30% der Energie; empfohlene Fettsäurenverteilung: 7-10% gesättigte Fettsäuren, 10-15% einfach ungesättigte Fettsäuren, 7-10% mehrfach ungesättigte Fettsäuren.

Gesättigte Fettsäuren: Verringerung des Anteils an gesättigten Fettsäuren gilt als wichtigste Maßnahme; ausgeprägteste Suppression der LDL-Rezeptor-Aktivität möglicherweise durch Laurin-, Myristin-und Palmitinsäure (vergl. Band 1, Tab. 41); weitere Bestätigung durch experimentelle Untersuchungen erforderlich.

Einfach ungesättigte Fettsäuren: Senkung der Gesamt-und LDL-Cholesterolkonzentration im Plasma durch Ölsäure, jedoch ohne Einfluß auf HDL-Cholesterol; Wirkung wird in Zusammenhang gebracht mit Erhöhung der LDL-Rezeptor-Aktivität.

Mehrfach ungesättigte Fettsäuren: Cholesterolspiegelsenkende Wirkung der Linolsäure seit mehr als 3 Jahrzehnten bekannt; bei Kostformen mit extrem hohen Polyensäuremengen (bis zu 20% der Energie) bei in-vitro-Untersuchungen vermehrte LDL-Oxidation beobachtet, daher Einschränkung auf 7-10% (s.o.); auf gleichzeitig ausreichende Vitamin-E-Zufuhr achten (Band 1, S. 212).

Trans-Fettsäuren: Auf gehärtete Fette möglichst verzichten, auch wenn Cholesterolspiegel-steigernde Wirkung nicht erwiesen.

Nahrungscholesterol: Wirkung auf den Plasmacholesterolspiegel geringer als der der gesättigten Fettsäuren; Verminderung des Cholesterolgehaltes der Kost <300mg/Tag (<100mg/1 000kcal); durch Reduzierung und Modifizierung der Fettzufuhr ergibt sich erniedrigte Cholesterolzufuhr; Begrenzung des Verzehrs von Eiern und Innereien.

Vitamine: Auf ausreichende Zufuhr von Vitaminen mit antioxidativer Wirkung (A, E und C) achten.

Flüssigkeitszufuhr: Wegen des hohen Ballaststoffgehaltes reichliche Flüssigkeitszufuhr, jedoch keine zuckerhaltigen Getränke wegen der unkontrollierten Energiezufuhr (Band 1, S. 179).

Mahlzeitenfolge: Häufige kleinere Mahlzeiten anstelle von wenigen großen (vergl. S. 301).

Küchentechnische Hinweise: Fettarme Zubereitung der Hauptmahlzeiten; Eigelb gfls.gegen cholesterolarmen Ei-Ersatz austauschen; bei Kuchen und Gebäck fett-und zuckerarme Teigarten, z.B. Hefeteig, bevorzugen; ansprechendes Pausenbrot mitgeben; kein Geld für den Kauf von Süßigkeiten.

In der Tab. 9.**3** sind die Richtlinien für eine lipidsenkende Kost der Europäischen Atherosklerose-Gesellschaft auszugsweise zusammengestellt.

Stufen der Intervention

Ausgehend von dem in zahlreichen Untersuchungen erbrachten Nachweis, daß schon bei Kindern und Jugendlichen Risikofaktoren der koronaren Herzkrankheit vorliegen können sowie basierend auf den Ergebnissen von Langzeitstudien an Erwachsenen, daß die Senkung erhöhter Cholesterolspiegel zu einer Verminderung der Morbidität und Mortalität beiträgt, sind nun auch für Kinder und Jugendliche Präventionsstrategien der koronaren Herzkrankheit vorgeschlagen worden. Dabei lassen sich die Ernährungsmaßnahmen bei Kindern und Jugendlichen mit dem Risikofaktor „Hypercholesterolämie“ in zwei Stufen unterteilen (Abb. 9.**3**):

- Allgemeine Intervention – einer sog. „Bevölkerungsstrategie“ entsprechend – mit dem Ziel einer Verbesserung des Ernährungsverhaltens als „Stufe 1“,
- Individuelle Intervention bei positiver Familienanamnese und weiteren persönlichen Risikofaktoren als „Stufe 2“.

Allgemeine Intervention

Die vorstehend in Einzelheiten erläuterte „lipidsenkende Kost“ stellt eine fettreduzierte und fettmodifizierte Mischkost mit erhöhtem Anteil an hochmolekularen Kohlenhydraten und Ballaststoffen dar. Sie entspricht den allgemein anerkannten Empfehlungen für eine gesunde Ernährungsweise (vergl. Band 1, S. 175) und gilt für die Gesamtbevölkerung ab dem Alter von 2 Jahren. Es wird davon ausgegangen, daß in den beiden ersten Lebensjahren im Zusammenhang mit dem Wachstum noch ein geringfügig höherer prozentualer Fettanteil nach den altersentsprechenden Richtwerten gerechtfertigt ist und daß ein Kleinkind eine Übergangsphase bis zum Anschluß an die Erwachsenenkost benötigt.

Im Vergleich zu dieser wissenschaftlich begründeten Ernährungsweise liegt in der derzeitigen Kost von Kindern und Jugendlichen der Gehalt an Gesamtfett mit etwa 40% und der an gesättigten Fettsäuren mit etwa 18% der Gesamtenergie sowie der Cholesterolgehalt mit etwa 170mg/1 000kcal zu hoch. Dagegen ist der Verzehr von mehrfach ungesättigten Fettsäuren mit etwa 5% der Gesamtenergie sowie von Polysacchariden und Ballaststoffen zu niedrig.

Einige Interventionsstudien an Kindern und Jugendlichen haben gezeigt, daß sich kurz- bzw. auch langfristig eine Senkung des Gesamt-und des LDL-Cholesterols erzielen läßt. In den Interven-

Tabelle 9.3 Auszugsweise Richtlinien der Europäischen Arteriosklerose-Gesellschaft für eine lipidsenkende Kost[1)]

Lebensmittelgruppen	Geeignet bzw. in Maßen geeignet	Nicht geeignet
Fleisch und Fleischwaren	– Nur magere Sorten ohne sichtbares Fett – Geflügel und Wild – Spezialwurstsorten <10% Fett	– Durchwachsenes und fettes Fleisch – sichtbares Fett – fette Fleisch- und Wurstwaren – fette Geflügelsorten, z.B. Gans und Ente
Milch und Milchprodukte	– Magermilch und fettarme Milch – Buttermilch, Molke – Magerquark und -joghurt – Magerkäse <10% Fett i.Tr., maximal 30% Fett i.Tr.	– Vollmilch und daraus hergestellte Milchprodukte – Sahne und daraus hergestellte Milchprodukte – fettreiche Käsesorten>30% Fett i.Tr.
Eier	– Eiweiß – Eiersatz	– mehr als 3 Eidotter/ Woche
Fische	– Magerfische, z.B. Kabeljau, Rotbarsch, Scholle	– Fette Sorten, z.B. Aal und Räucheraal
Getreideerzeugnisse	– Vollkornerzeugnisse, z.B. Brot, Flocken, Gebäck, Teigwaren; Vollkornreis	– Gezuckerte Frühstückszerealien – alle fetthaltigen Gebäck- und Kuchensorten
Kartoffeln	– Gekocht oder Ofenkartoffeln – Püree, Knödel	– Fettreiche Zubereitungen, z.B. Bratkartoffeln, Pommes frites
Speisefette und Speiseöle	– Verzehr einschränken! – Olivenöl – Margarine und Öle mit hohem Gehalt an mehrfach ungesättigten Fettsäuren	– Speisefette unbekannter Zusammensetzung – gehärtete Fette

Ganz allgemein gilt:
- Reichlich Gemüse aller Art verzehren; frisch, tiefgefroren; nur schonend und fettarm gegart
- Hülsenfrüchte (Bohnen, Erbsen, Linsen) werden unter den empfehlenswerten Lebensmitteln eingestuft
- Alle Sorten Obst ungezuckert
- Nüsse wegen des hohen Fettgehaltes nur beschränkt oder gar nicht verzehren
- Getränke ungesüßt, gfls. kalorienfreie Süßstoffe (Tab. 10.3)

[1)] Mitteilungen: Prävention der koronaren Herzkrankheit. Ernährungs-Umschau 40 (1993) 456–457

tionsgruppen kommt es außer zur Verbesserung des Ernährungsverhaltens auch zur Zunahme der sportlichen Betätigung und zur Abnahme des Rauchens. Es fehlen jedoch gegenwärtig noch Studien über langfristige Verläufe der Serumcholesterolwerte bei klinisch noch unauffälligen Kindern und Jugendlichen sowie über die Realisierbarkeit und den langfristigen Nutzen der Behandlungsziele.

Bei den gegenwärtigen Durchschnittswerten von 160-190mg Gesamtcholesterol/dl wäre in Zukunft ein hoher prozentualer Anteil von Erwachsenen mit Werten ≥200mg/dl zu erwarten. Doch läßt sich aus den an Erwachsenen durchgeführten Untersuchungen die Schlußfolgerung ableiten, daß schon eine geringfügige, aber langfristig beibehaltene Senkung des Serumcholesterolspiegels einen Nutzen im Hinblick auf eine Prävention der koronaren Herzkrankheit aufweist.

Individuelle Intervention

Das NCEP Expert Panel (Abb. 9.**3**) empfiehlt zur möglichst frühzeitigen Erfassung des Risikos ein selektives Screening nach folgenden Kriterien:

- Kinder, bei deren Eltern oder Großeltern im Alter von 55 Jahren oder jünger eine Koronararteriographie durchgeführt und eine Koronarsklerose bestätigt wurde,
- Kinder, bei deren Eltern oder Großeltern im Alter von 55 Jahren oder jünger dokumentierte Fälle von Herzinfarkt, Angina pectoris, peripherer Gefäßerkrankung, zerebrovaskulärer Erkrankung oder plötzlicher Herztod auftraten,
- Säuglinge bzw. Kinder, bei denen ein Elternteil einen Gesamtcholesterolspiegel von ≥240mg/dl aufweist.

Die Stufe 2 der zu treffenden Ernährungsmaßnahmen unterscheidet sich von der Stufe 1 durch eine weitere Reduktion der Zufuhr gesättigter Fettsäuren auf weniger als 7% der Gesamtenergie und der Cholesterolaufnahme auf weniger als 200mg/Tag. Dies erfordert eine ständige Beratung durch eine Fachkraft sowie eine kontinuierliche Überwachung des Wachstums und der Zufuhr von essentiellen Nährstoffen.

Sofern nach einer 6-12monatigen Ernährungsbehandlung noch folgende Voraussetzungen vorliegen, sollte eine medikamentöse Behandlung eingeleitet werden:

- LDL-Cholesterol ≥190mg/dl.
- LDL-Cholesterol ≥160mg/dl; positive Familienanamnese; Vorliegen von 2 oder mehr der folgenden Risikofaktoren: Übergewicht, Mangel an körperlicher Bewegung, Rauchen, Hypertonie, Diabetes mellitus.

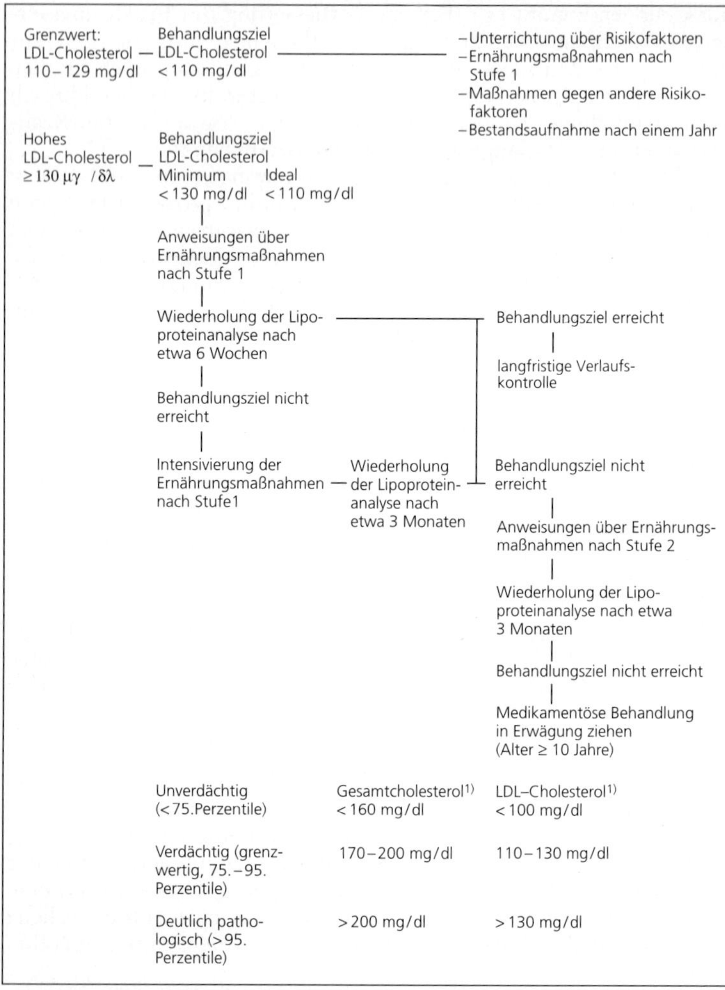

Abb. 9.3 Ernährungsmaßnahmen bei Kindern und Jugendlichen mit dem Risikofaktor „Hypercholesterolämie"[1)]

[1)] National Cholesterol Education Program (NCEP):
Highlights of the Report of the Expert Panel on Blood Cholesterol Levels in Children and Adolescents. Pediatrics 89 (1992) 495–501
Report of the Expert Panel on Blood Cholesterol Levels in Children and Adolescents. Pediatrics 89 (1992) Supplement to Number 3, 525–584

Zunächst soll ein Versuch mit Sitosterol (Band 1, S.35) unternommen werden. Die Behandlung mit dem Anionenaustauscher Cholestyramin ist bei Adoleszenten etabliert. Bei Paticnten >18 Jahre ist auch die Gabe von Fibraten angezeigt. Bei jungen Frauen wird jedoch Zurückhaltung mit der Gabe von resorbierbaren Medikamenten empfohlen, da für deren Teratogenität und Mutagenität noch keine absolut sicheren Daten vorliegen.

Bei homozygoter Hypercholesterolämie werden trotz Ernährungsmaßnahmen und Medikamentengaben die Therapieziele im allgemeinen gar nicht und bei der heterozygoten Form nur bei etwa 15% der Betroffenen erreicht. Als letzte Behandlungsmöglichkeit verbleibt dann die extrakorporale Elimination von LDL-Cholesterol durch Apherese (LDL-Apherese).

Hereditäre Störungen der mitochondrialen β-Oxidation von Fettsäuren

β-Oxidation von Fettsäuren

Die potentielle Energie der freien Fettsäuren ist in den Triglyceriden des Fettgewebes gespeichert. Unter der Einwirkung von Lipase, die von Insulin kontrolliert wird, kommt es beim Absinken des Insulinspiegels zur Hydrolyse der Triglyceride, so daß freie Fettsäuren als Energiequelle für alle Organe zur Verfügung stehen, die nicht obligat auf Glucose angewiesen sind.

In den Nahrungsfetten überwiegen mengenmäßig die **langkettigen** Fettsäuren. Da sie in den Mitochondrien oxidiert werden und außerdem in reaktionsträgen apolaren Kohlenwasserstoffketten vorliegen, sind ein Transport vom Cytosol in die Mitochondrienmatrix sowie eine Aktivierung zu einer energiereichen Verbindung erforderlich. Dafür ist ein komplexer Transportmechanismus vorhanden, der unter Vermittlung von Carnitin als Carrier abläuft (Abb. 9.**4**):

- Der erste Schritt besteht in der Aktivierung der langkettigen freien Fettsäuren mit 14 und mehr Kohlenstoffatomen im Cytosol in Gegenwart einer membranständigen Acyl-CoA-Synthetase.
- An der Innenseite der äußeren Mitochondrienmembran wird Coenzym A wieder abgespalten und der Acylrest mit Carnitin verestert. Diese Reaktion katalysiert Carnitin-palmitoyl-Transferase (CPT)1, deren Aktivität von der Malonyl-CoA-Konzentration im Cytosol reguliert wird.

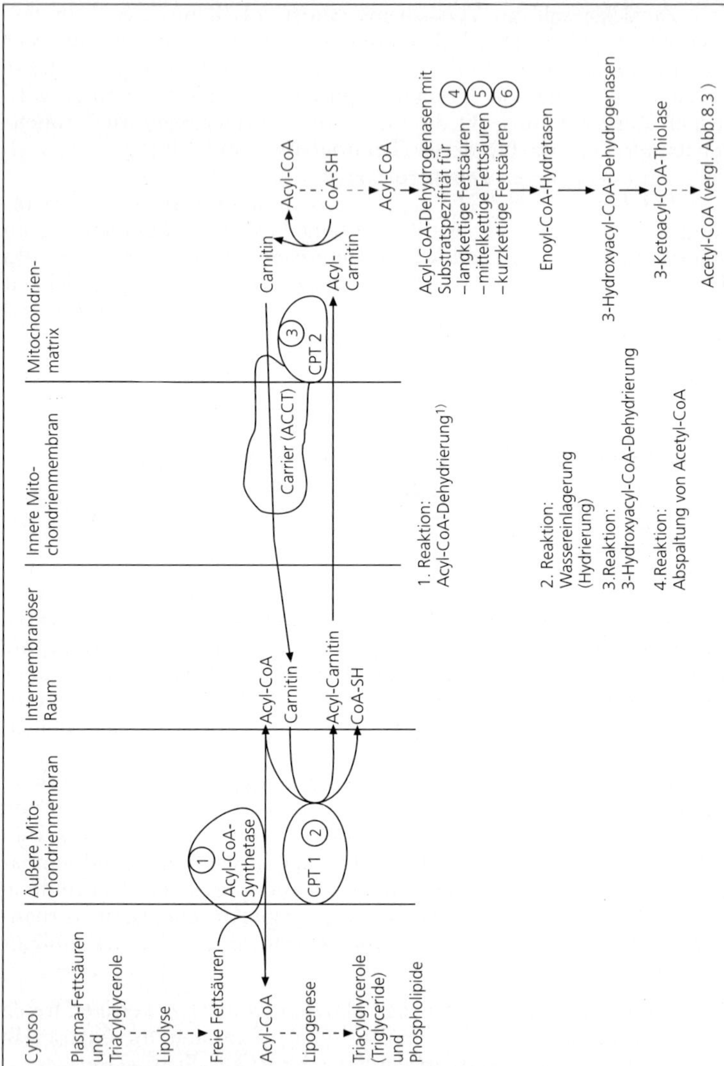

Abb. **9.4** β-Oxidation der Fettsäuren – schematische Darstellung. Erläuterungen zu den umringten Zahlen Tab. 9.**4**

[1)] Einschleusung von Wasserstoff in die Atmungskette über Elektronen-Transfer-Flavoproteine (ETF); 6 Flavin-abhängige Dehydrogenasen (ETF-DH)

- Anschließend erfolgt die Einschleusung des Acylcarnitins in die innere Mitochondrienmembran in Gegenwart von Acylcarnitin-Carnitin-Translocase (ACCT) als Carrier-System in gegenläufigem Transport mit freiem Carnitin.
- Der letzte Schritt besteht in der Umkehr der in der äußeren Mitochondrienmembran ablaufenden Reaktion durch die membranständige Carnitin-palmitoyl-Transferase 2 in der Mitochondrienmatrix: Es kommt dabei zur Abspaltung von Carnitin und zur Aktivierung des Fettsäurerestes durch Coenzym A, der als Acyl-CoA der β-Oxidation zugeführt wird.

Für die **kurz- und mittelkettigen** Fettsäuren mit 4 bis 12 Kohlenstoffatomen ist aus tierexperimentellen Untersuchungen bekannt, daß ihre β-Oxidation in der Leber unabhängig von Carnitin verläuft, denn sie passieren die Mitochondrienmembran in freier Form. Doch ist bisher ungeklärt, ob die β-Oxidation dieser Fettsäuren in Herz- und Skelettmuskel ebenfalls unabhängig vom Carnitin ist.

Die β-Oxidation selbst verläuft in einer Kaskade von 4 sich wiederholenden Reaktionen: Acyl-CoA-Dehydrierung; Wassereinlagerung; 3-Hydroxyacyl-CoA-Dehydrierung; Ketoacyl-CoA-Thiolase katalysierte Abspaltung von einem Molekül Acetyl-CoA. Dabei wird die erste und dritte Reaktionsfolge von Dehydrogenasen katalysiert, die spezifisch auf Kettenlängen, d.h. auf lang-, mittel-und kurzkettige Acylreste, reagieren. Dabei ergibt sich am Beispiel der Stearinsäure mit 18 Kohlenstoffatomen eine Energieausbeute von 39 Mol ATP aus der β-Oxidation und von 108 Mol ATP aus den Umsetzungen der aktivierten Essigsäure.

Das in der Leber anfallende Acetyl-CoA wird zu etwa 90% zur Synthese von Ketonkörpern (Acetoacetat und β-Hydroxybutyrat) benutzt. Diese Reaktion erfordert die Gegenwart von 4 Enzymen, u.a. von 3-Hydroxy-3-methyl-glutaryl-CoA-Lyase, die auch im Leucinstoffwechsel (Tab. 7.**16**, Teil 3) erforderlich ist. Außerdem kann Acetyl-CoA über den Citratzyklus zu Kohlendioxid und Wasser umgesetzt werden (Abb. 8.**3**).

Die in den Nahrungsfetten enthaltenen einfach und mehrfach ungesättigten Fettsäuren, außerdem verzweigtkettige Fettsäuren, werden im Prinzip ebenfalls über die β-Oxidation abgebaut. Damit sie in einzelne Teilschritte Eingang finden, sind weitere Enzyme erforderlich. Ungeradzahlige Fettsäuren finden den Anschluß an den Endstoffwechsel über Propionyl-CoA (Abb. 7.**8** u. S. 225).

Bei stoffwechselgesunden Kindern beginnt nach etwa 12 stündiger Nahrungskarenz der Plasmaspiegel der freien Fettsäuren als Zeichen der Mobilisierung der Fettdepots zu steigen.

Tabelle 9.4 Hereditäre Störungen der mitochondrialen β-Oxidation der Fettsäuren – **Anschluß an Abb. 9.4**

Enzyme[1)]	Carnitin-Palmitoyl-Transferase 1 (CPT 1)	Carnitin-Palmitoyl-Transferase 2 (CPT 2)	Acyl-CoA-Dehydrogenase, langkettige Fettsäuren
Nr. in Abb.	2	3	4
Hereditäre Störung	– CPT 1-Mangel – Myopathie wegen CPT 1-Mangel	– CPT 2-Mangel – Myopathie wegen CPT 2-Mangel	LCAD-Mangel (long chain acyl CoA dehydrogenase deficiency)
McKusick Nummer	255 120	255 110	201 460 201 460.0001 – 0002
Erläuterungen	– Einzelfallbeschreibungen bei Kindern und jungen Erwachsenen – bei starker körperlicher Anstrengung und nach Nüchternperioden Myoglobinurie	– Einzelfallbeschreibungen bei Neugeborenen: letale Verläufe mit mangelnder Enzymaktivität in zahlreichen Geweben – bei Kindern und Erwachsenen klinisches Bild wie CPT 1-Mangel	– Einzelfallbeschreibungen von 3 Phänotypen: + Auftreten in den ersten 6 Lebensmonaten mit meist letalem Ausgang + Auftreten nach 6 Monaten mit schwerer Hypoglykämie nach Nüchternperioden + Ab Kindesalter klinisches Bild wie CPT 1-Mangel
Klinische Erscheinungen			
– Auftreten nach Nüchternperioden	+	nicht berichtet	+
– Beteiligte Organe	H[2)], M	M, L	H, M
– Hypoketotische Hypoglykämie	+	+	+
– Veränderungen im Carnitinstoffwechsel	+	+	+
Charakteristische organische Säuren im Urin	–	–	– Adipat – C6-C14-Homologe

[1)] – Acyl-CoA-Synthetase (Nr. 1 in Abb. 9.4): Defekte bisher nicht beschrieben
– Malonyl-CoA-Decarboxylase (s. Text, McKusick-Nr. 248 360): Nur wenige Einzelfallbeschreibungen bei Säuglingen
– Acylcarnitin-carnitin-Translocase (s. Text): Bisher nur eine Fallbeschreibung

Tabelle 9.4 Hereditäre Störungen der mitochondrialen β-Oxidation der Fettsäuren (Fortsetzung)

Enzyme	Acyl-CoA-Dehydrogenase, mittelkettige Fettsäuren	Acyl-Co-A-Dehydrogenase, Kurzkettige Fettsäuren
Nr. in Abb.	5	6
Hereditäre Störung	MCAD-Mangel (medium chain acyl CoA dehydrogenase deficiency)	SCAD-Mangel (short chain acyl CoA dehydrogenase deficiency)
McKusick-Nummer	201 450 201 450.0001– 0007	201 470 201 470.0001
Erläuterungen	– Häufigste Störung der β-Oxidation der Fettsäuren – Erläuterungen s. Text	Einzelfallbeschreibungen mit 2 Phänotypen: – Säuglinge mit systemischer Erkrankung – Erwachsene mit Störungen des Muskelstoffwechsels
Klinische Erscheinungen		
– Auftreten nach Nüchternperioden	+	+
– Beteiligte Organe	M	M
– Hypoketotische Hypoglykämie	+	+ (?)
– Veränderungen im Carnitinstoffwechsel	+	+
Charakteristische organische Säuren im Urin	– Glycinester mittelkettiger Fettsäuren – Phenylpropionylglycin[3)]	– Ethylmalonat – Methylsuccinat u. a.

[2)] H = Herz, M = Skelettmuskulatur, L = Leber

[3)] Wird benutzt zur Diagnose mit oralem Belastungstest (10 – 25 mg Phenylpropionsäure/kgKG)

Hereditäre Störungen

Bei den hereditären Störungen der β-Oxidation von Fettsäuren handelt es sich um eine erst seit etwa 20 Jahren bekannte Gruppe von Erkrankungen. Als Folge der mangelnden Bereitstellung von Acetyl-CoA bzw. Ketonkörpern kommt es nach längeren Nüchternperioden zu hypoketotischer Hypoglykämie, die sich klinisch als Reye-ähnliches Zustandsbild manifestieren oder mit plötzlichem Kindstod assoziiert sein kann. Bei älteren Patienten entwickeln sich chronische Erkrankungen der Herz-und Skelettmuskulatur. Es werden auch

Tabelle 9.**4** Hereditäre Störungen der mitochondrialen β-Oxidation der Fettsäuren (Fortsetzung)

Enzyme bzw. Proteine	3-Hydroxyacyl-CoA-Dehydrogenasen (lang- und kurzkettige Substratspezifität)	Elektronentransfer-Flavoprotein
Hereditäre Störung	– LCHAD (long chain 3-hydroxyacyl-CoA dehydrogenase deficiency) – SCHAD (short chain 3-hydroxyacyl-CoA dehydrogenase deficiency)	– Multipler Acyl-CoA-Dehydrogenase-Defekt – MAD-Mangel (multiple acyl CoA dehydrogenase deficiency)
McKusick-Nummer	143 450 (nur LCHAD)	231 680
Erläuterungen	– Einzelfallbeschreibungen mit teilweise schweren Verläufen und schlechter Prognose – Auch Berichte über Schwangerschaften bei LCHAD-Mangel	Einzelfallbeschreibungen verschiedener Störungen des Elektronentransfers zur Atmungskette – Heterogene Erkrankungen mit fehlender Aktivität zahlreicher Dehydrogenasen einschließlich Glutaryl-CoA-Dehydrogenase („Glutaracidurie Typ II") – Schwere neonatale nicht-ketotische Hypoglykämie – Stechender Geruch nach Schweißfüßen durch Akkumulation kurzkettiger Fettsäuren
Klinische Erscheinungen		
– Auftreten nach Nüchternperioden	+	
– Beteiligte Organe	H, M, L, Retina	
– Hypoketotische Hypoglykämie	+	
– Veränderungen im Carnitinstoffwechsel	+	
Charakterisische organische Säuren im Urin	– Hydroxydicarbonsäuren – 3-Hydroxyadipat – Adipat – C10-C14-Homologe u. a.	– Ausscheidung von Ethylmalonat, Adipat und höheren Dicarbonsäuren im Urin („Ethylmalonyladipinacidurie") – Behandlung rein symptomatisch mit + häufigen kleinen Mahlzeiten + Carnitin-Supplementierung + Riboflavin-Supplementierung (als Kofaktor im Flavin-Adenin-Dinucleotid-Stoffwechsel; Zusammenhänge noch nicht geklärt)

periphere Neuropathie, Pigmentretinopathie, mangelnde Gewichtszunahme, rezidivierende Durchfälle und Erbrechen beobachtet.

Die Gesamtzahl der bisher für alle Störungen beschriebenen Patienten ist mit etwa 300 zwar klein, doch betrifft davon etwa die Hälfte allein den Acyl-CoA-Dehydrogenase-Defekt mittelkettiger Fettsäuren (MCAD-Mangel). Möglicherweise weist diese Störung eine Frequenz auf, die der der PKU gleichkommt.

In der Tab. 9.**4** sind die Störungen unter Berücksichtigung der bereits im Cytosol bzw. beim Membrantransport auftretenden Defekte als Übersicht dargestellt.

MCAD-Mangel

Die Erstmanifestation dieser Erkrankung liegt typischerweise jenseits der Neonatalperiode im Alter zwischen 4 Monaten und 4 Jahren. Doch scheint es häufiger als bisher angenommen schon in der Neonatalperiode zu behandlungsbedürftigen Symptomen zu kommen, die möglicherweise verkannt werden: Es treten in wechselnder Ausprägung Hypoglykämie, metabolische Azidose, Lethargie und Muskelhypotonie auf. Die Diagnose kann über eine massiv erhöhte Ausscheidung von Dicarbonsäuren im Urin und über einen pathologischen Phenylpropionsäure-Test gestellt werden.

Bei Hypoglykämie, metabolischer Azidose und Lethargie unklarer Genese in den ersten Lebenstagen sollte an einen möglichen MCAD-Mangel gedacht werden, der bei rechtzeitiger Diagnose auch eine gute Prognose hat.

Ernährungsbehandlung von hereditären Störungen der β-Oxidation von Fettsäuren

Die langfristigen Ernährungsmaßnahmen bei diesen Defekten müssen auf die Vermeidung der Hypoglykämie abgestellt sein:

Energie: Nach altersentsprechenden Richtwerten.

Eiweiß: Nach altersentsprechenden Empfehlungen bzw. bis zu 20% der täglichen Energiezufuhr.

Kohlenhydrate: Etwa 60% der täglichen Energiezufuhr; beim Säugling Lactose und Glucosepolymere; frühestens vom 2. Lebensjahr an ungekochte Stärke in Analogie zur Glycogenspeicherkrankheit Typ 1 (S. 274 u. Tab. 8.**5**); bei Nahrungsverweigerung oder Hypoglykämie intravenöse Glucosezufuhr (8-10mg/kg KG/Minute); Blutglucosespiegel nicht <60mg/dl (<3,3mmol/l) absinken lassen!

Fett: Etwa 20% der täglichen Energiezufuhr; essentielle Fettsäuren nach empfohlener Zufuhr; bei Oxidationsdefekten langkettiger Fettsäuren mittelkettige Triglyceride als zusätzliche Energiequelle nur begrenzt einzusetzen, da ein Überschuß im Fettgewebe in Triglyceriden langkettiger Fettsäuren gespeichert wird; mittelkettige Triglyceride kontraindiziert bei Störungen der β-Oxidation von kurz- und mittelkettigen Fettsäuren.

Carnitin-Supplemente: Bei Transportdefekten Normalisierung der Carnitinspiegel und der Herzfunktion; bei Störungen der β-Oxidation erhöhte Ausscheidung von veresterten Metaboliten; bisher keine objektive Auswertung von Behandlungsergebnissen verfügbar.

Vitamine: Riboflavin (200mg/Tag) hat sich in Einzelfällen als wirksam erwiesen (Stabilisierung eines Flavin-abhängigen Enzyms?).

Nüchternperioden unbedingt vermeiden (24-Stunden-Blutzucker-profile):

+ bei Säuglingen mehr als 6 Stunden.
+ bei Kleinkindern mehr als 12 Stunden.

- Häufige kleine Mahlzeiten über denTag verteilen!
- Kohlenhydratreiche Spätmahlzeit geben.
- Bei schwerer Muskelschwäche und Kardiomyopathie gfls. nächtliche Nasogastralsonde.

Hereditäre Störungen der peroxisomalen β-Oxidation von Fettsäuren

Funktion der Peroxisomen

Die Peroxisomen wurden erst Mitte der sechziger Jahre als eigenständige Zellorganellen erkannt. Sie kommen in allen menschlichen Zellen mit Ausnahme der Erythrozyten vor. Die Matrix der Peroxisomen enthält nach gegenwärtigem Kenntnisstand mehr als 40 Enzyme für anabole und katabole Stoffwechselprozesse. Zu den letztgenannten gehört auch der Carnitin-unabhängige Abbau von sehr langkettigen Fettsäuren (very long chain fatty acids = VLCFA, auch als „überlangkettig" bezeichnet) mit >22 Kohlenstoffatomen. Dieser endet bei C8-Fettsäuren (nach anderen Angaben bei C6-Fettsäuren), die dann in den Mitochondrien weiter verstoffwechselt werden. Die Enzyme der β-Oxidation der Fettsäuren in den Peroxisomen unterscheiden sich genetisch von denen der Mitochondrien. Normalerweise kommt der peroxisomalen β-Oxidation nur eine untergeordnete Bedeutung zu. Sie trägt jedoch bei langen Nüchternperioden bis zu 20% zur gesamten zellulären Fettsäureoxidation bei.

Die Bedeutung der Peroxisomen für den Stoffwechsel des Menschen ist u.a. im Zusammenhang mit einer Reihe autosomal-rezessiver bzw. X-chromosomal vererbter Erkrankungen erkannt worden. Jedoch sind die Forschungen auf diesem Gebiet nicht abgeschlossen.

Peroxisomale Stoffwechselstörungen

Bei diesen Erkrankungen werden je nach Funktionsausfall der Peroxisomen 2 Gruppen unterschieden:

- Generalisierter Verlust peroxisomaler Funktionen (gestörte Biogenese) und multiple Enzymdefekte: Zellweger-Syndrom; neonatale Adrenoleukodystrophie; infantiler Morbus Refsum; Hyperpipecolinacidämie; Rhizomelie Chondrodysplasia punctata.
- Isolierte peroxisomale Enzymdefekte: X-chromosomale Adrenoleukodystrophie; Hyperoxalurie Typ I; Akatalasämie; Defekt der Oxidase oder der Thiolase.

Defekte im peroxisomalen β-Oxidationssystem führen zur Akkumulation von sehr langkettigen Fettsäuren sowie von Zwischenprodukten der Gallensäurebildung, ferner zur Vermehrung von Dicarbonsäuren.

Der Morbus Refsum des Erwachsenen wird primär durch einen mitochondrialen Enzymdefekt verursacht, wird aber wegen der peroxisomalen Speicherung von Phytansäure unter diese Erkrankungen eingeordnet.

X-Chromosomale Adrenoleukodystrophie: 300 100

Diese Erkrankung stellt die häufigste der peroxisomalen Störungen dar, deren Inzidenz auf 1:25 000 geschätzt wird. Sie tritt bei Jungen in 3 Formen auf:

- Kindliche zerebrale Form: etwa 50% der Fälle.
- Adulte Adrenomyeloneuropathie: 25-30% der Fälle.
- Adulter Morbus Addison ohne neurologische Beschwerden: etwa 10% der Fälle.

Als Ursache wird ein Defekt der Lignoceroyl-CoA-Ligase angenommen, der zur Akkumulation der sehr langkettigen Fettsäuren führt. Möglicherweise liegt die Störung im Importmechanismus des Enzyms in die peroxisomale Matrix. Es ist noch ungeklärt, auf welchen Wegen die Akkumulation der sehr langkettigen Fettsäuren zur Gewebeschädigung führt. Die Erkrankung manifestiert sich nicht vor dem 3. Lebensjahr.

Versuche einer diätetischen Behandlung

Neben anderen Behandlungsansätzen liegen Versuche mit diätetischen Maßnahmen vor, die jedoch nur in wenigen spezialisierten Zentren durchgeführt werden können:

- Restriktion der Zufuhr sehr langkettiger Fettsäuren mit der Nahrung: Diese, insbesondere C26:0, sind in pflanzlichen Lebensmitteln, u.a. in den Schalen bzw. oberen Zellschichten von Obst und Gemüse, sowie in Nüssen verbreitet und werden mit einer gemischten Kost in Mengen zwischen 12 und 40mg/Tag aufgenommen. Durch Entfernen von Schalen, Kernen und Außenblättern von Obst bzw. Gemüse läßt sich die Zufuhr reduzieren.
- Ölsäure (C18:1) und Erucasäure (C22:1) hemmen die Kettenverlängerung bei der endogenen Synthese von sehr langkettigen Fettsäuren. Bei Gabe eines synthetischen Triglycerids („Lorenzo's Öl") aus etwa 18% Erucasäure und etwa 75% Ölsäure zusammen mit der Restriktion der Nahrungszufuhr von sehr langkettigen Fettsäuren tritt innerhalb von einigen Wochen eine Normalisierung der Plasmaspiegel ein. Aus den mit dieser Diät noch andauernden Studien ergeben sich Hinweise auf eine Besserung von Funktionen des peripheren Nervensystems bei symptomatischen Heterozygoten und bei Patienten mit Adrenomyeloneuropathie. Eine abschließende Beurteilung ist gegenwärtig nicht möglich.

Morbus Refsum (Phytansäure-Oxidase-Mangel): 266 500

Beim adulten Morbus Refsum liegt eine Speicherung von Phytansäure vor, die regelmäßig mit der Nahrung aufgenommen wird:

- Mit Milchfett von Wiederkäuern, d.h. Rind, Schaf und Ziege (Butterfett in Triglyceriden gebunden >100mg/100g, Magermilch <0,5mg/100g). Es wird geschätzt, daß mit einer Mischkost zwischen 50 und 100mg Phytansäure/Tag aufgenommen werden. Sie entsteht durch bakterielle Tätigkeit im Pansen von Wiederkäuern aus dem Chlorophyll des Futters, d.h. aus einem Phytylester.
- Beim Menschen wird:
  + Chlorophyll-gebundenes Phytol bei der Darmpassage nicht gespalten.
  + freies, in der Nahrung vorkommendes Phytol möglicherweise in der Leber in Phytansäure umgewandelt.

Phytansäure als verzweigtkettige Fettsäure mit 20 Kohlenstoffatomen muß auf dem Umweg über die Oxidation zur Hydroxysäure in die β-Oxidation eingeschleust werden. Der Defekt liegt in der Phytansäure-Oxidase, die diese Reaktion katalysiert. Der weitere Abbau, der über Pristansäure führt, verläuft möglicherweise z.T. über eine peroxisomale β-Oxidation. Dafür spricht auch, daß es bei Erkrankungen mit generalisiertem Verlust von peroxisomalen Funktionen zur Speicherung von Phytansäure kommt.

Phytansäure-arme Ernährung

Aus biochemischen und klinischen Untersuchungen ergeben sich Hinweise, daß die endogene Synthese der Phytansäure zu vernachlässigen ist. Durch Restriktion der Zufuhr läßt sich daher der Plasmaspiegel erniedrigen. Doch kann der Abbau der Gewebsspeicher (Fettgewebe) monatelang dauern. Bei Diätbeginn ist eine zu rasche Gewichtsabnahme wegen der Entspeicherung der Phytansäure zu vermeiden.

Wegen ihrer weiten Verbreitung in der Natur erweist es sich im allgemeinen als schwierig, die Zufuhr <20mg (Ziel<15mg) Phytansäure/Tag zu senken. Erschwert wird die Durchführung der Diät durch den Mangel an zuverlässigen Analysen des Phytansäuregehaltes in Lebensmitteln.

Energie: Nach altersentsprechenden Richtwerten.

Eiweiß: Altersentsprechende empfohlene Zufuhr; Fleisch und Fleischwaren sowie Milch und Milchprodukte nur in der Magerstufe.

Kohlenhydrate: Wegen des Chlorophyllgehaltes Obst und Gemüse nur in begrenzten Mengen bis zu 150g/Tag erlaubt; Kartoffeln bis zu 300g/Tag geeignet; Brot und Backwaren ohne Milchfettzubereitung in begrenzten Mengen (bis zu 100g/Tag); Ballaststoffe wegen der reduzierten Zufuhr an Vollkornprodukten, Obst und Gemüse nicht aus der Nahrung zu decken.

Fett: Nach altersentsprechenden Richtwerten; keine tierischen Fette (s.o.); Pflanzenmargarine, pflanzliche Öle.

Vitamine, Mineralstoffe, Spurenelemente: Ausreichende Nahrungsaufnahme überprüfen und gfls. substituieren; auf ausreichende Zufuhr an Calcium, Magnesium, Eisen und Zink achten.

10 Diabetes mellitus Typ 1

Hinweis

Über den Diabetes mellitus im Kindes-und Jugendalter (McKusick 222 100; Typ 1-Diabetes mellitus; insulinabhängiger Diabetes mellitus; insulin dependent diabetes mellitus = IDDM) sowie über dessen Teilaspekte, u.a. über die konventionelle bzw. intensivierte Insulintherapie, liegt eine umfangreiche Literatur in deutscher und englischer Sprache vor, so daß sich die nachfolgenden Ausführungen auf die metabolischen Folgen des Insulinmangels und die damit zusammenhängende Ernährungsbehandlung beschränken können.

Diabetes mellitus als heterogenes klinisches Syndrom

Es werden folgende Formen des Diabetes mellitus unterschieden:

- Diabetes mellitus Typ I: Dieser stellt eine irreversible Erkrankung dar, die durch eine selektive Zerstörung der insulinproduzierenden Zellen des endokrinen Pankreas verursacht wird. Es besteht eine Assoziation mit bestimmten HLA-Typen (HLA DR3 und/oder 4) mit einer Prädisposition zur viralen Insulitis oder zu Autoimmunphänomenen.
- Diabetes mellitus Typ II: Dieser betrifft in der Mehrheit übergewichtige Patienten im mittleren oder letzten Lebensdrittel.
- Sekundärer Diabetes mellitus: Dieser kommt z.B. bei Zöliakie und cystischer Fibrose vor.
- Gestörte Glucosetoleranz (impaired glucose tolerance = IGT): Früher als Prädiabetes bzw. latenter oder subklinischer Diabetes bezeichnet; die IGT kann sich sowohl zum Diabetes entwickeln als auch zur Norm zurückkehren.
- Gestationsdiabetes: Glucoseintoleranz während einer Schwangerschaft.

Die Inzidenz des IDDM zeigt in Europa große regionale Unterschiede: 4,6 in Nordgriechenland bis 28,6 in Finnland bei je 100 000 Kindern unter 15 Jahren. Bei neu diagnostiziertem IDDM fällt eine Häufung zwischen dem 12. und 14. Lebensjahr auf, wobei das Risiko bei Jungen geringfügig höher ist als bei Mädchen. In Deutschland erkranken jährlich etwa 1 500 Kinder unter 9 Jahren an IDDM.

Diagnostische Kriterien

Von der Weltgesundheitsorganisation werden folgende diagnostische Kriterien angegeben:

- Spontane Blutglucosekonzentration ≥200mg/dl und klassische Symptome
- oder Nüchternblutzucker ≥140mg/dl sowie Blutzucker ≥200mg/dl nach 2 Stunden während eines oralen Glucosetoleranz-Testes (1,75g Glucose/kgKG, maximal 75g Glucose gesamt). Dieser Test soll nicht bei akuten Erkrankungen bzw. im Trauma oder bei Inaktivität durchgeführt werden.

Nach der „Saint Vincent Declaration“ über „Diabetes care and research in Europe“ (International Diabetes Federation, 1989/1990) sollten die Frühsymptome des Diabetes (Durst, Polyurie, Gewichtsabnahme) nicht nur medizinischem Fachpersonal, sondern auch der Allgemeinbevölkerung bekannt gemacht werden.

Störungen des Intermediärstoffwechsels bei Insulinmangel

Die diabetischen Stoffwechselentgleisungen stellen Folgen des Insulinmangels dar und werden primär als Störung des Kohlenhydratstoffwechsels eingestuft:

- Insulinmangel vermindert die Glucoseverwertung, d.h. den Einstrom in die Zellen (S. 250), so daß es zunächst zur postprandialen und schließlich zur permanenten Hyperglykämie kommt.
- Sobald die Blutglucosekonzentration die Transportkapazität der Niere überschreitet (Nierenschwelle 160-180mg Glucose/dl), werden Glucose, freies Wasser und Elektrolyte mit dem Urin ausgeschieden. Daraus resultieren Dehydratation und Elektrolytimbalanzen.

Wegen der weit über den Kohlenhydratstoffwechsel hinausreichenden Wirkungen des Insulins ergeben sich zusätzliche Entgleisungen, wobei die Störungen im Stoffwechsel der Fette mindestens von gleichrangiger Bedeutung wie die der Kohlenhydrate sind:

- Im Insulinmangel entfällt die Hemmung des Fettabbaus, so daß als Folge der Lipolyse freie Fettsäuren und Glycerol anfallen. Erstere werden in der Leber über die β-Oxidation abgebaut, so daß ein vermehrtes Angebot des dabei entstehenden Acetoacetats nicht mehr verstoffwechselt werden kann. Als Folge überschießender Reaktionen kommt es zur Bildung von Ketonkörpern, unter denen nicht nur Acetoacetat, sondern auch sein Reduktionsprodukt 3-Hydroxybutyrat und sein Decarboxylierungsprodukt Aceton verstanden werden. Deren Ausscheidung erfolgt in Urin und Atemluft.
- Ein exzessiver Ketonkörperanfall überfordert die Pufferkapazität des Blutes, so daß eine Ketoacidose auftritt.

Auch der Aminosäurenstoffwechsel wird beeinträchtigt durch Proteolyse in der Muskulatur, ferner durch weiteren Anfall von Acetoacetat aus dem Stoffwechsel einzelner Aminosäuren (Leucin, Phenylalanin, Tyrosin).

Außerdem schaltet Insulinmangel den Leberstoffwechsel um: Der relative Überschuß an Glucagon führt zur fortgesetzten Glucoseproduktion durch Glycogenabbau; das aus der Lipolyse anfallende Glycerol wird wieder mit Fettsäuren zu Triglyceriden verestert mit einer Erhöhung der Serumspiegel und einer Speicherung in der Leber.

Da die Muskulatur wegen des Insulinmangels ihren Energiebedarf nur begrenzt aus Glucose decken kann, werden als Energiequelle freie Fettsäuren umgesetzt. Die Folgen eines Überangebotes wurden vorstehend schon erläutert.

Die Folgen des chronischen Insulinmangels sind ganz wesentlich auf die Hyperglykämie zurückzuführen.

Klinische Symptomatik

Aus diesen Zusammenhängen im Stoffwechsel ergibt sich die klinische Symptomatik:

- Hyperglykämie und Glucosurie.
- Ketonkörper in Urin, Atemluft und Speichel; metabolische Acidose mit Hyperventilation.
- Dehydratation trotz hoher Flüssigkeitsaufnahme; übersteigerter Durst bei gleichzeitig erheblichem Wasserverlust über den Urin; Trockenheit von Haut und Schleimhäuten; bei schwerer Dehydratation auch verminderte Harnproduktion.

- Elektrolytimbalanzen; Hyper-oder Hyponatriämie; Hypokaliämie; Hypophosphatämie.

Den Übergang zum ketoacidotischen Koma bilden Müdigkeit, Bewußtseinseintrübung, Erbrechen, Übelkeit und Acetongeruch.

Ganz allgemein treten Gewichtsverlust, Leistungsminderung und Antriebsschwäche auf. Die klinische Symptomatik ist individuell sehr unterschiedlich ausgeprägt.

Ernährungsbehandlung

Behandlungsziele

Heute bilden vier „Eckpfeiler" die Grundlage der Behandlung, um den gestörten Stoffwechsel so weitgehend als möglich zu normalisieren:

- Individuelle Insulinbehandlung mit Anpassung der zu injizierenden Art und Menge an den aktuellen Blutzuckerwert und an aktuelle Gegebenheiten.
- Wissenschaftlich begründete Ernährungsmaßnahmen.
- Information, Schulung und psychosoziale Betreuung.
- Körperliche Bewegung (Sport) zur Verbesserung der Stoffwechselsituation.

Als Behandlungsziele werden angestrebt:

- Optimale Einstellung der Blutglucose („ideale Zielwerte" für die Blutzuckerkontrolle) nach der European Consensus Conference:
  + Blutzuckerwerte <55mg/dl und schwere Hypoglykämien vermeiden.
  + Blutzuckerwerte vor Mahlzeiten <140mg/dl.
  + Blutzuckerwerte nach Mahlzeiten <180mg/dl.
- Die Bestimmung des Glykohämoglobins ermöglicht es, die Qualität der Blutzuckereinstellung über längere Zeitintervalle zu kontrollieren. Globale HbA_1-Bestimmung: oberer Grenzwert um 8%; spezifischere HbA_{1c}-Bestimmung: oberer Grenzwert um 6%; Methoden aber nur eingeschränkt untereinander vergleichbar.

Besonders bei Kindern unter 5 Jahren ist wegen der Vulnerabilität des Gehirns die Vermeidung einer Hypoglykämie vorrangig. Bei Jugendlichen muß auf individuelle Einflüsse, z.B. pubertäre Entwicklung, Rücksicht genommen werden.

- Prophylaxe von Spätschäden: Wenn auch die Spätschäden des Diabetes im allgemeinen erst beim Erwachsenen auftreten, so läßt sich das Risiko doch vermindern, wenn die Blutzuckerwerte möglichst eng bei den Zielwerten liegen. Für die frühzeitige Entdeckung und Behandlung von Komplikationen der Nieren, Augen und Nerven sind regelmäßige Untersuchungen notwendig.

Als wesentliche Parameter zur Erfolgskontrolle von Ernährungsmaßnahmen werden außer Blutglucose-und Glykohämoglobinwerten angesehen: Kontrolle des Körpergewichts, des Blutdrucks und der Blutfette.

Grundlagen der Ernährungsmaßnahmen

Aus den vorstehend erläuterten Behandlungszielen ergeben sich Grundlagen und Zielsetzungen für die Ernährungsmaßnahmen:

- In Anpassung an die Insulinbehandlung muß die Ernährung dem individuellen Bedarf an Energie und Nährstoffen entsprechen und besondere physiologische Situationen, z.B. Wachstumsschübe und Pubertät, berücksichtigen. Diabetische Kinder und Jugendliche haben den gleichen Energie- und Nährstoffbedarf wie stoffwechselgesunde.
- Die Mahlzeiten und insbesondere die Kohlenhydratzufuhr sind über den Tag zu verteilen sowie auf Insulingaben und körperliche Bewegung abzustimmen.
- Gute Stoffwechselkontrolle, adäquate Insulintherapie und bedarfsangepaßte Ernährungsmaßnahmen können dazu beitragen, eine frühzeitige Manifestation von diabetischen Spätschäden zu vermeiden.
- Es ist normales Körpergewicht anzustreben.

Daraus folgt, daß es keine „typische Diabetes-Diät“ gibt. Es besteht vielmehr allgemeine Übereinstimmung, daß die Ernährung von Diabetikern den Grundregeln der Deutschen Gesellschaft für Ernährung für altersentsprechende stoffwechselgesunde Kinder und Jugendliche folgen sollte (Band 1, S. 175).

Eine dauerhaft schlechte Einstellung und Insulinmangel können zu Wachstumsverzögerung führen; leichte Größenverluste im Vergleich zu stoffwechselgesunden Kindern sind ebenfalls beobachtet worden. Akute Erkrankungen, besonders wenn sie mit Fieber und Durchfall einhergehen, erfordern eine umgehende Behandlung, möglichst durch Pädiater, die über eine entsprechende Erfahrung mit diabetischen Kindern verfügen.

Krankheitsspezifische Nährstoffzufuhr

Aus den Grundlagen der Ernährungsmaßnahmen leiten sich folgende Einzelheiten zur Energie-und Nährstoffzufuhr ab:

Energie

Die altersentsprechende Energiezufuhr nach dem Sollgewicht soll nach Möglichkeit auf 3 Haupt- und 3-4 Zwischenmahlzeiten verteilt sowie auf Insulingaben und körperliche Aktivität (Sport) abgestimmt werden. Dabei ist auf die Lebensumstände und-gewohnheiten sowie auf die Vorlieben für Nahrungsmengen und Geschmack Rücksicht zu nehmen.

Hypoglykämien können aus verschiedenen Ursachen auftreten, u.a. bei physischer Anstrengung ohne entsprechende Energiezufuhr und bei unzureichender Kohlenhydrateinnahme. In körperlichen Belastungssituationen, z.B. beim Sport, sollten Kohlenhydratträger in Form von Traubenzuckertabletten bzw. Obst oder Obstsaft verfügbar sein.

Da Übergewicht einen Risikofaktor für Spätkomplikationen darstellt, muß es durch adäquate Energiezufuhr mit Gewichtskontrolle bzw. Ausschluß einer Überinsulinierung verhindert oder gfls. behandelt werden. Besonders bei Mädchen kann es in der Pubertät zu Übergewicht kommen.

Eiweiß

Die Nephropathie als eine der möglichen Komplikationen des IDDM wird bereits bei Kindern und Jugendlichen beobachtet, denn sie entwickelt sich bei bis zu 40% der Patienten nach 10-25 Jahren Dauer des Diabetes. Es gibt Hinweise, daß außer weiteren Faktoren, u.a. genetischen, ein hoher Eiweißverzehr die Entwicklung einer Nephropathie begünstigen kann. Außerdem kommt es nach Mahlzeiten mit hohem Proteingehalt zur Hyperglykämie.

Die tägliche Eiweißmenge richtet sich nach den empfohlenen Zufuhren der Deutschen Gesellschaft für Ernährung. Bei hohem Verzehr an Proteinen tierischer Herkunft muß auch die gleichzeitige Aufnahme von gesättigten Fettsäuren, Cholesterol und Purinen Beachtung finden.

Kohlenhydrate

Eine Reihe von Untersuchungen hat gezeigt, daß sich die Glucosetoleranz unter reichlicher Kohlenhydratzufuhr verbessert. Es ergeben sich eine Stimulation des Glucoseverbrauchs in den Geweben, eine Verminderung der Glucoseproduktion in der Leber und eine Erhöhung der Anzahl der Insulinrezeptoren. Unter „reichlicher Kohlenhydratzufuhr“ wird ein Anteil von mindestens 50% und bis zu 60% der täglichen Energiezufuhr verstanden.

Dabei wird ausgegangen von einem Verzehr von Lebensmitteln mit hohem Ballaststoffgehalt und einer engmaschigen Stoffwechselkontrolle.

Es wurde aber schon erläutert, daß ein Überschuß an Kohlenhydraten in Fettsäuren umgewandelt wird. Diese Lipacidogenese (S. 290) hat eine meßbare Fettakkumulation zur Folge. Auch diese Zusammenhänge sprechen für eine Energiezufuhr – und insbesondere Kohlenhydratzufuhr – die genau dem energetischen Bedarf entspricht und Übergewicht vermeidet.

Broteinheiten

Es fehlt bis heute nicht an Versuchen, die Auswirkungen des Kohlenhydratverzehrs auf den Blutzuckerspiegel quantitativ und qualitativ zu erfassen. Dafür wird seit Jahrzehnten besonders im deutschsprachigen Raum die sog. „Broteinheit“ (=BE) benutzt, die nach der geltenden Fassung der Diätverordnung wie folgt definiert ist:

„Als Broteinheit gilt eine Menge von insgesamt 12g an Monosacchariden, verdaulichen Oligo-und Polysacchariden sowie Sorbit und Xylit, wobei verdauliche Polysaccharide und Oligosaccharide als Monosaccharide zu berechnen sind.“

Daraus folgt die Berechnung des physiologischen Brennwertes für je ein Gramm verwertbarer Kohlenhydrate mit 17kJ bzw. 4kcal.

Diese starre Festlegung auf 12g Kohlenhydrate wird jedoch wegen der erheblichen Schwankungsbreite im Kohlenhydratgehalt der Lebensmittel für nicht mehr gerechtfertigt gehalten.

Austauschtabellen

Die auf der Definition der Broteinheit beruhenden „Austauschtabellen“ implizieren, daß Lebensmittel mit gleichem Kohlenhydratgehalt auch die gleichen Blutzuckerreaktionen nach einer Mahlzeit verursachen. Jedoch ist schon lange bekannt, daß der Verzehr von äquivalenten Kohlenhydratmengen unterschiedliche Wirkungen auf den Blutzuckerspiegel auslöst.

Dennoch werden für Insulin-behandelte Diabetiker Kohlenhydrat-Austauscheinheiten weiterhin für sinnvoll erachtet. Es empfiehlt sich aber, die natürlichen Schwankungsbreiten im Kohlenhydratgehalt zu berücksichtigen, so daß Lebensmittelportionen, die 10-12g Kohlenhydrate enthalten, gegeneinander ausgetauscht werden können. Dies entspricht auch praktikablen Mengen, die zwar keine Berechnungseinheit, aber eine Schätzeinheit darstellen.

Glykämischer Index

Besonders in den angelsächsischen Ländern wird seit Beginn der achtziger Jahre der „glykämische Index“ als „physiologische Basis für den Kohlenhydrataustausch“ benutzt. Dabei handelt es sich um das

Verhältnis zwischen dem Blutzuckerverlauf nach Verzehr eines Lebensmittels mit 50g verfügbaren Kohlenhydraten und dem nach Einnahme der gleichen Kohlenhydratmenge in Form von Glucoselösung. Doch kann der glykämische Index beim gleichen Lebensmittel, z.B. in Abhängigkeit von dessen Zubereitung, ganz erheblich variieren, wie am Beispiel von Reis gezeigt wurde. Auch läßt sich aus der Zusammensetzung einer Mahlzeit, d.h. deren Gesamtgehalt an Nährstoffen, kaum auf die Blutzuckerreaktion nach deren Verzehr schließen.

Die zahlreichen Untersuchungen konnten zwar das Wissen über die Auswirkungen des Kohlenhydratverzehrs auf die Blutzuckerregulation erheblich vertiefen, aber keine Vorteile für die praktische Anwendung des glykämischen Index aufzeigen. Es wird daher gegenwärtig keine Notwendigkeit gesehen, beim Insulin-behandelten Diabetiker die „Austauschtabellen" durch den „glykämischen Index" zu ersetzen.

Saccharose

Der Verzicht auf saccharosehaltige Speisen wird besonders von Kindern als starke Einschränkung erlebt (vergl. Band 1, S.179). Um praktikable Empfehlungen geben zu können, ist wiederholt die postprandiale Hyperglykämie nach saccharosehaltigen Mahlzeiten und Snacks untersucht worden. Da ein Saccharoseanteil bis zu 30g/Tag ohne wesentlichen Einfluß auf den Verlauf des Blutzuckerspiegels blieb, halten Experten-Gremien das „traditionelle komplette Verbot von Saccharose in der Diabeteskost nach heutigem Kenntnisstand nicht mehr für gerechtfertigt" (Ausschuß Ernährung der Deutschen Diabetes-Gesellschaft, 1994). Dabei handelt es sich jedoch nicht um eine uneingeschränkt geteilte Meinung.

Zuckeraustauschstoffe

Anstelle von Saccharose werden seit Jahrzehnten in der Ernährung von Diabetikern ganz allgemein Zuckeraustauschstoffe verwendet. Es werden heute zwei Gruppen unterschieden:

- Die „erste" Generation: Fructose und Monosaccharidpolyole (Tab. 10.**1**).
- Die „zweite" Generation: Disaccharidpolyole (Tab. 10.**2**).

Während für Fructose, Sorbit und Xylit der zu berechnende Energiegehalt durch die Diätverordnung festgelegt ist, liegt er bei den Disaccharidpolyolen mit 2,4kcal/g deutlich niedriger. Es ist zu beachten, daß die Zuckeraustauschstoffe in zum Teil energiereichen Lebensmitteln, z.B. Schokolade und anderen Süßigkeiten, verarbeitet werden.

Von den Zuckeraustauschstoffen wird Fructose noch am besten toleriert (S. 70). Nach Verzehr der Mono-und Disaccharidpolyole

Tabelle 10.1 Sog. „erste Generation" der Zuckeraustauschstoffe – Fructose und Monosaccharidpolyole

	D-Fructose	D-Sorbitol	D-Mannitol	Xylitol
Ausgangs-substanzen für die Herstellung	– Inulin – Stärke – Saccharose	Glucose	– Invertzucker – Glucose – Fructose	Xylose
Handelsübliche Bezeichnungen	Fruchtzucker	– Sorbit – D-Glucitol	– Mannit – Manna-zucker	Xylit
E-Nummer		E 420	E 421	E 967
Relative Süßkraft[1)]	114	50	69	80–100
Energetische Nutzung	4 kcal (17 kJ)/ Gramm	3 Monosaccharidpolyole: 2,4 kcal (10 kJ)/Gramm		
Verträglichkeit als Einzeldosis	etwa 50 g	– Erwachsene: etwa 20 g – Kinder: etwa 10 g	10–20 g	– Erwachsene: etwa 20 g – Kinder: etwa 10 g

[1)] Im Vergleich zu Saccharose = 100, bezogen auf 10%ige wäßrige Lösungen

kann es zu osmotisch bedingten Durchfällen kommen, deren Ursache möglicherweise in der Ansammlung von osmotisch wirksamen Metaboliten liegt, die unter dem Einfluß der Darmflora entstehen. Mit zunehmender Dauer der Anwendung tritt im allgemeinen eine Gewöhnung auf, so daß auch höhere Einzelgaben toleriert werden.

Der Stoffwechsel der Fructose wurde bereits erläutert (S. 277). Er ist auch bei Diabetikern wiederholt untersucht worden, jedoch im allgemeinen beim nicht-insulinpflichtigen Typ II. Wegen der bei mehreren Studien beobachteten Hypertriglyceridämie wird es als wünschenswert angesehen, diesen Aspekt auch beim Typ I in langfristigen Untersuchungen noch abzuklären.

Sorbitol kommt in der Natur in kleinen Mengen in verschiedenen Früchten vor und ist außerdem Bestandteil der Disaccharidpolyole. In der Leber erfolgt in Gegenwart des Enzyms Sorbit-Dehydrogenase die Dehydrierung zu Fructose (Abb. 8.**1**) und deren Verstoffwechslung.

Galaktose als Bestandteil der Lactose geht über Zwischenstufen in den Glucosestoffwechsel ein (Abb. 8.**5** u. S. 284).

Tabelle 10.2 Sog. „zweite Generation" der Zuckeraustauschstoffe – Disaccharidpolyole

	Isomalt	**Maltit**	**Lactit**
Ausgangssubstanzen für die Herstellung	Saccharose	Maltose	Lactose
Chemische Bezeichnung	Äquimolares Gemisch der Isomeren – α-D-Glucopyranosyl-1,6-D-sorbit – α-D-Glucopyranosyl-1,1-D-mannit	α-D-Glucopyranosyl-1,4-D-sorbit	β-D-Galaktopyranosyl-1,4-D-sorbit
Handelsnamen (Registrierte Warenzeichen)	Palatinit	– Maltidex (flüssig) – Malbit (fest)	Lacty
E-Nummer	E 953	E 965	E 966
Relative Süßkraft[1)]	etwa 50	etwa 70	etwa 40
Energetische Nutzung[2)]	Für die drei Disaccharidpolyole: 2,4 kcal (10kJ)/Gramm		
Verträglichkeit als Einzeldosis	– Erwachsene: etwa 30g – Kinder: etwa 20g	etwa 30g	etwa 25g
Diabetikereignung	Nur geringfügige oder keine Erhöhung der Blutglucose- und Insulinspiegel bei 30g als Einzelgabe	Wissenschaftliche Arbeiten noch nicht abgeschlossen	Keine Erhöhung der Blutglucose- und Insulinspiegel bei 20g als Einzelgabe

1) Im Vergleich zu Saccharose = 100, bezogen auf 10%ige wäßrige Lösungen
2) Einheitliche Festlegung der EG, stimmt nicht mit experimentell ermittelten Daten überein

Süßstoffe

Im Gegensatz zu den Zuckeraustauschstoffen sind die Süßstoffe „kalorienfrei". Zu dem schon seit 1879 bekannten Saccharin sind in der jüngeren Vergangenheit weitere „kalorienfreie Süßungsmittel" hinzugekommen (Tab. 10.3). Sie üben keinen Einfluß auf den Insulinbedarf aus und werden daher in zahlreichen diätetischen Lebensmitteln für Diabetiker eingesetzt. Durch Erhebungen ließ sich feststellen, daß Kinder und Jugendliche unter 18 Jahren mit IDDM kalorienfreie Süßungsmittel regelmäßig und Zuckeraustauschstoffe in nur geringem Umfang verwenden.

Tabelle 10.3 Sog. „kalorienfreie Süßungsmittel" – Süßstoffe

	Acesulfam K	Aspartam	Cyclamat
Chemische Bezeichnung	Kaliumsalz des 6-Methyl-1,2,3-oxathiazin-4 (3H)-on-2,2-dioxids	Dipeptid aus L-Phenylalanin[1] als Methylester und L-Asparaginsäure	– Cyclohexylsulfaminsäure – Na- und Ca-Salze
E-Nummer	E 950	E 951	E 952
Süßkraft im Vergleich zu Saccharose	etwa 200fach	etwa 200fach	etwa 40fach
Acceptable daily intake (ADI) mg/kgKG	0–15	0–40	0–11[3]

[1] Aspartam wird im Stoffwechsel in L-Phenylalanin, L-Asparaginsäure und Methanol aufgespalten. Daher sind Aspartam-haltige Lebensmittel bei Störungen des Phenylalanin-Stoffwechsels ungeeignet

Durch regelmäßige Eintragungen der Kohlenhydratzufuhr zusammen mit den Insulingaben und den Blutzuckerwerten in Diabetiker-Tagebücher läßt sich die ambulante Betreuung erleichtern.

Fett

Eines der wesentlichen Ziele der Ernährungsbehandlung ist es, mikro-und makrovaskuläre Komplikationen zu vermeiden oder hinauszuzögern. Das Manifestationsalter der diabetischen Spätschäden beginnt am Ende der zweiten oder in der dritten Lebensdekade, d.h. es liegt nicht mehr im Bereich der Kinderheilkunde. Doch sollte bereits beim Kind einmal pro Jahr auf eine Hypercholesterolämie untersucht werden. Auf die Definition der Risikopatienten und deren Behandlung mit einer lipidsenkenden Kost wurde bereits ausführlich eingegangen (S. 295ff). Diese Kost deckt sich mit den Empfehlungen bei IDDM.

Tabelle 10.3 Sog. „kalorienfreie Süßungsmittel" – Süßstoffe (Fortsetzung)

Saccharin	Thaumatin	Neohesperidin-Dihydrochalcon
– Benzoesäure-sulfimid – Na-, K- und Ca-Salze	Aus den Früchten des im afrikanischen Regenwald heimischen Strauches Katemfe (Thaumatococcus daniellii) isoliertes Proteingemisch mit bekannter Aminosäurensequenz	Flavanonglycosid aus unreifen Pomeranzenschalen (Bitterorangen); als Süßstoff nur das Dihydrochalkon
E 954	E 957	E 959
etwa 700fach	2000 bis 3000fach	300 bis 1500fach[2)]
0–2.5[3)]	Gesundheitlich unbedenklich	0–5

[2)] In Abhängigkeit von der Konzentration
[3)] Vorläufige Werte der „vertretbaren täglichen Aufnahme" (alle Werte berechnet auf lebenslange tägliche Aufnahme)

IDDM und Schwangerschaft

Weibliche Jugendliche mit IDDM bedürfen einer langfristigen Betreuung auch im Hinblick auf Kontrazeption bzw. Planung einer Schwangerschaft. Zum Zeitpunkt der Konzeption und während der Schwangerschaft ist eine optimale Stoffwechselkontrolle erforderlich, denn sowohl mütterliche Hypo-als auch Hyperglykämien und ketoacidotische bzw. ketotische Zustände verursachen Schädigungen des Feten. Die Geburt des Kindes stellt eine Risikosituation dar, die einer sorgfältigen Überwachung bedarf.

Wegen der Richtwerte für die Energie-und Nährstoffzufuhr von gesunden Schwangeren und Stillenden wird zurückverwiesen auf Tab. 5.9.

11 Übergewicht und Adipositas

Das menschliche Fettgewebe

Bei der prä- und postnatalen Entwicklung des menschlichen Fettgewebes sind noch zahlreiche Fragen offen, die einer grundlegenden wissenschaftlichen Bearbeitung bedürfen. Nachgewiesen ist, daß sich während des fetalen Wachstums fünf morphologische Phasen der Adipogenese unterscheiden lassen. Doch gibt es über Zahl und Größe fetaler Fettzellen kein zuverlässiges Datenmaterial.

Beim reifen Neugeborenen machen die subcutanen Fettdepots 12-15% seines Körpergewichtes aus. Der normale Lipidgehalt der Adipocyten beträgt etwa 0,12 µg, jedoch mit erheblichen Unterschieden in den einzelnen Geweben. Während des ersten Lebensjahres steigt die Fettzellgröße durch Auffüllung des Lipidgehaltes rasch an (Hypertrophie der Fettzellen, vergl.Band 1, Abb.18). Normalerweise erhöht sich jedoch die Gesamtzahl der Fettzellen nicht signifikant.

Nach dem ersten Lebensjahr kommt es zur Hyperplasie, d.h. zur Neubildung von Fettzellen. Doch stellen die zugrundeliegenden biochemischen und morphologischen Prozesse ungelöste Fragen dar. Zu einem weiteren geringen Anstieg der Fettzellneubildung kommt es noch einmal in der Präadoleszenz.

Es steht außer Frage, daß auf diese, vorstehend nur kurz skizzierten Vorgänge genetische Faktoren einwirken. Jedoch wird der Anteil dieser Komponente mit 5 bis 30% sehr unterschiedlich eingeschätzt und im allgemeinen mit einer multifaktoriellen Anlage begründet. Auch ergeben sich deutliche Unterschiede zwischen den Geschlechtern im Hinblick auf Masse und Verteilung des Fettgewebes.

Der als „nahrungsinduzierte Thermogenese" bezeichnete Vorgang, bei dem der Erwachsene 5-10% der mit einer Mahlzeit aufgenommenen Energie in Form von zusätzlicher Wärme abgibt, erstreckt sich über mehrere Stunden. Die Thermogenese scheint eine wesentliche Größe für die Aufrechterhaltung der Energiebilanz zu sein und genetischen Einflüssen zu unterliegen.

Ursachen und Definitionen

Sofern mit der Nahrung längerfristig mehr Energie aufgenommen als umgesetzt wird, kommt es zur Fettspeicherung, so daß die Vergrößerung des Fettorgans im Vergleich zur fettfreien Körpermasse zum Gewichtsansatz führt. Dabei ist es gleichgültig, ob die über den Bedarf hinaus aufgenommene Energie aus Fetten oder aus Kohlenhydraten stammt: Überschüssiges Fett wird direkt als solches in die Depots eingelagert, während bei den Kohlenhydraten der Umweg über die Lipacidogenese (S. 290) erforderlich ist. Eine längerfristig hyperkalorische Kost reich an Kohlenhydraten führt also genauso zum Gewichtsansatz wie eine fettreiche, jedoch aufgrund unterschiedlicher metabolischer Prozesse. Doch ist die Zeitspanne zwischen dem Auffüllen der Glycogendepots und dem Einsetzen der Lipacidogenese mit meßbarer Fettakkumulation nicht näher bekannt.

Bei Kindern gibt es aber bisher keine allgemein akzeptierte Definition eines „zu hohen Fettgewebsanteils“. Als konventionelle Grenzen von Übergewicht bzw. Adipositas werden genannt:

- Übergewicht: 10-20% Abweichung von der 50.Perzentile des größenbezogenen Körpergewichts.
- Adipositas: Mehr als 20% Abweichung von der 50.Perzentile des größenbezogenen Körpergewichts.

Wie in Band 1, S. 228 und der dortigen Abb. 34 bereits erläutert, läßt dieses Verfahren Fehlinterpretationen zu, so daß je nach Alter, Geschlecht und Körperbau ein unterschiedlicher prozentualer Anteil der Kinder als übergewichtig bzw. adipös eingestuft wird.

Zur Realisation der genetischen Anlagen bei der prä-und postnatalen Adipogenese, deren hormoneller Kontrolle durch Insulin und Wachstumshormon, der Thermogenese sowie der β-Oxidation der Fettsäuren müssen offensichtlich Umweltfaktoren hinzukommen. In diesem Zusammenhang werden u.a. psychische Faktoren diskutiert, z.B. Störungen im Eßverhalten durch „streßbedingtes Essen“ oder bei Nichtbewältigung persönlicher Probleme und Konflikte („Kummerspeck“). Zu dem bei Kindern und Jugendlichen verbreiteten Übergewicht tragen auch gesellschaftliche Rahmenbedingungen bei, z.B. der erhebliche Verzehr von fett-und kohlenhydratreichen Snacks und kohlenhydratreichen Getränken (Band 1, S.179), sowie eine zunehmende körperliche Inaktivität, so daß eine über den Bedarf hinausgehende Aufnahme an Energieträgern nicht mehr durch Arbeitsumsatz kompensiert wird.

Den alimentär bedingten Formen stehen die seltenen Fälle gegenüber, bei denen Übergewicht bzw.Adipositas Ausdruck einer definierten Grundkrankheit sind. Jedoch beschränken sich die nachfolgenden Ausführungen auf die alimentär bedingten Formen.

Intervention bei Übergewicht bzw. Adipositas

Die Notwendigkeit einer Intervention im Kindes-bzw.Jugendalter wird damit begründet, den eigenständigen Risikofaktor Übergewicht bzw. Adipositas für die Entwicklung einer koronaren Herzkrankheit im Erwachsenenalter so frühzeitig als möglich zu verringern. Bei jungen Erwachsenen beider Geschlechter bedeutet Gewichtszunahme ein erhöhtes Risiko unabhängig von anderen Risikofaktoren, u.a. Rauchen, Serumcholesterolspiegel und Bluthochdruck. Die enge Beziehung ergibt sich auch daraus, daß eine Gewichtsabnahme zur Senkung des Serumcholesterolspiegels führt und damit diesen Risikofaktor vermindert.

Da das Risiko eines adipösen Schulkindes, auch als Erwachsener adipös zu sein, je nach Geschlecht 60 und mehr Prozent beträgt, besteht das Ziel der Intervention darin, adipöse Kinder und Jugendliche mit einem möglichst geringen Risiko in das Erwachsenenalter zu entlassen.

Eine Gewichtsregulierung kann auch dann indiziert sein, wenn eine Stoffwechselstörungen durch Übergewicht ungünstig beeinflußt wird und eine familiäre Belastung bekannt ist, z.B. für Diabetes mellitus Typ II und Hyperlipoproteinämien.

Ernährungsmaßnahmen stellen jedoch nur einen Teil der insgesamt erforderlichen Maßnahmen dar, denn nur die Kombination aus sportlicher Aktivität, Änderung der Eßgewohnheiten und Verhaltenstherapie kann auf Dauer zum Erfolg beitragen.

Methoden der Gewichtsreduktion

Die Vielzahl der Empfehlungen zur „Abmagerung", die häufig genug jeder ernährungswissenschaftlichen Grundlage entbehren, lassen sich ganz allgemein in zwei große Gruppen unterteilen:

- Fastenkuren ohne bzw. mit nur geringer Energiezufuhr.
- Energiereduzierte Mischkost, die mindestens den Grundumsatz deckt, aber teilweise erheblich von der wünschenswerten Nährstoffrelation abweicht.

Fastenkuren

Beim totalen Fasten (Null-Diät, Wasserfasten) kommt es zum Abbau von Körperprotein. Daher werden beim „modifizierten" (proteinsparenden) Fasten pro Tag etwa 50g biologisch hochwertiges Eiweiß zusammen mit etwa 20g Kohlenhydraten und 7-10g essentiellen Fettsäuren in Form von linolsäurereichem Pflanzenöl gegeben. Außerdem ist auf eine ausreichende Vitamin- und Mineralstoffzufuhr und erhebliche Mengen Flüssigkeit (bis zu 3l/Tag) zu achten.

Diese Fastenkuren sind nur stationär und unter strenger ärztlicher Kontrolle möglich und bleiben ohne Lerneffekt auf eine längerfristige Änderung des Ernährungsverhaltens. Sie sollen bei Kindern und Jugendlichen nicht angewendet werden.

Energiereduzierte Mischkost

Kinder und Jugendliche sollten auf eine energiereduzierte Mischkost umgestellt werden, die folgende Anforderungen erfüllen muß:

- Der Energiegehalt liegt unter dem Energiebedarf.
- Eine ausreichende Zufuhr aller essentiellen Nährstoffe ist zu gewährleisten.

Dieses Ziel läßt sich dadurch erreichen, daß das Längenwachstum als Regulationsfaktor benutzt wird: Es erfolgt ein langsames „Hineinwachsen" in einen risikoärmeren Bereich. Bei Berücksichtigung der Zielgröße sind auch zuverlässige Aussagen darüber möglich, in welcher Zeitspanne sich diese erreichen läßt.

Nährstoffzufuhr bei energiereduzierter Mischkost

Ernährungsanamnese

Am Beginn der Intervention steht die sorgfältige Ernährungsanamnese, bei der die Eßgewohnheiten nicht nur des betroffenen Kindes, sondern der gesamten Familie durchleuchtet werden müssen. Dazu gehört einerseits die Erfassung ungünstiger Ernährungsgewohnheiten, z.B. zu spätes Abendessen und Zwang zum Aufessen, andererseits spezielle Angewohnheiten des Kindes, z.B. Essen aus Langeweile, übermäßiger Verzehr von Süßigkeiten, Snacks und Getränken. Dabei muß auch der psychosozialen Situation der Familie und des Kindes besondere Aufmerksamkeit zukommen.

Hilfreich ist das Ausfüllen von Ernährungsprotokollen, z.B. für jeweils 3-5 Tage/Monat. Sie stellen eine pädagogische Hilfe dar, um dem Kind sein eigenes Ernährungsverhalten bewußt zu machen. Diese Protokolle geben sicher nicht die tatsächlich verzehrten Lebensmittel wieder, können aber dennoch zu einer Auseinandersetzung mit dem eigenen Ernährungsverhalten beitragen. Auch muß dem Kind die Erfahrung vermittelt werden, daß andere übergewichtige Personen in der Familie seine Bemühungen um eine Ernährungsumstellung teilen.

Lebensmittelauswahl und Nahrungszubereitung

Bei der Umstellung auf eine energiereduzierte Mischkost muß für das Kind und seine Familie die Freude am Essen erhalten bleiben. Zwischen den Mahlzeiten sollen keine Lebensmittel zusätzlich verzehrt und nur die benötigten Mengen eingekauft werden:

- Aus den eiweißhaltigen Lebensmittelgruppen des Ernährungskreises der Deutschen Gesellschaft für Ernährung (Band 1, S. 176) nur die Magerstufe auswählen, z.B. bei Fleisch und Fleischwaren sowie Milch und Milchprodukten.
- Kohlenhydrathaltige Lebensmittel mit hohem Ballaststoffgehalt bevorzugen.
- Wegen des allgemein hohen Verzehrs an Saccharose fällt im Rahmen einer Ernährungsumstellung der Verzicht auf Süßigkeiten und zuckerhaltige Getränke im allgemeinen besonders schwer.
- Streichfett sparsam verwenden; bei der Beratung Hinweise auf den hohen Gehalt an „verstecktem“ Fett in vielen Lebensmitteln des täglichen Verzehrs, auch in einer Vielzahl von Süßigkeiten, geben und Ausweichmöglichkeiten aufzeigen; Bedarf an essentiellen Fettsäuren durch linolsäurereiche Pflanzenöle decken.
- Vitamine und Mineralstoffe gfls. getrennt substituieren und bei Ablehnung von Milch und/oder Milchprodukten auf ausreichende Calciumversorgung achten.
- Reichliche Flüssigkeitszufuhr in Anpassung an das Lebensalter; nur energiefreie Getränke.

Bei der küchentechnischen Zubereitung der Speisen sind Garverfahren zu bevorzugen, die wenig oder kein Fett erfordern. Da der Geschmack dann häufig abgelehnt wird, sind Ausweichmöglichkeiten anzubieten, z.B. flüssigkeitsarmes Garen in speziellen Kochgeräten, Verwendung von Magerjoghurt anstelle von Sahne sowie von frischen Kräutern und Gewürzen anstelle von Kochsalz. Täglich 5-6 kleine Mahlzeiten sind günstiger als wenige große.

„Leichtprodukte“ und diätetische Lebensmittel

Die Frage, ob sog. „Leichtprodukte“ falsches Ernährungsverhalten positiv verändern, ist nicht abschließend zu beantworten. Außer Getränken mit kalorienfreien Süßungsmitteln werden u.a.Fleisch-und Milcherzeugnisse (auch Butter und Käse), Brot, Dauer-und Feinbackwaren sowie alkoholische Getränke (Bier) angeboten. Leichtprodukte sollen nur in der Menge verzehrt werden, die der eines herkömmlichen Lebensmittels entspricht, z.B. Ersatz einer Schcibe Käse der Vollfettstufe durch die gleiche Menge Leichtprodukt.

Fertiggerichte als Einzelmahlzeiten oder Tagesrationen für Übergewichtige nach den Vorschriften der Diätverordnung können bei der Verpflegung von Jugendlichen außer Haus, z.B. während der Berufsausbildung, die Zufuhr mehrerer essentieller Nährstoffe sichern und einen Maßstab für die Verzehrsmenge bei einer Einzelmahlzeit vermitteln.

Prognose

Die Erfolge einer Intenvention werden in den zahlreichen diesbezüglichen Studien unterschiedlich bewertet. Kurzfristig lassen sich zwar Gewichtabnahmen nachweisen, längerfristig tendieren jedoch Kinder aus Adipositas-Familien wieder zur Gewichtszunahme. Verhaltenstherapeutische Maßnahmen verbessern die Prognose, bedürfen aber meist einer konsequenten und oft jahrelangen Durchführung.

12 Erkrankungen der Niere

Nierenfunktionen

Nachstehend werden nur diejenigen Funktionen kurz zusammengefaßt, die in einem unmittelbaren Bezug zum Stoffwechsel der Nährstoffe und zu den Ernährungsmaßnahmen bei Erkrankungen stehen:

Ausscheidungsfunktionen

Die Ausscheidung von Wasser und von wasserlöslichen Substanzen mit dem Urin stellt die Hauptaufgabe der Niere dar. Damit verbunden ist die Regulation des Elektrolyt-sowie des Säure-Basen-Haushaltes (Band 1, S. 56ff). Menge und Zusammensetzung des Urins hängen von zahlreichen Faktoren ab, u.a. von der Nahrungsaufnahme, vom Körpergewicht und Lebensalter sowie von Umweltbedingungen wie Temperatur und Luftfeuchtigkeit. Außerdem weist die Urinausscheidung einen ausgeprägten Tag-Nacht-Rhythmus auf.

Wasser: Etwa 60% der täglich vom Körper abgegebenen Wassermenge werden über die Nieren ausgeschieden, der Rest über Haut und Lunge bzw. mit dem Stuhl (Band 1, S. 40ff). Doch steht Wasser auch an erster Stelle der wieder rückresorbierten Stoffe, so daß das Volumen des Endharns nur noch etwa 1% des Primärharnvolumens beträgt:

- Beim Erwachsenen noch etwa 1,5-2l/Tag von etwa 150l.
- Beim einjährigen Kind noch etwa 400ml/Tag von etwa 40l.

Eiweiß: Normalerweise ist die glomeruläre Basalmembran undurchlässig für hochmolekulare Substanzen. Daher wird Eiweiß (Masse von Blutproteinen >54kDa) bei gesunden Kindern nur in geringen Mengen ausgeschieden. Als obere Normgrenze gelten 150mg Eiweiß/1,73m^2 Körperoberfläche/Tag.

Aminosäuren: Die normalerweise fast quantitative Rückresorption von Aminosäuren im proximalen Nierentubulus wurde bereits in anderem Zusammenhang erläutert (S. 128). Im Urin werden auch Aminosäuren-Derivate ausgeschieden, u.a. Hippursäure sowie Hydroxyprolin aus Kollagen und 3-Methylhistidin aus dem Abbau von Muskelproteinen.

Harnstoff: Wegen der Harnstoffbildung in der Leber wird zurückverwiesen auf S. 241 u Abb. 7.**11**.

Harnstoffproduktion und -ausscheidung werden vom Eiweißgehalt der Nahrung beeinflußt. Größenordnungsmäßig führen 70g Protein zur Bildung von 30g Harnstoff.

Glucose: Auch Glucose gehört zu den normalerweise rückresorbierten Substanzen. Sie erscheint erst dann im Urin, wenn die Blutglucosekonzentration die Transportkapazität der Niere überschreitet (S. 319).

Elektrolyte: Die Menge der mit dem Urin ausgeschiedenen anorganischen Bestandteile wird von der Zusammensetzung der Nahrung beeinflußt:

- Die Ausscheidung von Natriumionen wird ziemlich genau auf die Aufnahme mit der Nahrung, meist als Kochsalz, abgestimmt. Bei hoher Aufnahme kommt es daher auch zu einer entsprechenden Ausscheidung, bei niedriger dagegen zu gesteigerter Rückresorption. Auch Chloridionen werden rückresorbiert.
- Kaliumionen werden außer über die Niere zu etwa 5-10% mit dem Stuhl ausgeschieden.
- Calciumionen unterliegen zu etwa 99% der Rückresorption, Phosphationen zu 80-90%. Deren Ausscheidung erfolgt überwiegend mit dem Stuhl.
- Die Niere nimmt Glutamin auf, das aus Muskel, Gehirn und Leber stammt, und setzt daraus Ammoniak frei, der im Urin in Ammoniumionen übergeht. Bei Acidosen kann die Ausscheidung von Ammoniak stark ansteigen.

Metabolische Funktionen

Die in der Niere ablaufenden Stoffwechselprozesse erfordern einen hohen Energiebedarf. Dieser wird gedeckt aus dem Stoffwechsel von Glucose, Lactat, Pyruvat, Fettsäuren, Glycerol, Citrat und Aminosäuren. Das nach dem Abbau der Aminosäuren verbleibende Kohlenstoffgerüst dient der Gluconeogenese, deren Leitenzym, die Phosphoenolpyruvat-Carboxykinase (S. 261), in hoher Konzentration im proximalen Tubulus vorliegt.

Endokrine Funktionen

Auch als endokrinem Organ kommen der Niere vielfältige Wirkungen zu, denn sie produziert u.a. die Hormone Erythropoietin und Calcitriol und schüttet das Enzym Renin aus, das seinerseits am Angiotensin-System angreift. Calcitriol stellt die wirksame Form von Vitamin D (Band 1, S. 48ff) zur Steuerung des Calciumstoffwechsels dar.

Erkrankungen der Niere

Ätiologie und Pathogenese

Als Folge der Vielzahl der Funktionen tritt deren Ausfall klinisch in vielfacher Form in Erscheinung. Die Unterschiede bei Definitionen und Untersuchungskollektiven führen zu schwankenden Angaben über die Häufigkeit einzelner Erkrankungen. Doch ergibt sich aus dem für die frühere Bundesrepublik vorhandenen Datenmaterial, daß pro Jahr etwa 80 Kinder das Stadium der terminalen Niereninsuffizienz erreichten. Dieses entspricht einer jährlichen Frequenz von 4-5 Kindern für je 1 Million Einwohner unter 16 Jahren.

Die Ursachen, die zu einer Nierenerkrankung – teilweise schon bei Säuglingen und Kleinkindern – führen, sind außerordentlich vielfältig. An erster Stelle stehen die angeborenen Mißbildungen der Niere und isolierte hereditäre Veränderungen der Glomeruli oder Tubuli, die zur Einschränkung oder dem Ausfall von Nierenleistungen führen. Außerdem sind Nierenschädigungen nach schweren Allgemeinerkrankungen, z.B. nach septischem Schock, Kreislaufversagen oder nach Einsatz von nephrotoxischen Substanzen, als Ursache zu nennen.

Oft ist es nicht möglich, eine Einteilung der Krankheitsbilder nach vollständig gesicherten ätiologischen und pathogenetischen Gesichtspunkten vorzunehmen. Verlauf und Prognose zahlreicher Erkrankungen der Niere sind von der Grundkrankheit abhängig.

Die nachfolgenden Erläuterungen beschränken sich auf diejenigen Nierenerkrankungen bei Kindern und Jugendlichen, bei denen im Energie- und Nährstoffgehalt von der altersentsprechenden Kost abweichende Ernährungsmaßnahmen eine der Behandlungsgrundlagen darstellen.

Akute Niereninsuffizienz

Unter akuter Niereninsuffizienz wird die plötzliche Einschränkung oder das völlige Versagen der Nierenleistungen verstanden, die zur Homöostase des Wasser-und Elektrolythaushaltes erforderlich sind. Dadurch kommt es zum Anstieg der harnpflichtigen Substanzen im Serum und zu Oligurie. Mit einer Latenzzeit von nur wenigen Tagen treten urämische Symptome auf. Die katabole Stoffwechsellage führt zu Zellzerfall, metabolischer Acidose und Hyperkaliämie.

Ernährungsmaßnahmen

Energie: Der Katabolie muß durch eine über den Richtwerten liegende Energiezufuhr zu begegnen versucht werden: Dabei ist dem enteralen Weg wegen der Möglichkeit der höheren Energiezufuhr als auf dem parenteralem der Vorzug zu geben.

Flüssigkeit und Elektrolyte: Wegen des funktionellen Versagens der homöostatischen Funktionen der Niere stellt die Regulierung der Flüssigkeits-und Elektrolytzufuhr die wichtigste Maßnahme dar. Durch mehrmalige tägliche Gewichtskontrollen muß die Bilanz aus Wasserverlust und-zufuhr überprüft und die Flüssigkeitszufuhr danach berechnet werden.

Die tägliche Natriumzufuhr darf die am Vortag mit dem Urin ausgeschiedene Menge nicht überschreiten. Die Kaliumzufuhr muß gfls. vorübergehend ganz ausgesetzt werden.

Flüssigkeits-und Elektrolytbilanz einschließlich Hyperkaliämie und Hyperphosphatämie sowie metabolischer Acidose werden zunächst konservativ und bei Dekompensation durch Dialyse behandelt. Diese führt auch zu einer Beseitigung der urämischen Symptome wie Übelkeit, Erbrechen und Somnolenz.

Ernährungsmaßnahmen bei Dauerdialyse s. Tab. 12.**3**.

Chronische Niereninsuffizienz

Ätiologie und Pathogenese

Die chronische Niereninsuffizienz (=CNI) ist gekennzeichnet durch fortschreitenden Ausfall von Nierenparenchym. Die Folgen sind (Tab. 12.**1**):

- Verschiebung bzw.Aufhebung von Schwellenwerten der Plasmakonzentrationen von Stoffwechselzwischen-und endprodukten mit sekundären Störungen des Intermediärstoffwechsels
- Stoffwechselstörung von Vitamin D mit verminderter Calciumresorption aus dem Darm; erhöhter Serumphosphatspiegel bei gestörter Tubulusfunktion; renale Osteopathie; herabgesetzte Erythropoietinbildung mit nachfolgender renal bedingter Anämie; erhöhte Reninproduktion als eine der Ursachen einer therapieresistenten Hypertonie.

Zu den Grundkrankheiten, die zur Einschränkung der Nierenfunktion führen, gehören Glomerulopathien, Nierenhypo- und dysplasie, Refluxnephropathie und Cystinose (S. 131). Die Zeitspanne bis zum Auftreten von irreversiblen Einschränkungen der Nierenleistung kann je nach Grundkrankheit bis zu mehreren Jahren betragen.

Tabelle 12.1 Klinische Auswirkungen der chronischen Niereninsuffizenz in Abhängigkeit von der glomerulären Filtration (GRF)

GRF[1]...ml/1,73m² Körperoberfläche/ min	Klinische Auswirkungen
100–200	Normalwert
60 – 80	Leichte Einschränkung der glomerulären Filtration
40 – 60	Serumspiegel von 1,25-Dihydroxycholecalciferol relativ erniedrigt, absolute Werte noch im Normbereich
< 40	Anstieg von Harnstoff- und Kreatininspiegeln im Serum
30 – 40	Erniedrigte Serumspiegel von 1,25-Dihydroxycholecalciferol
< 35	Renale Anämie
< 25	Anstieg des Serumphosphatspiegels (Hyperphosphatämie)
< 20	Gewichtsstillstand; verminderte Wachstumsgeschwindigkeit; gestörte inkretorische Funktionen, u.a. Knochenveränderungen, Anämie, Hypertonie
< 10	Hyperkaliämie
< 5	Urämische Symptome, u.a. Übelkeit, Erbrechen, Somnolenz
Urinvolumen/ Definitionen	Polyurie: Übermäßige Harnausscheidung (>2 l/Tag) mit nachfolgender Steigerung der Trinkmenge als Folge eines eingeschränkten Konzentrationsvermögens bei tubulärer Schädigung Oligurie: Verminderte Harnproduktion und -ausscheidung (<500ml/Tag) Anurie: Fehlende oder auf maximal 100ml/Tag eingeschränkte Harnproduktion

[1] Definition: Pro Zeiteinheit im Urin ausgeschiedene Menge einer Substanz in Bezug zur entsprechenden Plasmakonzentration (Messung mit Inulin)

Ernährungsmaßnahmen bis zur Dialysepflicht

Es ist heute unbestritten, daß im Rahmen der zahlreichen Behandlungsmaßnahmen der Ernährung eine Schlüsselfunktion zukommt, denn die Anpassung der Energie-und Nährstoffzufuhr an den individuellen Bedarf ermöglicht es, die Katabolie zu vermeiden, den Flüssigkeits-und Elektrolythaushalt zu bilanzieren und die Entwicklung von Mangelzuständen an essentiellen Nährstoffen möglichst zu verhindern. Außerdem sollen die Ernährungsmaßnahmen dazu beitragen, den Zeitpunkt der Dialysepflicht hinauszuzögern.

Die Ernährungsmaßnahmen weichen jedoch erheblich von einer altersentsprechenden Normalkost ab und sind besonders wegen der Inappetenz der Patienten häufig nur schwer durchzuführen. Wegen der Progredienz des Ausfalls von funktionstüchtigem Nierenparenchym lassen sich mehrere Stadien der Insuffizienz unterscheiden, die eine entsprechend angepaßte Ernährung erfordern:

Energie

Eine adäquate Energie-und Nährstoffzufuhr stellt eine der Voraussetzungen für altersentsprechendes Wachstum dar. Jedoch handelt es sich bei Wachstumsrückstand und Minderwuchs im Zusammenhang mit chronischer Niereninsuffizienz um ungelöste Probleme. Als eine der Ursachen wird eine unzureichende Energie-und Eiweißzufuhr diskutiert, die durch Untersuchung des Ernährungsstatus aber nicht endgültig bestätigt werden konnte. Einerseits findet bei einem Absinken der Körpergröße unter die 3.Perzentile in den beiden ersten Lebensjahren kein Aufholwachstum mehr statt, wenn eine mangelnde Energie-und Nährstoffzufuhr nicht ausgeglichen wird. Andererseits kommt es bei einer über die Altersnorm hinausgehenden Zufuhr nicht zwangsläufig zu Längenwachstum, sondern gelegentlich nur zu einem erhöhten Fettansatz.

Eine über die Richtwerte hinausgehende Energiezufuhr wird durch Kohlenhydrate, insbesondere durch die Verwendung von Maltodextrin, gedeckt, nicht jedoch durch Fett (Begründung s.u. Fett).

Eiweiß

Die Höhe der Eiweißzufuhr richtet sich nach dem Stadium der Niereninsuffizienz:

- Im Stadium der vollen Kompensation entspricht sie der empfohlenen Zufuhr für die Altersgruppe.
- Im Stadium der kompensierten Retention kann eine zu starke Einschränkung der Eiweißzufuhr zur Malnutrition führen. Daher ist eine individuelle Anpassung an Stoffwechsellage und Nierenleistung erforderlich.
- Im Stadium der dekompensierten Retention erfolgt eine Reduktion und Selektion, um dadurch den Beginn der Dialysebehandlung hinauszuzögern:
  + Durch Mischungen von zwei Proteinen verschiedener Herkunft, die sich gegenseitig zu einem vollwertigen Protein ergänzen, läßt sich die biologische Wertigkeit so erhöhen, daß mit geringen Proteinmengen das Stickstoffgleichgewicht aufrechterhalten werden kann. Die bekanntesten Beispiele, die diätetisch genutzt

werden, sind Mischungen aus Kartoffel-und Eiprotein sowie aus Weizen-und Milchprotein. Ein diesbezügliches Diätschema ist in Tab. 12.**2** dargestellt.
+ Als Folge der Funktionsausfälle im Nierenparenchym können Imbalanzen der Plasmaaminosäuren auftreten, gekennzeichnet durch niedrige Spiegel an essentiellen Aminosäuren sowie an Tyrosin und Arginin und durch hohe Spiegel an nichtessentiellen Aminosäuren. Diese Imbalanz stellt einen Indikator für eine Protein-Energie-Malnutrition dar und kann durch Supplementierung mit einer essentiellen Aminosäurenmischung teilweise kompensiert werden.

– Während der Dauerdialyse (s.u.) ist zur Aufrechterhaltung des Stickstoffgleichgewichtes eine hohe Eiweißzufuhr erforderlich.

Fett

Bei Kindern mit chronischer Niereninsuffizienz finden sich häufig Hyperlipoproteinämien, die mit den Sekundärfolgen auf den Intermediärstoffwechsel zusammenhängen. Die erforderliche hohe Energiedichte der Nahrung muß durch eine ausgewogene Kombination von Fetten und Kohlenhydraten erzielt werden. Die Versorgung mit essentiellen Fettsäuren ist über Pflanzenöle sicherzustellen.

Vitamine

Bei gestörter Bildung von Calcitriol kommt es zur verminderten Calciumresorption, zum sekundären Hyperparathyreoidismus infolge Hypokalzämie und dadurch zu einer gestörten Mineralisation des Skeletts. Das Krankheitsbild wird als renale Osteopathie bezeichnet. Zur Prävention werden Vitamin D, seine Metabolite und Calcium in individueller Dosierung verabreicht.

Bei den wasserlöslichen Vitaminen ist auf die Möglichkeit einer mangelnden Zufuhr an Vitamin B12, Folsäure und Vitamin C besonders zu achten. Es empfiehlt sich, alle wasserlöslichen Vitamine zu substituieren.

Mineralstoffe und Spurenelemente

Natrium: Einschränkung bei Ödemen und Hypertonie auf 20-40mg(1-2mmol)/kgKG/Tag; bei Natriumverlustnephropathie höhere Natriumzufuhr.

Kalium: Begrenzung auf 40-80mg(1-2mmol)kgKG/Tag bei glomerulärer Filtrationsrate <10ml/min/1,73m^2 Körperoberfläche; nur durch sorgfältige Lebensmittelauswahl, ferner durch Wässern von Kartoffeln, Gemüse und Obst, erreichbar; bei tubulären Verlusten Kaliumsubstitution.

Calcium und Phosphor: s.Vitamin D; bei Hyperphosphatämie phosphatarme Kost (Tab. 12.**3**) erforderlich.

Tabelle 12.2 Ergänzungswirkungen von Protein-Mischungen – Diätschema für eine modifizierte Kartoffel-Ei-Diät[1)]

Prozentuale Verteilung	Mahlzeiten
Etwa 50	2 Mahlzeiten mit Kartoffeln und Eiern: 65% Kartoffelprotein und 35% Volleiprotein/kgKG
Etwa 30	1 Mahlzeit mit Getreideerzeugnissen und Milch: 25% Getreideprotein und 75% Milchprotein/kgKG
Etwa 20	Gemüse- und Obstprotein
Beispiel:	– 7jähriges Kind Gewicht 20kg; Energie 1450kcal/Tag – Eiweiß 1g/kgKG/Tag; etwa 20g/Tag – Daraus ergibt sich für die Diät: + Kartoffel-Ei-Eiweiß etwa 10g + Getreide-Milch-Eiweiß etwa 6g + Gemüse- und Obst-Eiweiß etwa 4g + Kohlenhydrate etwa 200g + Fett etwa 60g

1. Frühstück
1,5g Getreideeiweiß + 4,5g Milcheiweiß:
z.B. 20g Cornflakes oder 20g Brötchen oder entsprechende Menge eiweißarmes Brot mit 130ml Vollmilch oder 115g Fruchtjoghurt; Zulagen Honig, Konfitüre, Butter oder Diätmargarine

2. Frühstück:
1g Obsteiweiß: Frischobst in entsprechender Menge; Zulage eiweißarmer Keks

Mittagessen:
3,3g Kartoffeleiweiß + 1,8g Vollei-Eiweiß:
z.B. Kartoffelgericht aus 160g Kartoffeln und 15g Hühnervollei;
Zulagen 1g Gemüse-Eiweiß (entsprechende Gemüsemenge); Öl oder Pflanzenmargarine; Maisstärke; evtl. Maltodextrin

Zwischenmahlzeit:
s. 2. Frühstück

Abendessen:
s. Mittagessen

- Getränke individuell; über den Tag verteilt; z.B. Teegetränke mit Zucker oder Maltodextrin
- Bei Hyperkaliämie kleingeschnittene Kartoffelstücke über mindestens 12 Stunden wässern; bei Gemüse kein Kochwasser verwenden

[1)] Aufrechterhaltung des Stickstoffgleichgewichtes mit 0,346g Eiweiß/kgKG/Tag mit einer Mischung aus 65% Kartoffelprotein und 35% Volleiprotein; höchste bisher gefundene biologische Wertigkeit (Band 1, S. 11) von 136

Eisen und Zink: Auf mögliche Mangelsituation achten und gfls. substituieren.

Flüssigkeit

Die Flüssigkeitsaufnahme wird nur von älteren Kindern im allgemeinen bis zum Terminalstadium spontan richtig reguliert; bei Säuglingen und Kleinkindern besteht bei Polyurie Gefahr der Exsiccose; bei Oligurie und plötzlichem Gewichtsanstieg Einschränkung der Flüssigkeitszufuhr; Berechnung des Volumens aus folgender Bilanz:

- Zufuhr:
  + Wassergehalt der Lebensmittel.
  + Wasseraufnahme aus Getränken.
  + Oxidationswasser (1g Eiweiß=0,4ml; 1g Kohlenhydrate=0,55ml; 1g Fett=1.07ml).
- Abgabe:
  + Mit Urin und Stuhl sowie über Haut und Lunge.
  + Gfls. mit erbrochenem Mageninhalt.
  + Gfls. durch vermehrtes Schwitzen oder Fieber.

Daraus ergibt sich folgende Faustregel:

Flüssigkeitszufuhr = Urinmenge des Vortages + 500ml

Bei Appetitmangel läßt sich über eine nächtliche Sondierung mit Ernährungspumpe, gfls. auch über eine perkutane endoskopisch kontrollierte Gastrostomie (=PEG), die Energie-und Nährstoffzufuhr verbessern.

Ernährungsmaßnahmen bei Dauerdialyse

Auch bei einer Dauerdialyse stellt die ausreichende Energie-und Nährstoffversorgung und die Verhütung von Mangelzuständen das Ziel von Ernährungsmaßnahmen dar. Diese erfordern eine individuelle Anpassung an die Restdiurese der eigenen Niere, an die Ultrafiltrationsleistung der künstlichen Niere und an die Stoffwechselsituation. Durch Berücksichtigung der persönlichen Gewohnheiten und des Appetits sollte versucht werden, eine möglichst gute Akzeptanz zu erreichen.

Nur als Orientierungshilfe sind in der Tab. 12.**3** die Ernährungsmaßnahmen bei den verschiedenen Verfahren der Dauerdialyse zusammengestellt, ergänzt durch eine Auflistung von Lebensmitteln, die gleichzeitig relativ arm an Eiweiß, Natrium, Kalium und Phosphat sind (Tab. 12.**4**).

Nephritisches Syndrom

Beim nephritischen Syndrom handelt es sich um einen nicht-eitrigen entzündlichen Prozeß im Nierenparenchym, der klinisch durch das gleichzeitige obligate Auftreten von renaler Hämaturie, Proteinurie und Zylindrurie gekennzeichnet ist. Es können zusätzlich weitere Symptome, z.B. Ödeme und Hypertonie, vorliegen. Möglichweise kommt immunologischen Vorgängen als auslösenden Faktoren eine Bedeutung zu. Bei einem Teil der Patienten entwickelt sich eine dialysepflichtige terminale Niereninsuffizienz.

Ernährungsmaßnahmen bei erhöhtem Serumharnstoffspiegel: s. chronische Niereninsuffizienz.

Nephrotisches Syndrom

Beim nephrotischen Syndrom handelt es sich um morphologisch unterschiedliche glomeruläre Veränderungen, denen eine erhöhte Durchlässigkeit der Glomeruli für Plasmaproteine gemeinsam ist. Dadurch kommt es zu einer massiven Eiweißausscheidung im Urin (>40mg/m^2 Körperoberfläche/Stunde, gemessen im 12-Stunden Nachturin). Unterschieden wird zwischen einer primären (idiopathischen, infantilen) und sekundären Form.

Die Proteinurie und ein erhöhter Eiweißabbau führen zur Hypoproteinämie, die sich hauptsächlich als Hypalbuminämie (<25g Serumalbumin/l) darstellt. Es treten Wasserverschiebungen in den Geweben mit nachfolgender Ausbildung von Ödemen sowie Hypercholesterolämie und Hypertriglyceridämie auf. Vor Behandlungsbeginn sollte eine Differentialdiagnose zwischen den beiden Formen durchgeführt werden.

Ernährungsmaßnahmen bei erhöhtem Serumharnstoffspiegel: s. chronische Niereninsuffizienz; sie erfordern die individuelle Anpassung an die jeweilige Stoffwechsellage. Eine Ausnahme stellt die Eiweißzufuhr dar, die den altersentsprechenden Empfehlungen folgt oder darunter liegt, gfls. mit Zulage der am Vortag verlorenen Eiweißmenge. Die infantile Form kann mit extrem niedrigen Serumproteinwerten einhergehen, sodaß die Proteinzufuhr mindestens altersentsprechend sein muß. Bei Ödemen ist eine Reduktion der Natriumzufuhr erforderlich.

Diabetes insipidus: McKusick 125 800 und 222000

Die Rückresorption von Wasser in den Nierentubuli ist ein passiver Prozeß, bei dem das Wasser den Elektrolyten, hauptsächlich Natrium, folgt und der nur in Gegenwart des antidiuretischen Hormons (=ADH) aus der Neurohypophyse abläuft. Es sind 3 Störungen dieser Prozesse bekannt: Zentraler Diabetes insipidus; Diabetes insipidus hypersalaemicus; renaler Diabetes insipidus.

Tabelle 12.3 Ernährungsmaßnahmen bei Dauerdialyse[1][2]

Energie-/ Nährstoffzufuhr	**Bemerkungen**
Energie	– Bis zu 130% über den Richtwerten für altersentsprechende gesunde Kinder – Fortlaufende Gewichtskontrolle – Korrektur bei Unter- bzw. Übergewicht oder Hypertriglyceridämie – Energiezufuhr aus der Dialyselösung berechnen (s.u. Kohlenhydrate)
Eiweiß	– Bis zu 150% über der empfohlenen Zufuhr für altersentsprechende gesunde Kinder – Hohe Eiweißzufuhr erfordert adäquate Energiezufuhr – Hohe Eiweißzufuhr aus tierischen Proteinquellen beinhaltet hohe Phosphatzufuhr – Eiweißverluste in die Dialyselösung kompensieren: + bei Säuglingen und Kleinkindern bis zu 0,4g/kgKG + bei Kindern und Jugendlichen bis zu 0,1g/kgKG – Bei Peritonitis gfls. hohe Eiweißverluste!
Kohlenhydrate	– Aus osmotischen Gründen (Wasserentzug) enthalten Dialyselösungen Glucose (zwischen etwa 1,3 und 3,8%) – Dadurch erhebliche Energiezufuhr aus Glucose, die zu etwa 70% aus der Dialyselösung aufgenommen wird – Glucosegehalt und -aufnahme bei der Energiezufuhr mitberechnen – Vermehrter Umbau von Glucose in Fette führt zu Hypertriglyceridämie – Ballaststoffe erfordern ausreichende Flüssigkeitszufuhr
Fett	– s. Text und lipidsenkende Kost S. 301ff
Vitamine	– Wasserlösliche Vitamine und Vitamin D (s.u. Calcium) individuell substituieren
Mineralstoffe	
– Natrium	– Je Liter Ultrafiltrat Ausscheidung von etwa 7g Natriumchlorid – Kochsalzzufuhr mit der Nahrung in Abhängigkeit von Serumnatriumwert, Blutdruck und Gewichtszunahme – Keine natriumarmen Spezialsalze verwenden (s.u. Kalium)
– Kalium	– Ermittlung des individuellen Serumkaliumwertes und Anpassung an die individuellen Ernährungsmaßnahmen: + Bei Hypokaliämie: * Kaliumreiche Lebensmittel bevorzugen, z.B. Bananen u.a. Obstsorten; Gemüse, Salat; Kartoffeln + Bei Hyperkaliämie: * Kaliumreiche Lebensmittel vermeiden * Keine natriumarmen Spezialsalze („Kochsalzersatz“) wegen des Kaliumgehaltes verwenden * Kein Kochwasser von Kartoffeln und Gemüse verwenden bzw. vor der Zubereitung wässern

Tabelle 12.3 Ernährungsmaßnahmen bei Dauerdialyse (Fortsetzung)

Energie-/ Nährstoffzufuhr	**Bemerkungen**
– Calcium und Phosphat	– Bei reduzierter Phosphatzufuhr nur begrenzte Verwendung von calciumreichen Lebensmitteln möglich – Individuelle Calciumzufuhr zusammen mit Vitamin D und gfls. Korrektur einer metabolischen Acidose – Individuelle Dosierung von Calcium als Carbonat, Citrat, Acetat oder Gluconat bei gleichzeitiger Bindung von Phosphat im Darm – Bei Behandlung einer Hyperphosphatämie steht Reduktion der Nahrungszufuhr an erster Stelle: + Säuglinge und Kleinkinder 200–400, Kinder und Jugendliche 800-1 000mg Phosphor/Tag + Phosphatreiche Lebensmittel (Milch, div. Käsesorten, Nüsse) einschränken oder vermeiden + Sahne-Wasser-Gemische, Quark und Frischkäse bevorzugen + Wegen der erforderlichen Eiweißzufuhr strengere Reduktion (s.o.) oft nicht möglich + Phosphatbinder (s.o.) zusammen mit den Mahlzeiten geben
– Eisen und Zink	– s. Text – Bei regelmäßiger Anwendung von Erythropoietin tägliche Eisenzufuhr notwendig
Flüssigkeit	– Individuelle Berechnung der Trinkmengen für je 24 Stunden in Abhängigkeit von der Filtrationsleistung der Niere – Zuckerhaltige Getränke vermeiden – Obst- und Gemüsesäfte nur bei normalen Serumkaliumwerten (s.o. Kalium) – Bei Milch und Milchmischgetränken sowie Kakao Phosphat- und Kaliumgehalt beachten

[1] – Kontinuierliche cyklische Peritonealdialyse (= CCPD): bevorzugt bei Säuglingen und Kleinkindern über Nacht
– Kontinuierliche ambulante Peritonealdialyse (= CAPD): bevorzugt bei Kindern und Jugendlichen mit 3 Sitzungen/Woche
– Ernährungsmaßnahmen bei CCPD etwas liberaler als bei CAPD
– Kontinuierliche Hämodialyse (= CHD)
– Alle vorstehenden Angaben stellen nur Orientierungshilfen dar und müssen den individuellen Stoffwechsel- und Ausscheidungsfunktionen angepaßt werden

[2] – Spezifische Nährwert-Tabellen finden sich in: Kluthe, R., H. Quirin: Diätbuch für Nierenkranke; Trias Verlag Stuttgart 1993

Tabelle 12.4 Relativ eiweiß-, natrium-, kalium- und phosphorarme Lebensmittel zur Ernährungsbehandlung von Nierenerkrankungen

Auswahlkriterien je 100g Lebensmittel:
Eiweiß: <2g **Kalium: <100mg**
Natrium: <20mg **Phosphor: <150mg**

	Na/mg	P/mg	K/mg	E/g
Ananas in Dosen	1	7	75	0,4
Apfelgelee	15	3	49	0
Apfelsinenkonfitüre (Orangenkonfitüre)	11	4	53	0,3
Bertoldsquelle/Mineralwasser	0	0	0	0
Birnen in Dosen	6	8	66	0,3
Bonbon	0	0	0	0
Butter	5	21	16	0,7
Cola-Getränke	6	15	1	0
Eiweißarmes Mehl im Durchschnitt	3	50	30	0,2
Erdbeeren in Dosen	4	25	59	0,6
Frauenmilch (Muttermilch)	16	15	53	1,1
Fruchteis	20	26	38	1,5
Heidelbeeren (Blaubeeren)	1	13	65	0,6
Heidelbeeren in Dosen	4	16	59	0,9
Himbeeren in Dosen	7	13	92	0,7
Himbeersirup	2	15	90	Spur
Honig (Blütenhonig)	7	18	47	0,4
Johannisbeernektar schwarz, Handelsware	5	10	98	0,4
Kartoffelstärke	8	7	15	0,6
Konfitüre mit Süßstoff	0	20	79	0,6
Limonade	7	0	1	0
Maisstärke	3	30	7	0,4
Maltodextrin	20	0	1	0
Malzbier	3	5	41	0,5
Nährbier	1	5	47	0,5
Obstessig	4	10	80	0
Preiselbeeren in Dosen	16	10	69	0,5
Preiselbeeren in Dosen ungesüßt	9	14	72	0,7
Preiselbeeren frisch	2	10	72	0,3
Rippoldsauer Mineralwasser	20	0	1	0
Rohrzucker (Brauner Zucker)	2	24	90	0
Tapiokastärke	4	12	20	0,6
Zucker (Rübenzucker, Traubenzucker)	0	0	2	0

Quelle: Nährwert-Tabellen, s. Anhang

Bei der letztgenannten Störung liegt ein mangelndes Ansprechen der Niere auf ADH vor. Es kommt zur Ausscheidung erheblicher Urinmengen mit nachfolgender Dehydratation und Hypernatriämie. Außerdem treten schwere Gedeihstörungen, rezidivierende Fieberschübe und Erbrechen auf.

Die Ernährung folgt den altersentsprechenden Empfehlungen mit besonderer Berücksichtigung der Kochsalzzufuhr, wobei versucht werden muß, trotz der fehlenden renalen Regulation durch gleichmäßige Verteilung der Zufuhr über die Tag-und Nachtstunden einen ausgeglichenen Flüssigkeitshaushalt aufrechtzuerhalten.

Idiopathische Hyperkalziurie: McKusick 143880

Die idiopathische Hyperkalziurie ist definiert als erhöhte Calciumausscheidung im Urin (>4mg/kgKG/Tag) bei Ausschluß aller bekannten Ursachen (Hyperparathyreoidismus, Hypervitaminose D, Immobilisation u.a.). Die Erkrankung geht oft mit Urolithiasis einher. Eine familiäre Häufung wird beschrieben, aber der Vererbungsmodus ist unklar.

Es werden zwei Formen unterschieden: eine renale und eine hyperabsorptive. Bei der Manifestation der letztgenannten scheint eine erhöhte Calciumaufnahme mit der Nahrung von Bedeutung zu sein. Dagegen ist bei der renalen Form die Hyperkalziurie unabhängig von der Calciumaufnahme,d.h.sie läßt sich durch Restriktion der Zufuhr auch nicht beeinflussen.

Wegen der möglichen Entwicklung von Nierenfunktionsstörungen ist die Differentialdiagnose zwischen beiden Formen zwar erforderlich. Eine differenzierte Behandlung mit dem Ziel der Prophylaxe von Nierensteinen ist aber wegen der ungeklärten Ätiologie und Pathogenese gegenwärtig nicht möglich.

13 Störungen des Eßverhaltens

Normale Regulation der Nahrungsaufnahme

Die Definitionen der normalen Nahrungsaufnahme sind relativ allgemein:

- Der Beginn der Nahrungsaufnahme wird als „Hunger“ bezeichnet, einem physiologisch begründeten Verlangen nach Nahrung.
- Die Fortsetzung der Nahrungsaufnahme, der „Appetit“, zeigt ganz allgemein den Wunsch an, etwas Bestimmtes zu essen (Eßlust).
- Das Ende der Nahrungsaufnahme wird mit „Sättigung“ umschrieben, d.h. Hunger und Appetit sind gestillt.

Die normale Regulation der Nahrungsaufnahme stellt ein überaus komplexes Zusammenspiel von physiologischen Faktoren unter Mitbeteiligung von biochemischen, hormonellen und neuralen Mechanismen dar:

- Präabsorptive Signale gehen vom Verdauungstrakt aus und werden vom Gehirn verarbeitet. Zu den auslösenden Faktoren gehören z.B. Geschmack, Nährstoffzusammensetzung und Volumen der aufgenommenen Nahrung.
- In der postprandialen Phase lösen Nahrungsmetabolite Signale für das Gehirn aus; noch weitgehend unbekannt sind die von den Fettdepots als den wichtigsten Energiespeichern ausgehenden Signale.

Das Gehirn übersetzt die aus der Peripherie eintreffenden Signale mit Hilfe von Neurotransmittern in die Verhaltensweisen „Hunger“ bzw. „Sättigung“.

Das Neugeborene bestimmt noch instinktiv die aufgenommene Nahrungsmenge. Doch vom Kindesalter an tritt der „Appetit“ in den Vordergrund, also ein von zivilisatorischen, psychosozialen und ökonomischen Faktoren stark überlagerter Begriff. Insbesondere für Säuglinge und Kleinkinder sind emotionale und soziale Faktoren wesentlich für den Appetit, denn „Nahrung“ wird praktisch mit „Liebe und Zuwendung“ gleichgesetzt.

Bereits während der Fütterung des Säuglings kommt es zu Mutter-Kind-Interaktionen, die durch einen großen kommunikativen Gehalt gekennzeichnet sind. Die Gestaltung der Mutter-Kind-Beziehung wird durch die Umwelt beeinflußt und wirkt sich entscheidend auf das Ernährungsverhalten des Kindes aus. Zu diesen Faktoren gehören Kultur, Traditionen, eigene Kindheitserfahrungen der Eltern, Partnerbeziehungen, soziale Schicht sowie Beruf, Stellung und Rolle der Frau in einer Gesellschaft. Der Appetit wird aber auch vom Energie-und Nährstoffbedarf geprägt, der seinerseits für Kinder der gleichen Altersgruppe eine erhebliche intra-und interindividuelle Variabilität aufweist.

Störungen des Eßverhaltens

Die Ursachen von Störungen des Eßverhaltens liegen im allgemeinen in einer Beziehungsstörung, z.B. in einer gestörten Gefühlsbeziehung zur Mutter oder im Rahmen der Familie. Auch hirnorganische Schäden oder Schwachsinn können zu Störungen im Eßverhalten führen.

Nach dem altersabhängigen Auftreten werden folgende Formen unterschieden:

- Rumination (Ruminieren, Wiederkäuen),
- Pikazismus (Pica),
- Anorexie (Anorexia nervosa, Pubertätsmagersucht, Gewichtsphobie),
- Bulimie (Bulimia).

Rumination

Die Rumination stellt eine im Säuglingsalter auftretende Störung dar und ist gekennzeichnet durch wiederholtes Heraufwürgen von Nahrung, ohne Übelkeit oder begleitende gastrointestinale Störung, mindestens einen Monat lang nach einer Phase normaler Entwicklung. Die Störung wird z.B. beschrieben bei vernachlässigten oder psychisch abnormen Säuglingen. Bei längerer Dauer kommt es zum Gewichtsverlust.

Empfohlen wird angedickte Nahrung (S. 46). Außerdem sind verhaltenstherapeutische Maßnahmen für die Mutter und ihr Kind angebracht.

Pikazismus

Der Pikazismus tritt meist im Alter unter 3 Jahren auf, besonders bei Kleinkindern aus ungünstigem sozialen Milieu oder bei hirnorganischer Schädigung. Er ist gekennzeichnet durch wiederholtes Essen ungenießbarer Stoffe, z.B. Papier, Wolle, Haare, Erde und auch Kot.

Die Störung ist nicht durch frühkindlichen Autismus bedingt. Es sind verhaltenstherapeutische Maßnahmen erforderlich.

Anorexie

Die Anorexie stellt eine Erkrankung dar, die vorwiegend bei Mädchen in der Pubertät oder Adoleszenz auftritt und gekennzeichnet ist durch eine intensive Angst, dick zu werden. Als Folge einer Körperwahrnehmungstörung empfinden sich die Betroffenen selbst bei Untergewicht noch als übergewichtig. Die schwere Reifungs- und Identitätskrise ist mit familiären und persönlichen Konflikten durchsetzt. Aus neueren Untersuchungen ergeben sich auch Hinweise auf eine Störung des pankreatischen Polypeptids (vergl. Band 1, S. 79), die aber weiterer Klärung bedürfen. Die Kriterien für die Diagnose der Anorexie sind in Tab. 13.**1** zusammengestellt.

Das minimale Gewicht wird einerseits durch strenges Fasten oder Hungern (Typ I), andererseits durch Mißbrauch von Laxantien und Diuretika sowie durch Erbrechen (Typ II) zu erreichen versucht. Als Folge der Unterernährung ergeben sich schwere physische und psychische Störungen, wobei sich die körperliche Symptomatik mit Hormon- und Wachstumsstörungen sowie mit Amenorrhoe im allgemeinen einheitlicher darstellt als die psychische.

Da bei den Betroffenen meist keine Krankheitseinsicht besteht, wird eine Behandlung abgelehnt. Die Patienten sind jedoch schwer krank und weisen eine schlechtere Langzeitprognose auf als z.B. bei aleukämischer Leukämie. Eine Behandlung wird daher gfls. auch gegen den Willen der Betroffenen eingeleitet. Je eher diese beginnt, um so günstiger ist die Prognose.

Nachfolgend werden nur die Ernährungsmaßnahmen kurz erläutert, ohne auf die wissenschaftlich anerkannten psychotherapeutischen Behandlungsmethoden näher einzugehen:

- In der Anfangsphase, die 4-8 Wochen oder länger dauert, wird in Anpassung an den Einzelfall eine wöchentliche Gewichtszunahme zwischen 200 und 500g angestrebt, bis das Sollgewicht annähernd erreicht ist.
- Dafür ist eine energiereiche Ernährungsweise erforderlich, in der Anfangsphase auch als Sondennahrung. Patienten mit hochgradiger Kreislaufschwäche bedürfen dabei einer besonders intensiven pflegerischen Überwachung.
- Große Aufmerksamkeit ist den gelegentlichen Versuchen zuzuwenden, durch Manipulationen des Gewichtes eine Beendigung der Behandlung zu erreichen, z.B. durch exzessives Trinken vor dem Wiegen oder durch Verstecken von Gewichten unter der Bekleidung.

Tabelle 13.1 Kriterien für die Diagnose der Anorexia nervosa (nach Feighner u. Mitarb.)[1)]

- Alter bei Erkrankungsbeginn unter 25 Jahre
- Eßstörung als Ursache für Gewichtsverlust
- Gestörte Einstellung zu Essen, Nahrung, Gewicht, Störung der Körperwahrnehmung
- Keine ursächliche interne Erkrankung
- Keine andere psychiatrische Erkrankung (primär affektive Erkrankung, Schizophrenie, Phobie, Zwangsneurose)
- Mindestens zwei der folgenden Symptome:
  + Amenorrhoe
  + Lanugo-Behaarung
  + Bradykardie
  + Episoden motorischer Überaktivität
  + Heißhungerattacken
  + Erbrechen

[1)] Mit Genehmigung des Verlages entnommen aus: Pädiatrie in Praxis und Klinik, Herausgeber: Bachmann K.-D., Ewerbeck, H., Kleihauer, E., Rossi, E. und G. Stalder, 2. Auflage, Band III, S. 53, Gustav Fischer Verlag und Georg Thieme Verlag, Stuttgart, New York 1990

- Empfehlenswert sind Sitzungen mit der ganzen Familie mit gemeinsamen Mahlzeiten.

Selbst bei günstigem Verlauf muß mit einer mehrjährigen Krankheitsdauer gerechnet werden. Bei etwa einem Viertel der Patienten bleibt das Untergewicht bestehen und die Menstruation tritt nicht wieder auf. Aus dieser Gruppe ergeben sich auch diejenigen, die langfristig an der Anorexie versterben.

Bulimie

Die Bulimie wurde erst Ende der siebziger Jahre als eigenständiges Krankheitsbild von der Anorexie abgegrenzt. Auch von dieser Störung sind vorwiegend weibliche Jugendliche und junge Frauen betroffen. Die Erkrankung ist gekennzeichnet durch wiederkehrende Phasen von Heißhunger, in denen große Mengen an Lebensmitteln in kurzer Zeit verzehrt werden. Im Gegensatz zur Anorexie sind sich die Bulimie-Patienten der Abnormität ihres Eßverhaltens bewußt.

Bei Anwendung der diagnostischen Kriterien mit mindestens 2 Heißhungerattacken pro Woche ergeben sich Schätzungen zwischen 1 und 3% betroffener jüngerer Frauen. Eine umfassende Erklärung zur Pathogenese dieser Störung ist gegenwärtig nicht vorhanden.

Möglicherweise leisten verschiedene gesellschaftliche Zwänge einen Beitrag zur Ausprägung dieses Krankheitsbildes.

Für die Betroffenen stellt die Bulimie eine ernste körperliche und seelische Störung dar. Um nach der mitunter exzessiven Energiezufuhr wieder auf ein niedrigeres Gewicht zu kommen, wird nach den unkontrollierten Eßanfällen Erbrechen selbstinduziert. Auch wird versucht, durch wiederholtes Fasten die Heißhungerattacken gewichtsmäßig auszugleichen.

Die Patienten bedürfen einer psychotherapeutischen Behandlung.

Anhang

Lebensmittel für eine besondere Ernährung

Rechtsgrundlagen

Richtlinie des Rates zur Angleichung der Rechtsvorschriften der Mitgliedstaaten über Lebensmittel, die für eine besondere Ernährung bestimmt sind (Brüssel, Mai 1989)

Diese Richtlinie bezieht sich auf diejenigen Lebensmittel, die sich „aufgrund ihrer besonderen Zusammensetzung oder des besonderen Verfahrens ihrer Herstellung deutlich von den Lebensmitteln des allgemeinen Verzehrs unterscheiden". Eine besondere Ernährung muß den Ernährungserfordernissen folgender Personengruppen entsprechen: Störungen von Verdauungs- oder Resorptionsprozessen bzw. des Stoffwechsels; besondere physiologische Umstände; gesunde Säuglinge oder Kleinkinder.

Ursprünglich war geplant, aufgrund dieser Richtlinie 9 Einzelrichtlinien mit besonderen Vorschriften für einzelne Gruppen von Lebensmitteln zu erlassen. Jedoch soll nach neueren Vorstellungen der Europäischen Kommission die Anzahl der Einzelrichtlinien auf 4 beschränkt werden. Dazu gehört die bereits verabschiedete Einzelrichtlinie über Säuglingsanfangsnahrungen und Folgenahrungen (Band 1, S. 121–140). In Bearbeitung befinden sich noch die Einzelrichtlinien über Beikost, über Lebensmittel zur Gewichtskontrolle und über „Medizinische Lebensmittel", d.h. bilanzierte und ergänzende bilanzierte Diäten.

Die bereits verabschiedete Einzelrichtlinie über Säuglingsanfangsnahrungen und Folgenahrungen beruht auf mehreren Stellungnahmen, die das „Scientific Committee for Food on the Essential Requirements for Infant Formulae and Follow-on Formulae" bereits in den achtziger Jahren ausarbeitete. Daher hat dieses Komitee in den vergangenen Jahren das seither publizierte Datenmaterial kritisch gesichtet und im Herbst 1993 einige Änderungen dieser Einzelrichtlinie empfohlen. Sie betreffen z.B. einige Zusammensetzungsmerkmale im Eiweiß- und Fettanteil. Die Empfehlungen des Komitees befinden sich in Diskussion und sind gegenwärtig noch nicht rechtsgültig.

Es ist beabsichtigt, die hypoallergenen (hypoantigenen) Nahrungen (Band 1, S. 145–161) für gesunde Säuglinge im Zusammenhang mit der Novellierung der Einzelrichtlinie über Säuglingsanfangsnahrungen und Folgenahrungen ebenfalls zu regeln.

Verordnung über diätetische Lebensmittel (Diätverordnung) in der ab 1. Juli 1993 geltenden Fassung

Im Zusammenhang mit der Angleichung der Rechtsvorschriften der Mitgliedstaaten ist die Richtlinie des Rates vom Mai 1989 (s.o.) in deutsches Recht umgesetzt worden und seit dem 1. Juli 1993 als Neufassung der Diätverordnung in Kraft.

In Analogie zur Richtlinie des Rates entsprechen Lebensmittel für eine besondere Ernährung den besonderen Ernährungsbedürfnissen von folgenden Personengruppen:

- Störungen von Verdauungs- oder Resorptionsprozessen bzw. des Stoffwechsels
- Besondere physiologische Umstände
- Gesunde Säuglinge oder Kleinkinder

Die Diätverordnung beinhaltet eine Reihe von Sondervorschriften für folgende Gruppen von Lebensmitteln:

- Jodierter Kochsalzersatz; diätetische Lebensmittel mit Zusatz von Jodverbindungen; bilanzierte Diäten mit Zusatz von Jodverbindungen
- Diätetische Lebensmittel für Diabetiker
- Diätetische Lebensmittel für Natriumempfindliche
- Diätetische Lebensmittel für Säuglinge oder Kleinkinder
- Diätetische Lebensmittel, die zur Verwendung als Mahlzeit oder anstelle einer Mahlzeit oder als Tagesration für Übergewichtige bestimmt sind
- Diätetische Lebensmittel zur Verwendung als bilanzierte Diät zur ausschließlichen Ernährung
- Diätetische Lebensmittel als ergänzende bilanzierte Diät
- Diätetische Lebensmittel als bilanzierte Diät zur ausschließlichen Ernährung bei angeborenen Störungen des Aminosäurenstoffwechsels
- Diätetische Lebensmittel als ergänzende bilanzierte Diät zur Behandlung von angeborenen Störungen des Aminosäurenstoffwechsels

Diese Sondervorschriften werden ergänzt durch allgemeine und/oder zusätzliche Kennzeichnungen für diese Warengruppen sowie für sog. „Heilnahrungen“.

Definitionsgemäß gehören glutenfreie und/oder eiweißwarme Lebensmittel zu den diätetischen Lebensmitteln, da sie sich aufgrund ihrer besonderen Zusammensetzung oder des besonderen Verfahrens ihrer Herstellung deutlich von den Lebensmitteln des allgemeinen Verzehrs unterscheiden. Doch gibt es in der Diätverordnung keine Sondervorschriften für diese Warengruppen.

Die Anschriften der Hersteller sowie Einzelheiten der Zusammensetzung von Lebensmitteln für eine besondere Ernährung sind zu entnehmen aus: „Grüne Liste" in der jeweils gültigen Ausgabe; Herausgeber: Diätverband – Bundesverband der Hersteller von Lebensmitteln für besondere Ernährungszwecke e.V., 61350 Bad Homburg; ECV Editio Cantor Verlag GmbH, 88326 Aulendorf.

Erläuterungen zu einzelnen Lebensmitteln bzw. Lebensmittelgruppen für eine besondere Ernährung

Bilanzierte Diäten

Definitionen nach Paragraph 14b, Absatz 1–4 der Diätverordnung

- (1): Bilanzierte Diäten zur ausschließlichen Ernährung mit Anlage 6 (Mindest- und Höchstmengen pro Tag von Mineralstoffen, Spurenelementen und Vitaminen)
- (2): Ergänzende bilanzierte Diäten mit Anlage 6 (s.o.)
- (3): Bilanzierte Diäten zur Behandlung von angeborenen Störungen des Aminosäurenstoffwechsels mit Anlage 7 (Mindest- und Höchstmengen von Mineralstoffen, Spurenelementen und Vitaminen), bezogen auf 1g Eiweiß (1,2g Aminosäuren bei Aminosäurenmischungen)
- (4): Ergänzende bilanzierte Diäten zur Behandlung von angeborenen Störungen des Aminosäurenstoffwechsels mit Anlage 7 (s.o.)

Der Absatz 5 regelt Abweichungen von den Höchst- und Mindestmengen.

Bilanzierte Diäten und ihre Zweckbestimmung

Bilanzierte Diäten sollen dazu beitragen, unter medizinischer Kontrolle und im Rahmen eines Diätplans eine physiologische Stoffwechselsituation aufrechtzuerhalten oder eine pathophysiologische zu korrigieren. In Abhängigkeit von der medizinischen Indikation ersetzen oder ergänzen sie konventionelle Lebensmittel. Die Herstellung

Tabelle I Zusammensetzungsmerkmale von bilanzierten Diäten zur ausschließlichen („bedarfsdeckenden") Ernährung

Definition	Nährstoffdefiniert	Chemisch definiert
Synonyma	– Hochmolekulare Diät – Vollbilanzierte Diät	– Niedermolekulare Diät – Elementardiät – „Astronautennahrung"
Zusammensetzung		
– Eiweiß	Intakte Proteine tierischer und/oder pflanzlicher Herkunft, z.B. Molkeneiweiß, Casein, Sojaeiweißisolat	– Niedermolekulare Peptide, z.B. Hydrolysate aus Lactalbumin, Rindfleisch, Sojaeiweißisolat – L-Aminosäuren („Elementardiäten")
– Kohlenhydrate	Mono-, Di-, Oligo- und Polysaccharide	Hauptsächlich Oligosaccharide (Maltodextrin)
– Ballaststoffe	Unterschiedliche Gehalte	Frei von Ballaststoffen
– Fette	– Pflanzenfette, z.B. Sojaöl – Mittelkettige Triglyceride	Mittelkettige Triglyceride
– Vitamine – Mineralstoffe – Spurenelemente	– Diätverordnung in der Fassung vom 1. Juli 1993; Paragraph 14b, Anlage 6 – Nach Altersgruppen gegliederte Supplementierung – Abweichungen mit Begründung möglich, z.B. natriumarm, kaliumarm u.a. – Weitere Erläuterungen s. Text	
– Energiegehalt	– Normokalorische Nahrungen mit etwa 1kcal/ml – Hochkalorische Nahrungen mit etwa 1,5kcal/ml	
Auswahl und Dosierung	Richtet sich nach der medizinischen Indikation sowie dem Energie- und Nährstoffbedarf	

Hinweise:
- Auf bedarfsangepaßte Flüssigkeitszufuhr achten und über die Sonde ergänzen
- Die einzelnen Erzeugnisse werden in unterschiedlichen Geschmacksrichtungen angeboten, die sich gfls. geringfügig auf Nährstoffgehalte und Osmolarität auswirken
- Auf besondere Hinweise achten, z.B. Gehalte an Fructose, Lactose, Gluten, Cholesterol und Purinen
- Bei bilanzierten Diäten mit Zusatz von Carragen als Stabilisator (Band 1, Tab. 10) Warnhinweis als zusätzliche Kennzeichnung („für Patienten mit entzündlichen Darmerkrankungen nicht geeignet")
- Die Erzeugnisse sind unter ärztlicher Kontrolle zu verwenden! Dies gilt auch für die Stoffwechselpräparate als ergänzende bilanzierte Diäten!

erfolgt aus hoch- oder niedermolekularen Bestandteilen in homogener Form (Tab. **I**).

Während die nährstoffdefinierten bilanzierten Diäten bei intakter Verdauungs- und Resorptionskapazität des Magen-Darm-Kanals angewendet werden, erfolgt der Einsatz der chemisch definierten bilanzierten Diäten gezielt bei denjenigen Erkrankungen, die mit einem Maldigestions- und/oder -absorptions-Syndrom einhergehen. Die letztgenannten Diäten finden außerdem bei chronisch-entzündlichen Erkrankungen des Dünn- und Dickdarms mit der Zielsetzung Verwendung, durch Ruhigstellung bzw. Schonung eine Besserung bzw. Heilung herbeizuführen.

Bilanzierte Diäten und ihre Anwendung

Teilweise als Trinknahrungen; als Sondennahrungen nasoenteral:

Sondenlage:	Mögliche Applikationstechniken:
– nasogastral	– Bolus; Ernährungsbeutel; Ernährungspumpe
– nasoduodenal	– Ernährungsbeutel; Ernährungspumpe
– nasojejunal	– Ernährungspumpe obligat

Sofern eine effektive nasoenterale Ernährung nicht möglich ist, sollte die perkutane endoskopische Gastrostomie (PEG) erwogen werden, z.B. bei Reizungen im Nasen-Rachen-Raum, Würgereiz, häufigen Dislokationen der Nasenolive, starkem Husten sowie bei psychischen Problemen; Indikationen z.B.: chronische Lungenerkrankungen, cystische Fibrose, schwere neurologische Erkrankungen, HIV-Infektion im fortgeschrittenen Stadium. Die Langfristigkeit einer Sondenernährung wird in der Kinderheilkunde nicht unbedingt als Indikation für die Anlage einer PEG angesehen. Für die PEG eignen sich chemisch definierte bilanzierte Diäten.

Bilanzierte Diäten für die Pädiatrie

Im Handel sind einige an den spezifischen Energie- und Nährstoffbedarf von Kindern angepaßte Erzeugnisse erhältlich. Doch muß die Energie- und Nährstoffzufuhr den medizinischen Erfordernissen angepaßt und bei langfristiger Sondenernährung mit den bereits erläuterten Parametern sorgfältig überwacht werden.

Bei Säuglingen können auch Säuglingsmilchnahrungen als Sondennahrung gegeben werden. Eine energetische Anreicherung, z.B. bei angeborenen Herzfehlern, ist durch Zusatz von Maltodextrin und/oder Pflanzenöl möglich, ohne die renale Molenlast (Band 1, S. 104 u. 135) zu erhöhen.

Durchfall bei Sondenernährung

Die Ursachen einer Durchfallerkrankung während der Sondenernährung sind vielfältig, z.B.: Hyperosmolarität oder bakterielle

Kontamination der Nahrung; Störungen der Fettresorption, Mangel an Lactase; Medikamentengabe, besonders Antibiotika; ferner fehlerhafte Applikationstechniken, u.a. zu niedrige Nahrungstemperatur oder zu rasche Infusion.

Bei der Behandlung muß zunächst die Ursache beseitigt werden und eine entsprechende Korrektur erfolgen, z.B. durch Verminderung der Osmolarität (etwa 200mOsmol/l); Verwendung von lactosefreien und gfls. Vermeidung von MCT-haltigen Erzeugnissen; gfls. Wechsel des Ernährungssystems, Reduktion der Volumenflußrate oder Übergang auf kontinuierliche Zufuhr statt Bolusgabe; Untersuchung des Stuhls auf pathogene Keime!

Selbsthergestellte Sondennahrungen

Die in Kliniken selbst hergestellten Nahrungen („flüssige Kost", S. 34ff) entsprechen größenordnungsmäßig einer nährstoffdefinierten Diät, ohne jedoch deren hohen Qualitätsstandard erreichen zu können:

- Den Anforderungen der Anlage 6 der Diätverordnung wird nicht entsprochen.
- Die oft unzureichende Homogenisierung macht die Anwendung weitlumiger Sonden erforderlich und kann zu mechanischen Reizungen führen.
- Das Risiko der bakteriellen Kontamination ist vergleichsweise hoch.
- Die küchentechnische Zubereitung aus konventionellen Lebensmitteln erscheint zwar kostengünstig, erfordert aber einen ebenfalls zu berechnenden erheblichen Zeit- und Arbeitsaufwand.

Ergänzende bilanzierte Diäten

Die ergänzenden bilanzierten Diäten lassen sich unterteilen in:

- Ergänzungsnahrungen, z.B. Eiweißkonzentrate und Oligosaccharide (Maltodextrin) zur Nahrungsanreicherung mit Eiweiß und Energie.
- Erzeugnisse zur Behandlung von angeborenen Störungen des Aminosäurenstoffwechsels, sog. „Stoffwechselpräparate".

Wegen der letztgenannten Warengruppe wird zurückverwiesen auf das Kapitel über die hereditären Störungen des Aminosäurenstoffwechsels (ab S. 162).

Eiweißarme Lebensmittel

Für diese Warengruppe, z.B. Mehl, Brot, Gebäck und Teigwaren, gibt es bisher keine allgemein akzeptierte Definition des Begriffes „eiweißarm“ bzw. „eiweißreduziert“. Es gelten die allgemeinen Vorschriften der Diätverordnung.

Hinweis: Selbstzubereitung eines „eiweißreduzierten", energieangereicherten Brotes

Dieses Brot läßt sich nach einem Rezept der Diätlehranstalt der Heinrich Heine-Universität Düsseldorf wie folgt zubereiten:

Grundrezept:

– Eiweißarmes Mehl, z.B. „damin“	450g
– Weizenmehl Type 405	300g
– Trinkwasser	300g
– Maltodextrin	150g
– Maiskeimöl	30g
– Bäckerhefe (gepreßt)	25g
– Haushaltszucker (Saccharose)	5g
– Kochsalz	2g

Zubereitung des Brotes:

- Aus Zucker und Hefe mit einem kleinen Teil des Wassers einen Vorteig zubereiten.
- Eiweißarmes Mehl, Weizenmehl, Maltodextrin und Salz mischen.
- Den Vorteig zu der Mischung geben.
- Restliches Wasser mit dem Öl vermischen und alle Zutaten zu einem Teig verkneten.
- Teig zugedeckt an einem warmen Ort bis zur Verdoppelung des Volumens gehen lassen.
- Teig nochmals gut durchkneten.
- Brotlaib ausformen, mehrfach einschneiden, mit warmem Wasser bestreichen.
- Backblech mit Backpapier auslegen, unter das vorher eine Tasse heißes Wasser gegeben wurde.
- Brotlaib auf das Backpapier legen und auf der Mittelschiene eines nicht vorgeheizten Backofens bei etwa 200°C ausbacken.
- Backzeit je nach Form des Brotlaibs 35–50 Minuten.

Dieses Grundrezept ergibt je nach Länge der Backzeit ein Brot von etwa 1200g, das energiereich, jedoch eiweiß-, natrium-, kalium- und phosphorreduziert ist.

Energie- und Nährstoffgehalt:

		in etwa 1200g	in etwa 100g
Energie	(kcal)	3446	288
Eiweiß	(g)	35	2,9
Phenylalanin	(mg)	1880	157
Kohlenhydrate	(g)	750	63
Fett	(g)	34	2,8
Natrium	(mg)	838	70
Kalium	(mg)	623	52
Calcium	(mg)	110	9,2
Phosphor	(mg)	598	50

Modifikationen in Anpassung an die Grundkrankheit:

- Zugabe von 25g Ballaststoffen (handelsübliche Spezialpräparate, z.B. aus Zuckerrüben); beim nochmaligen Durchkneten des Teigs nach dem Gehen untermischen.
- Bei hereditären Störungen des Aminosäurenstoffwechsels Erhöhung des Kochsalzgehaltes möglich (bis auf etwa 10g).
- Bei Dialysepatienten Zugabe von etwa 10g einer eiweißreichen, natrium-, kalium- und phosphorreduzierten Ergänzungsnahrung möglich.
- In den jeweils benutzten Nährwert-Tabellen muß überprüft werden, ob sich die Daten auf Phosphor oder Phosphat beziehen.

Fructose

Resorption: S. 70; Stoffwechsel: S. 277ff; Zuckeraustauschstoff: S. 325ff u. Tab. 10.**1**.

Glucose

Resorption: S. 61; Stoffwechsel: S. 250ff; zur Anreicherung von Speisen und Getränken mit Energie; bei Zusätzen >5% Erhöhung der Osmolalität (vergl. Tab. 4.**1**); bei empfindlichen Patienten gelegentlich abdominelle Beschwerden bei hyperosmolaren Lösungen.

Glutenfreie Lebensmittel

Für diese Warengruppe gelten die allgemeinen Vorschriften der Diätverordnung. Wegen fehlender Sondervorschriften haben die im Diätverband zusammengeschlossenen Hersteller die Anforderungen an die Sorgfaltspflicht selbst definiert, um die Verunreinigung glutenfreier Lebensmittel im eigenen Betrieb mit glutenhaltigen Erzeugnissen auszuschließen. In diese Sorgfaltspflicht werden auch Rohstoffanlieferungen durch Vorlieferanten, Transport und Lagerung einbezogen.

Gegen die Verwendung von Weizenstärke mit einem Restgehalt an Stickstoff von 0,05%, bezogen auf die Trockenmasse, werden keine Bedenken erhoben. Eine solche Stärke gilt als glutenfrei. Zur Kennzeichnung der Erzeugnisse mit einer durchgestrichenen Weizenähre vergl. Abb. 5.**3**.

Anwendungsmöglichkeiten glutenfreier Getreidearten und Mehlpflanzen (vergl. Tab. 5.**5**):

Hirse: Ganze oder geschälte Körner; selten als Flocken oder Mehl.

Mais: Körner, Mehl, Stärke, Grieß (Polenta, Kukuruz) für vielfältige Zwecke (Suppen, Soßen, Breie, Pudding, Brot, Teigwaren u.a.).

Reis: Lang- und Rundkornreis; Milchreis; Puffreis; Flocken und Stärke für vielfältige Zwecke, auch als Beilage bzw. Bestandteil zahlreicher Gerichte.

Amaranth: Ganzes Korn als Beilage (wie Reis); Mehl für Pfannkuchen, Brot und Gebäck; Sprossen für Salat.

Buchweizen: Früchte als Mehl oder Grütze für Breie, seltener für Brot; auch als Suppeneinlage sowie für Soßen, Müsli, Aufläufe und Gebäck; Sprossen als Salat.

Maniok: Brei oder Fladen (nach Entfernen des Blausäureglycosids durch Kochen).

Quinoa: Ganzes Korn als Beilage oder Bestandteil von Gerichten (wie Reis); als Schrot, Mehl und Flocken für Pfannkuchen, Backwaren und Knödel; wegen des Saponingehaltes in der Schale keine Verwendung in der Säuglingsernährung!

Außerdem in Verwendung zur Herstellung chinesischer Glasnudeln: Mungbohnenstärke (Samen von Phaseolus mungo L., Urdbohne, Black Gram); wegen des Blausäuregehaltes der Samen Kochwasser immer verwerfen! Geröstete Samen auch zur Herstellung von Mehl, das in Brot verbacken werden kann.

Kalorienfreie Süßungsmittel

Erläuterungen S. 327 u. Tab. 10.**3**.

„Lorenzo's Öl"

Es sind drei diätetische Lebensmittel zur besonderen Ernährung bei X-chromosomaler Adrenoleukodystrophie und Adrenomyeloneuropathie im Rahmen individueller Diätpläne in Verwendung:

- Glycerol-Trioleat („GTO-Öl"): Etwa 89% Ölsäure, etwa 5% Linolsäure, Spuren anderer Fettsäuren; bei der Speisenzubereitung zum Braten und Kochen.
- Glycerol-Trierucat („GTE-Öl"): 91–94% Erucasäure, Spuren anderer Fettsäuren; nach Erwärmen im Wasserbad auf 40° C klare Flüssigkeit, die eingenommen wird.
- „Lorenzo's Öl" (nach einem Patienten benannt): Mischung von GTO und GTE im Verhältnis 4:1; entsprechend etwa 75% Ölsäure und 18% Erucasäure.

Zur ausschließlichen Verwendung bei den angegebenen Indikationen unter ständiger ärztlicher Kontrolle und ärztlich festgelegter Dosierung.

Maltodextrin

Glucose-Saccharid-Gemisch; Unterschiede zu nativer Stärke: gute Wasserlöslichkeit, fehlende Gelbildung; Unterschiede zu Glucose: Geschmacksneutralität, geringere osmotische Wirkung.

Eine 25%ige (g/v) Maltodextrinlösung und eine etwa 5%ige (g/v) Glucoselösung in Wasser weisen praktisch die gleiche Osmolalität von 300mOsmol/kg auf.

Bevorzugtes Kohlenhydrat zur Energieanreicherung (Ergänzungsnahrung) mit ausgezeichneter Verträglichkeit; stickstoff- und fettfrei; Anwendung vorzugsweise in Speisen und Getränken; Gesamtmenge in Anpassung an den individuellen Energiebedarf.

Mittelkettige Triglyceride

Mittelkettige Triglyceride bestehen zu 65–75% aus Capryl- und zu 25–35% aus Caprinsäure (Band 1, Tab. 11). Capron- und Laurinsäure sind nur in Mengen von 1–2% vorhanden. Die Fettsäuren werden durch Fraktionierung von Kokosnußöl gewonnen und mit Glycerol zu Triglyceriden verestert.

Die mittelkettigen Triglyceride werden als Öl und als Margarine angeboten. Die Erzeugnisse müssen stufenweise in die Ernährung eingeführt werden, d.h. normale Nahrungsfette sind langsam zu ersetzen, um gastrointestinale Nebenerscheinungen zu vermeiden:

- Säuglinge und Kleinkinder: Beginn mit 3g/Tag; Steigerung alle zwei Tage um 3g bis zum Erreichen der notwendigen Menge.
- Kinder ab Schulalter: Beginn mit 5g/Tag; Aufbau wie vorstehend.

Dieser Aufbau gilt auch für Sondennahrungen mit mittelkettigen Triglyceriden.

Mittelkettige Triglyceride sollen wegen ihres niedrigen Rauchpunktes nicht erhitzt werden, sondern sind erst den fertig zubereiteten Speisen hinzuzufügen. Bei der Speisenzubereitung sind besonders fettarme Gartechniken anzuwenden, z.B. im Gartopf.

Sojanahrungen

S. Band 1, S. 127.

Sondennahrungen

S. bilanzierte Diäten

Sorbitol

Stoffwechsel: S. 280; Zuckeraustauschstoff: Tab. 10.**1**.

Stoffwechselpräparate

S. ergänzende bilanzierte Diäten und Kapitel über hereditäre Störungen des Aminosäurenstoffwechsels.

Zuckeraustauschstoffe

S. Fructose; s. Sorbitol; Tab. 10.**1**.

Hinweis zur Bezahlung von Lebensmitteln für eine besondere Ernährung durch Krankenkassen:

Nach den Arzneimittel-Richtlinien des Bundesausschusses der Ärzte und Krankenkassen über die Verordnung von Arzneimitteln in der vertragsärztlichen Versorgung (Arzneimittel-Richtlinien vom 31. August 1993; Bundesanzeiger vom 31. 12. 1993, Nr. 246, S. 11155–11156) werden die Kosten für folgende Gruppen von Erzeugnissen von den Krankenkassen übernommen:

- Aminosäurenmischungen und Eiweißhydrolysate bei angeborenen Enzymmangelkrankheiten
- Elementardiäten (Gemische von Nahrungsgrundbausteinen, Vitaminen und Spurenelementen) bei Morbus Crohn, Kurzdarmsyndrom, stark untergewichtigen Patienten mit Mucoviscidose bzw. mit chronisch terminaler Niereninsuffizienz unter eiweißarmer Ernährung bzw. mit konsumierenden Erkrankungen
- Sondennahrung bei medizinisch indizierter Sondenernährung.

Selbsthilfegruppen von chronisch Kranken

Bei einer Vielzahl von chronischen Erkrankungen im Kindes- und Jugendalter haben sich Eltern und Betroffene zu Selbsthilfegruppen zusammengeschlossen. Dies ermöglicht den Austausch von Erfahrungen und den gegenseitigen Beistand im Alltagsleben. Mit zunehmendem Lebensalter der Betroffenen ergeben sich auch neue Probleme, u.a. in der Schule und bei der Berufsausbildung.

Wegen ihrer großen Zahl ist es nicht möglich, an dieser Stelle alle Selbsthilfegruppen einzeln aufzulisten. Daher wird an folgende Institutionen verwiesen, die Anschriften von Anlaufstellen vermitteln:

- Bundesarbeitsgemeinschaft Hilfe für Behinderte e.V.
  Kirchenfeldstraße 149, 40215 Düsseldorf
- Kindernetzwerk e.V. für kranke und behinderte Kinder und Jugendliche in der Gesellschaft
  Hanauerstraße 15
  63739 Aschaffenburg

Eine Übersicht über die Rechtsprechung bundesdeutscher Gerichte zu behindertenspezifischen Rechtsfragen, verbunden mit zahlreichen praktischen Informationen, beinhaltet das folgende Buch: Ritter, Gerda: Handbuch für Behinderte und Helfer; Asgard Verlag Dr. Werner Hippe KG; Postfach 1465, 53732 St. Augustin.

Quellenhinweise und weiterführende Literatur

Quellenhinweise

Dieses Buch beruht im wesentlichen auf Orignalarbeiten aus den Jahren 1990 bis 1994 sowie auf Supplementen zu speziellen Themen, die von einzelnen Zeitschriften im gleichen Zeitraum veröffentlicht wurden. Nur ausnahmsweise erfolgte ein Rückgriff auf Literatur, die vor 1990 erschien und die grundlegendes, bisher nicht revidiertes Datenmaterial beinhaltet.

Zusätzlich zu den in Band 1, S. 243 bereits aufgelisteten Titeln wurden für dieses Buch folgende Zeitschriften benutzt:

- Acta Paediatrica (bis 1991 einschließlich Acta Paediatrica Scandinavica)
- Amino Acids
- Annals of Nutrition and Metabolism

- Archives Diseases of Childhood
- British Medical Journal
- International Journal of Obesity and Related Metabolic Disorders
- Journal of Inherited Metabolic Disease
- Journal of Lipid Research
- The Lancet
- New England Journal of Medicine

Außerdem finden sich auf zahlreichen Tabellen und Abbildungen Zitate neuester Originalliteratur.

Weiterführende Literatur

Das nachstehende Verzeichnis stellt lediglich eine sehr begrenzte Auswahl dar:

Auricchio, S., J.K. Visakorpi (Herausgeber): Common Food Intolerances I: Epidemiology of Celiac Disease; Vol 2, Dynamic Nutrition Research; Karger; Basel 1992

Bachmann, K.-D., H. Ewerbeck, E. Kleihauer, E. Rossi, G. Stalder (Herausgeber): Pädiatrie in Praxis und Klinik; G. Fischer und G. Thieme Verlag; Stuttgart; 4 Bände; 2. Auflage 1990

Barakat, A.Y. (Herausgeber): Renal Disease in Children; Springer Verlag New York Berlin Heidelberg; 1989

Behrman, R.E., R.M. Kliegman, W.E. Nelson, V.C. Vaughan III (Herausgeber): Nelson Textbook of Pediatrics. W.B. Saunders Company; Philadelphia; 14. Auflage 1992

Betke, K., W. Künzer, J. Schaub (Herausgeber): Keller-Wiskott, Lehrbuch der Kinderheilkunde; G. Thieme Verlag; Stuttgart; 6. Auflage 1991

Bhagavan, N.V. (Herausgeber): Medical Biochemistry; Jones and Bartlett Publishers; Boston London; 1992

Blau, N., H.-C. Curtius, R.A. Levine, R.G.H. Cotton (Herausgeber): Pterins and Biogenic Amines in Neurology, Pediatrics and Immunology; Lakeshore Publishing Company; Grosse Pointe/ Michigan 1991

Briggs, J.D., B.J.R. Junor, R.S.C. Rodger, J.F. Winchester (Herausgeber): Renal Dialysis; Chapman and Hall Medical; London 1994

Deutsche Forschungsanstalt für Lebensmittelchemie (Herausgeber): Die Zusammensetzung der Lebensmittel – Nährwert-Tabellen (Souci-Fachmann-Kraut); medpharm GmbH, Scient. Publ., Stuttgart 1994

Deutsche Gesellschaft für Endokrinologie (Herausgeber): Rationelle Diagnostik in der Endokrinologie einschließlich Diabetologie und Stoffwechsel; G. Thieme Verlag; Stuttgart; 1993

Dockter, G., H. Lindemann, P. Wunderlich, H. Dittrich-Weber: Mukoviscidose; Thieme Verlag Stuttgart 1994

Dörner, K. (Herausgeber): Klinische Chemie; Enke Verlag; Stuttgart 1992

Elmadfa, J., W. Aign, E. Muskat, D. Fritzsche, H.-D. Cremer: Die große GU Nährwert-Tabelle 1994/95; Gräfe und Unzer Verlag; München

Fernandes, J., J.-M. Saudubray, K. Tada (Herausgeber): Inborn Metabolic Diseases; Springer Verlag; Berlin, Heidelberg, New York; 1990

Hamburger, R.N. (Herausgeber): Food Intolerance in Infancy; Raven Press; New York 1989

Heseker, B., H. Heseker: Nährstoffe in Lebensmitteln – Die große Energie- und Nährwert-Tabelle; Umschau Zeitschriftenverlag; Frankfurt am Main; 1993

Hoffmann, G.F.: Die Mevalonazidurie; Thieme Verlag Stuttgart 1994

Hoffmann, G.F., H.J. Bremer (Herausgeber): Selective screening for inborn errors of metabolism; Europ. J. Pediatr. 153, Suppl. 1, 1994

Karlson, P., D. Doenecke, J. Koolman: Kurzes Lehrbuch der Biochemie: 14. Auflage; Thieme Verlag 1994

Koolman, J., K.-H. Röhm: Taschenatlas der Biochemie; G. Thieme Verlag; Stuttgart; 1994

Koletzko, B. (Herausgeber): Ernährung chronisch kranker Kinder und Jugendlicher; Springer Verlag; Berlin Heidelberg New York; 1993

Krück, F. (Herausgeber): Pathophysiologie – Pathobiochemie; Urban und Schwarzenberg; München; 2. Auflage 1994

McKusick, V.A.: Mendelian Inheritance in Man; Johns Hopkins University Press; Baltimore London; 2 Bände; 10. Ausgabe 1992

McLaren, D.S., D. Burman, N.R. Belton, A.F. Williams (Herausgeber): Textbook of Pediatric Nutrition; Churchill Livingstone; Edinburgh London; 3. Auflage 1991

Mehnert, H., K. Schöffling, K.-H. Usadel (Herausgeber): Diabetologie in Klinik und Praxis; 3. Auflage; Thieme Verlag Stuttgart 1994

Navarro, J., J. Schmitz (Herausgeber): Paediatric Gastroenterology; Oxford University Press; Oxford New York Tokio; 1991

Passarge,E.: Taschenatlas der Genetik; Thieme Verlag Stuttgart 1994

Schaub, J., F. van Hoof, H.L. Vis (Herausgeber): Inborn Errors of Metabolism; Raven Press; New York 1991

Schaub, J., M. Krawinkel (Herausgeber): Kieler Praktische Pädiatrie; Thieme Verlag Stuttgart 1994

Schönberger, W.: Kinderheilkunde; Gustav Fischer; Stuttgart Jena 1992

Schulte, F.J., J. Spranger (Herausgeber): Lehrbuch der Kinderheilkunde; Gustav Fischer; Stuttgart Jena 1993

Scriver, C.R., A.L. Beaudet, W.S. Sly, D. Valle (Herausgeber): The Metabolic Basis of Inherited Disease; McGraw-Hill Information Services Company; New York; jeweils aktuelle Ausgabe

Silbernagl, S., A. Despopoulos: Taschenatlas der Physiologie; 4. Auflage; Thieme Verlag Stuttgart 1991

Suskind, R.M., L. Lewinter-Suskind (Herausgeber): Textbook of Pediatric Nutrition; Raven Press; New York; 2. Auflage 1992

Winklhofer-Roob, B.M. (Guest editor): On the various and varying facets of paediatric gastroenterology and nutrition – Festschrift for Professor David H. Shmerling; Acta Paediatr. Suppl.395; 1994

Sachverzeichnis

Hinweise zur Benutzung der Sachverzeichnisse in den Bänden **1** und **2**:

- Der Inhalt von Band **2** „Diätetik" baut auf einer Vielzahl von Begriffen und Sachzusammenhängen auf, die in Band **1** „Ernährung" ausführlich erläutert wurden.
- Das diesbezügliche Sachverzeichnis findet sich in Band **1**, S.245-257.
- Bei besonders wichtigen Sachzusammenhängen sind im Text von Band **2** die Seitenverweise auf Band **1** bereits angegeben.
- Außerdem finden sich in Band **2** zahlreiche Querverweise zwischen den einzelnen Kapiteln.

Kursive Zahlen bedeuten Hinweis auf Tabellen oder Abbildungen.

D

[1] Frauenmilch-Aminosäurenanalyse Band 1, S.90

M

S

T

U